PATHOLOGIE UND KLINIK

IN EINZELDARSTELLUNGEN

HERAUSGEGEBEN VON

R. HEGGLIN
ZÜRICH

F. LEUTHARDT
ZÜRICH

R. SCHOEN
GÖTTINGEN

H. SCHWIEGK
MÜNCHEN

H. U. ZOLLINGER
ST. GALLEN

BAND XII

DIE SEROLOGIE
DER CHRONISCHEN POLYARTHRITIS

VON

WOLFGANG MÜLLER

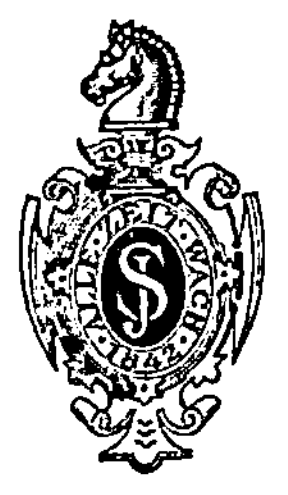

Springer-Verlag Berlin Heidelberg GmbH

1962

DIE SEROLOGIE
DER CHRONISCHEN POLYARTHRITIS

VON

WOLFGANG MÜLLER

PRIVATDOZENT DR. MED.,
MEDIZINISCHE UNIVERSITÄTSKLINIK FREIBURG IM BREISGAU

MIT EINEM GELEITWORT VON
PROF. DR. DR. H. C. L. HEILMEYER

MIT 47 ABBILDUNGEN

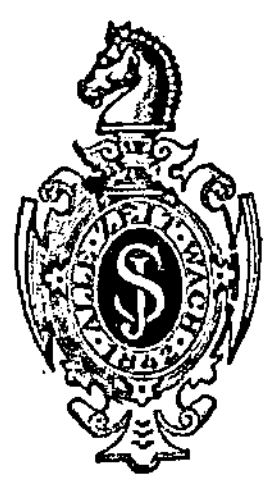

Springer-Verlag Berlin Heidelberg GmbH
1962

© by Springer-Verlag Berlin Heidelberg 1962
Ursprünglich erschienen bei Springer Verlag OHG Berlin Göttigen Heidelberg 1962.
Softcover reprint of the hardcover 1st edition 1962
ISBN 978-3-662-11538-1   ISBN 978-3-662-11537-4 (eBook)
DOI 10.1007/978-3-662-11537-4

Geleitwort

Die serologische Forschung hat verschiedene Gebiete der Medizin
außerordentlich befruchtet. Sie hat die Diagnostik einer ganzen Reihe
von Krankheitsbildern entscheidend gefördert und darüber hinaus zur
Aufklärung ihrer Ätiologie und Pathogenese wesentlich beigetragen und
Wege zu einer kausalen Therapie eröffnet. In den letzten Jahrzehnten
ist es durch die Fortschritte der Serologie auch möglich geworden, tiefer
in das Wesen der so vielgestaltigen rheumatischen Erkrankungen einzu-
dringen. Durch bakteriologische und serologische Untersuchungen wurde
die Bedeutung der β-hämolytischen Streptokokken besonders der
Gruppe A für die Entstehung der akuten Polyarthritis erkannt und dadurch die Einführung einer wirkungsvollen Prophylaxe ermöglicht. Die
Bestimmung von Antikörpern gegen die genannten Streptokokken stellt
heute ein wichtiges diagnostisches Kriterium zur Abgrenzung der akuten
Polyarthritis von anderen rheumatischen Erkrankungen dar.

Bei der chronischen Polyarthritis wurden in den letzten Jahren verschiedene serologische Phänomene beschrieben, die z. T. diagnostisch
sehr bedeutungsvoll sind und daneben auch für die Aufklärung der noch
so dunklen Ätiologie und Pathogenese von großer Wichtigkeit zu sein
scheinen. Mein Mitarbeiter, Dozent Dr. Müller, hat an Hand der in der
Literatur niedergelegten Befunde und ausgedehnter eigener klinischer und
experimenteller Arbeiten in der vorliegenden Monographie die serologischen Befunde bei der chronischen Polyarthritis und ihre ätiologische,
pathogenetische und diagnostische Bedeutung für dieses Krankheitsbild
erschöpfend dargestellt. Im ersten Kapitel werden die verschiedenen, bei
der chronischen Polyarthritis nachweisbaren bakteriellen Antikörper
behandelt, die gewisse Rückschlüsse über die Rolle der Bakterien bei
der Entstehung der chronischen Polyarthritis zulassen. Den breitesten
Raum nimmt die Darstellung des Rheumafaktors ein, dessen Natur und
serologische Eigenschaften eine ausführliche Bearbeitung gefunden
haben. Fernerhin werden seine diagnostische Bedeutung auch für die
Abgrenzung der verschiedenen Verlaufsformen der chronischen Polyarthritis und seine Rolle für die Aufklärung der Ätiologie eingehend
diskutiert. Im dritten Kapitel geht der Autor auf die bei der chronischen
Polyarthritis nachweisbaren Autoantikörper ein und zeigt ihre Nachweismethoden, serologischen Eigenschaften sowie ihre diagnostische und
pathogenetische Bedeutung auf. Im Schlußkapitel wird auf Grund der

geschilderten serologischen Befunde eine interessante Hypothese über die Entstehung der chronischen Polyarthritis entwickelt, die bereits durch verschiedene Beobachtungen gerechtfertigt ist. Es ist zu hoffen, daß mit diesem Beitrag ein weiterer Schritt zur Aufklärung der chronischen Polyarthritis gelungen ist, der uns hilft, zu einer kausalen Therapie dieser Erkrankung vorzudringen.

Prof. Dr. Dr. h. c. L. HEILMEYER

Inhalt

Drittes Kapitel

Autoantikörper bei der chronischen Polyarthritis

DIE SEROLOGIE
DER CHRONISCHEN POLYARTHRITIS

Einleitung

In den letzten Jahrzehnten konnte die Entstehung der *akuten Poly-arthritis*, die im folgenden wegen ihrer oft rein visceralen Manifestation in Anlehnung an die anglo-amerikanische Nomenklatur als „*rheumatisches Fieber*" bezeichnet wird, durch klinische, bakteriologische, epidemiologische und serologische Untersuchungen bereits weitgehend geklärt werden. Für ihr Auftreten werden heute vorwiegend Infekte mit β-hämolytischen Streptokokken der Gruppe A nach LANCEFIELD (373) verantwortlich gemacht (104, 111, 412, 556, 560 u. a.). Diese Anschauung stützt sich auf verschiedene Beobachtungen. So gehen dem rheumatischen Fieber fast immer Infekte mit β-hämolytischen Streptokokken voraus (48, 112 u. a.), deren frühzeitige Behandlung mit Penicillin die Morbidität des rheumatischen Fiebers um 85—95% senkt (707). Fernerhin erkranken bei Streptokokkenepidemien etwa 2,5—5% der Patienten nach einer gewissen Latenzzeit an einem rheumatischen Fieber (726). Weiterhin sind beim rheumatischen Fieber in einem sehr hohen Prozentsatz (bis 95%) Antikörper gegen β-hämolytische Strepto-kokken der Gruppe A, human C und G und ihre Stoffwechselprodukte, in 50—60% sogar diese Bakterien selbst nachzuweisen.

Da bei Ausbruch des rheumatischen Fiebers Streptokokken weder im Blut noch in dem erkrankten Endomyokard oder den befallenen Gelenken zu finden sind (48, 355 u. a.) und die Erkrankung nach ihrer Manifestation durch Penicillingaben nicht mehr zu beeinflussen ist, muß angenommen werden, daß Streptokokken zwar ätiologisch von Bedeutung sind, pathogenetisch jedoch weitere Faktoren bestimmend sind. Nachdem neuere Untersuchungen von ZALESSLY und VOROBYEVA (746) gezeigt haben, daß bei der Auslösung des rheumatischen Fiebers neben Streptokokkeninfekten auch Virusinfekte eine Rolle spielen, wäre zu diskutieren, ob die Gewebsveränderungen bei dieser Erkrankung mög-licherweise durch Viren bedingt sind, doch ergaben eingehende Unter-suchungen hierfür keinen Anhalt. KELLNER und ROBERTSON (344) u. a. führten die Erkrankung deshalb auf eine direkte toxische Wirkung von Streptokokkenprodukten zurück, während bereits WEINTRAUT (712) und FRIEDRICH VON MÜLLER (444) annahmen, daß sie eine hyperergische Gewebsreaktion — vorwiegend des Bindegewebes — auf Eiweiß aus Leibessubstanzen verschiedener Krankheitserreger oder auf körpereigene Proteine darstellt, welche von Bakterien spezifisch verändert wurden.

Diese von RÖSSLE (538) und KLINGE (354—356) auf Grund pathologisch-
anatomischer Untersuchungen unterstützte Ansicht wird heute von der
Mehrzahl der Autoren vertreten (88, 104, 111, 112, 412, 560 u. a.). Als
auslösendes Moment wird eine Reaktion zwischen Streptokokkenanti-
genen und den entsprechenden Antikörpern angesehen.

Für die genannte These sprechen nach McCARTY (412), H. SCHMIDT
(560) u. a. folgende Befunde: 1. die Gleichartigkeit des Intervalls zwischen Streptokokkeninfekt und Ausbruch des rheumatischen Fiebers
einerseits und einer maximalen Antikörperproduktion nach einem antigenen Reiz andererseits, 2. die Ähnlichkeit bestimmter klinischer Manifestationen des rheumatischen Fiebers mit denen der Serumkrankheit,
3. die Ähnlichkeit der Läsionen des rheumatischen Fiebers mit den bei
der experimentellen Auslösung einer hyperergischen Reaktion im Tierversuch erhaltenen Gewebsveränderungen und 4. die bei Rheumatikern
bestehende Reaktionsbereitschaft der Haut auf Streptokokkenantigene.
Nach neueren Untersuchungen erfolgt die Entwicklung des rheumatischen Fiebers wahrscheinlich auf der Basis einer Allergie vom verzögerten Reaktionstyp gegen A-Streptokokkenantigene (32, 104, 383). Ohne
auf die Beweisführung für diese Anschauung im einzelnen einzugehen,
sei betont, daß sich alle bisher beim rheumatischen Fieber erhobenen
Befunde durch einen solchen Reaktionstyp erklären lassen, insbesondere
auch die prophylaktische Wirkung des Penicillins noch 9 Tage nach
Beginn einer Streptokokkeninfektion (88), die Übertragbarkeit der Überempfindlichkeit gegen Streptokokken mit Leukocyten (383), nicht aber
mit Serum (88), und auch das Fehlen einer Beziehung zwischen der
Menge der im Serum nachweisbaren Streptokokkenantikörper und der
Entwicklung rheumatischer Prozesse.

Die dargestellten Befunde zeigen, daß in der Erforschung der Ätiologie und Pathogenese des rheumatischen Fiebers bereits beachtliche
Erfolge erzielt wurden. Demgegenüber stellt die Entstehung der *chronischen Polyarthritis* nach wie vor ein ungelöstes Problem dar, und auch
ihre nosologische Stellung ist noch umstritten. Im deutschen Schrifttum
werden auch heute noch, im Gegensatz zur anglo-amerikanischen Nomenklatur, zwei verschiedene Formen der chronischen Polyarthritis unterschieden, die primär chronische und die im Rahmen des rheumatischen
Fiebers entstehende sekundär chronische Polyarthritis. Die Existenz der
letztgenannten Form wird allerdings in letzter Zeit auch von deutschen
Rheumatologen in Zweifel gezogen (364, 564, 565) und das in Einzelfällen
im Anschluß an ein rheumatisches Fieber beobachtete Auftreten chronischer Gelenkentzündungen (253, 439, 641 u. a.) auf ein zufälliges Zusammentreffen zweier verschiedener Erkrankungen bezogen. Damit ist
bereits angedeutet, daß die früher angenommenen Beziehungen zwischen
rheumatischem Fieber und chronischer Polyarthritis (356, 682) heute

weitgehend abgelehnt werden. Diese bereits von FAHR (193), GRÄF (254) u. a. vertretene Anschauung basiert nicht nur auf klinischen Beobachtungen, sondern hat auch in bakteriologischen und insbesondere serologischen Untersuchungen eine Stütze gefunden, jedoch konnte bisher noch kein schlüssiger Beweis gegen die Existenz der sekundär chronischen Polyarthritis geliefert werden, der eine absolute Trennung der chronischen Polyarthritis vom rheumatischen Fieber erlauben würde.

Wie beim rheumatischen Fieber werden auch bei der chronischen Polyarthritis bakterielle Infekte als ätiologische Faktoren angesehen. Allerdings wird den Streptokokken nicht die gleiche Rolle wie beim rheumatischen Fieber zuerkannt, da ein Zusammenhang zwischen der chronischen Polyarthritis und Streptokokkeninfekten nicht sicher nachgewiesen werden konnte und auch Antikörper gegen diese Bakterien bisher nur in einer Minderzahl von chronischen Polyarthritiden gefunden wurden. Es wird daher diskutiert, daß eine ganze Reihe bakterieller Infektionen, darunter auch Herdinfektionen, neben exogenen und endogenen Faktoren zur Auslösung dieser Erkrankung beitragen.

Pathogenetisch wird in den letzten Jahren bei der chronischen Polyarthritis in zunehmendem Maße ein Autoaggressionsmechanismus diskutiert, da bei dieser Erkrankung von mehreren Autoren Serumsubstanzen nachgewiesen wurden, die eine Affinität zu bestimmten Geweben oder Gewebssubstanzen haben und als Autoantikörper bezeichnet werden. Die Zahl entsprechender Untersuchungen ist aber noch relativ klein, und eine eindeutige Differenzierung dieser Substanzen hat noch nicht stattgefunden, so daß ihre pathogenetische Bedeutung bisher ebenso wie die eines weiteren im Serum chronischer Polyarthritiden nachweisbaren Faktors, des von MEYER (422) und WAALER (694) entdeckten sog. „Rheumafaktors", noch nicht geklärt werden konnte. Im Gegensatz zu den erstgenannten, serologisch schwer nachweisbaren Substanzen hat sich der Rheumafaktor aber bereits zur Diagnose der chronischen Polyarthritis und ihrer Abgrenzung gegenüber anderen chronischen Gelenkerkrankungen als sehr wertvoll erwiesen.

Zweck der nachfolgend beschriebenen Untersuchungen war es, die objektiv faßbaren Eigenschaften der bei der chronischen Polyarthritis auftretenden oben genannten Serumsubstanzen, des Rheumafaktors und der Autoantikörper, unter Berücksichtigung der bisher bekannten Daten, darzulegen. Ferner wurde das Vorkommen dieser Substanzen wie auch dasjenige verschiedener bakterieller Antikörper bei der chronischen Polyarthritis und bei verschiedenen anderen rheumatischen und nichtrheumatischen Erkrankungen untersucht, um damit Anhaltspunkte für die Klärung der Ätiologie, Pathogenese und Diagnose der chronischen Polyarthritis zu gewinnen.

Unsere Befunde stützen sich auf klinische und serologische Untersuchungen von 626 Fällen mit verschiedenen Formen chronischer Polyarthritiden. Die Diagnose dieser Erkrankung erfolgte gemäß den Richtlinien der Amer. Rheumatism Association (120, 540), nach denen die Diagnose der chronischen Polyarthritis als gesichert gilt, wenn fünf von elf diagnostischen Kriterien gegeben sind. Diese beziehen sich auf die Anamnese (Dauer der Erkrankung), den klinischen und röntgenologischen Befund (Art und Ausmaß der Gelenkveränderungen), serologische Phänomene (Nachweis des Rheumafaktors), den Untersuchungsbefund der Synoviaflüssigkeit und die histologischen Veränderungen an der Synovia.

Neben den chronischen Polyarthritiden wurden weitere 609 Patienten mit anderen Erkrankungen des rheumatischen Formenkreises den gleichen Untersuchungen unterzogen. Ein Teil des genannten Patientengutes wurde anläßlich einer Bäderbehandlung im staatlichen Rheumakrankenhaus „Landesbad" Baden-Baden erfaßt[1].

Zu Kontrollzwecken wurden dieselben Untersuchungen auch bei gesunden Personen und Patienten mit nichtrheumatischen internen Erkrankungen durchgeführt.

Die Eigenschaften der erwähnten Serumsubstanzen wurden jeweils an Seren typischer Fälle ermittelt, wobei fast alle Befunde mehrmals kontrolliert wurden[2].

---

[1] Herrn Prof. Dr. W. H. FÄHNDRICH, Direktor des staatlichen Rheumakrankenhauses „Landesbad" Baden-Baden, sind wir für die Erlaubnis, bei Patienten seiner Klinik die genannten Untersuchungen durchzuführen, zu großem Dank verpflichtet. Herrn Dr. E. SCHUPP danken wir für die freundliche Unterstützung bei der Durchführung der Untersuchungen.

[2] Der Deutschen Forschungsgemeinschaft danken wir für die Förderung der genannten Untersuchungen.

Erstes Kapitel

Der Nachweis bakterieller Antikörper bei der chronischen Polyarthritis

1. Der Nachweis von Antikörpern gegen β-hämolytische Streptokokken

Wie einleitend bereits betont, treten beim rheumatischen Fieber in sehr hohem Prozentsatz Antikörper gegen β-hämolytische Streptokokken vorwiegend der Gruppe A nach LANCEFIELD (373) und ihre Stoffwechselprodukte auf, die nicht nur diagnostisch und differentialdiagnostisch von Wichtigkeit sind, sondern auch auf die Bedeutung der Streptokokkeninfekte in der Ätiologie dieses Krankheitsbildes hinweisen. Durch die nachfolgend dargestellten Untersuchungen sollte festgestellt werden, ob solche Infekte auch bei der Entstehung der chronischen Polyarthritis eine Rolle spielen und ob der Nachweis entsprechender Antikörper im Zusammenhang mit dem klinischen Bild eine Unterteilung der chronischen Polyarthritis in eine primäre und sekundäre Form zuläßt. Untersuchungen über die serologischen Eigenschaften dieser und später genannter antibakterieller Antikörper wurden nicht durchgeführt. Es sei diesbezüglich auf die Befunde anderer Autoren (104, 281, 361 u. a.) verwiesen.

a) Methoden zum Nachweis von Antikörpern gegen β-hämolytische Streptokokken

Der Nachweis der immunologischen Auseinandersetzung des Organismus mit den β-hämolytischen Streptokokken der Gruppe A, human C und G kann auf verschiedenen Wegen erfolgen, da diese Bakterien eine ganze Reihe von Substanzen enthalten und bilden, die für den menschlichen Organismus antigen sind. Während die gegen Leibessubstanzen gebildeten Antikörper vorwiegend für die Gruppen- und Typen-Spezifizierung der Streptokokken wichtig sind, dient für die serologische Diagnose eines vorausgegangenen Infektes mit β-hämolytischen Streptokokken der Gruppe A, human C und G vor allem der Nachweis von Antikörpern gegen extracelluläre Substanzen der Streptokokken, insbesondere des Antistreptolysin-O, ferner der Antistreptokinase, der Antihyaluronidase, der Antidesoxyribonuclease B und der Anti-Diphosphopyridin-Nucleotidase. In unseren Untersuchungen wurde zur Erfassung solcher Infekte die Bestimmung des Antistreptolysin-O-Titers und des Antistreptokinasetiters durchgeführt.

α) Der Nachweis des Antistreptolysin-O

Unter den von den β-hämolytischen Streptokokken der Gruppe A, human C und G gebildeten Wirkstoffen kommt dem von TODD (654, 655) entdeckten O-Streptolysin diagnostisch die größte Bedeutung zu, da der gegen dieses Toxin gebildete Antikörper in international standardisierten Einheiten erfaßbar ist (339, 655). Nach der Definition TODDs (655) ist eine Antistreptolysineinheit die Antistreptolysinmenge, die zur Neutralisierung der $2^{1}/_{2}$fachen MDH (minimale hämolysierende Dosis) Streptolysin erforderlich ist. Als MDH wird hierbei die für die komplette Hämolyse von 0,5 ml einer 5%igen Kaninchenerythrocytensuspension erforderliche Streptolysinmenge bezeichnet.

Zur Durchführung der Antistreptolysinreaktion, einer spezifischen Antigen-Antikörperreaktion zwischen dem von β-hämolytischen Streptokokken der Gruppe A, human C und G gebildeten O-Streptolysin und den entsprechenden Antikörpern im Serum (339), wurde in unseren Untersuchungen standardisiertes Trocken-Streptolysin-O (Fa. Difco, Detroit, deutscher Lieferant: Otto Nordwald, Hamburg-Altona, Waterloostr. 48) verwandt. Die Bestimmung des Antistreptolysintiters erfolgt in der Methode von RANTZ und RANDALL (515). Hierbei wird zu jedem Röhrchen einer Patientenserumverdünnungsreihe die gleiche Menge (0,5 ml) eines standardisierten O-Streptolysins und nach 15minütiger Inkubation bei 37°C 1,0 ml einer 2%igen Kaninchenerythrocytensuspension zugefügt. Nach weiterer 45minütiger Inkubation bei 37°C und Abzentrifugieren der Erythrocyten wird die Hämolyse in den einzelnen Röhrchen beurteilt. Wird das Streptolysin völlig an die im Serum vorhandenen Antikörper gebunden, so tritt keine Hämolyse ein; das Vorhandensein noch freien O-Streptolysins wird durch eine Hämolyse erkennbar. Der Gehalt des Patientenserums an Antistreptolysin läßt sich aus der Menge des zugesetzten Streptolysins und der größten Verdünnung des Patientenserums, bei der noch keine Hämolyse einsetzt, errechnen. Die Ergebnisse wurden jeweils durch Bestimmung des Antistreptolysintiters eines Serums mit standardisiertem Antistreptolysingehalt überprüft.

Da fast jede durch hämolytische Streptokokken der Gruppe A, human C und G bedingte Erkrankung eine Antistreptolysinbildung auslöst und Infekte mit solchen Streptokokken in unserer Zone sehr häufig sind, findet sich schon beim Gesunden in Abhängigkeit vom Alter, der Zahl der durchgemachten Streptokokkeninfekte usw. ein gewisser Spiegel dieses Antikörpers im Serum („Normaltiter"). Bei unseren Untersuchungen an 200 gesunden Blutspendern aus Freiburg i. Br. und Umgebung lag der Antistreptolysingehalt im Durchschnitt bei $102,1 \pm 7,6$ E. Nur bei drei Fällen dieser Gruppe ($= 1,5\%$) wurden Werte über 200 Antistreptolysineinheiten gefunden, von denen einer wenige Wochen vor der Untersuchung eine Angina durchgemacht hatte. Wie CHRIST (104) bezeichneten wir Titerwerte über 200 und unter 500 Antistreptolysineinheiten als mäßig, solche von 500 Antistreptolysineinheiten und mehr als stark erhöht. Soweit möglich, wurden mehrere Titerbestimmungen im Verlauf der Erkrankung durchgeführt, da nur die Beobachtung des Titerverlaufes definitive Aussagen ermöglicht (361 u. a.).

β) Der Nachweis der Antistreptokinase

In einigen Fällen treten bei Streptokokkeninfekten keine Antikörper gegen O-Streptolysin, wohl aber solche gegen Streptokinase, Streptokokkenhyaluronidase (104, 513 u. a.), Desoxyribonuclease B (708) oder Diphosphopyridin-Nucleotidase (709 u. a.) auf. Infolgedessen kann mit der gleichzeitigen Bestimmung dieser Antikörper eine durch Streptokokken ausgelöste Erkrankung sicherer diagnostiziert werden. Zur möglichst weitgehenden Erfassung von Streptokokkeninfekten wurde bei unseren Untersuchungen neben dem Antistreptolysintiter auch der Antikörperspiegel gegen Streptokinase bestimmt, eines Streptokokkenfermentes, das körpereigenes Plasminogen in das aktive Plasmin verwandelt (268) und dadurch Gerinnsel menschlichen Fibrins schnell verflüssigt (105, 342, 652).

Die Bestimmung des Antistreptokinasetiters erfolgte in der modifizierten Serummethode nach H. SCHMIDT (559), wie sie auch von CHRIST (103) und BEDER (28) angewandt wurde. Bei dieser Methode wird bestimmt, inwieweit eine durch Streptokinase bedingte Lyse eines Fibringerinnsels durch Patientenserum infolge der Neutralisierung der Streptokinase durch spezifische Antikörper verlangsamt bzw. verhindert wird. Als Streptokinase diente ein kommerzielles standardisiertes Präparat (Lederle, München). Auf Grund der Menge der dem Reaktionssystem zugesetzten Streptokinase und der Verdünnung des Patientenserums, die noch eine Neutralisation der Streptokinase bedingt, kann der Gehalt des Patientenserums an Antistreptokinase errechnet werden. Hierbei wird nach CHRISTENSEN (105) als eine Streptokinaseeinheit diejenige Streptokinasemenge definiert, die ein Fibringerinnsel eines Standardgerinnungssystems in 10 min bei 35°C gerade noch löst, während eine Antistreptokinaseeinheit (ASK-E) diejenige Antikörpermenge darstellt, die in 30 min die Lösung des Fibringerinnsels eben noch verhindert. Da die Reagentien des Standardgerinnungssystems nach CHRISTENSEN nicht zur Verfügung standen, wurden entsprechend den Angaben von CHRIST (103) die Mengen der selbst hergestellten Thrombin- und Fibrinlösung so bemessen, daß das entstehende Gerinnsel durch eine halbe Streptokinaseeinheit in 10 min bei 35°C gelöst wurde. Dieser Vorversuch wurde an jedem Tag vor dem Hauptversuch durchgeführt und ermöglichte eine gute Kontrolle der Reagentien. Zur Antikörperbestimmung wurden dem Reaktionssystem bei gleicher Thrombin- und Fibrinmenge 2,0 Streptokinaseeinheiten, also ein vierfacher Überschuß an Ferment, zugesetzt.

Die Beurteilung des Antistreptokinasetiters erfolgte ähnlich wie beim Antistreptolysintiter. Der Titer von 200 gesunden Personen lag im Durchschnitt bei 135,3 ± 9,3 E. Als obersten Grenzwert der Norm betrachteten wir einen Titer von 256 Antistreptokinaseeinheiten. Titerwerte von 512 E wurden als mäßig, solche von 1024 E und mehr als stark erhöht bezeichnet. Weitere Streptokokkenantikörper wurden nicht bestimmt, da nach den in der Literatur angegebenen Befunden durch die Erfassung weiterer Streptokokkenantikörper das mit der Bestimmung des Antistreptolysintiters und Antistreptokinasetiters erzielte Ergebnis keine wesentlichen Änderungen erfährt. Nur in einem geringen, für unsere Fragestellung unbedeutenden Prozentsatz von Fällen wäre durch solche Zusatzuntersuchungen allein der Nachweis von Streptokokkenantikörpern möglich.

b) Der Antistreptolysintiter bei der chronischen Polyarthritis

Um festzustellen, ob bei der chronischen Polyarthritis ähnlich wie bei der akuten Polyarthritis in größerem Prozentsatz eine Erhöhung des Antistreptolysintiters vorkommt, wurden die bei 569 chronischen Polyarthritiden erhaltenen Ergebnisse der Antistreptolysinreaktion mit denen bei anderen rheumatischen und nichtrheumatischen Erkrankungen verglichen (Tabelle 1).

Tabelle 1. *Ausfall der Antistreptolysinreaktion bei chronischen Polyarthritiden im Vergleich zu anderen rheumatischen und nichtrheumatischen Erkrankungen*

Erkrankungen	Zahl der Fälle	Antistreptolysintiter					
		normal (bis 200 E)		mäßig erhöht (201—499 E)		stark erhöht (500 E und mehr)	
		Zahl	%	Zahl	%	Zahl	%
Chronische Polyarthritis. . .	569	468	82,4	64	11,2	37	6,4
Juvenile Arthritis	25	21	84,0	3	12,0	1	4,0
Arthritis bei Psoriasis	14	12	86,0	2	14,0	—	—
Aktives rheumatisches Fieber	115	15	13,0	45	39,2	55	47,8
Zustand nach rheumatischem Fieber mit Herzvitien . . .	270	217	80,4	26	9,6	27	10,0
Morbus Bechterew	65	40	61,6	21	32,3	4	6,1
Lupus erythematosus disseminatus.	16	15	93,7	1	6,3	—	—
Periarteriitis nodosa	20	16	80,0	4	20,0	—	—
Dermatomyositis.	2	2	—	—	—	—	—
Weichteilrheumatismus . . .	55	50	90,9	4	7,3	1	1,8
Progressive Sklerodermie . .	3	3	—	—	—	—	—
Bakterielle Arthritis einschließlich Gelenk-Tbc . .	17	15	88,2	2	11,8	—	—
Rheumatoide	27	24	88,9	2	7,4	1	3,7
Gicht	4	3	—	1	—	—	—
Arthrosen und Spondylosen .	126	120	95,2	6	4,8	—	—
Nichtrheumatische interne Erkrankungen (unter Ausschluß von Streptokokken-Infekten)	1568	1432	91,4	93	5,9	43	2,7
Gesunde	200	197	98,5	3	1,5	—	—

Wie Tabelle 1 zeigt, liegen die Antistreptolysintiter bei der chronischen Polyarthritis durchschnittlich wesentlich niedriger als beim rheumatischen Fieber, dagegen höher als bei nichtrheumatischen internen Erkrankungen und bei Gesunden.

Diese Befunde stehen im Gegensatz zu den Untersuchungen von KALBAK (340), SEIFERT und TICHY (581), VANSLYPE (669) sowie RAVAULT et al. (520) u. a., die bei der chronischen Polyarthritis keine Erhöhung des Antistreptolysintiters gegenüber der Norm feststellen konnten. Auch SCHEIFFARTH und LEGLER (554) fanden bei dieser Erkrankung in der Regel normale Titerwerte. Es ist jedoch zu betonen, daß sich diese Befunde vorwiegend auf bestimmte Formen der chronischen Polyarthritis beziehen, da von einem Teil der genannten Autoren eine Unterteilung in primär und sekundär chronische Polyarthritiden vorgenommen wurde (554, 581) und bei der sekundär chronischen Polyarthritis häufig pathologische Titerwerte nachgewiesen wurden. Hierdurch erklären sich großenteils die Gegensätze zu unseren oben angeführten Befunden wie auch zu denen anderer Autoren, die bei der chronischen Polyarthritis ebenfalls häufiger erhöhte Antistreptolysintiter nachwiesen. So geben EINAUDI und GARELLI (175) den Prozentsatz chronischer Polyarthritiden mit erhöhtem Antistreptolysintiter mit 13,9, KÖHLER (361) mit 15,0% an; OKER-BLOM und WIDHOM (472), BÖNI (50), DANEO et al. (131), MYERS und KEEFER (461) sowie WESTERGREN und STAVENOW (717) beobachteten bei jeweils etwa 23% eine Titererhöhung. Bei späteren Untersuchungen fand WESTERGREN in 32,8% (714) bzw. 40,6% (715) der Patienten erhöhte Titerwerte. Ähnliche Ergebnisse erzielten WINBLAD (727) sowie BLAIR und HALLMANN (37), während JACQUELINE et al. (317) sogar in 56,2% ihrer chronischen Polyarthritiden erhöhte Titerwerte nachwiesen.

Bei zusammenfassender Betrachtung der Ergebnisse aller Autoren unter Einschluß der eigenen Befunde muß angenommen werden, daß die chronische Polyarthritis relativ häufig mit einer Erhöhung des Antistreptolysintiters einhergeht. Dieser Befund kann aber nicht von vornherein als Beweis für die Streptokokkenätiologie der chronischen Polyarthritis gewertet werden, da sich nicht nur bei Streptokokkeninfekten und ihren Folgeerkrankungen, sondern auch bei einzelnen anderen Erkrankungen in einem relativ großen Prozentsatz erhöhte Antistreptolysintiter finden. So konnten wir bei 16,5% der Patienten mit Lebercirrhose, 16,3% der Pleuritiden, 16,4% der Lungentuberkulosen, 15,3% der Fälle mit Sarkoidose und 14,2% der malignen Tumoren einen erhöhten Antistreptolysintiter nachweisen. Auch bei der Pneumonie (619 u. a.) und einigen anderen Erkrankungen [Lit. bei KÖHLER (361)] können analoge Befunde erhoben werden. Zum Teil handelt es sich hierbei nicht um eine echte Erhöhung des Antistreptolysintiters, sondern um eine unspezifische Neutralisierung des dem Patientenserum zugesetzten Streptolysins durch bestimmte Lipoproteine (361, 551 u. a.), z. T. spielen auch Kreuzreaktionen des Streptolysins mit Antikörpern gegen Tuberkelbacillen (226) eine Rolle. Auch Superinfektionen mit Streptokokken werden bei einzelnen dieser Erkrankungen diskutiert (361, 554 und andere).

Bei der Mehrzahl der chronischen Polyarthritiden mit erhöhtem Antistreptolysintiter kommt keiner der genannten Mechanismen ursächlich für die pathologischen Titerwerte in Frage. Eine Vermehrung von Lipoproteinen ist meist nicht gegeben, und auch Tuberkuloseantikörper sind — wie später erwähnt — bei diesen Fällen nicht in vermehrtem Maß zu finden. Die Titererhöhungen, die durch Kreuzreaktionen mit Antikörpern gegen andere Substanzen, wie z. B. Pneumolysin und Tetanuslysin, auftreten, sind sehr gering (361), so daß sie für die erhöhten Titerwerte bei dem größten Teil der chronischen Polyarthritiden wahrscheinlich nicht verantwortlich gemacht werden können. Immerhin erwägen EINAUDI und GARELLI (175) eine solche Möglichkeit. Auch durch eine unspezifische Stimulation des Antistreptolysintiters im Sinne der anamnestischen Reaktion werden diese Titererhöhungen ungenügend erklärt, da solche augenscheinlich selten sind und nur geringe Titersteigerungen bedingen. Bakterielle Verunreinigungen oder andere unspezifische Einflüsse, die einen Einfluß auf die Antistreptolysinreaktion gewinnen können (477), waren in unseren Fällen für die genannten Befunde nicht verantwortlich zu machen, besonders da die Bestimmungen meist mehrmals im Laufe der Erkrankung vorgenommen wurden und eine einzelne Bestimmung nur dann als beweisend für eine Titererhöhung angesehen wurde, wenn der Titerwert hoch lag (500 E und mehr) und fernerhin Fehlerquellen, insbesondere Verunreinigungen, soweit wie möglich ausgeschlossen worden waren. Die mehrfache Bestimmung des Antistreptolysintiters bei dem größten Teil der Patienten macht auch methodische Fehler als Ursache für die Titererhöhung unwahrscheinlich. Für Streptokokkeninfekte bestand bei unseren Fällen mit erhöhtem Antistreptolysintiter in der Regel kein klinischer Anhaltspunkt.

Die gegebenen Befunde lassen bei einem Teil der Patienten einen Zusammenhang zwischen der chronischen Polyarthritis und Streptokokkeninfekten vermuten, wenn auch bei einzelnen Patienten von der Gelenkerkrankung unabhängige Streptokokkeninfekte zu der beobachteten Erhöhung der Titerwerte geführt haben mögen. Es ist jedoch noch zu betonen, daß wir die in neuerer Zeit vom Institut Pasteur entwickelte und von TICHY (650a) überprüfte Methode des Albuminzusatzes zum Serum zum Ausschluß unspezifischer Antistreptolysintitererhöhungen nicht angewandt haben. Falls sich diese Methode weiterhin bewährt, sollten mit ihr die Ergebnisse des Antistreptolysintiters bei chronischen Polyarthritiden noch einmal an einer großen Patientenzahl überprüft werden. In unserem Krankengut scheinen Fälle mit unspezifischer Erhöhung des Antistreptolysintiters allerdings selten zu sein, wie nicht nur aus den Kontrolluntersuchungen, sondern auch aus den meist konkordanten Befunden des Antistreptolysin- und Antistreptokinasetiters (Tabelle 4) vermutet werden kann.

Um festzustellen, ob sich die Fälle mit erhöhtem Antistreptolysintiter in ihrem Krankheitsbild von den übrigen chronischen Polyarthritiden unterscheiden, wurde zunächst untersucht, inwieweit die Krankheitsdauer für die Befunde entscheidend war. Vor allem wurde überprüft, ob evtl. das Anfangsstadium der chronischen Polyarthritis durch eine Erhöhung des Antistreptolysintiters gekennzeichnet ist und damit eine Streptokokkenätiologie angenommen werden kann. Für eine solche Vermutung könnten die Befunde von DAWSON und OLMSTEAD (133) sprechen, die im Frühstadium der chronischen Polyarthritis bei etwa 65% der Patienten erhöhte Antistreptolysintiter feststellten. Im späteren Stadium müßte man dann ein Absinken der Titer annehmen, wie man es auch beim rheumatischen Fieber nach längerer Krankheitsdauer beobachten kann, obwohl der Krankheitsprozeß bei einem Teil der Fälle noch Zeichen einer Aktivität aufweist.

Vergleicht man bei unseren Patienten mit chronischer Polyarthritis das Ergebnis der Antistreptolysinreaktionen mit der Dauer der Erkrankung, so findet sich tatsächlich bei Erkrankungen von kurzer Dauer im höheren Prozentsatz eine pathologische Antistreptolysinreaktion (Tabelle 2), doch sind die Unterschiede nicht signifikant. Da zudem bei Patienten mit kurzer Krankheitsanamnese die Abtrennung der chronischen Polyarthritis gegenüber klinisch ähnlichen Krankheitsbildern oft problematisch ist, können aus den genannten Differenzen keine sicheren Schlüsse gezogen werden.

Tabelle 2. *Beziehung zwischen Erhöhung des Antistreptolysintiters und der Krankheitsdauer bei der chronischen Polyarthritis*

Dauer der Erkrankung	Zahl der Fälle	Antistreptolysintiter					
		normal (bis 200 E)		mäßig erhöht (201—499 E)		stark erhöht (500 E und mehr)	
		Zahl	%	Zahl	%	Zahl	%
<1 Jahr . .	56	41	73,2	10	17,9	5	8,9
1— 2 Jahre . .	88	71	80,7	11	12,5	6	6,8
3— 5 Jahre . .	112	93	83,1	11	9,8	8	7,1
6—10 Jahre . .	111	92	82,9	11	9,9	8	7,2
10 Jahre . .	202	169	83,7	21	10,4	12	5,9

Interessanterweise zeigt ein gewisser Prozentsatz der chronischen Polyarthritiden auch nach sehr langer Krankheitsdauer einen erhöhten Antistreptolysintiter. Wahrscheinlich bestand die Titererhöhung nicht in allen Fällen von Beginn der Erkrankung an, sondern war teilweise auf interkurrente Streptokokkeninfekte zurückzuführen, doch konnten wir in 17 von 26 über lange Zeit beobachteten Fällen eine pathologische Reaktion konstant über Jahre nachweisen. Die Ursache dieser lang andauernden Erhöhung des Antistreptolysintiters, wie sie nach eigenen

Beobachtungen und denen anderer Autoren (259, 554, 580, 612 u. a.) auch beim Morbus Bechterew und dem rheumatischen Fieber vorkommt, ist nicht klar; ein Zusammenhang mit der Erkrankung ist anzunehmen, da beim gewöhnlichen Streptokokkeninfekt derartig langfristige Titererhöhungen nicht zu beobachten sind. Für eine Persistenz aktiver Streptokokkenherde, die SCHEIFFARTH und LEGLER (554) sowie LYTHLE et al. (404) für eine langanhaltende Antistreptolysintitererhöhung verantwortlich machen, bestand bei der Mehrzahl unserer Patienten mit erhöhten Titerwerten kein Anhalt, auch war bei einzelnen dieser Fälle keine Änderung des Titers trotz langdauernder Penicillintherapie zu verzeichnen. Ein absoluter Beweis gegen die Existenz lebender Streptokokken ist die fehlende Wirkung des Penicillins auf den Antistreptolysintiter allerdings nicht, da sich der Effekt des Penicillins nur auf Streptokokken beschränkt, die sich in der aktiven Wachstumsphase befinden, während solche, deren Wachstum und Stoffwechsel abgedrosselt sind, auch bei einer für wachsende Streptokokken tödlichen Konzentration lebend bleiben können (412). Möglicherweise ist der Grund der langfristigen Erhöhung des Antistreptolysintiters in einer immunologischen Hyperreaktivität der chronischen Polyarthritis gegenüber Streptokokken und ihren Stoffwechselprodukten zu suchen, wie sie von McCARTY (412) und QUINN (512) beim rheumatischen Fieber nachgewiesen wurde. Beobachtungen an drei Patienten mit chronischer Polyarthritis, bei denen im Anschluß an einen Streptokokkeninfekt der Antistreptolysintiter ungewöhnlich stark (1250 und 2500 E) anstieg und über 1, 2 und $2^1/_2$ Jahre auf annähernd gleichem Niveau blieb, könnten für eine solche Annahme sprechen.

Im Hinblick auf die Befunde anderer Autoren (103, 361, 554, 580, 581), die erhöhte Antistreptolysintiter besonders bei den sekundär-chronischen Polyarthritiden feststellten, ist es naheliegend, auch unsere Fälle mit einer Titererhöhung in dieses Krankheitsbild einzuordnen. Es konnten jedoch bei der Gruppe der Patienten mit pathologischer Antistreptolysinreaktion weder anamnestisch noch klinisch, röntgenologisch oder serologisch Befunde erhoben werden, die eine sichere Abtrennung dieser Fälle von denjenigen mit normalen Antistreptolysintitern erlaubt. In Tabelle 3 sind einzelne der erhobenen Befunde in bezug auf den Titerwert der Antistreptolysinreaktion angegeben.

Wie Tabelle 3 zeigt, weist die Gruppe der Fälle, bei denen die Erkrankung in typischer Weise schleichend begann, in fast gleichem Prozentsatz erhöhte Antistreptolysintiter auf wie diejenige, bei der das Krankheitsbild akut einsetzte, obwohl ein akuter Beginn als Charakteristikum der sekundär-chronischen Polyarthritis gilt. Polyarthritiden mit initialem Befall der großen Gelenke, der ebenfalls für die sekundär-chronische Form kennzeichnend sein soll, zeigten im Antistreptolysin-

Tabelle 3. *Beziehungen zwischen Antistreptolysintiter und Krankheitsverlauf, Ausprägung der Erkrankung und Vorkommen des Rheumafaktors sowie von Autoantikörpern gegen Bindegewebe bei der chronischen Polyarthritis*

	Zahl der Fälle	Antistreptolysintiter					
		normal (bis 200 E)		mäßig erhöht (201—499 E)		stark erhöht (500 E und mehr)	
		Zahl	%	Zahl	%	Zahl	%
Beginn der Erkrankung							
akut.	172	140	81,2	25	14,5	7	4,1
schleichend	333	274	82,3	35	9,9	26	7,8
mit Infekt	144	114	79,2	24	16,6	6	4,2
ohne Infekt	361	300	83,1	34	9,4	27	7,5
Initiale Gelenkveränderungen an den							
kleinen Gelenken	262	212	80,9	32	12,2	18	6,9
großen Gelenken	76	63	82,9	8	10,5	5	6,6
kleinen und großen Gelenken	167	139	83,2	18	10,8	10	6,0
Verlauf der Erkrankung							
cyclisch	136	117	86,0	11	8,1	8	5,9
kontinuierlich-progredient							
mit wechselnden Beschwerden . .	235	178	75,7	39	16,6	18	7,7
mit zunehmenden Beschwerden . .	134	118	88,1	9	6,7	7	5,2
Stadium der Erkrankung							
[nach FÄHNDRICH (192)] 1 . . .	—	—	—	—	—	—	—
2 . . .	170	139	81,8	16	9,4	15	8,8
3 . . .	230	193	83,9	26	11,3	11	4,8
4 . . .	133	109	82,0	16	12,0	8	6,0
5 . . .	36	27	75,0	6	16,7	3	8,3
Röntgenologische Veränderungen in Stadien [nach FÄHNDRICH (192)]							
1 . . .	24	20	83,3	3	12,5	1	4,2
2 . . .	118	97	82,2	13	11,0	8	6,8
3 . . .	182	149	81,9	21	11,5	12	6,6
4 . . .	207	173	83,6	21	10,1	13	6,3
5 . . .	38	29	76,3	6	15,8	3	7,9
Aktivität der Erkrankung ∅ . . .	19	18	94,7	1	5,3	—	—
(+) . .	95	80	84,2	9	9,5	6	6,3
+ . . .	266	213	80,1	36	13,5	17	6,4
++ . .	160	130	81,3	18	11,2	12	7,5
+++ .	29	26	89,6	1	3,5	2	6,9
Serologischer Befund:							
Rheumafaktor negativ	184	158	85,9	20	10,8	6	3,3
positiv	385	310	80,5	44	11,4	31	8,1
Autoantikörper gegen Bindegewebe (Antiglobulinkonsumptionstest)							
negativ	174	153	88,0	16	9,2	5	2,8
positiv	335	271	84,2	38	11,3	15	4,5

titer in gleicher Weise keine wesentlichen Unterschiede gegenüber den Fällen, bei denen sich die Erkrankung in der für die primär-chronische Polyarthritis typischen Weise zunächst an den kleinen Gelenken manifestierte. Lediglich die Fälle, bei denen die Auslösung der Erkrankung mit Infekten, allerdings verschiedenster Art (rezidivierende Anginen, Sinusitiden, Cholecystitiden, chronische Bronchitiden usw.), in Verbindung zu bringen war, zeigten etwas häufiger erhöhte Antistreptolysintiter als Patienten, bei denen Infekte in der Anamnese nicht eruierbar waren. Dies ist verständlich, da die Infekte z. T. durch Streptokokken ausgelöst waren. Demgegenüber wiesen die Patienten, bei denen das Krankheitsbild einen für die sekundär-chronische Polyarthritis als typisch zu bezeichnenden cyclischen Verlauf mit mehr oder weniger lang anhaltenden völligen Remissionen und akuten Exacerbationen erkennen ließ, gegenüber den kontinuierlich-progredient verlaufenden Fällen sogar in niedrigerem Prozentsatz erhöhte Antistreptolysintiter auf. Die klinische und röntgenologische Ausprägung des Krankheitsbildes und ihre Aktivität bzw. einzelne Anzeichen der Aktivität wie Blutsenkung, Auftreten des C-reaktiven Proteins im Serum, Erhöhung des Haptoglobin- oder Coeruloplasminspiegels im Serum und Veränderungen im Elektrophoresediagramm zeigten keine Beziehung zu der Höhe des Antistreptolysintiters. (Eingehende Angaben über Verlaufsformen der chronischen Polyarthritis, Stadieneinteilung und Beurteilung der Aktivität s. S. 149 ff.) Bei den völlig inaktiven Fällen war allerdings ein pathologischer Titerwert nur bei einem von 19 Fällen vorhanden. Da die Zahl der inaktiven chronischen Polyarthritiden sehr klein ist, läßt sich nicht beweisen, ob die Erhöhung des Antistreptolysintiters evtl. doch mit der Aktivität des Grundprozesses zusammenhängt. Hierfür könnten die Beobachtungen von EINAUDI und GARELLI (175) sprechen, die bei den sehr aktiven Fällen häufiger eine Erhöhung des Antistreptolysintiters als bei den torpid verlaufenden Formen fanden. Wichtig erscheint noch, daß der Antistreptolysintiter keine eindeutigen Beziehungen zum Rheumafaktor aufweist. In unserem Krankengut kam eine Erhöhung des Antistreptolysintiters bei Patienten, bei denen gleichzeitig der Rheumafaktor (S. 23 ff.) — ein typisches Kriterium der sog. primär chronischen Polyarthritis — nachweisbar war, sogar in etwas höherem Prozentsatz vor als bei denjenigen, bei denen dieser Faktor im Serum nicht vorhanden war.

Die genannten Befunde zeigen, daß die sekundär chronische Polyarthritis nicht — wie andere Autoren (580) glauben — auf Grund der Antistreptolysinreaktion von der primär chronischen Polyarthritis abgetrennt werden kann. Da auch später erwähnte serologische Befunde eine solche Unterteilung nicht zulassen, ferner auch auf Grund des klinischen Befundes die Trennung zwischen primär und sekundär chronischer Polyarthritis kaum möglich ist — beide Formen können klinisch (682) und sogar pathologisch-anatomisch (356) gleiche Befunde aufweisen — werden die beiden Krankheitsbilder hier, wie schon JAHNKE (323) forderte, unter dem gemeinsamen Begriff der chronischen Polyarthritis zusammengefaßt. Im Hinblick auf die genannten Befunde haben wir auch nicht die von TICHY (650, 650a) inaugurierte Unterteilung der chronischen Polyarthritis in einen Antistreptolysintyp (mit erhöhtem Antistreptolysintiter), einen Agglutinationstyp (mit positivem Ausfall der zum Nachweis des Rheumafaktors herangezogenen Agglutinationsreaktionen), einen Normtyp (mit negativem Ausfall der Agglutinationsreaktionen und normalem Antistreptolysintiter) und einen Mischtyp (positive Agglutinationsreaktionen bei erhöhtem Antistreptolysintiter) vorgenommen.

Da der Antistreptolysintiter sowohl im Anfangsstadium der chronischen Polyarthritis wie auch bei weit fortgeschrittenen Fällen erhöht sein kann, erscheint seine prognostische Bedeutung zunächst gering. Unsere Beobachtungen, die sich mit den Befunden von OTTEN und WESTENDORP (475) u. a. decken, zeigen jedoch, daß eine Antistreptolysintitererhöhung zu Beginn der Erkrankung auf eine günstige Prognose hindeutet. Hierbei ist allerdings auf den Unsicherheitsfaktor bei der Frühdiagnose der chronischen Polyarthritis hinzuweisen (s. auch S. 145). In späteren Krankheitsstadien war jedoch bei unseren Fällen mit einer Erhöhung des Antistreptolysintiters — entgegen den Befunden von MENDES DE LEON und MENDES DE LEON (417) — nach Verlaufsbeobachtungen keine günstigere Prognose als bei den Patienten zu stellen, bei denen der Antistreptolysintiter normal war.

c) Der Antistreptokinasetiter
bei der chronischen Polyarthritis

Für die Antistreptokinasereaktion fehlt bisher eine internationale Standardisierung, wie sie für die Antistreptolysinreaktion eingeführt ist. Aus diesem Grund wird die erstgenannte Reaktion seltener durchgeführt. Um festzustellen, inwieweit durch die zusätzliche Bestimmung des Antistreptokinasetiters zum Antistreptolysintiter der Prozentsatz serologisch erfaßbarer Streptokokkeninfekte und ihrer Folgeerkrankungen ansteigt, wurden zunächst Paralleluntersuchungen mit den beiden Reaktionen bei 115 Patienten mit rheumatischem Fieber durchgeführt. Hierbei zeigten sich keine signifikanten Unterschiede im Ausfall der beiden Reaktionen. Der Antistreptolysintiter wies in 87%, der Antistreptokinasetiter in 84,3% der Fälle pathologische Werte auf. In 90,4% der Fälle fielen beide Reaktionen konkordant aus, davon in 80,8% konkordant pathologisch. Ein pathologischer Ausfall des Antistreptokinasetiters allein konnte nur in 4 der 115 Fälle nachgewiesen werden (Abb. 1).

Bei der chronischen Polyarthritis und bei anderen rheumatischen und nichtrheumatischen Erkrankungen fanden sich mit der Antistrepto-

kinasereaktion ähnliche Ergebnisse, wie sie mit der Antistreptolysinreaktion erzielt wurden (Tabelle 4). Insgesamt war der Antistreptokinasetiter bei allen Erkrankungen etwas seltener pathologisch verändert
als der Antistreptolysintiter. Der Prozentsatz einer pathologischen Antistreptokinasereaktion bei der chronischen Polyarthritis entspricht mit
15,8 % etwa demjenigen, wie er bei dieser Erkrankung auch von TILLET
et al. (653) (= 14 %), QUINN und LIAO (513) (= 18,0 %) sowie WINBLAD
(726) (= 18,5 %) gefunden wurde. Gegenüber den Befunden bei Gesunden und dem Kollektiv nichtrheumatischer interner Erkrankungen zeigt

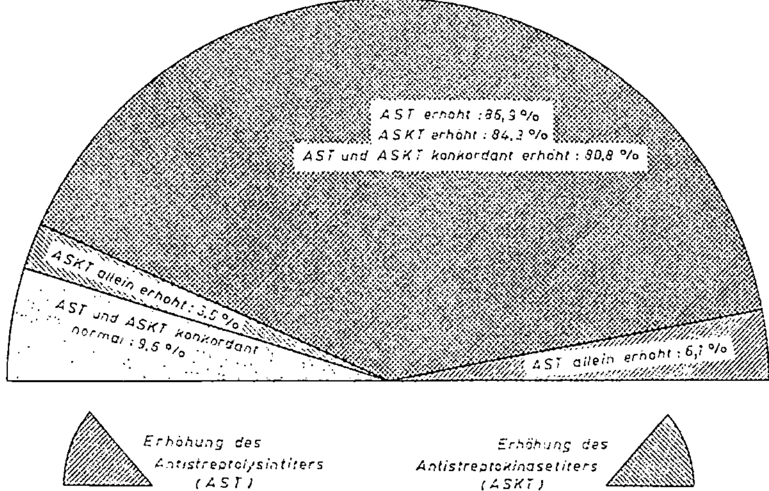

Abb. 1. Ausfall des Antistreptolysin- und Antistreptokinasetiters bei 115 Patienten mit
rheumatischem Fieber

sich also auch der Antistreptokinasetiter bei der chronischen Polyarthritis häufiger erhöht. Diese Befunde sichern die mit der Antistreptolysinreaktion erhaltenen Ergebnisse. Zwischen Erhöhung des Antistreptokinasetiters einerseits und dem klinischen Bild der chronischen
Polyarthritis andererseits fand sich kein Zusammenhang. Es ergaben
sich praktisch gleiche Beziehungen, wie sie für den Antistreptolysintiter
in den Tabellen 2 und 3 dargestellt sind. Auch bei der Antistreptokinasereaktion konnte in 14 von 22 über lange Zeit beobachteten chronischen Polyarthritiden eine Erhöhung der Titerwerte über Jahre festgestellt werden.

Da nach den genannten Befunden durch die gleichzeitige Bestimmung des Antistreptokinasetiters und des Antistreptolysintiters keine anderen Aussagen als mit
der alleinigen Bestimmung des Antistreptolysintiters möglich waren, wurde die
Antistreptokinasereaktion nur bei einem Teil der Fälle angestellt. Auch auf die
Durchführung der Antihyaluronidasereaktion wurde verzichtet, da aus der Literatur
bekannt ist, daß auch diese Reaktion in der Regel der Antistreptolysinreaktion

Tabelle 4. *Vergleich zwischen Ausfall der Antistreptolysin- und Antistreptokinase-reaktion bei der chronischen Polyarthritis, vergleichsweise auch bei anderen rheumatischen Erkrankungen*

Art der Erkrankung	Zahl der Fälle	Antistrepto-lysintiter allein erhöht (> 200 E)		Antistrepto-kinasetiter allein erhöht (> 256 E)		Antistreptolysin- und Antistrepto-kinasetiter konkordant erhöht	
		Zahl	%	Zahl	%	Zahl	%
Chronische Polyarthritis. . .	284	12	4,2	6	2,1	39	13,7
Akutes rheumatisches Fieber.	115	7	6,1	4	3,5	97	84,2
Zustand nach rheumatischem Fieber	86	3	3,5	1	1,2	10	11,6
Morbus Bechterew	27	2	7,4	—	—	8	32,0
Lupus erythematosus disseminatus.	8	—	—	—	—	1	—
Periarteriitis nodosa	10	—	—.	—	—	2	—
Weichteilrheumatismus . . .	33	1	3,0	—	—	1	3,0
Rheumatoide	18	1	5,5	—	—	2	11,1
Arthrosen und Spondylosen .	67	1	1,5	—	—	2	3,0
Nichtrheumatische interne Erkrankungen	357	6	1,7	2	0,8	17	4,8
Gesunde	200	1	0,5	—	—	2	1,0

parallel geht. Die gleichzeitige Durchführung der Antihyaluronidase- und Antistreptolysinreaktion hebt den Prozentsatz der Fälle mit erhöhtem Antikörperspiegel gegen Streptokokkenprodukte nur geringfügig gegenüber demjenigen, der bei alleiniger Bestimmung des Antistreptolysintiters erreicht wird (49, 103, 191, 511, 520 u. a.). Die alleinige Bestimmung des Antihyaluronidasetiters ergibt dagegen ebenso wie die des Antistreptokinasetiters seltener pathologische Werte als die Antistreptolysinreaktion, da Hyaluronidase wie Streptokinase (726) nur von etwa 75% (563), nach Untersuchungen von DORFMAN et al. (159) von einem noch niedrigeren Prozentsatz der β-hämolytischen Streptokokken in einer Menge produziert wird, die eine Antikörperbildung hervorruft und zudem die Antihyaluronidase ein schwächeres Antigen als das O-Streptolysin darstellt. Soweit der Hyaluronidasetiter bei der chronischen Polyarthritis bestimmt wurde (49, 103, 511, 520), fand er sich bei dieser Erkrankung in ähnlicher Weise wie der Antistreptolysintiter und Antistreptokinasetiter meist in einem größeren Prozentsatz erhöht als bei nichtrheumatischen Erkrankungen. Lediglich RAVAULT et al. (520) konnten nur bei 5% der chronischen Polyarthritiden pathologische Antihyaluronidasetiter beobachten. Über Antikörper gegen weitere Streptokokkenfermente bei der chronischen Polyarthritis wie über die Antidesoxyribonuclease B und die Anti-Diphosphopyridinnucleotidase liegen nur einzelne Beobachtungen vor. Wir verzichteten auf die Bestimmung dieser Antikörper, da auch hierdurch keine wesentlichen weiteren Aufschlüsse zu erwarten waren.

Auch durch den Nachweis von Antikörpern gegen Leibessubstanzen der Streptokokken waren nach den bisher vorliegenden Ergebnissen (104, 543, 560 a.u.) keine weiteren Hinweise auf die Ätiologie der chronischen Polyarthritis zu erwarten, da sich entsprechende Antikörper nicht häufiger als die genannten Antikörper gegen Fermente der Streptokokken nachweisen lassen. Infolgedessen wurde auf den auch technisch sehr schwierigen Nachweis dieser Antikörper verzichtet.

d) Die Bedeutung der β-hämolytischen Streptokokken für die Entstehung der chronischen Polyarthritis

Bei der chronischen Polyarthritis findet sich gegenüber einem Kollektiv nichtrheumatischer Erkrankungen ein signifikant häufigeres Vorkommen pathologischer Antistreptolysin- und Antistreptokinasetiter (Tabellen 1 und 4). Nach diesem Befund könnte auch bei der chronischen Polyarthritis Infekten mit β-hämolytischen Streptokokken eine ätiologische Bedeutung zukommen. Hierfür spricht auch die bei dieser Erkrankung ebenso wie beim rheumatischen Fieber augenscheinlich gehäuft vorkommende zellständige Immunität gegen Streptokokkenbestandteile (243 a). Da jedoch der Prozentsatz erhöhter Antistreptolysintiter selbst im Anfangsstadium der chronischen Polyarthritis weit geringer ist als beim rheumatischen Fieber, können Infekte mit β-hämolytischen Streptokokken nicht als einziger ätiologischer Faktor bei der Entstehung der chronischen Polyarthritis in Betracht gezogen werden. Auch der bei etwa 25% der Patienten mit chronischer Polyarthritis beobachtete cyclische Krankheitsverlauf läßt sich im Gegensatz zu den Rezidiven des rheumatischen Fiebers nur selten mit Streptokokkeninfekten erklären, da wir bei diesen Fällen auch im akuten Schub keine wesentlichen Unterschiede im Ausfall der Antistreptolysinreaktion und Antistreptokinasereaktion gegenüber einer Vergleichsgruppe mit kontinuierlichem Krankheitsverlauf feststellen konnten. Nur in Einzelfällen (4 von 58) wurde ein Anstieg der Titerwerte während des akuten Schubs der cyclischen chronischen Polyarthritis festgestellt. Demgegenüber war das Rezidiv des rheumatischen Fiebers in 23 von 25 Fällen (= 92%) durch eine Erhöhung des Antistreptolysintiters und/oder des Antistreptokinasetiters gekennzeichnet. Auf welchem Wege die Streptokokkeninfekte zur Auslösung der chronischen Polyarthritis beitragen, läßt sich noch nicht eindeutig entscheiden. Im einzelnen wird später bei der Diskussion um Ätiologie und Pathogenese der chronischen Polyarthritis hierauf eingegangen.

2. Weitere bakterielle Antikörper bei der chronischen Polyarthritis

Da bakterielle Infekte von verschiedensten Autoren als Ursache der chronischen Polyarthritis angesehen werden, β-hämolytische Streptokokken nach den genannten serologischen Befunden jedoch nur bei der Minderzahl der Fälle für die Auslösung dieser Erkrankungen in Betracht gezogen werden können, ist es erforderlich festzustellen, ob weitere bakterielle Antikörper bei dieser Erkrankung gehäuft vorkommen. Damit sind evtl. tiefere Einblicke in die Ätiologie dieser Erkrankung möglich.

a) Der Antistaphylolysintiter

Die Antistaphylolysinreaktion wurde von uns nicht durchgeführt, doch sollen die Ergebnisse dieser 1901 von Neisser und Wechsberg (467) entwickelten Methode bei der chronischen Polyarthritis besprochen werden, da sie möglicherweise Schlußfolgerungen über die Ätiologie dieser Erkrankung zulassen. Nach den im Schrifttum vorliegenden Untersuchungen ist der Antistaphylolysintiter bei der chronischen Polyarthritis sehr häufig erhöht. Insgesamt wiesen unter 225 aus der Literatur (104, 155, 478, 582, 715, 716, 717) zusammengestellten Fällen mit chronischer Polyarthritis 55% eine Erhöhung dieses Titers auf. Bei einem Vergleich von Antistreptolysin- und Antistaphylolysintiter fand Domeiy (155) im Institut von Svartz bei 55 Patienten mit voll entwickelter chronischer Polyarthritis in 33% den Antistaphylolysintiter und in 22% den Antistreptolysintiter erhöht. Westergren (715) konnte bei dieser Erkrankung in 40,6% eine Erhöhung des Antistreptolysintiters und in 62,9% eine solche des Antistaphylolysintiters feststellen. Von den 108 Fällen von Seifert und Tichy (582) wiesen 45% eine Erhöhung des Antistaphylolysintiters auf, während der Antistreptolysintiter nach einer früheren Mitteilung (650) in 33% ihres Patientengutes pathologisch ausfiel. Bei Beurteilung der erhöhten Antistaphylolysintiter ist allerdings zu berücksichtigen, daß einzelne Autoren, insbesondere Westergren und Stavenow (716), nicht nur bei chronischer Polyarthritis, sondern auch bei anderen rheumatischen und nichtrheumatischen Erkrankungen, wie z. B. der Pneumonie, häufig erhöhte Titerwerte erzielten, allerdings nicht in dem gleich hohen Prozentsatz wie bei chronischen Polyarthritiden.

Die ätiologische Bedeutung der Staphylokokkeninfektionen bei der chronischen Polyarthritis läßt sich ebenso wie diejenige von Streptokokkeninfektionen noch nicht ermessen. So muß bedacht werden, daß Patienten mit chronischer Polyarthritis augenscheinlich eine verstärkte Infektanfälligkeit aufweisen (82, 155) und die erhöhten Antistaphylolysintiter deshalb möglicherweise nur Folge sekundärer Staphylokokkeninfekte sind. Seifert und Tichy (582) sahen beispielsweise Erhöhungen dieser Titer bei chronischen Polyarthritiden häufig im Anschluß an Racheninfekte. Der hohe Prozentsatz chronischer Polyarthritiden mit erhöhtem Antistaphylolysintiter wie auch Einzelbeobachtungen von Christ (104), nach denen eine Staphylokokkeninfektion anscheinend allein eine chronische Polyarthritis auslösen kann, spricht jedoch für die Bedeutung dieser Erreger bei der Entstehung des genannten Krankheitsbildes. Wir selbst konnten in zwei Fällen mit schweren, durch Staphylococcus aureus bedingten Osteomyelitiden, bei denen kein Anhalt für eine Streptokokkeninfektion vorlag, die Entwicklung einer kontinuierlich-progredient verlaufenden chronischen Polyarthritis beobachten. Um die Bedeutung der Staphylokokken bei der Entstehung der chronischen

Polyarthritis genauer zu klären, sind noch weitere bakteriologische, serologische und klinische Untersuchungen erforderlich.

b) Tuberkulose-Antikörper

Von einzelnen Autoren (73, 248, 735 u. a.) wird der Tuberkulose bei der Entstehung der Polyarthritis eine große Bedeutung zugemessen. VEIL (682) u. a. lehnen einen solchen Zusammenhang jedoch ab. Um die Frage des Zusammenhangs zwischen chronischer Polyarthritis und Tuberkulose zu klären, führten wir serologische Untersuchungen über das Vorkommen von Tuberkuloseantikörpern bei chronischen Polyarthritiden durch.

Bei diesen Untersuchungen wurden zirkulierende Antikörper gegen Tuberkelbakterien und ihre Stoffwechselprodukte mit der passiven Hämagglutinationsreaktion in der Methode von MIDDLEBROOK und DUBOS (426) unter Verwendung von Tuberkulin „Hoechst" und der Komplementbindungsreaktion in dem von HERMANN und MASSENBERG (296) angegebenen Verfahren mit Antigen „Essen" (Suspension mehrfach mit Alkohol gewaschener Tuberkelbakterien) bestimmt. Hierbei fanden sich keine signifikanten Unterschiede gegenüber den Befunden bei Gesunden und internistisch kranken Patienten, obwohl sich unter den chronischen Polyarthritiden drei Patienten mit einer produktiven Lungentuberkulose befanden. Demgegenüber fanden sich bei einer Vergleichsgruppe von Patienten mit aktiver Lungentuberkulose in einem etwa sieben- bis achtmal höheren Prozentsatz zirkulierende Tuberkuloseantikörper.

Tabelle 5. *Vorkommen von Tuberkuloseantikörpern bei chronischen Polyarthritiden, Lungentuberkulosen und anderen nichtrheumatischen Erkrankungen sowie bei gesunden Personen*

	Zahl der Fälle	Passive Hämagglutinationsreaktion nach MIDDLEBROOK und DUBOS positiv (in %)	Komplementbindungsreaktion positiv (in %)
Chronische Polyarthritiden . . .	189	10,0	8,5
Lungentuberkulosen	60	68,4	65,0
Nichtrheumatische interne Erkrankungen	72	12,5	8,3
Gesunde	50	8,0	6,0

Die Tuberkulinhautreaktion zum Nachweis einer Allergie vom verzögerten Reaktionstyp wurde bei 35 chronischen Polyarthritiden durchgeführt. Hierbei ergaben sich, wie Tabelle 5 zeigt, im Gegensatz zu den Befunden von BONCOMPAGNI und TURCHINI (57) keine wesentlichen Abweichungen gegenüber den Befunden bei Gesunden gleichen Alters.

Betrachtet man weiterhin das Vorkommen chronischer Polyarthritiden bei stationär behandlungsbedürftigen Lungentuberkulosen, so ist festzustellen, daß sich unter 775 entsprechenden Patienten unseres Krankengutes nur zwei (0,26%) mit einer gleichzeitigen Polyarthritis befanden. Umgekehrt konnte bei 4 von 569 (0,7%) chronischen

Tabelle 6. *Tuberkulinhautreaktion bei chronischen Polyarthritiden und einer gleichen Anzahl gesunder Personen entsprechenden Alters*

	Zahl der Fälle	bei D_1 ∅	Positiv bei Tuberkulinverdünnung (GT, Hoechst) von				
			D_{1-2}	D_{3-4}	D_{5-6}	D_{7-8}	D_{9-10}
Chronische Polyarthritiden .	35	—	3	19	10	2	1
Gesunde	35	1	2	22	9	1	0

Polyarthritiden eine Lungentuberkulose nachgewiesen werden. Bei zwei dieser vier Patienten war die Tuberkulose erst 3 bzw. 8 Jahre nach Auftreten der chronischen Polyarthritis manifest geworden. Nur bei einem Patienten konnte auf Grund des zeitlichen Zusammenhanges eine Beziehung zwischen Tuberkulose und Entstehung der chronischen Polyarthritis diskutiert werden.

Nach den vorgenannten Untersuchungen besteht bei der chronischen Polyarthritis keine vermehrte Antikörperbildung gegen Tuberkelbakterien und ihre Stoffwechselprodukte. Beziehungen zwischen einer manifesten Tuberkulose und der Entstehung der chronischen Polyarthritis können nur in Ausnahmefällen angenommen werden.

Inwieweit klinisch nicht in Erscheinung tretende Tuberkulosen ohne vermehrte Antikörperbildung gegen Tuberkelbakterien bzw. ihre Stoffwechselprodukte in der Ätiologie der chronischen Polyarthritis eine Rolle spielen, läßt sich durch unsere Untersuchungen nicht entscheiden. Nach den Untersuchungen von WESTERGREN (714) sowie PACKALEN und BERGQUIST (478) begünstigen Tuberkelbacillen die Ausbildung einer Allergie vom verzögerten Reaktionstyp gegen verschiedenste Antigene. Es erscheint möglich, daß klinisch und serologisch nicht manifeste Tuberkulosen auf diesem Wege zur Auslösung der chronischen Polyarthritis beitragen. Wahrscheinlich entfaltet das Freundsche Adjuvans, das als wesentlichen Bestandteil abgetötete Tuberkelbakterien enthält, bei der experimentellen Auslösung autoallergischer Erkrankungen auf solche Weise seine Wirkung. Auch andere Bakterien, insbesondere Streptokokken, tragen möglicherweise auf diesem Wege zur Entstehung der chronischen Polyarthritis bei.

c) Luesreaktionen bei chronischer Polyarthritis

Da nach WISSLER (735) und BLOOMFIELD (44) auch die Lues das Bild einer chronischen Polyarthritis auslösen kann, seien an dieser Stelle die Ergebnisse der bei einem Teil unserer Patienten von der Universitätshautklinik Freiburg i. Br. durchgeführten Luesreaktionen (Wassermann-Reaktion, Citochol-, Meinicke-Klärungs- und Kahnreaktion, gegebenenfalls auch der Nelsontest) angegeben. Unter 239 chronischen Polyarthritiden konnte in keinem Fall ein für das Vorliegen einer Syphilis sprechendes positives Ergebnis der Reaktionen beobachtet werden. Auch unspezifisch positive Lues-Reaktionen, wie sie häufiger beim Lupus erythematosus disseminatus vorkommen, wurden bei den chronischen Polyarthritis nur selten (bei vier Patienten = 1,7%) beobachtet. Da auch in der Anamnese bei keinem unserer Fälle eine luische Infektion festzustellen war, kann der Syphilis höchstens in Ausnahmefällen eine Bedeutung bei der Entstehung der chronischen Polyarthritis zugemessen werden.

d) Antikörper gegen weitere Bakterien

Es ist sicher, daß eine ganze Reihe von Infektionen mit verschiedenen bisher nicht genannten Bakterien zur Entstehung einer chronischen Polyarthritis beitragen kann. Bekannt ist z. B. das Auftreten einer chronischen Polyarthritis auf der Basis einer Gonorrhoe. In unserem Krankengut befinden sich vier entsprechende Fälle, die jedoch gemäß den Richtlinien der Amer. Rheum. Assoc. (120, 540) nicht in die Gruppe der chronischen Polyarthritiden eingereiht wurden, obwohl bei zwei Fällen eine Abtrennung von dieser Gruppe allein auf Grund des anamnestischen Befundes und des Ausfalles der Komplementbindungsreaktion auf Gonorrhoe, nicht aber des klinischen Befundes möglich war. Bei zwei weiteren Patienten verlief die Erkrankung unter dem Bild einer Monarthritis. Des weiteren kommen Brucellosen als Ursache für das Auftreten einer chronischen Polyarthritis in Betracht (199 u. a.). Auch in unserem Krankengut befindet sich ein Fall, bei dem die seit 6 Jahren bestehende chronische Polyarthritis, die bereits zu erheblichen Gelenkveränderungen geführt hatte, mit einer positiven Agglutinations- und Komplementbindungsreaktion auf Brucella abortus Bang einherging. Die Bedeutung vieler Bakterien, wie z. B. der vergrünenden Streptokokken, besonders aber die Bedeutung von Virusinfekten für das Zustandekommen der chronischen Polyarthritis läßt sich heute noch nicht ermessen. Da nach klinischen Beobachtungen dem Auftreten der chronischen Polyarthritis häufig verschiedenste Infekte, darunter auch Virusinfekte (305, 329a, 385, 466 u. a.) vorausgehen, zum anderen besonders auch Fokalinfekte wirksam werden können (2 u. a.), spielen in der Ätiologie der chronischen Polyarthritis wahrscheinlich die unterschiedlichsten Erreger eine Rolle. Nur durch umfangreiche bakteriologische und serologische Untersuchungen wird es möglich sein, einen weiteren Einblick in die Ätiologie dieser Erkrankung zu gewinnen. Der jetzt zu besprechende Rheumafaktor, der die Diskussion um die Ätiologie und Pathogenese der chronischen Polyarthritis neu angeregt hat, ist u. E. ein Beweis für die Bedeutung bakterieller — möglicherweise auch viraler — Infekte in der Ätiologie dieser Erkrankung.

Zweites Kapitel

Der Rheumafaktor

Wie aus dem vorstehenden Kapitel hervorgeht, kann den Streptokokken in der Ätiologie der chronischen Polyarthritis nicht die gleiche überragende Rolle wie beim rheumatischen Fieber zuerkannt werden. Daher ist auch der Nachweis von Antikörpern gegen diese Bakterien und ihre Stoffwechselprodukte für die Diagnose der chronischen Polyarthritis wenig geeignet. Diese Erkrankung ist vielmehr durch einen Serumfaktor — nach neueren Untersuchungen handelt es sich um mehrere eng miteinander verwandte Serumsubstanzen — gekennzeichnet, der bestimmte Agglutinations- und Präcipitationsreaktionen auslöst und im neueren Schrifttum als „Rheumafaktor" (RF) oder „rheumatoid factor" (493) bezeichnet wird. Der Nachweis dieses Faktors hat sich bereits für die Diagnose der chronischen Polyarthritis als wertvoll erwiesen, dagegen ist seine Bedeutung für Ätiologie und Pathogenese dieser Erkrankung noch unklar. An Hand der vorliegenden Literatur und eigener Untersuchungen soll im folgenden über den Nachweis dieser Serumsubstanz, ihre Natur und Entstehung, ihre serologische Verhaltensweise und ihre diagnostische und pathogenetische Bedeutung für die chronische Polyarthritis und verwandte Erkrankungen berichtet werden.

Geschichtliches

1912 berichtete erstmalig DEAN (137) über eine thermolabile Substanz in der Globulinfraktion normaler Meerschweinchenseren, die mit einer subagglutinierenden Dosis eines homologen Immunserums (Amboceptor) sensibilisierte Schafserythrocyten zur Agglutination brachte. 1922 beobachtete MEYER (422) den gleichen Effekt im Serum je eines Patienten mit Lebercirrhose und chronischer Bronchitis, ohne diesem eine diagnostische Bedeutung zuzumessen. 1940 stellte WAALER (694) eine Beziehung des Agglutinationsphänomens zu der chronischen Polyarthritis fest und wies nach, daß bereits kleine Mengen bestimmter Seren von Patienten mit chronischer Polyarthritis den Agglutinationstiter des Kaninchenamboceptors für Schafserythrocyten deutlich erhöhen. Den die Agglutination auslösenden Faktor bezeichnete WAALER als „agglutination activating factor", dessen diagnostische Bedeutung zur Abgrenzung der chronischen Polyarthritis von anderen rheumatischen

Erkrankungen von Rose, Ragan, Pearce und Lipmann (541) erstmalig hervorgehoben wurde.

Bereits vor den Untersuchungen Waalers (694) fanden Cecil, Nichols und Stainsby (99, 100, 468) eine agglutinierende Wirkung des Serums chronischer Polyarthritiden auf hämolytische Streptokokken. Auf Grund dieses Befundes glaubten die Autoren, Streptokokken eine ursächliche Bedeutung bei der Entstehung der chronischen Polyarthritis zumessen zu können. Dawson, Olmstead und Boots (134) sowie Oker-Blom (471) zeigten jedoch, daß auch verschiedene andere Bakterien durch das Serum chronischer Polyarthritiden agglutiniert werden, diese Agglutinationsphänomene also wahrscheinlich nicht auf spezifische Antikörper zurückzuführen waren.

In neuerer Zeit wurden Beziehungen zwischen Bakterienagglutination und Hämagglutination bei der chronischen Polyarthritis nachgewiesen, indem gezeigt werden konnte, daß die Mehrzahl der Seren von Patienten mit chronischer Polyarthritis Bakterien, Erythrocyten und auch andere Korpuskel, wie natürlich vorkommende Kolloide und künstliche Polymere wie Latex agglutinieren, wenn diese Korpuskel mit Gammaglobulin bzw. zur Gammaglobulinfraktion gehörenden Antikörpern beladen sind. Offensichtlich kommt also bei den Agglutinationsphänomenen den jeweiligen Partikeln nur eine Trägerfunktion zu, während das spezifisch oder unspezifisch an die Oberfläche der Partikel absorbierte Gammaglobulin mit dem im Serum der chronischen Polyarthritis vorkommenden Rheumafaktor reagiert. Durch die Agglutination der Korpuskeln wird die Reaktion sichtbar. Diese Konzeption wird durch die Beobachtung gestützt, daß auch das nicht an einen Träger fixierte Gammaglobulin mit dem Rheumafaktor eine Präcipitationsreaktion ergibt. Hierauf und auf die engere Verbindung zwischen Bakterienagglutination und Rheumafaktor soll später eingegangen werden.

1. Methoden zum Nachweis des Rheumafaktors (RF)

Zum Nachweis des Rheumafaktors wurden eine ganze Reihe von Methoden entwickelt, die praktisch sämtlich auf der Eigenschaft des RF beruhen, mit menschlichem und tierischem Gammaglobulin zu reagieren. Im Prinzip können vier verschiedene Nachweismethoden unterschieden werden, und zwar Agglutinations-, Präcipitations-, Inhibitions- und Absorptionsreaktionen, die im folgenden zusammengestellt sind.

A. Agglutinationsreaktionen

1. Die Hämagglutinationsreaktionen

    a) mit Schafserythrocyten nach Sensibilisierung mit homologem Immunserum,

        α) ohne vorherige Absorption des Serums von Heteroagglutininen [Originalmethode nach Waaler (694) sowie Rose et al. (641)],

β) nach vorheriger Absorption der Heteroagglutinine [Modifikation von BALL (20), HELLER et al. (292, 294), SVARTZ u. SCHLOSSMANN (621, 628, 630)];
b) mit Erythrocyten anderer Tiere, z. B. Huhn (696), Ratte (493), Maus (302), Meerschweinchen (302, 696), Rind (493), Ziege (493), Alligator (115, 117), Krokodil (115) nach entsprechender Sensibilisierung mit homologen Immunseren;
c) mit menschlichen Erythrocyten nach Sensibilisierung mit homologen Immunseren (207, 239, 491, 696, 713), inkompletten Immunisoantikörpern (205, 206, 260, 261, 704) oder inkompletten Wärmeautoantikörpern (eigene Beobachtung);
d) mit Schafserythrocyten, die nach Tanninvorbehandlung mit Gammaglobulin beladen wurden [FII-Test nach HELLER et al. (293)];
e) mit Erythrocyten, die mit Bakterienantigenen beladen sind (30, 31, 256, 348).

2. *Die Bakterienagglutinationsreaktionen*

a) Die Streptokokkenagglutinationsreaktionen:
die L-Streptokokkenagglutination (99, 468);
die O-Streptokokkenagglutination (644, 645).
b) Die Agglutination von Bakterien [z. B. Brucellen (205, 206)], die mit inkompletten Antikörpern sensibilisiert sind.

3. *Die Agglutination gammaglobulinbeladener, biologisch inerter Partikel*

a) Der Latexfixationstest (592) mit seinen Modifikationen,
b) der Bentonittest (63),
c) der Kollodiumtest (746),
d) der Quarzflockungstest (358),
e) der Acrylfixationstest (730, 731),
f) der Mastixfixationstest (497).

B. Präcipitationsreaktionen mit Gammaglobulin

1. *Quantitative Teste*

a) Die Bestimmung des Stickstoffgehalts des bei der Reaktion zwischen Gammaglobulin und Patientenserum auftretenden Präcipitates (186).
b) Die Grenzschichtreaktion mit menschlichem und tierischem Gammaglobulin (352, 448).

2. *Qualitative Teste*

a) Der Röhrchentest (184),
b) der Capillartest (446).

C. Inhibitionsteste

a) Der Inhibitionstest nach ZIFF et al. (750),
b) der Inhibitionstest mit Latexpartikeln (267),
c) der Inhibitionstest mit Hilfe der Grenzschichtreaktion.

D. Absorptionsteste

a) Präcipitation löslicher Antigen-Antikörperkomplexe durch Zusatz RF-haltiger Seren (168, 671).
b) Nachweis der Absorption des RF an präcipitierte Antigen-Antikörperkomplexe in Agargel-Diffusionstesten durch Fluorescein- oder Radiojodmarkierung des isolierten RF.

Im folgenden sollen die von uns angewandten Methoden zum Nachweis des Rheumafaktors beschrieben werden, wobei auch verwandte Reaktionen kurz erwähnt werden.

a) Die Hämagglutinationsreaktionen

Von der Vielzahl der angewandten Verfahren zum Nachweis des RF hat die ursprünglich von WAALER (694) angegebene Hämagglutinationsreaktion eine große Fehlerbreite, da auch normale menschliche Seren in variabler Menge Heterohämagglutinine gegen Schafserythrocyten enthalten (336), die bei gewissen Erkrankungen [Mononucleose (481)] und nach Injektion von Tierseren (142, 269) stark vermehrt sein können. Da die Kapazität der Seren chronischer Polyarthritiden, sensibilisierte Erythrocyten zu agglutinieren, unabhängig vom Vorkommen der Heteroagglutinine ist, wurde von ROSE et al. (541) der Begriff des Differentialtiters eingeführt, mit dem die Differenz zwischen den Titerwerten des Serums mit sensibilisierten Erythrocyten gegenüber den Titern mit nichtsensibilisierten Erythrocyten bezeichnet wird. Diese Methode, die nach Untersuchungen verschiedener Autoren (72, 326, 437, 541, 578, 620, 641, 696 u. a.) in 29—81% (s. Tabelle 48) der chronischen Polyarthritiden einen positiven Ausfall (Differentialtiter > 8) ergab, ist heute durch empfindlichere Methoden ersetzt. Durch Absorption der Heteroagglutinine mit Rindererythrocyten oder Meerschweinchenniere [JAWETZ und HOOK (326)] und später mit normalen Schafserythrocyten [BALL (20), HELLER et al. (292, 294) sowie SVARTZ und SCHLOSSMANN (621, 628, 630)] gelang es, die Methode zu vereinfachen und auch spezifischer und empfindlicher zu gestalten. Zur Verdünnung des Patientenserums wurde z. T. ein 5%iges Schafsserum benutzt (294), das aktivierend auf die Agglutination wirkt. Die von SVARTZ und SCHLOSSMANN (621, 628, 630) angegebene Modifikation der Waaler-Roseschen Hämagglutinationsreaktion diente uns mit kleinen Modifikationen als eines der Routineverfahren zum Nachweis des Rheumafaktors.

Zur Durchführung dieser Reaktion wurde frisches Patientenserum 30 min bei 56°C im Wasserbad inaktiviert und zur Absorption der Heteroagglutination anschließend mit gleichen Teilen gewaschener Hammelerythrocyten versetzt, die Mischung unter gelegentlichem Schütteln 1 Std in den Brutschrank bei 37°C und anschließend 12 Std in den Eisschrank bei +4°C verbracht, abzentrifugiert und das Serum abgehebert. Zum Nachweis der vollständigen Absorption von Heteroagglutininen wurde das unverdünnte Patientenserum mit einer Suspension nichtsensibilisierter Hammelerythrocyten versetzt und bei Auftreten einer Agglutination (unvollständige Absorption) der Absorptionsvorgang wiederholt. Von dem absorbierten Serum wurde mit physiologischer NaCl-Lösung eine geometrische Verdünnungsreihe von 1:2 bis 1:512, im Bedarfsfall noch höhere Verdünnungsstufen hergestellt, wobei in jedes Röhrchen 0,2 ml der Serumverdünnung pipettiert wurde. Jede Serumverdünnung wurde mit der gleichen Menge einer 1%igen Suspension sensibilisierter Schafserythrocyten in physiologischer Kochsalzlösung beschickt. Nach intensivem Umschütteln, einstündigem Aufenthalt im Wasserbad bei 37°C und anschließender etwa 18stündiger Aufbewahrung im Eisschrank bei +4°C erfolgte nach weiterem halbstündigem Aufenthalt bei Zimmertemperatur die Ablesung der Reaktion, indem jedes einzelne Röhrchen leicht aufgeschüttelt und die Agglutination makroskopisch abgelesen wurde. Zur Kontrolle wurde bei jedem Versuchsansatz ein sicher RF-positives und ein sicher RF-negatives Serum in die Untersuchungsreihe einbezogen. Bei den Untersuchungen wurde ein Agglutinationstiter von 1:32 und mehr als pathologisch bewertet.

Bei negativem Ausfall der oben angeführten Hämagglutinationsreaktion wurde bei einem Teil der Fälle die gleiche Reaktion auch in dem nach SVARTZ und SCHLOSSMANN (633) gewonnenen Kältepräcipitat des Serums sowie in der nach ZIFF et al. (750) dargestellten Euglobulinfraktion des Serums durchgeführt.

Zur Sensibilisierung der Erythrocyten wurden Antihammelerythrocytenseren von Kaninchen benutzt. Am besten geeignet erwiesen sich Antiseren mit niedrigen Agglutinations- und hohen Hämolysetitern. In einem Vorversuch wurde der Agglutinationstiter des Antiserums in einer arithmetisch steigenden, jeweils um ein fünfzigstel Konzentrationsdifferenz variierenden Verdünnungsreihe bestimmt. In der Regel lag der Titer zwischen 1:200 und 1:2000. Für die Sensibilisierung der Erythrocyten wurde das Antiserum um das Dreifache des sog. „Grenztiters", bei dem eben noch eine Agglutination auftrat, verdünnt. Dieser Amboceptorverdünnung wurde eine solche Menge von Hammelerythrocyten zugesetzt, daß eine 1%ige Erythrocytensuspension resultierte. Die Mischung wurde 1 Std bei 37°C inkubiert. Die so sensibilisierten Erythrocyten wurden für die obengenannte Hämagglutinationsreaktion herangezogen.

In der Literatur werden verschiedenste Verdünnungen des Antiserums für die Sensibilisierung der Erythrocyten angegeben, wodurch z. T. die unterschiedlichen Resultate der einzelnen Autoren mit der Hämagglutinationsreaktion zu erklären sind. WHILLANS und FISCHMAN (718) haben gezeigt, daß der Titer der Hämagglutinationsreaktion von der Konzentration des zur Sensibilisierung benutzten Antiserums abhängig ist. Je stärker dieses konzentriert war, desto höher waren die Titer. Bei einer Verdünnung des Amboceptors von 1:4 an machte sich bereits ein deutlicher Titerabfall bemerkbar. Nach eigenen Untersuchungen ist die benutzte Verdünnung von 1:3 des Grenztiters des Amboceptors optimal. Bei einer stärkeren Konzentration des Amboceptors für die Sensibilisierung der Erythrocyten steigt zwar der Prozentsatz positiver Ergebnisse an, jedoch handelt es sich zu einem Teil um falsch positive Ergebnisse. Umgekehrt hat eine stärkere Verdünnung des Amboceptors eine abnehmende Zahl positiver Ergebnisse bei der chronischen Polyarthritis zur Folge, ohne daß die Zahl der positiven Ergebnisse bei nichtrheumatischen Erkrankungen noch wesentlich abnimmt, wie aus Abb. 2 ersichtlich.

Statt der Agglutination kann nach SEIFERT (579) auch die Sedimentationsgeschwindigkeit von sensibilisierten Schafserythrocyten im Patientenserum bestimmt werden. Diese Methode hat den Vorteil, daß das Resultat, das weitgehend mit dem Agglutinationstiter bei der Waaler-Roseschen Reaktion übereinstimmt, bei entsprechend gewählter Konzentration der Erythrocyten schon nach 15 min abgelesen werden kann (579).

Die ursprüngliche Vorstellung, daß die mit dem homologen Amboceptor beladenen Erythrocyten von Schafen oder verwandten Tieren für das Zustandekommen der Agglutinationsreaktion in RF-haltigen Seren notwendig seien, hat sich nicht bestätigt.

Wie oben erwähnt, werden auch Erythrocyten verschiedener anderer Tierarten nach Sensibilisierung mit dem homologen Immunkaninchenserum oder auch homologen Immunserum anderer Tiere (148, 329) von RF-haltigen Seren agglutiniert. Ebenso sind menschliche Erythrocyten der Blutgruppe 0 (16a, 207, 239, 491, 499, 713), ja selbst die patienten-

eigenen Erythrocyten (239, 599, 696) nach analoger Sensibilisierung mit
dem homologen Immunkaninchenserum für Agglutinationsreaktionen
zum Nachweis des RF geeignet. Fernerhin können für die Sensibilisierung der Erythrocyten Immunisoagglutinine des A-B-0-Blutgruppen-
systems, inkomplette Rh-Antikörper (205, 206, 260, 261, 704), nach
eigenen Untersuchungen auch inkomplette Wärmeautoantikörper herangezogen werden. Augenscheinlich sind auch Iso- oder Heteroagglutinine
bestimmter Rinderseren zur Sensibilisierung der Erythrocyten geeignet

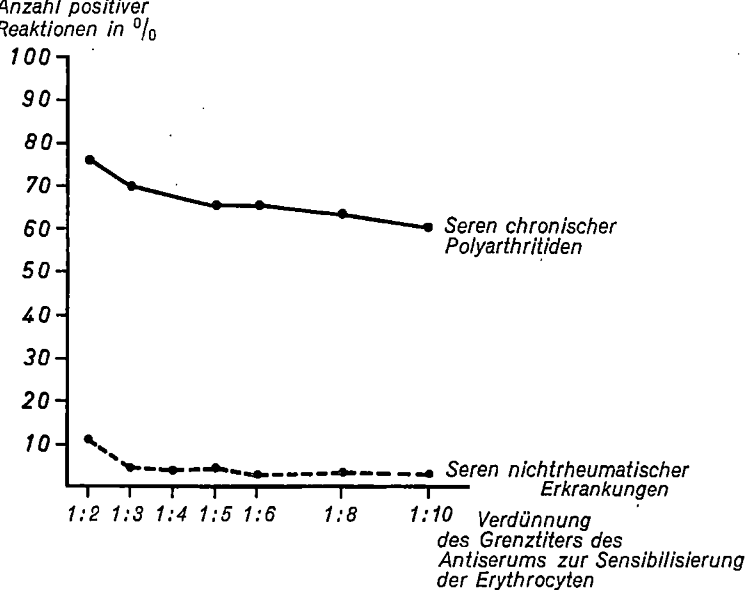

Abb. 2. Abhängigkeit des Ausfalls der Hämagglutinationsreaktion nach WAALER und ROSE von der
Konzentration des zur Sensibilisierung der Schafserythrocyten benutzten Antiserums bei 50 Seren
chronischer Polyarthritiden und 50 Seren nichtrheumatischer Erkrankungen

(651a, 651b). Ob mit den so sensibilisierten Erythrocyten eine vom RF
unterschiedliche oder eine der Gruppe der Rheumafaktoren zugehörende
Serumsubstanz nachgewiesen wird, ist noch nicht entschieden.

Bei der Sensibilisierung der Erythrocyten mit inkompletten Rh-Antikörpern
wurden bei unseren Untersuchungen zu 4,0 ml verschiedener 1:4 verdünnter Anti-
Rh-Seren 0,2 cm³ gewaschenes 0-Erythrocytensediment zugesetzt. Nach einstündiger Inkubation bei 37°C wurden die Erythrocyten dreimal in physiologischer NaCl-
Lösung gewaschen und eine 2%ige Erythrocytensuspension in physiologischer
NaCl-Lösung hergestellt. Der weitere Arbeitsgang entsprach dem der oben beschriebenen Hämagglutinationsreaktion nach WAALER-ROSE.

Eine Absorption von Heteroagglutininen ist bei dieser Methode ebenso wie bei
Verwendung blutgruppengleicher Erythrocyten, die mit unspezifischen inkompletten Wärmeautoantikörpern sensibilisiert waren, natürlich nicht erforderlich. Die
letztgenannten Erythrocyten wurden von Patienten mit entsprechenden Formen
erworbener hämolytischer Anämien gewonnen.

Um festzustellen, in welchem Prozentsatz Rh-Antikörper die Erythrocyten so sensibilisieren, daß diese durch RF-haltige Seren agglutiniert werden, wurde fernerhin eine Sensibilisierung der Erythrocyten mit unverdünnten Anti-Rh-Seren in der Methode von WALLER und VAUGHAN (704) durchgeführt, wobei nur solche Anti-Rh-Seren zur Auswertung gelangten, die nicht primär bereits eine Agglutination der Erythrocyten herbeiführten. Fernerhin wurde untersucht, ob O-Erythrocyten nach Sensibilisierung mit inkompletten Kälteantikörpern von RF-haltigen Seren agglutiniert würden. Die Sensibilisierung erfolgte hierbei durch Zufügung der gewaschenen Erythrocyten zu den inkomplette Kälteantikörper enthaltenden Seren, einstündige Inkubation bei 4°C und anschließende Waschung in physiologischer Kochsalzlösung bei 37°C.

Als weitere Hämagglutinationsreaktion fand bei unseren Untersuchungen der von HELLER u. Mitarb. (293) entwickelte sog. FII-Test Verwendung. Bei dieser Reaktion werden Schafserythrocyten nach der Methode von BOYDEN (62) mit Tanninsäure vorbehandelt und dann mit menschlichem Gammaglobulin (Cohn-sche Fraktion II) beladen. Die so präparierten Erythrocyten wurden an Stelle der mit Antikörper sensibilisierten Erythrocyten den Patientenserumverdünnungs-reihen zugesetzt.

Zur Beladung wurden die tanninvorbehandelten Erythrocyten mit einer Gammaglobulinlösung versetzt, deren Konzentration durch Verdünnung der kommerziellen 16%igen Gammaglobulinlösung (Behringwerke Marburg) mit Puffer-lösung (3% $^1/_{15}$ m KH$_2$PO$_4$, 47% $^1/_{15}$ mNa$_2$HPO$_4$ +50% physiologische NaCl-Lösung) so eingestellt wurde, daß die sensibilisierten Erythrocyten später in einem RF-haltigen Standardserum einen Maximaltiter ergaben. Nach KRITZMAN (365) können die Erythrocyten auch durch Schütteln in einer Lösung von Gamma-globulin und Chromchlorid beladen werden, da Chrom die Fähigkeit hat, Proteine an die Oberfläche von Zellen zu binden. Nach Waschung können die gamma-globulinbeladenen Erythrocyten wie beim FII-Test verwendet werden. Bei unseren Untersuchungen sind wir jedoch der Originalmethode von HELLER u. Mitarb. (293) gefolgt.

Im Rahmen der Hämagglutinationsreaktionen ist noch die von KIRBY (348) sowie BEEUWTKES, BIJLSMA und MENDES DE LEON (30, 31) an-gegebene Streptokokkenhämagglutinationsreaktion erwähnenswert, bei der menschliche Erythrocyten — z. T. nach Tanninvorbehandlung (30, 31) — mit einem Extrakt β-hämolytischer Streptokokken beladen und dann einer Verdünnungsreihe des Patientenserums zugefügt werden. Für diese Hämagglutinationsreaktion, die bereits zu den Bakterienagglutina-tionsreaktionen hinleitet, sind nicht die Antigene der β-hämolytischen Streptokokken erforderlich; auch mit Antigenen anderer Bakterien, wie z. B. denjenigen von hämolytischen Staphylokokken, können positive Ergebnisse erzielt werden (31). Ob diese Agglutinationsreaktionen wie die übrigen erwähnten Hämagglutinationsreaktionen durch den RF be-dingt sind, soll später diskutiert werden.

b) Die Bakterienagglutinationsreaktionen

Die Einordnung von Bakterienagglutinationsreaktionen als Methoden zum Nachweis des RF erscheint zunächst problematisch, doch glauben wir an Hand später zu erörternder Befunde beweisen zu können, daß diese Reaktionen tatsächlich durch die Bindung des RF an antikörperbeladene Bakterien zustande kommen. Gewöhnlich werden für Agglutinationsreaktionen von Bakterien im Serum chronischer Polyarthritiden lebende oder abgetötete Streptokokken der Gruppe A herangezogen [L-Streptokokkenagglutination (338, 729) und O-Streptokokkenagglutination (644, 645)].

Für unsere Untersuchungen benutzten wir die L-Streptokokkenagglutination in der Methode von KALBAK (338) unter Verwendung des Kalbakschen Streptokokkenstammes SF 130 der Gruppe A, Typ 3.

Das Prinzip dieser Methode besteht darin, lebende Streptokokken, die keine Spontanagglutination zeigen, einer Verdünnungsreihe des Patientenserums zuzusetzen und dann nach einer gewissen Inkubationszeit die Agglutination abzulesen.

Bei der Ausführung der Reaktion wurde von dem inaktivierten Patientenserum eine geometrische Verdünnungsreihe von 1:20 bis 1:160 in 0,3%iger NaCl-Lösung hergestellt. Im Bedarfsfall wurde die Reihe weiter verlängert. Zu jeweils 0,5 ml der Serumverdünnung wurden 0,5 ml Streptokokkenboullion zugefügt, die Reihen 2 Std im Wasserbad bei 52°C inkubiert und anschließend über Nacht in den Eisschrank (4°C) verbracht. Nach weiterem, zweistündigem Aufenthalt bei Zimmertemperatur erfolgte die Beurteilung der Reaktion nach Aufschütteln der Röhrchen. Eine positive Bakterienagglutination ist bereits makroskopisch gut erkennbar; bei negativem Ausfall der Reaktion verteilen sich die Streptokokken in feinster Suspension in der Flüssigkeit. Der Test wurde positiv bewertet, wenn in einer Serumverdünnung von 1:40 und mehr eine Agglutination der Bakterien vorhanden war.

Zur Herstellung der Streptokokkenbouillon wurden entweder zwei Ösen einer älteren Streptokokkenbouillon auf Agar übertragen, die Kultur nach 12—16stündigem Waschen abgekratzt und in Serumbouillon überführt oder sofort der in getrocknetem Zustand vorliegende Streptokokkenstamm in Serumbouillon überführt. Die Bouillon wurde anschließend 7 Std bei 37°C gehalten. Die so erhaltene Kultur wurde in 1 Liter Orthana-Bouillon gegossen, anschließend ließ man sie 16 Std bei 37°C wachsen und bewahrte sie bis zum Gebrauch im Eisschrank auf. Die Bouillon wurde frühestens 1 Woche nach Herstellung benutzt und war etwa 4 Monate haltbar.

Auf weitere Bakterienagglutinationsreaktionen, die von uns nicht durchgeführt wurden, soll später eingegangen werden.

c) Die Agglutination
gammaglobulinbeladener, natürlich vorkommender Kolloide und künstlicher Polymere (Latex)

Seit über 30 Jahren ist bekannt (396), daß gewisse Antigene an Kollodiumpartikel absorbiert und diese nach Zusatz des Antikörpers agglutiniert werden können. Diese Reaktion erwies sich für manche immunologische Systeme bedeutend empfindlicher als die Präcipitationsmethode. Auch künstliche Polymere wie Polysteren-Latex besitzen die Fähigkeit der Bindung gewisser Antigene. Nachdem die Reaktionsfähigkeit des RF mit Gammaglobulin durch die Untersuchungen von

HELLER et al. (293) bekannt war, führten SINGER und PLOTZ (498, 592) 1956 Agglutinationsversuche mit gammaglobulinbeladenen Latexpartikeln in Rheumatikerseren durch. Der von ihnen entwickelte „Latexfixationstest" hat sehr rasch eine weite Verbreitung gefunden und dient heute als eine der meistgebräuchlichen Methoden zum Nachweis des RF.

Das Prinzip des Latexfixationstestes besteht darin, Latexpartikel einheitlicher Größe — meist 0,81 μ — in eine Gammaglobulinlösung bestimmter Konzentration zu suspendieren und die Suspension dann Patientenserumverdünnungsreihen zuzusetzen. Bei Anwesenheit des RF im Serum tritt eine makroskopisch nachweisbare Agglutination der Latexpartikel durch Reaktion des RF mit dem an die Latexpartikel absorbierten Gammaglobulin ein.

Bei der Durchführung der Reaktion wurde als Ausgangsmaterial die 11%ige Lösung des Polysterene-Latex (Dow Chemical Company, Midland, Michigan) mit Latexpartikeln einheitlicher Größe (0,81 μ Durchmesser) als Antigenträger benutzt. 2,0 ml dieser 11%igen Suspension wurden mit 20 ml Aqua dest. verdünnt, durch einen Whatman-Filter Nr. 40 filtriert und von der so hergestellten Stammsuspension 0,1 ml zu 10,0 ml 0,1 mol Boratkochsalzpuffer von p_H 8,2 zugefügt. 0,1 ml dieser Latexsuspension und 0,5 ml einer 0,5%igen Gammaglobulinlösung [gewonnen durch Verdünnung der 16%igen Gammaglobulinlösung (Behring-Werke, Marburg) mit Boratkochsalzpuffer] wurden zu 10 ml Pufferlösung zugefügt. In dieser Suspension bindet sich ein Teil des Gammaglobulins fest an die Latexpartikel, wie durch Absorptionsversuche und mit Hilfe des Antiglobulintestes an Latexpartikeln, die in Gammaglobulinlösung suspendiert und anschließend mehrmals gewaschen worden waren, festgestellt werden konnte.

Statt des Boratkochsalzpuffers wurde in Vergleichsuntersuchungen auch ein Glykokollkochsalzpuffer von p_H 8,2 zur Durchführung des Latexfixationstestes verwandt, wobei keine wesentlichen Differenzen nachgewiesen werden konnten. Die Routineuntersuchungen erfolgten sämtlich mit Boratkochsalzpuffer.

Von der genannten Latexgammaglobulinlösung wurde jeweils 1 ml jedem Röhrchen einer mit Boratkochsalzpuffer hergestellten Serumverdünnungsreihe zugefügt, ferner wurde eine Kontrolle mit Latexgammaglobulinlösung in Boratkochsalzpuffer angesetzt. Die mit Pufferlösung hergestellten Serumverdünnungsreihen reichten von einer Verdünnung von 1:20 bis 1:20480 und wurden im Bedarfsfall noch verlängert. Jedes Röhrchen enthielt 1 ml der Serumverdünnung. Nach Zufügung der Latexgammaglobulinlösung zu den Serumverdünnungen wurden die einzelnen Röhrchen gut umgeschüttelt, 2 Std im Wasserbad bei 56°C inkubiert, anschließend 3 min bei 2300 Umdrehungen pro Minute zentrifugiert und die Agglutination der Latexpartikel makroskopisch abgelesen. Um bei der Ablesung der Titer Fehler durch ungenügende oder wechselnde Lichtverhältnisse zu vermeiden, kann hierfür eine von HARTER und BACH (274) konstruierte Ableseapparatur verwandt werden. Die Reaktion wurde jeweils mit nativen Patientenseren durchgeführt. Zu Vergleichszwecken erfolgte aber bei einer großen Zahl von Fällen zusätzlich die Ausführung des Testes mit inaktivierten Seren.

Der Latexfixationstest hat bereits verschiedene Modifikationen erfahren, die ihn z. T. empfindlicher, z. T. einfacher gestalten. Eine Empfindlichkeitssteigerung wird insbesondere bei der Verwendung bestimmter Serumfraktionen zur Durchführung des Testes beobachtet, worauf

später eingegangen wird. Auch durch Waschung der gammaglobulinbeladenen Latexpartikel zur Entfernung des überschüssigen Gammaglobulins scheint nach SINGER et al. (594a) die Empfindlichkeit des
Latexfixationstestes gesteigert zu werden. Eine wesentliche Verein-
fachung wurde in neuerer Zeit durch die kommerzielle Herstellung einer
sofort verwendungsfähigen Latexgammaglobulinlösung (Behring-Werke,
Marburg; Hyland-Laboratories, Los Angeles[1] und Hämoderivate, Wien)
erzielt, mit der eine rasche qualitative Bestimmung des RF möglich ist.
Bei dieser als Latextropfentest oder R.A.-Test (rheumatoid arthritis
test) bezeichneten Reaktion wird einem Tropfen des 1:20 verdünnten

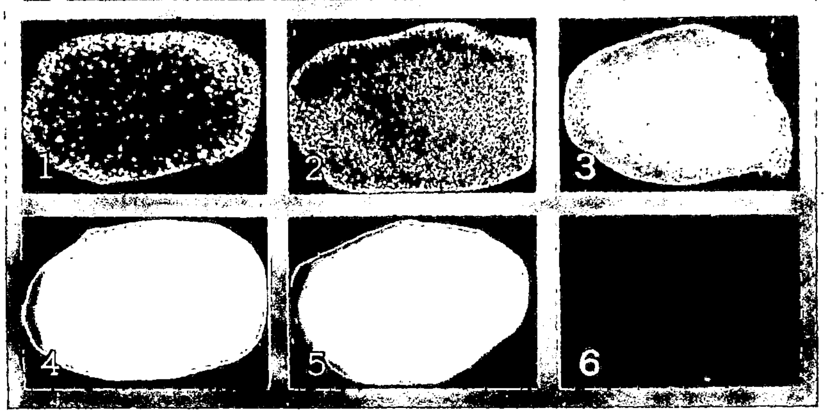

Abb. 3. Unterschiedliche Agglutinationsgrade der Latexpartikel im Latextropfentest bei Verwendung
verschiedener Patientenseren (5 = negative Kontrolle)

Patientenserums auf dem Objektträger ein Tropfen des Latexreagens
zugefügt, das aus ökonomischen Gründen auch selbst hergestellt werden
kann (235, 257). Bei Anwesenheit des RF tritt nach 1—2minutigem
leichtem Schütteln bereits eine deutlich erkennbare Agglutination auf,
wie sie in Abb. 3 (Nr. 1—3) dargestellt ist.

Die Ergebnisse dieses Testes stimmen, wie verschiedene Vergleichsuntersuchungen (236, 241, 257, 428, 454, 725 u. a.) ergeben haben, mit
denen anderer Standardmethoden gut überein, weshalb wir den Latextropfentest mit den oben erwähnten kommerziellen Latexgamma-
globulinlösungen als eine der Routinemethoden zum Nachweis des RF
verwandt haben. Auch von DULONG DE ROSNAY et al. (163), RHEINS
et al. (526) und SINGER und PLOTZ (594) wurden Latextropfenteste entwickelt, die, wie auch der Capillarlatextest von TANNER und ZIFF (638),
im Prinzip alle dem Latexfixationstest gleichen. Die Partikelgröße der
Latexpartikel und die Gammaglobulinkonzentrationen sind bei den ein-

---

[1] Beziehbar über O. Nordwald, Hamburg-Altona, Waterloostr. 48.

zelnen Modifikationen etwas verschieden, z. T. wird hierbei zur Beladung der Latexpartikel auch patienteneigenes Gammaglobulin (519, 593) oder ein Immunserum (Poliomyelitisimmunglobulin) (638) benutzt. Auch die Resultate dieser Teste stimmen weitgehend mit denen anderer Standardmethoden überein (86, 163, 234, 375, 526, 638). Werden die Latexpartikel jedoch mit Heparin oder Chondroitinschwefelsäure beladen (243), so finden sich unbefriedigende Ergebnisse (139, 291).

An Stelle des Latex kann auch Bentonit, ein natürlich vorkommender Ton in Puderform, für die Agglutinationsreaktionen herangezogen werden (42, 59, 63, 144, 435 u. a.). Die Durchführung des Bentonitagglutinationstestes entspricht im Prinzip dem des Latexfixationstestes, auch die Ergebnisse sind mit denen des Latexfixationstestes zu vergleichen (41, 42, 59, 63, 144, 483 u. a.). Nach MIKKELSEN et al. (435) soll der Bentonittest sogar weniger falsch positive Ergebnisse als der Latexfixationstest ergeben, jedoch bei der chronischen Polyarthritis auch seltener positiv ausfallen als der letztgenannte Test.

Fernerhin sind gammaglobulinbeladene Kollodium- (747), Acryl- (730, 731, 732a), Mastix- (497) und Quarzpartikel (358) für die Agglutinationsreaktion zum Nachweis des RF geeignet. Die von WALLIS (705, 706) beobachtete Agglutination von unvorbehandelten Kollodiumpartikeln im Serum von Patienten mit chronischer Polyarthritis kommt wahrscheinlich dadurch zustande, daß sich Kollodiumpartikel wie unvorbehandelte Latexpartikel mit patienteneigenem Gammaglobulin beladen können, so daß sie von RF-haltigen Seren agglutiniert werden.

d) Präcipitationsreaktionen zum Nachweis des Rheumafaktors

1952 wies WINBLAD (728) eine Hemmung der Waaler-Roseschen Hämagglutinationsreaktion bei Zusatz von Kaninchenseren zu Seren von Patienten mit chronischer Polyarthritis nach. Den gleichen Effekt stellten HELLER et al. (293) 1954 bei Zusatz der Cohnschen Fraktion II verschiedener menschlicher Seren zu Seren von Patienten mit chronischer Polyarthritis fest. Auf der Basis dieser Beobachtungen wurde der F II-Test entwickelt (293), der ebenso wie der Nachweis einer Absorption menschlicher Gammaglobuline an Euglobulinpräcipitate RF-haltiger Seren (724) den Beweis für die Reaktion zwischen Gammaglobulin und Rheumafaktor erbrachte. Bei der Reaktion zwischen Gammaglobulin und dem im Serum vorhandenen RF tritt auch, wie Untersuchungen von EPSTEIN et al. (185, 186) und eigene Beobachtungen (352, 448) ergaben, eine Präcipitation auf, die quantitativ bestimmbar ist. EPSTEIN et al. (185, 186) benutzten hierfür die Stickstoffbestimmung des Präcipitates, wir die sog. „Grenzschichtreaktion", die sich uns zum Nachweis von Antigen-Antikörperreaktionen gut bewährt hat

(351, 353). Hierbei wird die nach Schichtung der Reaktanten im Grenzschichtbereich auftretende Präcipitation mit einem Meßgerät photoelektrisch quantitativ erfaßt.

Bei diesen Verfahren wurden die beiden vorher zur Vermeidung späterer Blasenbildung entgasten Reaktanten — verdünntes Patientenserum und Gammaglobulinlösung — wie bei der Ringprobe in Cuvetten mit einem Fassungsvermögen von 0,8 ml geschichtet, um nicht bei evtl. Hemmungszonen in starkem Maße von der jeweiligen Konzentration der Reaktanten abhängig zu sein. Für diese Untersuchungen haben sich eine Verdünnung von 1:6 des vorher 30 min bei 56°C inaktivierten Patientenserums mit Boratkochsalzpuffer (pH 8)[1] und eine 0,5%ige Gammaglobulinlösung [hergestellt durch Verdünnung der kommerziellen 16%igen Gammaglobulinlösung (Behring-Werke, Marburg) mit Boratkochsalzpuffer] am besten bewährt. Während wir bei früheren Untersuchungen native Gammaglobulinlösungen verwandt hatten (352), wurde später eine 30 min bei 63°C erhitzte Gammaglobulinlösung benutzt, da nach Beobachtungen von FRANKLIN et al. (214) und eigenen Untersuchungen (446, 448) durch diese Vorbehandlung die Präcipitationsbildung verstärkt wird.

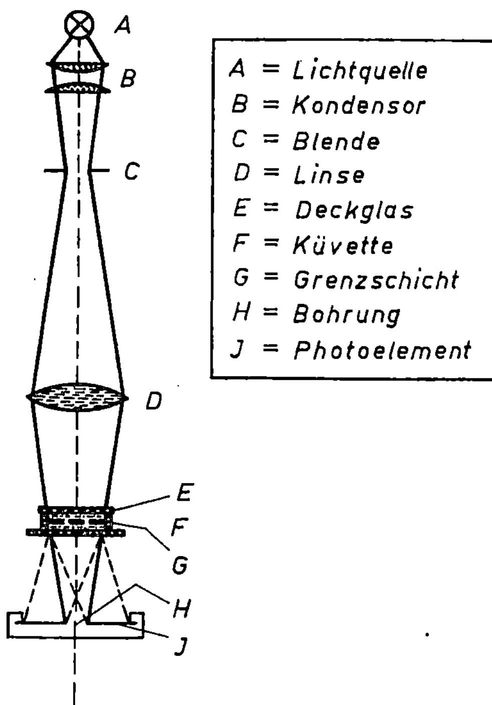

Abb. 4. Aufbau des Grenzschichtreaktiometers

In die Cuvette wurde zunächst die leichtere Lösung (Gammaglobulinlösung) eingefüllt und dann mit Hilfe einer Vollpipette die schwerere (verdünntes Patientenserum) unterschichtet. Eine flache Flüssigkeitskuppe über dem Cuvettenrand wurde mit dem Deckglas weggeschoben und dieses auf den plan polierten Cuvettenrand gedrückt, um einen luftdichten Abschluß zu erzielen. Die Cuvetten mit den geschichteten Lösungen wurden dann in den Strahlengang des optischen Systems gebracht, das in Abb. 4 dargestellt ist.

Wie die Abb. 4 zeigt, bildet im „Grenzschichtreaktiometer" die Linse D die durch die Lichtquelle A und den Kondensor B ausgeleuchtete Blende C in der Ebene des Photoelementes J ab. Die Lichtquelle wird während der Messung auf konstanter Spannung gehalten. Solange sich kein streuendes Medium im Strahlengang befindet, fällt das gesamte Licht in die zentrale Bohrung H des Photoelementes,

---

[1] Boratkochsalzpuffer (pH 8,0) 50 ml einer 0,1 mol Borsäurelösung und 5,9 ml einer 0,1 n NaOH-Lösung werden mit Aqua dest. auf 100,0 ml aufgefüllt und der pH-Wert auf 8,0 eingestellt. In je 100,0 ml dieser Lösung werden 0,85 g NaCl aufgelöst.

so daß kein Photostrom entsteht. Wird nun die Cuvette F mit der Grenzschicht G — das Deckglas E dient zur Vermeidung einer Meniscusbildung — in den Strahlengang gebracht, so erfolgt eine Streuung des Lichtes, die zur Beleuchtung der aktiven Fläche des Photoelementes führt. Das Photoelement nutzt das aus der Cuvette austretende Streulicht in den Winkelbereichen von 10—45° zur Messung aus. Diese Anordnung wurde getroffen, da die relative Lichtstromänderung bei der Grenzschichtreaktion etwa unter dem Winkel von 45° am größten ist, während die kleineren Ablenkungswinkel den größten Streulichtanteil enthalten (351). Durch die Messung in den angegebenen Winkeln wurde ein Kompromiß zwischen größter Photostromausbeutung und stärkster Photostromänderung im Verlauf einer Grenzschichtreaktion geschaffen.

Der entstehende Photostrom, der bei Auftreten einer Präcipitation im Grenzschichtbereich durch die Zunahme der Lichtstreuung ansteigt, wird mit einem empfindlichen Galvanometer gemessen. Die zeitliche Konstanz der Meßanordnung wird durch einen Streustandard, der an Stelle einer Cuvette in den Strahlengang gebracht wird, kontrolliert und der Photostrom gegebenenfalls durch eine Regelvorrichtung korrigiert.

Bei den Untersuchungen, zu denen immer mehrere Seren herangezogen wurden, da in dem Gerät 20 verschiedene Cuvetten hintereinander in den Strahlengang gebracht werden können, wurde die erste Meßwertablesung 2 min nach der Unterschichtung vorgenommen, alle späteren Ablesungen wurden auf diesen ersten Wert bezogen. Bei Routineuntersuchungen erfolgte die zweite Ablesung 2 Std nach Unterschichtungsbeginn. Der in der Zeit zwischen erster und zweiter Ablesung erzielte Meßwertanstieg wurde als Resultat in Meßwerteinheiten (E) registriert. Meßwertanstiege über 10 Einheiten in 2 Std wurden nach ausgedehnten Kontrolluntersuchungen als pathologisch betrachtet.

Die Brauchbarkeit der photoelektrischen Erfassung der Präcipitationsreaktion zwischen Gammaglobulin und Patientenserum zum quantitativen Nachweis des RF, die gegenüber der von EPSTEIN et al. (185, 186) verwandten und von uns zu Vergleichszwecken herangezogenen Technik der N-Bestimmung des Präcipitates den Vorteil der wesentlich einfacheren Durchführbarkeit hat, geht aus später zu erwähnenden Paralleluntersuchungen mit anderen Methoden zum Nachweis des RF hervor. Nach zahlreichen Kontrolluntersuchungen beträgt die Streubreite bei dieser Methode etwa $\pm 11\%$. Geringe Meßwertanstiege unter 10 E kommen auch bei Gesunden häufiger vor. Werden zu den Untersuchungen nicht inaktivierte Seren herangezogen, so kann man auch beim Gesunden höhere Meßwertanstiege beobachten, die nach den Untersuchungen von MÜLLER-EBERHARD (457a) sowie TARANTA et al. (638a) durch eine Reaktion des durch die Erhitzung aggregierten Gammaglobulins mit einer dem C′-1 ähnlichen Serumsubstanz bedingt sein dürften.

Da erhitztes Gammaglobulin durch die Reaktion mit dem RF auch zu einer makroskopisch sichtbaren Präcipitation führt, ist eine technisch sehr einfache qualitative Bestimmung des RF in Form des Capillartestes möglich, den wir an anderer Stelle eingehend beschrieben haben (446). Hierbei werden Capillaren von etwa 8 cm Länge und 2 mm lichter Weite zu etwa ein Drittel mit einer 30 min bei 63°C erhitzten 0,5—2,5%igen Gammaglobulinlösung gefüllt und anschließend die gleiche Menge klaren Patientenserums in die Capillaren aufgesogen. Durch vorsichtiges Drehen der Capillaren wird eine Durchmischung der Reaktanten angestrebt. Die gefüllten Capillaren werden in einen entsprechenden Capillarständer 2 Std im Brutschrank bei 37⁰C inkubiert, anschließend über Nacht im Eisschrank aufbewahrt und dann die Präcipitation abgelesen, die mit Ø bis ++++ angegeben wird. Die Stärke der Präcipitation gibt einen Anhaltspunkt über die Menge des RF im Serum. Dieser Test weist eine etwas größere Fehlerbreite als die Hämagglutinationsreaktion, der Latexfixationstest und die Grenzschichtreaktion auf, doch ist die Übereinstimmung mit diesen Testen relativ gut. Auch WINBLAD (731) fand eine solche relativ gute Übereinstimmung mit anderen Reaktionen zum Nachweis des RF.

In jüngster Zeit wiesen LOISELEUR et al. (397) nach, daß RF-positive Seren bei Zufügung von Gammaglobulin in spezifischer Weise auch ihre Viscosität ändern. Die Viscositätsänderung zeigt eine gewisse Parallelität zu den Titern der Hämagglutinationsreaktion nach WAALER-ROSE und ist ebenfalls Ausdruck der Reaktion zwischen RF und Gammaglobulin.

e) Inhibitionsreaktionen zum Nachweis des Rheumafaktors

1954 stellten HELLER et al. (293) eine Hemmung der Agglutinationsreaktion im FII-Test durch Zufügung der Cohnschen Fraktion II des Serums gesunder Personen zu Seren von Patienten mit chronischer Polyarthritis fest. Diese Beobachtung ist damit zu erklären, daß das zugefügte Gammaglobulin den RF binden kann, so daß dieser nicht mehr mit dem an die Erythrocyten gebundenen Gammaglobulin reagiert (s. Abb. 5, Nr. 8). Obwohl auch das in Seren chronischer Polyarthritiden vorhandene Gammaglobulin mit dem RF reagieren kann (406, 593 u. a.), zeigt die Euglobulinfraktion dieser Seren nach den Untersuchungen von ZIFF et al. (750) im Gegensatz zur gleichen Fraktion von Normalseren gewöhnlich bei Zusatz zu RF-haltigen Seren keinen hemmenden Effekt auf die Hämagglutinationsreaktion nach WAALER-ROSE. Auf Grund dieser Beobachtungen entwickelten ZIFF et al. (750) den Inhibitionstest, mit dem der RF empfindlicher als durch direkte Methoden nachzuweisen sein soll.

Bei der Durchführung der Inhibitionsreaktion wird jedem Röhrchen einer geometrischen Verdünnungsreihe der Euglobulinfraktion des Patientenserums ein Standardagglutinationssystem, bestehend aus verdünntem RF-haltigem Serum und sensibilisierten Schafserythrocyten, zugefügt. Tritt durch die verdünnte Euglobulinfraktion des Patientenserums keine Hemmung der Agglutinationsreaktion auf, so wird dies als Beweis für das Vorhandensein des RF im Patientenserum angesehen.

Von ZIFF et al. (750) wurde der Inhibitionstest als der empfindlichste Test zum Nachweis des RF angesehen. Diese Autoren, wie auch HALL et al. (267), die den Latexinhibitionstest anwandten, fanden falschpositive Ergebnisse (fehlende Inhibition der Agglutinationsreaktion) nur bei 5% gesunder Personen; CLARK (107) und DIXON (153) konnten dagegen mit der Inhibitionsreaktion keine brauchbaren Ergebnisse erzielen. Auch SVARTZ (622) beobachtete häufiger keine Inhibition der Hämagglutination durch die Euglobulinfraktion von Seren gesunder Personen. WHILLIANS und FISCHMAN (718) erzielten zudem bei mehrfacher Untersuchung der gleichen Seren sehr unterschiedliche Ergebnisse und konnten eine höhere Spezifität des Testes nicht erreichen.

Die genannten Beobachtungen erhellen nicht nur die technischen Schwierigkeiten der Inhibitionsteste, auf die schon ZIFF et al. (750) hingewiesen haben, sondern zeigen auch, daß die Spezifität dieser Teste zum sicheren Nachweis des RF augenscheinlich nicht ausreichend ist.

Da auch wir mit der Inhibitionsreaktion nach ZIFF et al. (750) häufiger falsch positive Reaktionen bei Gesunden feststellten, wurde diese Methode, ebenso wie die Modifikation von HALL et al. (267), bei der statt sensibilisierter Erythrocyten gammaglobulinbeladene Latexpartikel für die Inhibitionsreaktion herangezogen werden, für Routineuntersuchungen nicht benutzt. Es muß jedoch hervorgehoben werden, daß die letztgenannte Reaktion im Rahmen des sog. Dreistufentestes gute Resultate ergeben soll (267, 270). Bei diesem Test wird zunächst der Latexfixationstest im Vollserum und bei negativem Befund in der Euglobulinfraktion durchgeführt. Ist die Reaktion auch dann noch negativ, so wird der Inhibitionstest durchgeführt. Durch diese Methode soll der Nachweis des RF in fast allen Fällen bei der chronischen Polyarthritis gelingen (220).

Die Inhibitionsreaktionen wurden von uns zwar nicht zur routinemäßigen Erfassung des RF angewandt, lieferten jedoch ebenso wie der für diagnostische Zwecke ungeeignete Nachweis der Bindung des RF an Antigen-Antikörperkomplexe interessante Aufschlüsse über die Reaktionsfähigkeit des Gammaglobulins mit dem RF, so daß diese Reaktionen später noch eingehender behandelt und interpretiert werden sollen.

2. Die serologische Verhaltensweise des Rheumafaktors

a) Die Reaktionsfähigkeit des Rheumafaktors mit verschiedenen Gammaglobulinen

Wie aus dem vorstehenden Abschnitt zu entnehmen, werden bei allen Nachweisverfahren des RF Gammaglobuline bzw. Antikörper als Reaktionspartner des RF herangezogen, so daß der Schluß erlaubt ist, daß sich der RF spezifisch an Gammaglobulin bindet und sein Nachweis auf dieser Bindung beruht. Dies geht besonders daraus hervor, daß in einigen Indicatorsystemen an entsprechende Antigene (Erythrocyten, Bakterien) gebundene menschliche oder tierische Antikörper, die der Gammaglobulinfraktion angehören und völlig frei von anderen Serumkomponenten sind, mit dem RF reagieren. Eine Bindung des RF an Antikörper, die der β_2-Globulinfraktion angehören (normale Isoagglutinine und Kälteantikörper), konnten wir dagegen nicht beobachten, und auch nach ULSTRUP (658a) reagiert der RF im Waaler-Rose-Test augenscheinlich nicht mit der Makroglobulinfraktion des Amboceptors. Zudem ließ sich bei unseren Untersuchungen die Inhibition von

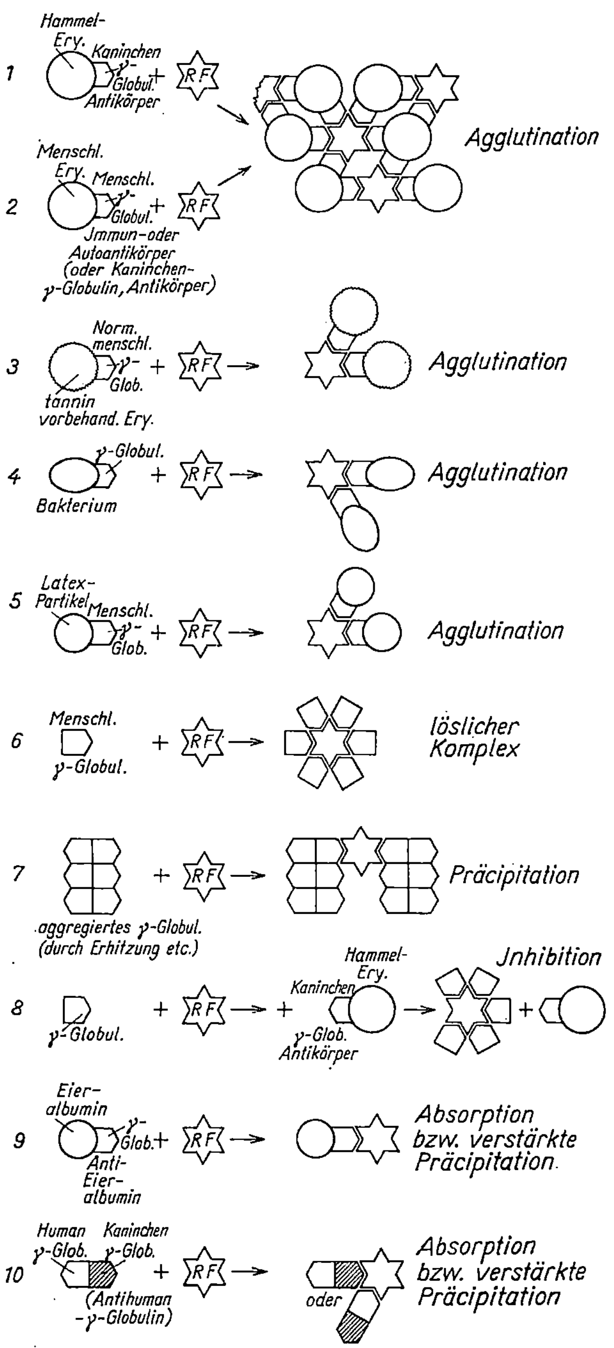

Abb. 5. Schematische Darstellung des Reaktionsmechanismus bei den einzelnen Verfahren zum Nachweis des Rheumafaktors

Euglobulinfraktionen normaler Seren auf den RF durch Ausfällung
der Gammaglobuline mit einem spezifischen Antihumangammaglobulinserum verhindern. Nach VAUGHAN und GOOD (676) entfalten auch
Seren von Patienten mit Hypo- bzw. Agammaglobulinämie keine Inhibitionswirkung auf den RF.

Zur Reaktion mit dem RF werden z. T. spezifisch oder unspezifisch
an Korpuskel gebundene Gammaglobuline, z. T. auch nicht gebundenes
Gammaglobulin benutzt. In Abb. 5 wurde der Mechanismus, wie er bei
den einzelnen Reaktionen anzunehmen ist, schematisch dargestellt. Es

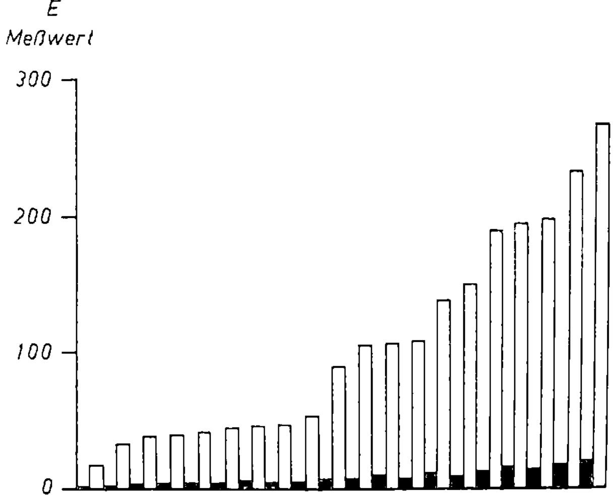

Abb. 6. Unterschiede des Meßwertanstieges bei der Grenzschichtreaktion von 20 RF-haltigen Seren
unter Verwendung nativer Gammaglobulinlösung (schwarze Säulen) und erhitzter Gammaglobulinlösung (weiße Säulen) nach zweistündiger Reaktionsdauer

wurde hierbei von der Voraussetzung ausgegangen, daß ein RF-Molekül sechs Gammaglobulinmoleküle zu binden vermag, wie auf Grund
später erwähnter Untersuchungen von FRANKLIN et al. (168, 216, 459)
geschlossen werden kann. Aus Abb. 5 geht hervor, daß bei den verschiedenen Agglutinationsreaktionen (Nr. 1—5) der jeweilige Träger des
Gammaglobulins (Erythrocyten, Bakterien, Latexpartikel) die Reaktion
des RF mit dem Gammaglobulin erst makroskopisch erkennbar macht,
denn eine Bindung des RF an natives Gammaglobulin (Abb. 5, Nr. 6)
führt — wie noch ausgeführt wird — zu keiner makroskopisch sichtbaren Reaktion. Auch bei der Grenzschichtreaktion ergeben sich bei
Schichtung von RF-haltigen Seren mit nativem Gammaglobulin nur
geringfügige Meßwertanstiege, wie aus Abb. 6 hervorgeht. In dieser
Abbildung sind die mit gleichen Seren erzielten Meßwertanstiege unter
Benutzung nativer Gammaglobulinlösung einerseits und erhitzter
Gammaglobulinlösung andererseits eingezeichnet.

Wie aus Abb. 6 zu ersehen, ist der Meßwertanstieg bei Schichtung RF-haltiger
Seren mit nativem Gammaglobulin sehr gering. Zudem ließen die Meßwert-
ergebnisse bei Verwendung nativen Gammaglobulins verschiedener Herstellungschargen eine größere Schwankungsbreite erkennen. Länger aufbewahrte Gammaglobulinlösungen zeigten bei der Schichtung höhere Werte als frische; fernerhin
ergaben auch einzelne Gammaglobulinlösungen gleichen Alters unterschiedliche
Meßwertanstiege. Da nach später angeführten Untersuchungen eine Abhängigkeit
des Meßwertanstieges vom Aggregationszustand der Gammaglobuline besteht, ist
anzunehmen, daß die Unterschiede auf einen verschiedenen Gehalt aggregierter
Gammaglobulinmoleküle zurückzuführen sind. Bei älteren Gammaglobulinlösungen
nimmt der Gehalt dieser aggregierten Moleküle offensichtlich, ähnlich wie beim
Erhitzen usw. zu, und auch frische Lösungen des von uns verwandten Gammaglobulins (Behring-Werke, Marburg/Lahn) enthalten nach Ultrazentrifugenuntersuchungen gelegentlich Spuren schnell sedimentierender Fraktionen mit einer
Sedimentationskonstante über $S_{20} = 19$ S (570), die möglicherweise auf eine Aggregation der Gammaglobuline zurückzuführen sind und damit Anlaß zu stärkeren
Meßwertanstiegen geben.

Das native, nicht aggregierte Gammaglobulin vermag offensichtlich
nur jeweils eine Bindung mit dem RF einzugehen (Abb. 5, Nr. 6). Damit
kann ein Anwachsen des RF-Gammaglobulinkomplexes über die Löslichkeitsgrenze nicht stattfinden und es resultiert aus der Entstehung eines
solchen Komplexes — soweit der RF nicht schon im Serum in Komplexform vorliegt — ein nur geringer Meßwertanstieg bei der Grenzschichtreaktion. Erst wenn mehrere Gammaglobulimoleküle an einen Träger
gebunden sind (Abb. 5, Nr. 1—5) oder durch Alteration des Gammaglobulins eine Aggregation der Moleküle eintritt (Abb. 5, Nr. 7), können
sich große Komplexe bilden, die entsprechend Abb. 5 zur Agglutination
oder Präcipitation führen.

Interessanterweise spielt bei einigen Methoden, bei denen ein als Antikörper
an ein Antigen gebundenes Gammaglobulin zum Nachweis des RF benutzt wird,
die Reihenfolge des Zusatzes von Antigen und Antikörper zum RF-haltigen Serum
keine Rolle; die Reaktion zwischen RF und Gammaglobulin wird unabhängig von
der Reihenfolge des Zusatzes erkennbar, wenn alle drei Reaktionspartner vorhanden sind, wie folgende Untersuchungen zeigen:

Bei der Hämagglutinationsreaktion nach WAALER-ROSE in der Modifikation
von SVARTZ und SCHLOSSMANN (621, 628, 630) wurden Hammelerythrocyten und
Amboceptor in verschiedener Reihenfolge dem RF-haltigen Serum zugefügt, wie
in Abb. 7 dargestellt. Hierbei wurden in allen Fällen praktisch gleichartige Häm-
agglutinationstiter erhalten.

Es tritt nicht, wie besonders bei Zufügung des nicht an Erythrocyten fixierten
Amboceptors zu RF-haltigen Seren zu erwarten, eine Neutralisation des Amboceptors durch den RF ein, wie sie z.B. bei Rh-Antikörpern nach Zusatz eines
Antiglobulinserums erfolgt und umgekehrt kommt es auch zu keiner Neutralisation
des RF durch den Amboceptor, wie man sie beim Antiglobulinserum nach Zugabe
von Gammaglobulin beobachtet, vielmehr behalten sowohl der RF wie auch der
Amboceptor ihre volle Wirksamkeit, die sich nach Zusatz der Hammelerythrocyten
in einem gegenüber dem nicht modifizierten Test unveränderten Agglutinationstiter
manifestiert.

Gleichartige Befunde haben wir auch bei der L-Streptokokkenagglutination
gewonnen, die am Kältepräcipitat RF-haltiger Seren unter Zusatz eines durch

Immunisierung von Kaninchen mit β-hämolytischen Streptokokken gewonnenen oder eines beim Menschen vorkommenden Streptokokkenantikörpers durchgeführt wurde. Auch hier ließ die Reihenfolge des Zusatzes der einzelnen Reaktanten keinen Einfluß auf die Titer der L-Streptokokkenagglutination erkennen. Auch bei der Reaktion des RF mit präcipitierenden Antigen-Antikörperkomplexen, die im Agargeldiffusionstest mit Menschenserum als Antigen, Kaninchenantimenschenserum als Antikörper und einem in der Methode von Coons und Kaplan (122) fluorescenzmarkierten oder mit einem J^{131}-markierten isolierten RF untersucht wurde (s. S. 75), zeigte der Zusatz des Antigens oder des Antikörpers zu dem isolierten RF weder einen Einfluß auf die später ablaufende Präcipitationsreaktion zwischen Antigen und Antikörper noch auf die Bindung des RF an den Antigen-

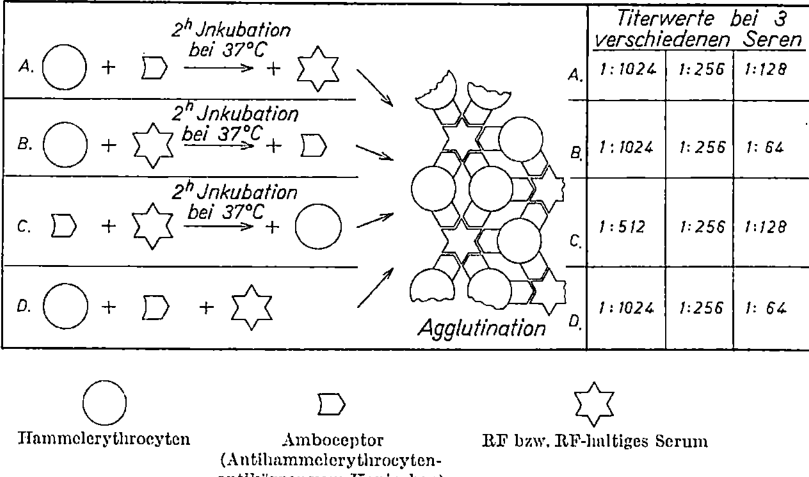

	Titerwerte bei 3 verschiedenen Seren		
A.	1:1024	1:256	1:128
B.	1:1024	1:256	1:64
C.	1:512	1:256	1:128
D.	1:1024	1:256	1:64

Abb. 7. Gleichbleibende Agglutinationstiter in der Hämagglutinationsreaktion nach WAALER und ROSE trotz unterschiedlicher Reihenfolge in der Zufügung der einzelnen Reaktionspartner

Antikörperkomplex. Hierbei handelt es sich allerdings nicht um quantitative, sondern um qualitative Untersuchungen.

Die genannten Versuche lassen daran denken, daß eine Reaktion zwischen RF und dem als Antikörper vorliegenden Gammaglobulin erst nach dessen Bindung an das entsprechende Antigen eintritt. Eine primäre Bindung zwischen RF und Antikörper vor Zugabe des dem Antikörper entsprechenden Antigens läßt sich allerdings nicht ausschließen. In diesem Falle müßte angenommen werden, daß durch die Reaktion zwischen RF und Antikörper nicht die für die Bindung an das Antigen entscheidenden Receptoren des Antikörpers blockiert werden, wie auch nach neuesten Untersuchungen von FRANKLIN (213a) mit Gammaglobulinfragmenten angenommen werden kann, und fernerhin ein Anwachsen des RF-Antikörperkomplexes über die Löslichkeitsgrenze aus den bereits diskutierten Gründen nicht stattfindet. Gegen eine primäre Bindung des RF mit dem für die jeweilige Nachweismethode benutzten Gammaglobulin spricht folgender Versuch:

Aus einem RF-haltigen Serum wurde nach Zufügung eines Antihammelerythrocytenserums von Kaninchen, zweistündiger Inkubation bei 37°C und anschließender 24stündiger Aufbewahrung der Mischung im Eisschrank bei 4°C das Kältepräcipitat in der Methode von SVARTZ und SCHLOSSMANN (633) gewonnen. Bei Zusatz nichtsensibilisierter Hammelerythrocyten zu diesem in physiologischer Kochsalzlösung wiederaufgelösten Kältepräcipitat blieb die Hämagglutinationsreaktion negativ, obwohl der RF im Kältepräcipitat vorhanden war. Der Amboceptor fand sich nach Gewinnung des Kältepräcipitates im Überstand, wie positive Sensibilisierungsversuche mit Hammelerythrocyten zeigten. Eine feste Bindung zwischen den beiden Reaktanten hatte also nicht stattgefunden.

Auch die L-Streptokokkenagglutination, die bei gleichzeitigem Vorkommen von RF und Streptokokkenantikörpern ausgelöst wird, fällt im Kältepräcipitat negativ aus, da der Streptokokkenantikörper bei der Gewinnung des Kältepräcipitates — wie später ausgeführt — im Überstand verbleibt, während der RF ausgefällt wird. Eine Bindung zwischen RF und dem Streptokokkenantikörper scheint also vor Reaktion des letzteren mit Streptokokken ebenfalls nicht stattzufinden.

Nach den vorstehenden Untersuchungen tritt eine feste Bindung des RF an den Antikörper augenscheinlich erst nach der Reaktion des Antikörpers mit dem entsprechenden Antigen ein. Die Ursache dieses Phänomens beruht wahrscheinlich auf Molekülveränderungen des Gammaglobulins, die nach den Untersuchungen von NAJJAR et al. (462, 465) bei der Bindung eines Antikörpers mit einem Antigen eintreten und erst die Reaktion des RF mit dem Gammaglobulin gestatten.

In einzelnen Reaktionssystemen wie z. B. dem FII-Test, dem Latexfixationstest oder dem Bentonittest reagiert der RF allerdings mit Gammaglobulinen, die nicht an Antigene, sondern unspezifisch an verschiedene Partikel gebunden sind. Nach den Untersuchungen von CHRISTIAN (106) sowie EDELMAN et al. (168) scheint sich der RF jedoch im FII-Test nur an aggregierte Gammaglobuline zu binden. Ultrazentrifugenuntersuchungen von CHRISTIAN (106) haben nämlich ergeben, daß in diesem Test nur Gammaglobulinkomplexe mit hoher Sedimentationskonstante ($S_{20} = 30$—40 S), nicht aber normale Gammaglobuline mit einer Sedimentationskonstante von $S_{20} = 7$ S gegenüber dem RF reaktionsfähig waren. Wahrscheinlich führt die Aggregation der Gammaglobulinmoleküle zu ähnlichen strukturellen Molekülveränderungen wie die Bindung des als Antikörper vorliegenden Gammaglobulins an ein Antigen. Hierauf soll im nächsten Abschnitt eingegangen werden. Beim Latexfixationstest können allerdings auch unveränderte 7 S-Gammaglobuline zur Beladung der Latexpartikel verwandt werden (142a, 591). Nach SINGER et al. (591) bedingt die Absorption an die Latexpartikel wahrscheinlich eine Veränderung des normalen molekularen Aufbaus des nativen Gammaglobulins. Bei der Absorption des Gammaglobulins an Erythrocyten tritt diese Veränderung augenscheinlich infolge andersartiger Oberfläche nicht ein. Die Änderungen der Molekularstruktur des Gammaglobulins durch die Absorption an die Latexpartikel kann dessen Reaktionsfähigkeit mit dem RF im Latexfixationstest erklären.

b) Die Reaktion des Rheumafaktors mit alteriertem Gammaglobulin

Wie die in Abb. 6 dargestellten Untersuchungen zeigen, führt die Reaktion des RF mit Gammaglobulin erst dann zu einer stärkeren Präcipitation, wenn das Gammaglobulin durch Erhitzen alteriert ist. Dies ließ sich auch bei unseren früheren Untersuchungen über qualitative Bestimmungen des RF nachweisen (446). FRANKLIN et al. (168, 216, 459) stellten fest, daß auch die Vorbehandlung des Gammaglobulins mit Alkalien, Säuren, Harnstoff u. a. die Präcipitation mit dem RF verstärkt. Nach Untersuchungen der genannten Autoren bedingt eine solche Vorbehandlung die Aggregation von Gammaglobulinmolekülen, die sich zu großen Komplexen mit einer Sedimentationskonstanten von 35—150 S zusammenlagern. Diese sind im Gegensatz zu den nichtaggregierten 7 S-Gammaglobulinmolekülen gegenüber dem RF sehr reaktiv. Um näheren Aufschluß über die Beziehung zwischen Aggregationszustand der Gammaglobuline und ihrer Reaktionsfähigkeit mit dem RF zu erhalten, wurden neben den obenstehenden Untersuchungen weitere Versuche mit Schichtung RF-haltiger Seren und verschieden vorbehandelten Gammaglobulinlösungen im Grenzschichtreaktiometer durchgeführt, da hiermit die Kinetik der Bindung am besten erfaßt werden kann.

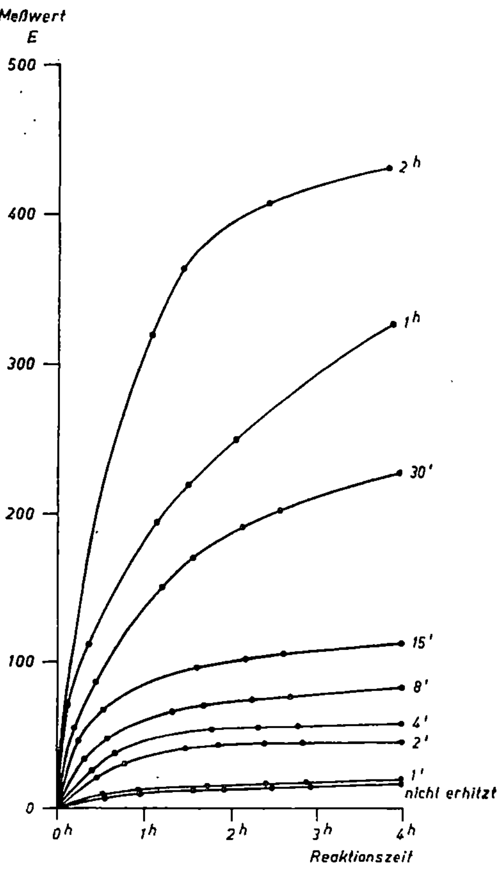

Abb. 8. Abhängigkeit des Meßwertanstieges bei der Grenzschichtreaktion zwischen Gammaglobulinlösung und RF-haltigem Serum von der Inkubationsdauer der Gammaglobulinlösung bei gleichbleibender Inkubationstemperatur von 63°C (Zahlen neben der Kurve = Inkubationsdauer der benutzten Gammaglobulinlösung)

Zunächst konnte festgestellt werden, daß die Stärke der Reaktion zwischen RF und Gammaglobulin eine unmittelbare Abhängigkeit von der Dauer der vorausgegangenen Inkubation der Gammaglobulinlösung im Wasserbad bei einer konstanten Temperatur von 63°C zeigte, wie aus Abb. 8 hervorgeht. Auch bei diesen Versuchen ergab die Schichtung eines RF-haltigen Serums (Titer der Hämagglutinationsreaktion 1 : 1024, Titer des Latexfixationstestes 1:40 960) mit nativem Gammaglobulin nach 2 und 4 Std einen sehr geringen Meßwertanstieg. Bereits durch eine vorausgegangene zweiminutige Inkubation der Gammaglobulinlösung auf 63°C erhöhte sich der Meßwertanstieg um über das Doppelte und erreichte mit zunehmender Inkubationsdauer immer höhere Werte.

Weiterhin zeigte sich eine Abhängigkeit der Meßwertanstiege von der Inkubationstemperatur der Gammaglobulinlösung, wie aus Abb. 9 hervorgeht. Zu den in dieser Abbildung dargestellten Versuchen wurde das oben genannte Serum und eine 0,5%ige Gammaglobulinlösung herangezogen, die vor der Schichtung unter Konstanthaltung der Inkubationsdauer bei verschiedenen Temperaturen erhitzt worden war.

Die erzielten Befunde lassen annehmen, daß der Meßwertanstieg vom Aggregationszustand der Gammaglobulinmoleküle abhängig ist, der mit zunehmender Inkubationsdauer und -temperatur immer stärker zunimmt.

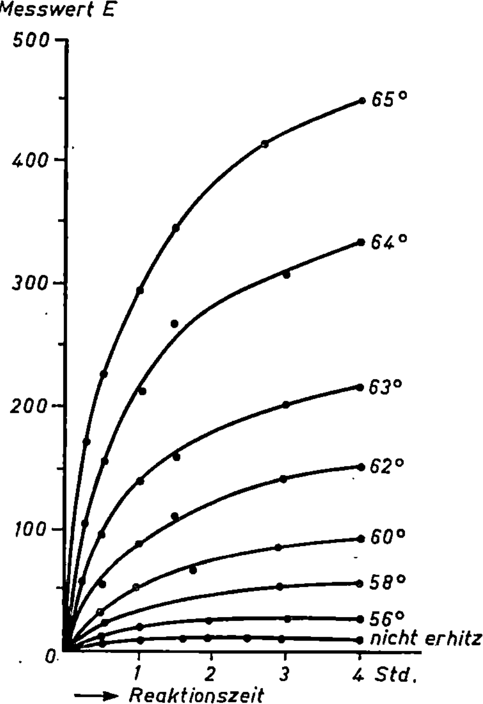

Abb. 9. Abhängigkeit des Meßwertanstieges bei der Grenzschichtreaktion zwischen Gammaglobulinlösung und RF-haltigem Serum von der Inkubationstemperatur der Gammaglobulinlösung bei gleichbleibender Inkubationsdauer von 30 min (Zahlen neben der Kurve = Inkubationstemperatur der benutzten Gammaglobulinlösung)

Dies geht auch aus den in Tabelle 7 angeführten Untersuchungen hervor, bei denen die Konzentration der Gammaglobulinlösung während der Inkubation variiert wurden.

In der Tabelle 7 ist in der ersten Rubrik die Konzentration der Gammaglobulinlösung während der 30minutigen Inkubation im Wasserbad bei 63°C angegeben. Nach der Inkubation erfolgte die Einstellung der Lösungen auf die Konzentration von 0,5% durch Verdünnung mit Boratkochsalzpuffer. Bereits sofort nach der Schichtung der Gammaglobulinlösungen mit Patientenserum (2 min-Meßwert) war eine Erhöhung des Meßwertes in Abhängigkeit zur Konzentration der Gamma-

Tabelle 7. *Abhängigkeit des Meßwertanstieges bei der Grenzschichtreaktion von der Gammaglobulinkonzentration während einer 30minutigen Inkubation bei 63°C*

Konzentration der Gammaglobulinlösung		Meßwert nach 2 min	Meßwert nach 2 Stunden	Meßwert-anstieg
bei der Inkubation %	beim Versuch %			
0,5	0,5	42	225	183
1,0	0,5	59	281	222
1,5	0,5	77	375	298
2,0	0,5	128	634	406
2,5	0,5	194	786	592
3,0	0,5	254	1061	807

globulinlösung während der Inkubation nachweisbar, die auf eine stärkere Trübung dieser Lösung durch die zunehmende Aggregation der Eiweißmoleküle zurückzuführen war. Infolge der dichteren Lagerung der Moleküle nimmt die Aggregatgröße augenscheinlich um so stärker zu, je konzentrierter die Lösung während der Inkubation ist. Die Bindung solcher Aggregate durch den RF bedingt naturgemäß eine stärkere Präcipitation als diejenige kleinerer Aggregate, wie sich auch aus dem zunehmenden Meßwertanstieg während der Grenzschichtreaktion ersehen läßt. Wird die Konzentration der Gammaglobulinlösung während der 30minutigen Inkubation auf 63°C auf 5% und mehr erhöht, so wachsen die Aggregate derart an, daß sie z.T. spontan ausfallen.

Zeichnet man die bei Durchführung der Grenzschichtreaktion nach einer zweistündigen Reaktionsdauer unter Verwendung des gleichen RF-haltigen Serums und einer in ver-

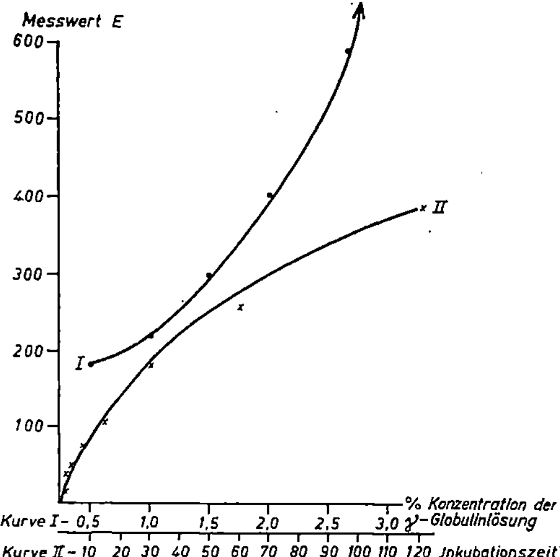

Abb. 10. Vergleich der Meßwertanstiege bei der Grenzschichtreaktion zwischen RF-haltigem Serum und Gammaglobulinlösung nach zweistündiger Reaktionsdauer mit dem gleichen RF-haltigen Serum. Kurve I: Meßwertanstiege bei Verwendung einer in verschiedenen Konzentrationen 30 min bei 63°C inkubierten und anschließend mit Boratkochsalzpuffer auf 0,5% eingestellten Gammaglobulinlösung, Kurve II: Meßwertanstiege bei Verwendung einer verschieden lange bei 63°C inkubierten 0,5%igen Gammaglobulinlösung

schiedenen Konzentrationen 30 min bei 63°C im Wasserbad vorinkubierten und dann auf 0,5% eingestellten Gammaglobulinlösung erhaltenen Meßwertanstiege graphisch auf (Abb. 10), so findet sich bei zunehmender Erhöhung der Gammaglobulinkonzentrationen während der Inkubation eine immer stärker zunehmende Präcipitation, während bei ansteigender Inkubationsdauer einer während der Inkubation auf 0,5%

eingestellten Gammaglobulinlösung die Meßwertanstiege um so weniger zunehmen, je länger die Inkubationsdauer ist. Auch dieser Befund läßt den Schluß zu, daß die Stärke der Präcipitationsreaktion zwischen RF und Gammaglobulin wesentlich von der Größe der Gammaglobulinaggregate abhängig ist. Diese wird wiederum entscheidend von der Konzentration der Gammaglobulinlösung während der Inkubation beeinflußt.

Da die Stärke einer Präcipitation auch durch Bestimmung des N-Gehaltes des Präcipitates festgestellt werden kann, vermag eine solche Untersuchung ebenfalls Aufschlüsse über den unterschiedlichen Ausfall der Präcipitationsreaktion zwischen RF und verschieden vorbehandelten Gammaglobulinen zu geben. In Tabelle 8 sind als Beispiel solche quantitativen Bestimmungen des N-Gehaltes von Präcipitaten angegeben, die bei der Reaktion eines RF-haltigen Serums mit verschieden vorbehandelten Gammaglobulinlösungen erhalten wurden.

Tabelle 8. *Stärke der Präcipitation zwischen RF und Gammaglobulin, gemessen am N-Gehalt des Präcipitates in Abhängigkeit von der vorausgegangenen Inkubationsdauer der Gammaglobulinlösung im Wasserbad*

Vorbehandlung der 0,5%igen Gammaglobulinlösung	N-Gehalt des Präcipitates in mg
Unvorbehandelt.	15
2 min bei 63°C	36
5 min bei 63°C	61
10 min bei 63°C	68
30 min bei 63°C	205
60 min bei 63°C	331
120 min bei 63°C	396

Bei diesem Versuch wurden 6 ml eines wie bei der Grenzschichtreaktion mit Boratkochsalzpuffer 1:6 verdünnten RF-haltigen Serums mit 6 ml 0,5%iger, verschieden vorbehandelter Gammaglobulinlösung versetzt und nach einer Reaktionsdauer von 24 Std bei 37°C und weiteren 48 Std bei 4°C das Präcipitat gewonnen. Anschließend erfolgte die Bestimmung des N-Gehaltes des Präcipitates mit der Mikro-Kjeldahl-Methode.

Wie aus Tabelle 8 hervorgeht, ist die Menge der bei der Reaktion eines RF-haltigen Serums mit verschieden lang inkubierten 0,5%igen Gammaglobulinlösungen auftretenden Präcipitate — gemessen am Stickstoffgehalt — um so größer, je länger die vorausgegangene Inkubationsdauer der Gammaglobulinlösung war. Ähnliche Befunde wurden dann gewonnen, wenn die Gammaglobulinlösung vor dem Versuch bei verschiedenen Temperaturen oder verschiedener Konzentration im Wasserbad inkubiert worden war.

Auch die Agglutination in der Hämagglutinationsreaktion unter Benutzung tanninvorbehandelter Erythrocyten wird bei Verwendung erhitzten Gammaglobulins verstärkt (732a). Ähnliche Befunde sind beim Latexfixationstest zu erheben. In Tabelle 9 sind die Differenzen der Agglutinationsstärke im Latexfixationstest bei den einzelnen Serumverdünnungsstufen von vier der untersuchten 25 Seren unter Verwendung einer nativen Gammaglobulinlösung einerseits und einer 10 bzw. 30 min bei 63°C erhitzten Gammaglobulinlösung andererseits gegenübergestellt.

Wie Tabelle 9 zeigt, tritt bei Verwendung erhitzten Gammaglobulins eine Verstärkung der Agglutination der gammaglobulinbeladenen Latexpartikel in den niedrigen Serumverdünnungsstufen ein, doch werden die Agglutinationstiter selbst geringer. Die Titerverluste sind möglicherweise damit zu erklären, daß der Rheuma-

Tabelle 9. *Differenzen der Agglutinationsstärke im Latexfixationstest von vier RF-haltigen Seren bei Verwendung a) einer unvorbehandelten, b) einer 10 min und c) einer 30 min im Wasserbad bei 63°C erhitzten Gammaglobulinlösung*

		Agglutinationsstärke bei einer Serumverdünnung von										
		20	40	80	160	320	640	1280	2560	5120	10240	20480
	a	++	++	++	++	++	++	++	++	++	++	+
Serum 1	b	+++	+++	++	++	+	+	+	+	Ø	Ø	Ø
	c	++++	++++	+++	++	+	(+)	Ø	Ø	Ø	Ø	Ø
	a	+	+	+	+	+	+	+	+	+	+	(+)
Serum 2	b	++	++	+	+	+	(+)	Sp	Ø	Ø	Ø	Ø
	c	++	++	++	+	+	(+)	Ø	Ø	Ø	Ø	Ø
	a	++	++	++	++	++	++	++	++	++	++	+
Serum 3	b	+++	+++	+++	++	++	++	++	++	++	++	+
	c	++++	++++	+++	+++	++	++	++	+	+	(+)	Ø
	a	++	++	+	+	+	+	+	+	+	+	(+)
Serum 4	b	++	++	++	+	+	+	+	+	Ø	Ø	Ø
	c	++	++	++	+	+	Ø	Ø	Ø	Ø	Ø	Ø

faktor in den höheren Verdünnungen durch ungebundene Gammaglobulinaggregate neutralisiert wird.

Die verstärkte Präcipitation zwischen RF und erhitztem Gammaglobulin ist nicht allein mit einer Präcipitation größerer Gammaglobulinaggregate zu erklären, sondern beruht zusätzlich auf einer erhöhten Reaktivität zwischen alteriertem Gammaglobulin und RF, wie Inhibitionsteste in der von Ziff et al. (750) angegebenen Methodik zeigen.

Bei diesen Versuchen wurde statt der Euglobulinfraktion des Patientenserums eine 1%ige Gammaglobulinlösung einmal ohne Vorbehandlung, zum anderen nach verschieden langer Inkubation im Wasserbad bei 63°C zur Inhibition des RF benutzt. Von den genannten Lösungen wurden geometrische Verdünnungsreihen mit phosphatcitratgepufferter Kochsalzlösung (pH 7,0) hergestellt, anschließend in jedes Röhrchen die gleiche Menge (0,25 ml) verdünnten RF-haltigen Serums

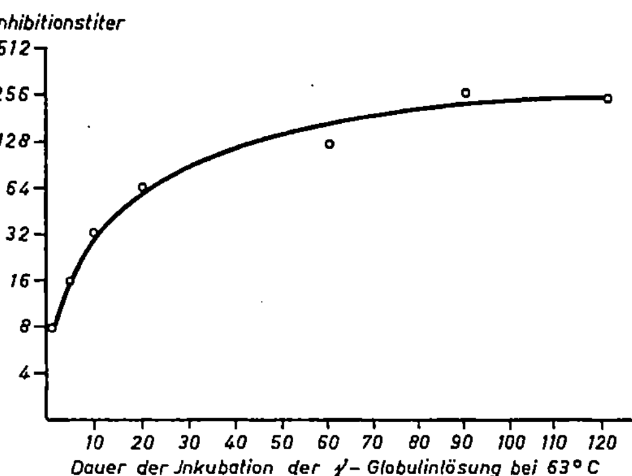

Abb. 11. Inhibitionstiter in Abhängigkeit von der Inkubationsdauer der verwendeten Gammaglobulinlösungen bei konstanter Inkubationstemperatur von 63°C. (Die Inhibitionstiter stellen Mittelwerte von jeweils 10 Untersuchungen dar.)

mit je zwei agglutinierenden Einheiten RF[1] und zuletzt 0,5 ml einer 1%igen Suspension sensibilisierter Erythrocyten gefüllt. Der Grad der Inhibition des RF wurde als Maß für die Reaktivität zwischen Gammaglobulin und RF angesehen.

---

[1] Eine agglutinierende Einheit wird als die Menge des RF definiert, die bei der Hämagglutinationsreaktion im letzten Röhrchen der Verdünnungsreihe mit noch sichtbarer Agglutination vorhanden ist.

Wie Abb. 11 zeigt, wird der RF durch vorher erhitzte Gammaglobulinlösung stärker inhibiert als durch eine native Lösung, wobei sich eine Abhängigkeit von der Dauer der Erhitzung erkennen läßt. Werden die Euglobulinfraktionen von Seren verschiedener Personen für den Inhibitionstest verwendet, so kann man durch Erhitzung dieser Fraktionen den gleichen inhibitionssteigernden Effekt auf den RF beobachten. Bei gleicher Inkubationstemperatur und -dauer der Euglobulinfraktionen wechselt der Inhibitionstiter allerdings von Fall zu Fall, wie aus Abb. 12 hervorgeht. Auf die unterschiedliche Inhibitionswirkung der einzelnen Seren soll in anderem Rahmen eingegangen werden (S. 58).

Die Ursache der erhöhten Reaktivität zwischen dem durch Erhitzen oder andersartige Alteration aggregierten Gammaglobulin und dem RF beruht wahrscheinlich auf Strukturveränderungen des Gammaglobulins, wie sie bei den verschiedenen Proteinen bereits durch geringe physikalische und chemische Einwirkungen auftreten können (403, 573). Möglicherweise sind die durch Erhitzung auftretenden Strukturveränderungen des Gammaglobulins ähnlich denjenigen, die bei einer Bindung des als Antikörper vorliegenden Gammaglobulins an das korrespondierende Antigen auftreten. Hierfür sprechen besonders die Untersuchungen von ISHIZAKA und ISHIZAKA (312), nach denen das durch Erhitzung aggregierte menschliche Gammaglobulin in gleicher Weise wie lösliche Antigen-Antikörperkomplexe beim normalen Meerschweinchen Hautreaktionen vom Soforttyp hervorruft und Komplement bindet.

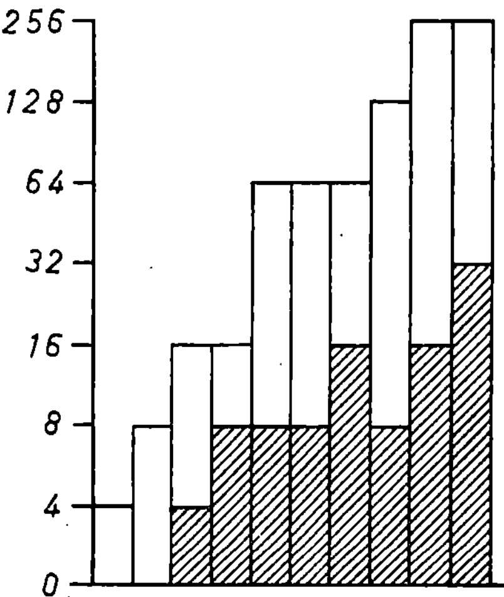

Abb. 12. Inhibitionstiter der Euglobulinfraktion von zehn gesunden Personen vor und nach 30minutiger Inkubation auf 63°C. ▨ Inhibitionstiter bei Verwendung der unvorbehandelten Euglobulinfraktion. □ Anstieg des Inhibitionstiters bei Verwendung der 30 min auf 63°C erhitzten Euglobulinfraktion

Ähnliche Veränderungen des Gammaglobulins, wie sie durch Erhitzung, Ansäuern usw. hervorgerufen werden, können ausgenscheinlich auch bei längerer Lagerung der Gammaglobulinlösung auftreten, da bei unseren Untersuchungen gealterte Gammaglobulinlösungen stärkere Präcipitationsreaktionen mit RF-haltigen Seren als frische Lösungen ergaben. Selbst patienteneigenes Gammaglobulin, dessen Reaktionsfähigkeit mit dem RF durch die Untersuchungen von MANNIK et al. (406) sowie SINGER und PLOTZ (593) u. a. bekannt ist, kann nach unseren Beobachtungen nach längerer Lagerung eine Präcipitationsreaktion mit dem im gleichen Serum vorhandenen RF ergeben, besonders wenn die Seren mit physiologischer Kochsalzlösung verdünnt sind. Hierauf ist die bereits von anderen Autoren (102, 106a, 136, 185, 705) in verdünnten RF-haltigen Seren beobachtete Spontanpräcipitation zurückzuführen, wie ein in Abb. 13 dargestelltes Versuchsergebnis zeigt.

Bei diesem Versuch wurde ein RF-haltiges, 1:2 mit physiologischer NaCl-Lösung verdünntes Serum unter sterilen Bedingungen mehrere Wochen bei 4°C aufbewahrt und einerseits die Spontanpräcipitation dieses Serums durch Trübungsmessungen mit dem Helkoturbid (Fa. Hellige, Freiburg) und andererseits der RF-Gehalt des Serums nach Abzentrifugieren des Präcipitates mit der Grenzschichtreaktion und der Hämagglutinationsreaktion nach Waaler-Rose bestimmt.

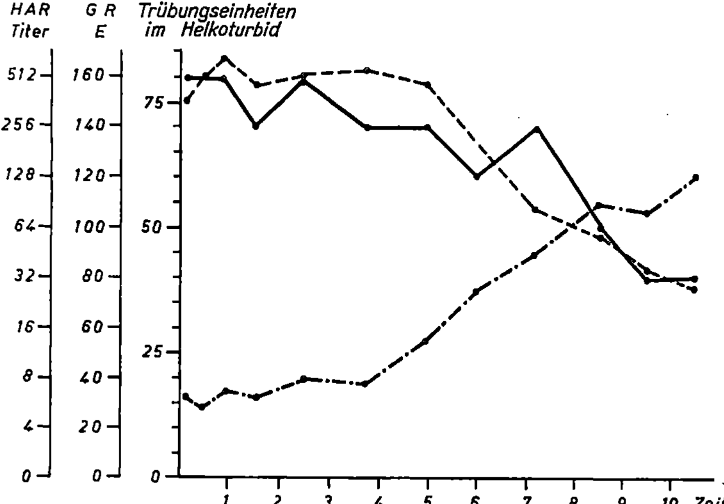

Abb. 13. Zunehmende Trübung eines RF-haltigen Serums mit gleichzeitiger Abnahme des RF im Überstand bei längerer Aufbewahrung des Serums bei 4°C. — · — · — Trübungseinheiten im Helkoturbid. — — — — Meßwertanstieg bei der Grenzschichtreaktion. ———— Titerwerte bei der Hämagglutinationsreaktion

Nach den in Abb. 13 dargestellten und durch neun weitere gleichartige Versuche gesicherten Befunden kann angenommen werden, daß es während längerer Lagerung des Serums zu einer Alteration des Gammaglobulins kommt, durch die eine spontane Präcipitationsreaktion mit dem im Serum gleichfalls vorhandenen RF hervorgerufen wird. Diese Reaktion, die besonders in Seren mit hohem RF-Gehalt zu beobachten ist, erklärt die langsame Abnahme des RF-Gehaltes im Serum. Unverdünnte Seren zeigten unter gleichen Versuchsbedingungen nur in einem Teil der Fälle eine meist geringe Spontanpräcipitation. Wurden die Seren dagegen bei —20°C aufbewahrt, so kam es in einer Beobachtungszeit von 3—6 Monaten zu keiner stärkeren Spontantrübung und zu keinem Titerabfall des RF.

In neuerer Zeit wurde die Spontanpräcipitation in RF-haltigen Seren von Christian (106a) eingehend untersucht. Dieser Autor fand nicht nur eine Abhängigkeit der Spontanpräcipitation vom RF-Gehalt und der Verdünnung des Serums — mit Kochsalz verdünnte Seren zeigten auch bei seinen Untersuchungen meist stärkere Spontanpräcipitationen als unverdünnte —, sondern auch eine Abhängigkeit von der Temperatur. Am stärksten war die Präcipitation bei 0—4°C, während sie bei 37°C nicht eindeutig in Erscheinung trat. Demgegenüber weist die bei Zusatz aggregierten Gammaglobulins auftretende Präcipitation

keine Temperaturabhängigkeit auf. Eine Wiederauflösung der Spontanpräcipitate
bei 37⁰C, wie sie bei den meisten Kryoglobulinen zu beobachten ist, wurde nicht
festgestellt. Dagegen lösten sich diese Präcipitate wie die durch Zusatz aggregierten
Gammaglobulins zu RF-haltigen Seren induzierten Präcipitate bei einem p_H von
3—4 und bei Behandlung mit konzentriertem Harnstoff.

Die bisher beschriebenen Befunde sind am ehesten dahingehend zu
deuten, daß eine feste Bindung zwischen Gammaglobulin und RF nur
dann zustande kommt, wenn das Gammaglobulin durch chemische oder
physikalische Einwirkungen oder aber durch Bindung des als Antikörper
vorliegenden Gammaglobulins an das korrespondierende Antigen strukturell verändert ist.

Wird das Gammaglobulin durch Papain gespalten, so ist nach
FRANKLIN (213a) von den drei resultierenden Fragmenten nur eines
(Fragment B oder III) zur Reaktion mit dem RF befähigt, während
die beiden anderen, die Antikörpereigenschaften haben und sich auch
antigenanalytisch ähnlich sind, keine Bindung ergeben. Das Fragment B
zeigt nach Erhitzung (6—10 min bei 63—73⁰C) auch eine Präcipitationsreaktion mit dem RF und vermag wie Gammaglobulin den RF zu inhibieren. Es scheint sich also wie das intakte Gammaglobulinmolekül
an den RF zu binden. Der bei dieser Bindung resultierende Komplex
weist jedoch eine andere Sedimentationskonstante ($S_{20} = 20,6$ S) als der
bei der Bindung von RF und Gammaglobulin entstehende Komplex
($S_{20} = 22$ S) auf. Im Gegensatz zu dem genannten Fragment vermögen
die 7 S-Monomeren, die bei Spaltung der S-S-Brücken von 19 S-Globulinen gewonnen werden, nicht mit dem RF zu reagieren (213a).

c) Die Reaktionsfähigkeit des Rheumafaktors mit Gammaglobulinen verschiedener Menschen und unterschiedlicher Tierarten

Aus den in Abb. 12 dargestellten Inhibitionsversuchen kann geschlossen werden, daß Unterschiede in der Reaktionsfähigkeit von
Gammaglobulinen verschiedener Menschen gegenüber dem RF bestehen.
Um diese unterschiedliche Affinität der Gammaglobuline zum RF zu
erfassen, wurde bei der Grenzschichtreaktion statt des kommerziellen
Gammaglobulins die Euglobulinfraktion von verschiedenen menschlichen Seren zum Nachweis des RF benutzt.

Die Gewinnung der Euglobulinfraktionen erfolgte durch Ausfällung der Seren
mit gleichen Volumina 33%iger Ammoniumsulfatlösung. Der entstandene Niederschlag wurde nach Zentrifugation gewonnen, in einer dem Serumausgangsvolumen
entsprechenden Menge von Boratkochsalzpuffer (p_H 8,0) gelöst und 48 Std bei
4⁰C gegen den gleichen Puffer dialysiert. Nach der Dialyse wurde die Euglobulinfraktion durch Verdünnung mit Boratkochsalzpuffer auf die für die Grenzschichtreaktion benötigte Gammaglobulinkonzentration von etwa 0,5% eingestellt und
30 min bei 63⁰C erhitzt. Bei der anschließend durchgeführten Grenzschichtreaktion
fanden sich unter Benutzung des jeweils gleichen RF-haltigen Serums und der
Euglobulinfraktionen von 165 verschiedenen Spendern nach 2 Std sehr unterschiedliche Meßwertanstiege, wie sie in Tabelle 10 angegeben sind.

Wie Tabelle 10 zeigt, ergaben die Euglobulinfraktionen von 31,5%
der 165 Seren nur sehr geringe Präcipitationsreaktionen bei Schichtung
mit einem RF-haltigen Serum; 26,0% zeigen eine mäßige und 42,4%

Tabelle 10. *Unterschiedliche Reaktionsfähigkeit der Euglobulinfraktion verschiedener
Menschen und verschiedener Tierarten mit dem RF bei Schichtung mit jeweils den
gleichen RF-haltigen Seren im Grenzschichtreaktiometer*

Euglobulinfraktionen von	Zahl der untersuchten Euglobulin- fraktionen	Hiervon ergaben (in%) bei Schichtung mit dem gleichen RF-haltigen Serum einen Meßwertanstieg nach 2 Std von			
		bis 10 E	11—20 E	21—50 E	> 50 E
menschlichen Seren	165	31,5	26,0	29,7	12,7
Pferdeseren. . . .	10	20,0	10,0	70,0	0
Rinderseren . . .	93	8,6	47,3	43,0	1,1
Schweineseren . .	63	6,4	19,0	55,6	19,0
Kaninchenseren. .	10	0	10,0	80,0	10,0
Schafseren	37	13,5	51,4	29,7	5,4

eine stärkere Präcipitationsreaktion mit dem RF. Durch Kontrolluntersuchungen mit RF-negativen Seren wurde die Spezifität der Reaktionen
gesichert.

Auch im FII-Hämagglutinationstest nach HELLER et al. (293) konnte
eine unterschiedliche Reaktionsfähigkeit der Euglobulinfraktionen von
Einzelseren gegenüber dem RF beobachtet werden. Wurden bei diesem
Test die Euglobulinfraktionen verschiedener menschlicher Einzelseren

Tabelle 11. *Unterschiedliche Titerwerte im F II-Test bei Beladung der Erythrocyten
mit der Euglobulinfraktion von verschiedenen Seren*

Tanninvorbehandelte Erythrocyten beladen mit der Euglobulinfraktion von	Titerwerte im FII-Test mit jeweils dem gleichen RF-haltigen Serum		
	1. Untersuchung	2. Untersuchung	3. Untersuchung
Serum Nr. 1	256 (+)	128 (+)	128 (+)
Serum Nr. 2	1024 +	1024 +	1024 (+)
Serum Nr. 3	4096 ±	2048 +	2048 (+)
Serum Nr. 4	512 (+)	1024 ±	1024 +
Serum Nr. 5	128 +	128 (+)	256 ±
Serum Nr. 6	8192 (+)	8192 +	4096 ±
Serum Nr. 7	256 +	512 (+)	1024 ±
Serum Nr. 8	2048 +	1024 +	1024 +
Serum Nr. 9	2048 +	8192 ±	4096 +
Serum Nr. 10	512 +	512 (+)	512 +
Mit kommerzieller Gammaglobulinlösung	8192 +.	4096 (+)	4096 +

zur Beladung der tanninvorbehandelten Erythrocyten herangezogen, so
fanden wir ähnlich wie HELLER u. Mitarb. (293) bei Prüfung des gleichen
RF-haltigen Serums im Ergebnis des Testes Schwankungen bis zu sechs
Titerstufen.

Im Prinzip ähnliche, doch weniger ausgeprägte Differenzen in der Affinität der Gammaglobuline zum RF wurden bei Benutzung von Euglobulinfraktionen verschiedener Tiere zur Grenzschichtreaktion mit RF-haltigen Seren nachgewiesen (Tabelle 10). Bei Rindern und Schweinen lag der Prozentsatz der Fälle, deren Euglobulinfraktion bei einer dem Serumausgangsvolumen entsprechenden Konzentration keine sichere Präcipitation mit dem RF ergab, unter 10%, bei den Schafen betrug er 13,5%. Bei den übrigen Tieren erlaubt die Zahl der untersuchten Fälle keine sichere Aussage.

Da die Euglobulinfraktionen der meisten Tiere eine deutliche Reaktion mit dem RF zeigen, können sie gut zum Nachweis des RF herangezogen werden. BURBY und BEHR (74) haben bereits Rindergammaglobulin, RHEINS et al. (525) auch die Euglobulinfraktionen verschiedener anderer Tiere zur Beladung von Latexpartikeln im Latexfixationstest benutzt. Sie konnten hierbei gleiche Ergebnisse wie bei Verwendung menschlichen Gammaglobulins erzielen.

Gewinnt man die Euglobulinfraktion aus einem Mischserum von einer großen Anzahl von Menschen oder Tieren, so tritt die unterschiedliche Reaktivität gegenüber dem RF nicht mehr in Erscheinung. Auch die verschiedenen Herstellungschargen kommerziellen menschlichen Gammaglobulins haben in unseren Untersuchungen bei gleicher Vorbehandlung keine wesentlichen Unterschiede in der Präcipitationsreaktion mit dem RF ergeben, so daß es nicht erforderlich ist, zu den Untersuchungen immer die gleichen Herstellungschargen zu benutzen. Weit wichtiger ist die Verwendung nur relativ frischer Gammaglobulinlösungen, da die Lösungen aus früher erörterten Gründen mit zunehmender Alterung eine stärkere Präcipitation mit dem RF bedingen.
Die aus den Tabellen 10 und 11 ersichtlichen Unterschiede in der Reaktionsfähigkeit der einzelnen Euglobulinfraktionen mit dem RF können nicht durch methodische Fehler bedingt sein. Die Fehlerbreite des F II-Testes beträgt nämlich bei Verwendung der gleichen Euglobulinfraktion und des gleichen RF-haltigen Serums bei mehrmaligen Untersuchungen nur ein bis zwei Titerstufen, diejenigen der Grenzschichtreaktion unter Zugrundelegung des 2 Std-Wertes etwa $\pm 11\%$ des Meßwertanstieges. Auch eine unterschiedliche Konzentration der Gammaglobuline in den benutzten Fraktionen kann hierfür nicht verantwortlich gemacht werden, denn die Überprüfung der Gammaglobulinkonzentration bei einem Teil der Fraktionen zeigte keine wesentlichen Unterschiede.

Die in den Tabellen 10 und 11 aufgezeigten starken Differenzen in der Reaktionsfähigkeit der Euglobulinfraktionen von Einzelseren gegenüber dem RF können nicht mit jedem RF-haltigen Serum gewonnen werden. Die Reaktivität des RF gegenüber verschiedenen menschlichen Gammaglobulinen scheint individuell unterschiedlich zu sein. Zieht man zu den Untersuchungen nämlich verschiedene RF-haltige Seren heran, so zeigen einige keine oder nur geringe Differenzen in ihrer Reaktionsfähigkeit gegenüber Euglobulinfraktionen verschiedener Individuen, wie aus Tabelle 12 ersichtlich.

Von BUTLER und VAUGHAN (78a) wurden jüngst mit Hilfe einer Hämagglutinationsreaktion ähnliche Befunde erhoben. Für die diffe-

renten Ergebnisse, wie sie in Tabelle 10 und 11 zutage treten, kann die
unterschiedliche Reaktionsfähigkeit des RF jedoch nicht verantwortlich

Tabelle 12. *Abhängigkeit der Präcipitationsreaktion zwischen RF und Gammaglobulin von den benutzten RF-haltigen Seren* .

RF-haltiges Serum	Von 10 Euglobulinfraktionen verschiedener menschlicher Seren zeigten einen Meßwertanstieg			
	bis 10 E	11—20 E	20—50 E	50 E
Nr. 1	3	3	3	1
Nr. 2	1	4	4	1
Nr. 3	0	2	8	0
Nr. 4	0	3	7	0
Nr. 5	2	4	4	0

gemacht werden, da bei diesen Untersuchungen immer das gleiche RF-
haltige Serum herangezogen wurde. Diese Befunde sind am ehesten mit
einer von jeweiligen Spendern abhängigen unterschiedlichen Affinität der
Gammaglobuline zum RF bzw. einer unterschiedlichen Konzentration
der Gammaglobulinfraktion zu erklären, die eine Affinität zum RF
besitzt. Engt man nämlich die Euglobulinfraktionen ein, so führen sie
zu verstärkten Präcipitationsreaktionen. Ferner nimmt die Zahl der
Euglobulinfraktionen, die keine Präcipitation mit dem RF ergeben,
hierbei ab.

Wurden die Euglobulinfraktionen auf die vierfache Konzentration des Serumausgangsvolumens eingeengt, so fand sich nur mehr mit 1 von 20 Euglobulinfraktionen verschiedener Spender ein Meßwertanstieg unter 11 E, während sich
die Zahl der Fraktionen, die bei der Grenzschichtreaktion Meßwertanstiege über
50 E ergab, von 1 auf 7 erhöhte. Demgegenüber zeigten 10 der Fraktionen bei
einer Verdünnung von 1:2 einen Meßwertanstieg unter 11 E. Die genannten
Befunde sprechen dafür, daß in jedem Serum Gammaglobuline — allerdings in
unterschiedlicher Konzentration — vorhanden sind, die mit dem RF reagieren.
Dies geht auch aus Untersuchungen von KUNKEL und FUDENBERG (367b) hervor,
die bei Untersuchungen in der Ultrazentrifuge immer eine Reaktion zwischen
isoliertem RF und Gammaglobulinen verschiedener Spender nachweisen konnten.

Auch die Euglobulinfraktionen RF-haltiger Seren ergeben bei Schichtung mit
anderen RF-haltigen Seren in der Grenzschichtreaktion unterschiedlich starke
Präcipitationsreaktionen. Obwohl nach den Befunden von SINGER und PLOTZ (593)
durch Verwendung patienteneigenen statt kommerziellen Gammaglobulins die
Empfindlichkeit des Latexfixationstestes zum Nachweis des RF gesteigert werden
kann, ergaben nur 26 von 42 Euglobulinfraktionen RF-haltiger Seren (= 62 %) bei
Schichtung mit einem RF-positiven Serum einen Meßwertanstieg über 10 E. Da
jedoch in der L-Streptokokkenagglutination immer patienteneigene Gammaglobuline in Form von Streptokokkenantikörpern mit dem RF reagieren, müssen praktisch auch in jedem RF-haltigen Serum Gammaglobuline vorhanden sein, die sich
an den RF zu binden vermögen.

Mit den Euglobulinfraktionen RF-haltiger Seren werden bei der
Grenzschichtreaktion durchschnittlich geringere Meßwertanstiege als mit
solchen von Seren gesunder Personen erhalten. Diese Differenzen sind

damit zu erklären, daß in der Euglobulinfraktion RF-haltiger Seren neben Gammaglobulinen auch der RF vorhanden ist, der bereits während der Erhitzung mit dem Gammaglobulin reagiert, wie an einer stärkeren Trübung bzw. einer Präcipitation in solchen Fraktionen nach Inkubation erkennbar wird. Zum anderen können sie auch dadurch bedingt sein, daß der RF eine Isospezifität aufweist, wie KUNKEL und FUDENBERG (367b) auf Grund ihrer Untersuchungen über die Reaktionsfähigkeit des RF mit autologen und homologen Gammaglobulinen annehmen.

Die Reaktionsfähigkeit patienteneigenen Gammaglobulins mit dem RF macht es verständlich, daß unvorbehandelte Kollodium-, Latex- und Acrylpartikel in RF-haltigen Seren agglutiniert werden (234, 592, 732, 705, 706 u. a.), da sich das patienteneigene Gammaglobulin an die genannten Partikel anlagert. Eine solche Agglutination findet aber meist nur in Seren mit hohem RF-Gehalt statt. In Tabelle 13 ist die prozentuale Häufigkeit der Agglutination nicht vorbehandelter Latexpartikel bei Seren mit verschieden hohen Titerwerten im Latexfixationstest angegeben.

Tabelle 13. *Prozentuale Häufigkeit der Agglutination nicht vorbehandelter Latexpartikel im Serum und Kältepräcipitat in Abhängigkeit vom Titerwert des Latexfixationstestes in den entsprechenden Seren*

Titer des Latexfixationstestes	Zahl der Fälle	Hiervon ergaben eine Agglutination nicht vorbehandelter Latexpartikel	
		im Serum in %	im Kältepräcipitat in %
Ø	30	Ø	Ø
20—160	10	Ø	Ø
320—1280	20	10	Ø
2560—10240	20	30	5
>10240	20	60	20

Führt man die Agglutinationsreaktion mit unvorbehandelten Latexpartikeln in dem nach SVARTZ und SCHLOSSMANN (633) gewonnenen Kältepräcipitat durch, so ist der Prozentsatz positiver Reaktionen wesentlich geringer, da mit dem RF reagierende Gammaglobuline nur in geringer Menge im Kältepräcipitat vorhanden sind, während die Hauptmenge im Überstand verbleibt. Fügt man jedoch dem Kältepräcipitat Gammaglobulin hinzu — bei unseren Untersuchungen wurden zu 1,0 ml des mit physiologischer Kochsalzlösung auf Serumausgangsvolumen gelösten Kältepräcipitates 0,5 ml einer 0,5%igen Gammaglobulinlösung pipettiert — so werden unvorbehandelte Latexpartikel hierin noch häufiger als im Serum agglutiniert. Dies ist durch die Entfernung gewisser, auf die Agglutination der Latexpartikel inhibitorisch wirkender Faktoren bedingt, die später noch erwähnt werden sollen. Auch in den durch Ammoniumsulfatausfällung gewonnenen Globulinfraktionen RF-haltiger Seren war die Agglutination unvorbehandelter Latexpartikel geringer als im Vollserum, da ein Teil der mit dem RF reagierenden Gammaglobuline im Überstand verbleibt. Infolgedessen ergibt diese Fraktion bei Schichtung mit einem RF-haltigen Serum in der Grenzschichtreaktion auch generell geringere Meßwertanstiege als kommerzielle Gammaglobulinlösungen.

Wie die in der Euglobulinfraktion enthaltenen Gammaglobuline weisen auch aus menschlichen Seren isolierte Antikörper eine individuell unterschiedliche Reaktionsfähigkeit gegenüber dem RF auf. Mit verschiedenen Rh-Antikörpern und inkompletten Wärmeautoantikörpern sensibilisierte humane Erythrocyten zeigten beispielsweise in gleichen RF-haltigen Seren eine differente Agglutination. Dies geht aus den in Tabelle 14 dargestellten Untersuchungen hervor, bei denen die mit den angeführten Antikörpern sensibilisierten Erythrocyten jeweils Verdünnungsreihen eines gleichen Serums mit hohem RF-Gehalt zugesetzt wurden.

Tabelle 14. *Differente Agglutination von Erythrocyten, die mit verschiedenen Antikörpern beladen wurden, im gleichen RF-haltigen Serum*

O-Erythrocyten entsprechender Rh-Konstellation beladen mit	Zahl der untersuchten Antiseren	Zahl der Antiseren, die Erythrocyten nach Sensibilisierung für den RF agglutinabel machten
Anti-D-Antikörper	12	4
Anti-C-Antikörper	3	0
Anti-E-Antikörper	3	1
Anti-c-Antikörper	2	1
Anti-e-Antikörper	1	0
Erythrocyten sensibilisiert mit unspezifischen inkompletten Wärmeautoantikörpern . .	9	2
Erythrocyten sensibilisiert mit inkompletten Kälteantikörpern	4	0

Tabelle 14 zeigt, daß nur ein Teil der Rh-Antikörper und inkompletten Wärmeautoantikörper Erythrocyten so sensibilisiert, daß sie durch das gleiche RF-haltige Serum agglutiniert werden. Der RF reagiert also nur mit bestimmten Rh-Antikörpern und auch inkompletten Wärmeautoantikörpern. Die fehlende Agglutinabilität der mit Kälteantikörpern sensibilisierten Erythrocyten ist dadurch zu erklären, daß die Kälteantikörper Makroglobuline der Gammaglobulinfraktion bzw. β_2-M-Globuline darstellen, an die sich der RF nicht bindet. Obwohl auch die Rh-Antikörper z.T. dieser Fraktion angehören können, läßt sich die bei der Mehrzahl dieser Antikörper fehlende Affinität zum RF hiermit allein nicht befriedigend erklären, da es sich bei den großmolekularen Rh-Antikörpern meist um komplette, bei den zur Sensibilisierung benutzten dagegen um inkomplette Antikörper handelt.

Über die Reaktion des RF mit Rh-Antikörpern wurde bereits von WALLER und VAUGHAN (704) sowie GRUBB (260) berichtet. Unter den von WALLER und VAUGHAN (704) geprüften 176 Rh-Antiseren sensibilisierten nur 30 die Erythrocyten so, daß diese von RF-haltigen Seren agglutiniert wurden. Zwischen den im indirekten Antiglobulintest bestimmten Titern der zur Sensibilisierung benützten Rh-Antiseren und ihrer Kapazität, Erythrocyten für den RF agglutinabel zu machen, konnten WALLER und VAUGHAN (704) keine sicheren Beziehungen nachweisen. Immerhin wurden Erythrocyten nach Sensibilisierung mit hochtitrigem Rh-Antiserum (Titer > 1:128) von über der Hälfte, nach Sensibilisierung mit Rh-Antiseren niedrigeren Titers dagegen nur von einem Achtel der RF-haltigen Seren agglutiniert. Nach diesen Befunden scheint die Kapazität der Rh-Antiseren, Erythrocyten für den RF agglutinabel zu machen, z.T. von ihrem Antikörpertiter abhängig zu sein, der den Sensibilisierungsgrad der Erythrocyten beeinflußt. Dieser spielt auch, wie bereits erwähnt, beim Ausfall der Waaler-Roseschen Hämagglutinationsreaktion eine Rolle. Die Titerdifferenzen erklären jedoch nicht allein die Unterschiede, da auch mit sehr hochtitrigen Antiseren häufiger negative Resultate erzielt werden. Für die Differenzen müssen daher wie für die unterschiedliche Reaktionsfähigkeit der Euglobulinfraktionen von Einzelseren gegenüber dem RF noch andere später (S. 65) erwähnte Faktoren verantwortlich gemacht werden.

Ähnlich wie Rh-Antikörper und inkomplette Wärmeautoantikörper zeigen auch leukocytäre Antikörper und der LE-Zellfaktor als antinucleäre Antikörper eine verschiedene Bindungsfähigkeit an den RF.

Die Reaktionsfähigkeit des Rheumafaktors mit diesen Antikörpern wurde folgendermaßen bestimmt:

Zur Gewinnung von Leukocyten wurde entsprechend einer von uns an anderer Stelle beschriebenen Methode (452) Blut sofort nach der Entnahme auf Objektträger oder Deckgläser placiert und diese 20 min in einer feuchten Kammer im Brutschrank bei 37°C belassen. Nach der anschließenden Entfernung des Blutkuchens hafteten Leukocyten in großer Zahl auf der Objektträgeroberfläche bzw. Deckglasoberfläche. Zur Entfernung der restlichen Erythrocyten und des Serums wurde das Glas mehrmals vorsichtig mit physiologischer Kochsalzlösung abgespült und dann ein Serum mit inkompletten leukocytären Antikörpern oder dem LE-Zellfaktor auf den der Glasoberfläche anhaftenden Leukocytenrasen getropft, der Objektträger bzw. das auf dem Objektträger befestigte Deckglas mit dem Serum 30 min in einer feuchten Kammer bei 37°C inkubiert und daraufhin das Serum durch erneute mehrmalige Spülung mit physiologischer Kochsalzlösung entfernt. Anschließend wurde der in der Methode von COONS und KAPLAN (122) fluoresceinmarkierte und mit Leukocyten absorbierte nach HEIMER et al. (289) isolierte RF auf den Objektträger placiert und auf diesem wiederum 30 min bei 37°C in einer feuchten Kammer belassen, der Objektträger daraufhin mehrmals mit physiologischer Kochsalzlösung gespült, gepufferte NaCl-Lösung aufgetropft, das Präparat mit einem Deckglas abgedeckt und im Fluorescenzmikroskop untersucht. Bei einer Bindung des RF an die den Leukocyten anhaftenden Antikörper wiesen die Leukocyten eine deutliche Fluorescenz auf. Diese war bei Benutzung eines Serums mit positivem LE-Zellfaktor auf die Leukocytenkerne konzentriert, da der LE-Zellfaktor sich als antinucleärer Antikörper an die Kerne bindet; bei den übrigen leukocytären Antikörpern war sie im Bereich des Cytoplasmas der Zellen nachweisbar. Soweit keine Bindung des fluoresceinmarkierten RF an die den

Leukocyten anhaftenden Antikörper erfolgte, wurde er bei Spülung der Präparate entfernt. Durch entsprechende Kontrollen wurden diese Ergebnisse gesichert.

Der RF verhielt sich bei der angegebenen Methode wie ein fluoresceinmarkiertes Antihumanglobulinserum, jedoch reagierte er im Gegensatz zum Antiglobulinserum nur mit einem Teil der leukocytären bzw. antinucleären Antikörper. Von drei leukocytenagglutinierenden Antikörpern zeigten bei der beschriebenen Versuchsanordnung einer und von vier antinucleären Antikörpern zwei eine Bindung an den RF.

In diesem Zusammenhang ist zu betonen, daß das Vorhandensein des RF im Serum zu falsch positiven Resultaten bei der Untersuchung der Seren auf leuko- und thrombocytenagglutinierende Antikörper führen kann. In Tabelle 15 sind vergleichende Untersuchungen über das Auftreten von Leuko- und Thrombocytenagglutininen in RF-positiven und RF-negativen Seren angeführt, wobei die Leukocytenagglutination in der Methode von DAUSSET et al. (132), die Thrombocytenagglutination in der Methode von MIESCHER et al. (432) vorgenommen wurde.

Tabelle 15. *Vergleichende Untersuchungen über positive Leukocyten- und Thrombocytenagglutinationen in RF-positiven und RF-negativen Seren*

	Zahl der untersuchten Seren	Leukocyten-agglutination positiv	Thrombocyten-agglutination positiv
RF-positive Seren	37	14	7
RF-negative Seren . . .	19	3	1

Die Agglutination der Leukocyten und Thrombocyten in RF-positiven Seren ist in der Regel nicht durch echte Antikörper bedingt, da das Agglutinationsphänomen nach der Neutralisation des RF mit Gammaglobulin meist verschwindet. Sie kommt möglicherweise durch eine unspezifische Bindung von Gammaglobulinen an diese Zellen und eine nachfolgende Reaktion der gebundenen Gammaglobuline mit dem RF zustande. Andererseits muß aber auch diskutiert werden, daß sich der RF primär an die Zellen bindet und dann durch seine Reaktion mit den im Serum vorhandenen Gammaglobulinen das Agglutinationsphänomen auslöst. Eine solche primäre Bindung des RF an Leukocyten ist von HESS und ZIFF (298) nachgewiesen worden. Mit Hilfe aggregierter, fluoresceinmarkierter Gammaglobuline kann diese Bindung festgestellt werden. Augenscheinlich ist die Methode auch für den Nachweis des RF gut geeignet (298a). FINKELSTEIN et al. (201a) fanden den RF auch an den Erythrocyten von Patienten mit chronischer Polyarthritis gebunden. An diesen Zellen kann er sogar eher als im Serum nachweisbar werden (201a).

In einigen Fällen dürfte die Agglutination der Leukocyten im Serum von Patienten mit chronischer Polyarthritis aber auch durch eine echte Antigen-Antikörperreaktion zwischen Leukocytenantigenen und den entsprechenden im Serum vorhandenen Antikörpern bedingt sein, wie das Auftreten einer Leukocytenagglutination in RF-negativen Seren zeigt. Diese Antikörper lassen sich jedoch z. T. völlig mit periartikulärem Bindegewebe absorbieren. Wahrscheinlich können sich also auch die später zu besprechenden Autoantikörper gegen Bindegewebsantigene an die Leukocyten binden. Ursächlich kommen hierfür Kreuzreaktionen oder Antigengemeinschaften zwischen Bindegewebe und Leukocyten in Betracht, wie sie von HELLER et al. (295a) im Tierexperiment gefunden wurden.

Zusammenfassend kann festgestellt werden, daß nur die Euglobulinfraktionen eines gewissen Prozentsatzes menschlicher und tierischer Seren deutliche Präcipitationsreaktionen mit RF-haltigen Seren ergeben. Hierbei spielt offensichtlich die Konzentration solcher Gammaglobuline, die eine Affinität zum RF haben, und andererseits die Reaktivität des RF gegenüber den verschiedenen Gammaglobulinen eine bedeutende Rolle. Die unterschiedliche Reaktionsfähigkeit des RF mit menschlichen Antikörpern kann nur z.T. auf eine vom Titer der Antikörper abhängige unterschiedliche Konzentration der Antikörper im Reaktionssystem erklärt werden. Daneben bestehen augenscheinlich bei den einzelnen Antikörpern noch individuelle Unterschiede in der Reaktivität gegenüber dem RF, die im nächsten Kapitel eingehender behandelt werden.

d) Die Neutralisation des Rheumafaktors und ihre Abhängigkeit von verschiedenen Faktoren

Die individuell unterschiedliche Reaktionsfähigkeit von Gammaglobulinen gegenüber dem RF kann einmal mit Präcipitationsreaktionen, zum anderen auch mit sog. Inhibitionstesten nachgewiesen werden. Bei den letzteren wird festgestellt, inwieweit die Reaktion des RF mit dem an Erythrocyten oder Latex absorbierten Gammaglobulin durch eine vorherige Absättigung des RF mit Gammaglobulinen oder durch eine sonstige Alteration verhindert wird. Beim Vergleich der Stärke der durch die Euglobulinfraktionen von Einzelseren bedingten Präcipitationsreaktionen in RF-haltigen Seren mit der Fähigkeit dieser Fraktionen, positive Inhibitionsreaktionen auszulösen, ergeben sich deutliche Parallelen, wie den in Tabelle 16 dargestellten Befunden zu entnehmen ist.

Tabelle 16. *Vergleich der durch Reaktion von Euglobulinfraktionen verschiedener Seren mit dem RF erzielten Ergebnisse in der Präcipitations- und Inhibitionsreaktion*

Meßwertanstieg bei Schichtung des gleichen RF-haltigen Serums mit verschiedenen Euglobulinfraktionen	Zahl der untersuchten Euglobulinfraktionen	Von diesen Euglobulinfraktionen wirkten im Inhibitionstest nach ZIFF et al. (750) hemmend
bis 10 E	20	11
11—20 E	12	12
21—50 E	18	17
>50 E	9	9

In Tabelle 16 wurde die Stärke der Präcipitationsreaktion zwischen einem RF-haltigen Serum und den 30 min bei 63°C erhitzten Euglobulinfraktionen verschiedener Einzelseren mit der inhibitorischen Wirkung dieser Fraktionen auf die Hämagglutinationsreaktion verglichen. Die erzielten Befunde weisen darauf hin, daß die inhibitorische Wirksamkeit der Euglobulinfraktionen auf dem Gehalt der gegenüber dem RF reaktionsfähigen Gammaglobuline beruht. Infolgedessen wird die Inhibitionsreaktion auch durch Einengung der Euglobulinfraktion verstärkt oder tritt dann erst in Erscheinung. In Abhängigkeit vom Grad der Einengung ergeben sich eindeutige Beziehungen zwischen der Inhibitionswirkung der Euglobulinfraktionen und ihrer Reaktionsfähigkeit gegenüber dem RF bei der Grenzschichtreaktion, wie ein in Abb. 14 dargestelltes Beispiel zeigt.

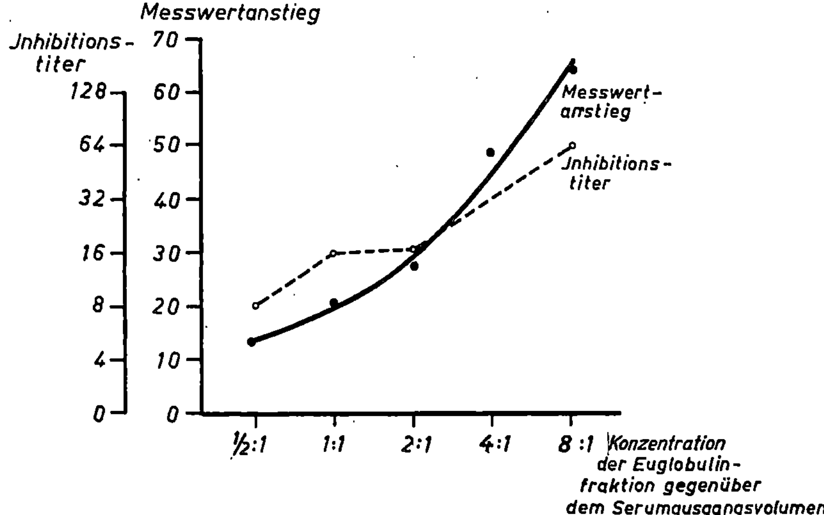

Abb. 14. Abhängigkeit des Inhibitionstiters und der Stärke der Präcipitationsreaktion (Meßwertanstieg in der Grenzschichtreaktion) von der Konzentration der Euglobulinfraktion. Bei Verdünnung der Euglobulinfraktion auf das Doppelte des Serumausgangsvolumens nur geringe Meßwertanstiege in der Grenzschichtreaktion und niedrige Inhibitionstiter, bei Konzentrierung auf das Achtfache des Serumausgangsvolumens hohe Meßwertanstiege und hohe Inhibitionstiter

Auch VAUGHAN (672) konnte nachweisen, daß Fraktion II-Präparationen nicht inhibitorisch wirkender Einzelseren dann positive Inhibitionsreaktionen ergeben, wenn ihre Konzentration 5—7fach über diejenige des Ausgangsserums erhöht wird. MANNIK et al. (406) fanden eine inhibitorische Wirksamkeit der Fraktion II-Präparationen sämtlicher untersuchter Seren. Dieser Befund ist wahrscheinlich damit zu erklären, daß bei diesen Versuchen die Konzentration der Gammaglobuline in den Fraktion II-Präparationen höher lag als im Ausgangsserum.

Nach den genannten Untersuchungen kann angenommen werden, daß Seren bzw. Euglobulinfraktionen mit fehlender Inhibitionswirkung auf den RF und fehlender Reaktionsfähigkeit in der Grenzschichtreaktion nur geringe Quantitäten von Gammaglobulinen enthalten, die eine Affinität zum RF haben. Die Konzentration dieser Gammaglobuline geht dem absoluten Gammaglobulingehalt der Seren nicht exakt parallel, vielmehr können Inhibitionseffekt und Gammaglobulingehalt der einzelnen Seren divergieren. Ein stark erniedrigter Gammaglobulingehalt der Seren hat allerdings auch eine verminderte inhibitorische Wirksamkeit der Seren zur Folge (676), während Seren mit sehr hohem Gammaglobulinspiegel oft einen starken Inhibitionseffekt aufweisen.

Wurden kommerzielle Gammaglobulinlösungen, in denen nach den Ergebnissen der Grenzschichtreaktion immer in genügendem Maß mit dem RF reagierende Gammaglobuline vorhanden sind, zu den Inhibitionsreaktionen herangezogen, so ist eine deutliche Abhängigkeit in der Stärke der Inhibition von der Quantität des zugesetzten Gammaglobulins festzustellen (453). In Abhängigkeit zur Menge des zugesetzten Gammaglobulins tritt ein Abfall der Titerwerte in der Hämagglutinationsreaktion nach WAALER und ROSE und dem Latexfixationstest bzw. des Meßwertanstieges in der Grenzschichtreaktion als Zeichen der Neutralisation des RF ein.

In den einzelnen Agglutinationssystemen findet sich nach vorherigem Zusatz von Gammaglobulin zu den RF-haltigen Seren allerdings oft kein paralleler Abfall der Titerwerte. In der Regel sinken die Titerwerte der Hämagglutinationsreaktion nach WAALER und ROSE stärker ab als diejenigen des Latexfixationstestes, während die Meßwertanstiege in der Grenzschichtreaktion meist den Titerwerten des Latexfixationstestes parallel gehen. Diese stärkere Beeinflussung der Hämagglutinationsreaktion kann durch eine gegenüber dem Latexfixationstest geringere Empfindlichkeit bedingt sein. Möglicherweise beruht sie aber auch darauf, daß die Reaktionsfähigkeit des RF gegenüber dem bei der Waaler-Roseschen Hämagglutinationsreaktion verwandten Kaninchenantikörper durch Humangammaglobulin eher neutralisiert wird als diejenige gegenüber Humangammaglobulin. Die verschiedene Reaktionsfähigkeit des RF gegenüber humanem und tierischem Gammaglobulin geht nicht nur aus vergleichenden Untersuchungen mit den einzelnen Testen hervor, wie sie später angeführt werden, sondern auch aus Absorptions- bzw. Inhibitionsversuchen mit tierischem und menschlichem Gammaglobulin.

Bereits HELLER et al. (294), DICKGIESSER und HARTER (148) sowie LAMONT-HAVERS (372) beobachteten nach mehrmaliger Absorption RF-haltiger Seren mit Schaftserythrocyten bzw. deren Stromata (372), die jeweils mit Kaninchenamboceptor sensibilisiert waren, ein Negativwerden der Hämagglutinationsreaktion nach WAALER-ROSE. Bei Untersuchungen über die neutralisierende Wirkung verschiedener Gammaglobuline auf den RF konnten VAUGHAN et al. (675, 676) und auch wir nachweisen, daß der Zusatz von Kaninchengammaglobulin zu RF-haltigen Seren zwar eine komplette Inhibition der Hämagglutinationsreaktion nach WAALER-ROSE bewirkt, die Reaktion des Rheumafaktors mit Rh-sensibilisierten menschlichen Erythrocyten und mit menschlichem Gammaglobulin aber nur mäßig beeinflußt. Der Zusatz von Humangammaglobulin zu RF-haltigen Seren hemmte sowohl die Hämagglutinationsreaktion nach WAALER-ROSE wie auch die Teste, bei denen menschliches Gammaglobulin als Reaktionspartner des RF herangezogen wird. In Tabelle 17 ist das Ergebnis eines entsprechenden Versuches als Beispiel angegeben.

Tabelle 17. *Ausfall der Grenzschichtreaktion, der Hämagglutinationsreaktion nach* WAALER-ROSE *und der Hämagglutinationsreaktion unter Verwendung Rh-sensibilisierter Erythrocyten bei Neutralisationsversuchen des RF mit Kaninchengammaglobulin und Humangammaglobulin*

	Titerwerte der HAR nach WAALER und ROSE	Titerwerte der HAR mit Rh-sensibilisierten Erythrocyten	Meßwertanstieg in der Grenzschichtreaktion
Vor Absorption	1:512	1:256	122 E
Nach Absorption des RF mit der Euglobulinfraktion aus Kaninchenseren	1:4	1:64	56 E
Nach Absorption des RF mit Humangammaglobulin	1:4	Ø	16 E

Bei den angeführten Neutralisationsversuchen wurde die für die Neutralisation des RF verwandte Euglobulinfraktion des Kaninchenserums durch Fällung eines Kaninchenmischserums mit 33%iger Ammoniumsulfatlösung, Auflösung des Niederschlages in Boratkochsalzpuffer, anschließender 48stündiger Dialyse gegen den gleichen Puffer und 10minutiger Erhitzung bei 63°C dargestellt. Zur Neutralisation des RF mit Humangammaglobulin diente eine 1%ige, ebenfalls 10 min bei 63°C vorinkubierte Gammaglobulinlösung, die durch Verdünnung der kommerziellen 16%igen Gammaglobulinlösung mit Boratkochsalzpuffer hergestellt worden war. Die zur vollständigen Hemmung der einzelnen Reaktionen erforderlichen Mengen der genannten Lösungen wurden jeweils in einem Vorversuch ermittelt.

Die in Tabelle 17 dargestellten Befunde, die durch Untersuchungen an drei weiteren Seren bestätigt werden konnten, weisen auf eine Heterogenität des RF hin, wie sie auch bei Antikörpern durch Beobachtungen über Kreuzreaktionen festgestellt wurde (61, 411). Bekanntlich richtet sich die Spezifität eines Antikörpermoleküls nur gegen ein begrenztes, auf 3—4 (278) und mehr (335) Aminosäurereste geschätztes Gebiet der Oberfläche des entsprechenden Antigenmoleküls. Da sich die meisten Proteine aus 18 und mehr verschiedenen Aminosäuren mit 500—1000 Aminosäureradikale pro Molekül zusammensetzen, muß ein bestimmtes Antigen eine große Zahl immunologisch verschiedener Oberflächenkonfigurationen haben, die z.T. auch in anderen Antigenen vorkommen. Hierdurch erklären sich die Kreuzreaktionen. Wird nun ein spezifischer Antikörper mit einem kreuzreagierenden Antigen absorbiert, so werden nur solche Antikörpermoleküle abgebunden, die sich gegen eine dem Originalantigen und dem kreuzreagierenden Antigen gemeinsame

Antigeneigenschaft richten. Die nach einer solchen Absorption in Lösung bleibenden Antikörper reagieren nur mehr mit dem Originalantigen. Mit dem Originalantigen kann der Antikörper völlig absorbiert werden, da es sämtliche der verschiedenen Antigenkonfigurationen besitzt, für die der Antikörper spezifisch ist.

Der RF verhält sich nach den oben angeführten Untersuchungen wie ein gegen menschliches Gammaglobulin gerichteter Antikörper, der mit Kaninchengammaglobulin nur eine Kreuzreaktion ergibt. Hierfür sprechen auch Befunde von FRANKLIN (213a), nach denen bei Ultrazentrifugenuntersuchungen nur etwa 50% der RF-Moleküle eine Bindung an Kaninchengammaglobulin erkennen ließen. Nach den Untersuchungen von LOSPALLUTO und ZIFF (401) sowie FRANKLIN (213) kann die RF-Komponente, die eine solche Kreuzreaktion ergibt, mittels Kationenaustauscher-Chromatographie sogar von der Komponente getrennt werden, die sich nur an menschliches Gammaglobulin bindet.

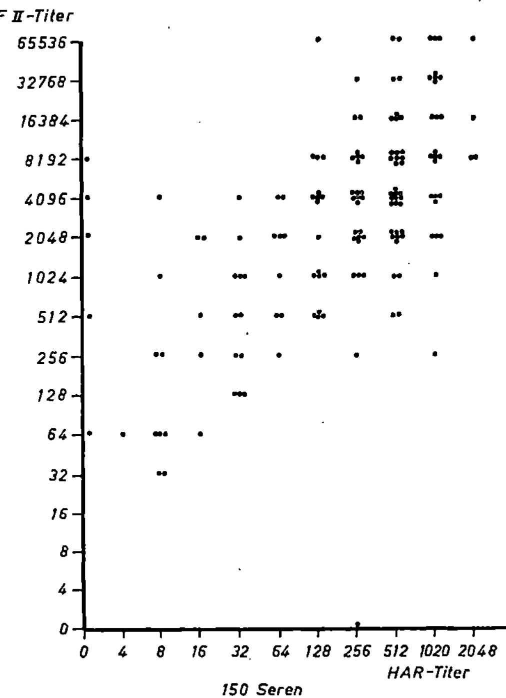

Abb. 15. Vergleich der Titerwerte der Hämagglutinationsreaktion nach WAALER-ROSE und des F II-Testes

Die genannten Beobachtungen lassen es verständlich erscheinen, daß Methoden, bei denen der RF durch seine Reaktion mit dem nur kreuzreagierenden tierischen Gammaglobulin nachgewiesen wird, nicht in allen Fällen parallele Ergebnisse mit solchen ergeben, bei denen es zu einer Bindung zwischen RF und menschlichem Gammaglobulin kommt. In den meisten Fällen findet sich jedoch bei der Gegenüberstellung der Ergebnisse der Hämagglutinationsreaktion nach WAALER-ROSE mit denen des Latexfixationstestes, der Grenzschichtreaktion und des F II-Testes nach HELLER et al. (293) eine deutliche Parallelität. Abb. 15 zeigt als Beispiel einen Vergleich der Titerwerte der Hämagglutinationsreaktion nach WAALER-ROSE und des F II-Testes nach HELLER von 150

RF-haltigen Seren. In 18 Fällen war der F II-Test allein positiv (Titer >1:32). In einem Falle konnte merkwürdigerweise aber auch eine positive Hämagglutinationsreaktion nach WAALER-ROSE bei negativem F II-Test beobachtet werden.

Vergleicht man dagegen die Ergebnisse der unter Verwendung Rh-sensibilisierter menschlicher Erythrocyten durchgeführten Hämagglutinationsreaktion mit denen der Hämagglutinationsreaktion nach WAALER und ROSE, so ergeben sich nach den Untersuchungen von GRUBB (263) erhebliche Differenzen. Von 153 Seren fand GRUBB in der Waaler-Roseschen Reaktion 136 positiv. Bei der Reaktion mit Rh-sensibilisierten Erythrocyten waren dagegen nur 44 positiv, bei weiteren 27 fand sich eine deutliche Prozone. Diese Befunde könnten dahingehend gedeutet werden, daß der RF mit Rh-Antikörpern ebenfalls nur eine Kreuzreaktion eingeht, zu der er aber nur in einem gewissen Prozentsatz befähigt ist. Bevor jedoch eine solche Möglichkeit diskutiert wird, müssen die Untersuchungen von GRUBB und LAURELL (260, 262, 264) angeführt werden, die bei einem Teil der Fälle eine andere Erklärungsmöglichkeit zulassen.

GRUBB und LAURELL (260, 262, 264) wiesen im Rahmen von Untersuchungen über die Bedeutung individueller Faktoren bei der Reaktion zwischen RF und menschlichem Gammaglobulin mittels eines modifizierten Inhibitionstestes nach, daß die Reaktion zwischen RF und den mit bestimmten Rh-Antikörpern beladenen Erythrocyten nur von 60% aller menschlichen Seren inhibiert wird, wobei die für die Inhibitionsreaktion brauchbaren Rh-Antiseren nicht immer mit denen identisch waren, die für die Agglutinationsreaktion benutzt werden konnten. Auch diese Inhibition erfogt durch bestimmte Gammaglobuline (262), die offensichtlich durch eine Bindung an den RF dessen Reaktionsfähigkeit mit den Rh-sensibilisierten Erythrocyten blockieren. Auf Grund dieser Inhibitionswirkung lassen sich die menschlichen Seren nach GRUBB und LAURELL (260, 261, 264) in zwei Gruppen einteilen. Diejenigen, die den Inhibitionsfaktor enthalten, werden als Gm (a +) bezeichnet, die übrigen als Gm (a —). Nach GRUBB (262) bestehen zwischen Seren der Gruppe Gm (a +) und Gm (a —) keine qualitativen, sondern nur quantitative Unterschiede. Die Konzentration des Inhibitionsfaktors ist bei den Gm (a +)-Personen etwa zehnmal stärker als bei denen der Gruppe Gm (a —). Hierdurch wird es verständlich, daß PODLIACHOUK et al. (500) auch mit den unverdünnten oder 1:2 verdünnten Seren Gm (a —)-Individuen eine Inhibition der genannten Agglutinationsreaktion beobachten konnten, die bei stärkerer Serumverdünnung wieder verschwand.

Ausgedehnte Untersuchungen ergaben, daß etwa 55—60% aller Personen in Dänemark (395), England (382), Frankreich (443), Schweden,

Finnland (264) und Norwegen (270, 272) die Serumgruppen Gm (a +)
besitzen, während die restlichen die Gruppe Gm (a—) haben. Bei der
farbigen Bevölkerung scheint der Prozentsatz Gm (a +)-Personen dagegen wesentlich höher (95—100%) (612a u.a.).

Die Gammaglobulingruppen werden nach GRUBB und LAURELL (264)
durch ein paar Allele, genannt Gm^a und Gm, bestimmt. Individuen mit
dem Genotypus $Gm^a Gm^a$ und Gm^a Gm haben den Phänotypus Gm (a +),
solche mit dem Genotypus Gm Gm den Phänotypus Gm (a—). Nach
den Untersuchungen von HARBOE und LUNDEVALL (272) gibt es wahrscheinlich ein weiteres Paar von Allelen (Gm^x und Gm^y), woraus weitere
Unterschiede der Gammaglobulin-
gruppen resultieren. Mittlerweile
wurden noch weitere Faktoren der
Gm-Serumeiweißgruppen wie Gm^b
(270), das möglicherweise mit Gm
identisch ist, Gm-like (612a) und
Gm^D (641a) gefunden. Die Ver-
erbung der Gm-Gruppen erfolgt
nach einfachen Mendelschen Gesetzen (70, 263, 395). Neugeborene
haben noch keine eigene Gm-
Gruppen, sie weisen vielmehr die
Gm-Gruppe der Mutter auf (70).

Tabelle 18. *Beziehung zwischen Gam-
maglobulin-(Gm-)Gruppen und Reaktionsfähigkeit der Euglobulinfraktion
entsprechender Seren mit dem RF in
der Grenzschichtreaktion*

Euglobulin-fraktionen von Seren der Gruppe	Zahl der Fälle	In der Grenz-schichtreaktion Meßwertanstieg	
		bis 10 E (= Ø)	>10 E (= +)
Gm (a +)	23	6	17
Gm (a —)	19	14	5

Die Faktoren, die bei der oben erwähnten Inhibitionsreaktion die
Agglutination der mit Rh-Antikörpern sensibilisierten Erythrocyten
bedingen, werden als Anti-Gm (a), Anti-Gm (b) und Anti-Gm (x) bezeichnet. Sie gehören der Gruppe der Rheumafaktoren an und zeigen
entsprechend weitgehende Parallelitäten im chemischen und physikali-
schen Verhalten.

Zwischen den Gm-Gruppen und der Reaktionsfähigkeit der Euglobulinfraktionen von Einzelseren mit dem RF im Grenzschichtreaktiometer bestehen gewisse Parallelen, wie Tabelle 18 zeigt. Bei diesen
Untersuchungen wurde ein für die Bestimmung der Gm-Gruppen
brauchbares RF-haltiges Serum benutzt.

Nach den in Tabelle 18 wiedergegebenen Untersuchungen besteht in
den meisten Fällen eine Übereinstimmung zwischen der Reaktionsfähigkeit der Gammaglobuline gegenüber dem RF in der Grenzschichtreaktion und den Gm-Gruppen. Nicht allzu selten wurden aber Differenzen
beobachtet, die allerdings bei der relativ kleinen Zahl von Untersuchungen statistisch nicht zu sichern sind. Bei Schichtung von RF-
haltigen Seren mit Euglobulinfraktionen aus Seren, die den RF im
Inhibitionstest von GRUBB (260, 261) zu inhibieren vermochten, wurde
in 26% ein negatives Resultat in der Grenzschichtreaktion erhalten.

In etwa gleichem Prozentsatz ergaben Euglobulinfraktionen aus Gm (a —)-Seren in der Grenzschichtreaktion eine positive Präcipitationsreaktion. Diese und die weiter vorn über die Konzentration inhibierender Substanzen in verschiedenen Seren beschriebenen Untersuchungen zeigen, daß die Gm-Gruppen bei der Präcipitationsreaktion zwischen dem RF und den Euglobulinfraktionen von Einzelseren allein nicht entscheidend sind, jedoch Euglobulinfraktionen von Gm (a +)-Personen im allgemeinen bessere Präcipitationsreaktionen mit dem RF ergeben als die von Gm (a —)-Personen. Sie beweisen weiterhin, daß die Gm-Gruppen durch die oben genannte Versuchsanordnung ebensowenig wie durch die verschiedenen bakterien- und hämagglutinierenden Systeme mit Ausnahme der erwähnten Methode, bei der bestimmte RF-haltige Seren und mit bestimmten Rh-Antikörpern beladene Erythrocyten herangezogen werden, nachzuweisen sind.

Nach GRUBB (263), PODLIACHOUK et al. (500) sowie von VAN DE WIEL und DORFMEIJER (666) weisen Patienten mit chronischen Polyarthritiden in ihren Gm-Gruppen keine Differenzen gegenüber der Normalbevölkerung auf. JULKUNEN und TIILIKAINEN (333) fanden sogar bei rheumatischer Arthritis häufiger Gm (a +)-Personen (75,8% von 128 Fällen) als unter der Normalbevölkerung (für Finnland 65,0), was möglicherweise durch den erhöhten Gammaglobulinspiegel der Polyarthritiker bedingt ist. Da der RF auch in Gm (a +)-Seren nachweisbar ist, kann das Fehlen dieses Faktors im Serum vieler chronischer Polyarthritiden nicht mit dem Vorhandensein des Inhibitionsfaktors und seinem Effekt auf den RF erklärt werden. Das gleichzeitige Vorkommen des Inhibitionsfaktors und des RF manifestiert sich aber in der Hämagglutinationsreaktion bei Benutzung von Erythrocyten, die mit Rh-Antikörpern sensibilisiert sind, oft als Prozone, wie es die schon zitierten Befunde GRUBBs zeigen. Die Abhängigkeit der Prozone von den Gm-Serumgruppen geht besonders aus den Untersuchungen von VAUGHAN und WALLER (678) hervor, die die Gammaglobulinfraktion mittels Filtration vom RF abtrennten. Wurde die Gammaglobulinfraktion aus RF-haltigen Seren gewonnen, die in der Hämagglutinationsreaktion eine deutliche Prozone aufwiesen, so zeigte sie eine stärkere inhibitorische Wirkung auf den RF, während bei Gammaglobulinen aus RF-haltigen Seren, die keine Prozone erkennen ließen, dieser Effekt fehlte.

Die bereits erwähnten Unterschiede der Anti-Rh-Seren, menschliche Erythrocyten für den RF agglutinabel zu machen, sind — soweit nicht Titerdifferenzen eine Rolle spielen — vorwiegend durch die Gm-Gruppen zu erklären, wie aus den Untersuchungen von HARBOE und LUNDEVALL (272) hervorgeht. Hiernach sind nur Anti-Rh-Seren der Gruppe Gm (a +) in der Lage, Erythrocyten entsprechender Rh-Konstellation so zu sensibilisieren, daß sie vom RF agglutiniert werden. Wahrscheinlich ist auch die Reaktion des RF mit anderen menschlichen Antikörpern (inkomplette Wärmeautoantikörper, leukocytäre Antikörper, LE-Zellfaktor) von der Gm-Gruppe abhängig. Es ist allerdings zu bedenken, daß PODLIACHOUK et al. (500) ein gut sensibilisierendes Anti-D-Serum bei einem Gm (a —)-Spender fanden, so daß die Fähigkeit zur Sensibilisierung sicher nicht allein durch die Gm-Gruppe bestimmt wird.

Auch die Beobachtungen von GRUBB (263), nach denen RF-haltige Seren die mit Rh-Antikörpern beladenen Erythrocyten wesentlich seltener als die mit einem Schafserythrocytenantikörper vom Kaninchen beladenen Schafserythrocyten agglutinieren, sind z.T. mit den Gm-Gruppen zu erklären. In Gm (a +)-Seren tritt augenscheinlich, wie auch aus den schon zitierten Untersuchungen von VAUGHAN und WALLER (678) sowie neueren Befunden HARBOES (271a) zu schließen ist, bereits im Testansatz eine Neutralisation der mit den Rh-Antikörpern reagierenden RF-Moleküle ein. Hierauf kann die geringe Zahl der in der Hämagglutinationsreaktion unter Verwendung der mit Rh-Antikörpern sensibilisierten Erythrocyten erzielten positiven Ergebnisse bei Gm (a +)-Personen (29 von 91, davon 27 mit deutlicher Prozone) (263) zurückgeführt werden. Die Hämagglutinationsreaktion nach WAALER-ROSE ergab bei der Gm (a +)-Gruppe in 90% der Fälle positive Resultate. Die mit dem Kaninchenamboceptor reagierenden RF-Moleküle werden folglich durch die Gm (a +)-Gammaglobuline nicht neutralisiert. Die Tatsache, daß die mit den gleichen Rh-Antikörpern sensibilisierten Erythrocyten auch von Seren Gm (a—)-chronischer Polyarthritiden wesentlich seltener als die mit Kaninchenamboceptor beladenen Hammelerythrocyten agglutiniert werden (in 66% gegenüber 90%), kann am besten dadurch erklärt werden, daß der RF auch mit den Rh-Antikörpern nur Kreuzreaktionen ergibt. Man muß in diesem Falle annehmen, daß nicht in allen RF-haltigen Seren RF-Moleküle vorhanden sind, die bei gleicher Oberflächenkonfiguration der Rh-Antikörper mit diesen reagieren.

Nach den genannten Befunden und den bereits vorher erwähnten Untersuchungen über die Reaktion des RF mit tierischem und menschlichem Gammaglobulin stellt dieser Faktor in seinem serologischen Verhalten keine einheitliche Substanz dar. Absorptions- und Inhibitionsteste haben ebenso wie die Agglutinationsteste gezeigt, daß im gleichen Serum verschieden reagierende RF-Moleküle vorhanden sein können. So wird es auch erklärlich, daß z.B. Rh-sensibilisierte Erythrocyten in Seren chronischer Polyarthritiden agglutiniert werden, die mit gammaglobulinbeladenen Acrylpartikeln keine Agglutination ergeben und zwischen den Anti-Gm (a)-Titern einerseits und den Titern des F II-Acrylpartikeltestes keine Korrelationen festzustellen sind (271a). Die Heterogenität des RF geht besonders aus den Untersuchungen

HARBOES (271, 271a) hervor, der in einzelnen Seren drei verschieden reagierende Rheumafaktoren nachweisen konnte. Auf der Basis ihrer Reaktivität gegenüber verschiedenen Rh-Antikörpern und tierischen Gammaglobulinen können heute schon acht verschiedene Rheumafaktoren voneinander getrennt werden. Auch die mit normalen Tierseren sensibilisierten Erythrocyten werden durch eine der Gruppe des RF angehörende Substanz („Antitierkomponente") agglutiniert, wie TIILIKAINEN (651a) fand. Durch Zusatz entsprechender Tierseren zu den RF-positiven Seren kann diese Komponente spezifisch neutralisiert werden.

Die mit den Rh-Antikörpern kreuzreagierenden RF-Moleküle sind nicht mit denjenigen RF-Molekülen identisch, die sich an den Kaninchenamboceptor binden, wie HARBOE (271a) auch an Hand von Absorptionsstudien fand, zu denen mit Kaninchenamboceptor sensibilisierte Hammelerythrocyten herangezogen wurden. Hierdurch ist die mangelnde Korrelation zwischen den Inhibitionstesten bei Verwendung verschiedener Agglutinationssysteme zu erklären, wie sie besonders von VAUGHAN (672) nachgewiesen werden konnte. Dieser Autor zeigte, daß Seren, die eine Inhibition der Hämagglutination nach WAALER-ROSE verursachen, nur z.T. die Reaktion des RF mit Rh-sensibilisierten Erythrocyten hemmen. Nach eigenen Untersuchungen besteht auch keine absolute Parallelität bei der Inhibition der Waaler-Roseschen Hämagglutinationsreaktion und des Latexfixationstestes durch menschliche Seren bzw. deren Euglobulinfraktion. Während der größte Teil der Einzelseren bzw. der für die Teste benutzten Euglobulinfraktionen Faktoren enthält, die die Reaktion des RF sowohl mit menschlichem Gammaglobulin im Latexfixationstest wie auch mit Kaninchengammaglobulin in der Hämagglutinationsreaktion nach WAALER-ROSE hemmen, inhibieren einzelne Seren bzw. deren Euglobulinfraktionen nur die letztgenannte Reaktion, neutralisieren also augenscheinlich vorwiegend die Moleküle des RF, die mit dem Kaninchengammaglobulin reagieren. Nach diesen Untersuchungen wie auch denen von VAUGHAN (672) muß angenommen werden, daß der Ausfall der Inhibitionsteste nicht nur vom jeweils geprüften Patientenserum, sondern auch von den in den Agglutinationssystemen benutzten Gammaglobulinen abhängig ist.

Von ZIFF et al. (750) wurde die Inhibition der Waaler-Roseschen Hämagglutination durch die Euglobulinfraktion des Patientenserums als Methode zum Nachweis des RF angegeben. Nach Untersuchungen dieser Autoren hemmt die Euglobulinfraktion von gesunden Personen die Agglutinationsreaktion zwischen RF und den mit Kaninchenamboceptor sensibilisierten Erythrocyten in etwa 95%, während die Euglobulinfraktion von Seren, in denen der RF vorhanden ist, selbst dann keine Inhibition bewirkt, wenn der RF im Serum mit direkten Nachweis-

methoden nicht zu erfassen ist. Die Ursache dieses Phänomens sieht
EPSTEIN (183) darin, daß die Euglobulinfraktion RF-haltiger Seren neben
Gammaglobulin auch den RF enthält und die Menge des vorhandenen
Gammaglobulins in dem System nicht ausreichend ist, um neben dem
bereits im Agglutinationssystem vorhandenen RF gleichzeitig den mit
der Euglobulinfraktion zugesetzten RF zu neutralisieren, während die
nur im Agglutinationssystem vorhandene Menge des RF durch das
zugesetzte Gammaglobulin in ausreichendem Maße inhibiert wird. ZIFF
et al. (750) konnten bei nur 5% falsch positiver Ergebnisse mit dem erwähnten Test in 96% der chronischen Polyarthritiden den RF nachweisen. Wie schon erwähnt, fanden andere Autoren (107, 153, 622, 718)
aber in wesentlich höherem Prozentsatz falsch positive Ergebnisse. Bei
eigenen Untersuchungen von 96 Seren gesunder Personen zeigte dieser
Test in 14,6% einen falsch positiven Ausfall. Diese falsch positiven
Ergebnisse erklären sich u. E. damit, daß in den entsprechenden Seren
bzw. Euglobulinfraktionen Gammaglobuline, die die für die Hämagglutinationsreaktion nach WAALER-ROSE verantwortlichen RF-Moleküle ab-
binden, nicht bzw. in nicht genügendem Maße vorhanden sind. Es liegt
damit eine ähnliche Situation vor, wie sie bei Inhibitionsversuchen des
Agglutinationssystems RF—Rh-sensibilisierte Erythrocyten durch Gm
(a—)-Seren gegeben ist. Deshalb können unter Umständen auch bei
Seren von chronischen Polyarthritiden, die den RF nicht enthalten,
falsch positive Ergebnisse resultieren. Infolge dieser Fehlerquellen
können die Ergebnisse des Inhibitionstestes nach ZIFF et al. (750) u. E.
nur mit gewissen Vorbehalten verwertet werden.

Ähnliche Vorbehalte dürften auch für den von HALL et al. (267) inaugurierten Latexinhibitionstest gelten. Dieser Test, bei dem die Inhibitionswirkung der Euglobulinfraktion von Patientenseren auf die
Agglutination gammaglobulinbeladener Latexpartikel im RF-haltigen
Milieu geprüft wird, zeigte in unseren Untersuchungen bei 5 von 50
Normalseren (= 10%) ein falsch positives Ergebnis, d.h. das Fehlen
einer Inhibition. Andere Autoren (59, 670) erzielten mit diesem Test,
der gewöhnlich im Rahmen des Drei-Stufen-Testes angewandt wird, allerdings gute Ergebnisse, doch fanden auch DRESNER und TROMBY (160)
bei verschiedensten nichtrheumatischen Erkrankungen häufig positive
Resultate. Diese Autoren nehmen allerdings an, daß die positiven Ergebnisse bei nichtrheumatischen Erkrankungen auf das Vorhandensein
eines dem RF ähnlichen Faktors zurückzuführen seien. In schon erwähnten Untersuchungen über die Reaktionsfähigkeit des RF mit der Euglobulinfraktion von Einzelseren wurde jedoch gezeigt, daß in einem Teil
der Normalseren die gegenüber dem RF reaktionsfähigen Gammaglobuline nur in geringer Quantität vorhanden sind, wodurch u. E. z.T. die
falsch positiven Ergebnisse im Latexinhibitionstest zu erklären sind.

Auch mit einem von uns entwickelten Inhibitionstest, bei dem die Inhibition nach Zusatz der Euglobulinfraktionen von Einzelseren zu einem RF-haltigen Serum in der Grenzschichtreaktion bestimmt wurde, konnten keine zuverlässigen Resultate erzielt werden. Bei 14 von 50 Normalfällen fanden sich falsch positive Ergebnisse, d.h. der Zusatz der Euglobulinfraktion eines Normalserums führte zu keinem oder einem nur minimalen Meßwertabfall (1—5 E) eines Standardpräcipitationssystems aus dem RF-haltigen Serum und Gammaglobulin. Methodisch wurde bei diesem Test derart vorgegangen, daß die nach Ziff (748) gewonnene und 30 min bei 37°C inkubierte Euglobulinfraktion des zu untersuchenden Serums zu gleichen Teilen einem 1:3 mit gepufferter Kochsalzlösung verdünnten RF-haltigen Serum zugesetzt wurde. Das RF-haltige Serum, das unter Standardbedingungen bei einer Verdünnung von 1:6 bei Schichtung mit einer 0,5%igen 30 min bei 63°C inkubierten Gammaglobulinlösung innerhalb 2 Std einen Meßwertanstieg von 50 E ergab, wurde nach Zusatz der Euglobulinfraktion der Einzelseren 2 Std bei 37°C und anschließend 22 Std bei 4°C gehalten und dann ohne weitere Verdünnung für die Grenzschichtreaktion benutzt. Die unterschiedliche Abnahme des Meßwertanstieges durch Zusatz der Euglobulinfraktion zu dem Standardpräcipitationssystem zeigt die differente Inhibitionsfähigkeit der Euglobulinfraktion von Seren gesunder Personen auf den RF (Tabelle 19). Die Euglobulinfraktion RF-haltiger Seren führte meist keinen Meßwertabfall herbei, in 14 Fällen wurde sogar ein stärkerer Meßwertanstieg registriert. Dieser ist dadurch zu erklären, daß durch den Zusatz RF-haltiger Euglobulinfraktionen die Menge des RF im Reaktionssystem erhöht wird.

Tabelle 19. *In der Grenzschichtreaktion gemessene Inhibition des präcipitierenden Systems: RF-haltiges Serum-Humangammaglobulin durch Zusatz der Euglobulinfraktion von Einzelseren zu dem für die Grenzschichtreaktion verwandten RF-haltigen Serum*

Zusatz der Euglobulinfraktionen von	Zahl der geprüften Seren	Abnahme des Meßwertanstieges durch Inhibition des RF				
		$\emptyset$	1—5	6—10	11—20	21—50
Normalseren . . .	50	5	9	10	20	6
RF-haltigen Seren .	38	28	6	3	1	—

Wie beretts erwähnt, gehören die bisher genannten Inhibitionsfaktoren der Gammaglobulinfraktion an. Eine eingehende physikalisch-chemische Differenzierung dieser Substanzen war aber bisher noch nicht möglich. Bei Versuchen zur elektrophoretischen Isolierung des für die Inhibition des RF verantwortlichen Faktors haben WILLIAMS et al. (724) festgestellt, daß die Spitze der inhibitorischen Aktivität in den langsamst wandernden Gammaglobulinen gelegen ist. Da diese Autoren bei einem sehr niedrigen p_H (3,2) arbeiteten und nach SCHULTZE und SCHWICK (573) bereits ein p_H von 4,0 bei längerer Einwirkung zu erheblichen Veränderungen der Gammaglobuline führt, ist die langsame Wanderungsgeschwindigkeit der den Inhibitionsfaktor enthaltenen Fraktion möglicherweise auf eine solche Alteration zurückzuführen. DEICHER und BEHREND (142a) fanden inhibierende Eiweißkörper in der γ_1-β_2-Globulinfraktion. Immunelektrophoretisch konnte nachgewiesen werden, daß es

sich hierbei um aggregierte Gammaglobuline handelte. Fraktionierungen
von Seren durch Dialyse bei verschiedenem p_H und durch Ammonium-
sulfatlösungen mit unterschiedlicher Konzentration haben gezeigt, daß
der Inhibitionsfaktor im Gegensatz zum RF in einem großen Bereich
des p_H und der Salzkonzentration präcipitiert (400). Da der Inhibitionsfaktor ferner nach VAUGHAN (672) nicht nur in der Cohnschen Fraktion II
des Serums, sondern gelegentlich auch in der Fraktion III gefunden wird,
erhebt sich die Frage, ob die inhibitorische Aktivität nicht einer Gruppe
von Proteinen zukommt. Andernfalls muß eine einzelne Gammaglobulinfraktion angenommen werden, die in einem großen Bereich des p_H
und der Salzkonzentration präcipitiert wird und bei der Cohnschen
Äthanolfraktionierung in den Fraktionen II und III auftritt.

Außer den Gammaglobulinen, die durch ihre Bindung an den RF
eine Neutralisation desselben bewirken und damit eine Inhibition der
durch den RF bedingten Agglutinationsreaktion hervorrufen, vermögen auch bestimmte andere, normalerweise im Serum vorhandene
Substanzen einzelne Agglutinationsreaktionen zum Nachweis des RF zu
hemmen. Das Vorhandensein der inhibitorisch wirkenden Substanzen
macht sich besonders im Latexfixationstest in Form eines Prozonenphänomens bemerkbar (69, 473, 525, 567, 568, 664 u. a.). Eine solche
Prozone beobachteten wir bei 36,6 % der Seren mit positivem Latexfixationstest, wenn nicht inaktiviertes Patientenserum zu den Untersuchungen benutzt wurde. SCHUBARTH et al. (568) fanden sie sogar in
42,5 %. Ist der RF nur in geringer Konzentration im Serum vorhanden,
so kann es zu einer kompletten Inhibition des Latexfixationstestes
kommen, so daß falsch negative Befunde resultieren.

Beim Auftreten einer Prozone im Latexfixationstest spielt die Menge des im
Serum vorhandenen RF eine große Rolle. Nativseren, die den RF in großer Konzentration enthalten und dementsprechend hohe Titerwerte im LFT ergeben,
zeigten keine oder nur eine angedeutete Prozone, während diese im Nativserum
mit niedriger RF-Konzentration oft sehr ausgeprägt ist. Aus Tabelle 20 sind die
Beziehungen zwischen Auftreten von Prozonen und Agglutinationstitern im Latexfixationstest ersichtlich.

Bei den Inhibitoren, die die Prozone im Latexfixationstest bedingen,
handelt es sich augenscheinlich um verschiedene Substanzen. Nach den
Untersuchungen von BRINE et al. (69) sowie SCHUBARTH et al. (566—568)
kann das Prozonenphänomen im Latexfixationstest durch vorherige
Inaktivierung der Seren, des weiteren durch Calcium- und Magnesium-
entzug weitgehend vermieden werden. Die genannten Autoren schlossen
aus diesen Befunden, daß für das Zustandekommen der Prozone das
Komplement verantwortlich sein müsse. Während BRINE et al. (69) die
2. und 4. Komponente des Komplements als den die Prozone bedingenden Faktor ansahen, zeigte SCHUBARTH (566), daß der thermolabile Inhibitor die Charakteristika von C'1 aufwies. C'3 und C'4 hatten in seinen

Tabelle 20. *Beziehungen zwischen Titerwerten im Latexfixationstest und den Prozonenphänomenen bei Verwendung von Nativseren*

Titer im Latex-fixationstest	Zahl der Seren	Prozonenphänomen			
		vorhanden		negativ	
		Zahl	%	Zahl	%
20—80	54	24	44,4	30	55,6
160—640	84	52	61,9	32	38,1
1280	103	49	47,6	54	52,4
2560	66	28	42,4	38	57,6
5120	88	32	36,4	56	63,6
10240	89	25	28,1	64	71,9
20480	85	14	16,5	71	83,5
> 20480	48	0	0	48	100,0

Untersuchungen keine inhibitorische Wirkung. Neben dem thermolabilen Inhibitor können auch thermostabile Inhibitoren vorkommen, wie das gelegentliche Vorkommen einer Prozone nach 30minutiger Inkubation der Seren im Wasserbad bei 56° und sogar nach gleichdauernder Inkubation bei 60°, 62° und 63°C zeigt (s. auch Abb. 19). Die Heterogenität der Inhibitoren geht aus den Untersuchungen von RANTZ et al. (516) hervor, die mit der kontinuierlichen Elektrophorese im Normalserum zwei auf die Agglutination im Latexfixationstest inhibitorisch wirkende Komponenten feststellten. Von diesen war eine in der Gammaglobulinfraktion, die zweite in der α-β-Globulinfraktion enthalten. Die Wirksamkeit der Gammaglobuline als Inhibitoren im Latexfixationstest wurde auch von SINGER, PLOTZ und EASON (594a) nachgewiesen, die durch Waschung der Latexpartikel die überschüssigen Gammaglobuline aus der Latexsuspension eliminierten. Hierdurch konnte oft schon das Auftreten einer Prozone verhindert werden.

Die α_2-Globuline wirken nicht nur im Latexfixationstest, sondern auch in der Hämagglutinationsreaktion nach WAALER-ROSE inhibierend (213b). Die Hemmung der Agglutination durch dieses Globulin bzw. eine Unterfraktion der α_2-Globuline besteht möglicherweise in der Stabilisierung gewisser kolloidaler Eigenschaften des Serums, weshalb die α_2-Globuline besser nicht Inhibitoren, sondern Stabilisatoren genannt werden (213b).

Im Latexfixationstest zeigt auch das Albumin nach unseren Untersuchungen eine inhibitorische Wirkung. Wurde nämlich die durch Ausfällung mit 33%iger Ammoniumsulfatlösung gewonnene inaktivierte Euglobulinfraktion des Patientenserums zum Latexfixationstest benutzt, so trat keine Prozone auf. Der Zusatz eines vorher 30 min bei 56°C inkubierten Humanalbumins zu dieser Fraktion bedingte dagegen die Entstehung einer deutlichen Prozone, wie das in Tabelle 21 aufgeführte Beispiel zeigt.

Tabelle 21. *Vergleich der Agglutinationsstärken bei den einzelnen Titerstufen des Latexfixationstestes im Vollserum, der Euglobulinfraktion und der mit einer 16%igen Humanalbuminlösung 1:1 versetzten Euglobulinfraktion*

Durchführung des Latexfixationstestes in	Titerstärke im Latexfixationstest										
	20	40	80	160	320	640	1280	2560	5120	10 240	20 480
dem Vollserum (inaktiviert).	±	±	(+)	(+)	+	+ +	+ +	+	(+)	Ø	Ø
der Euglobulinfraktion (inaktiviert).	+ +	+ +	+ +	+ +	+ +	+ +	+ +	+	(+)	Ø	Ø
der Euglobulinfraktion nach Zusatz von 16%iger Albumin-lösung 1:1	Ø	±	(+)	(+)	+ !	+ +	+	(+)	±	Ø	Ø

Setzt man sämtlichen Röhrchen der Euglobulinverdünnungsreihe Humanalbumin in 5%iger Konzentration zu, so kann man eine Inhibition der Agglutination in allen Röhrchen beobachten. Augenscheinlich wirkt das Albumin im Latexfixationstest als Schutzkolloid, das die Agglutination der Latexpartikel bei stärkerer Konzentration verhindert. Diese Ansicht wird auch von RHEINS et al. (525, 527) vertreten, die allerdings das Auftreten eines Prozonenphänomens im Latexfixationstest bei Zusatz von Albumin zur Euglobulinfraktion nicht nachweisen konnten, während WINBLAD (732a) einen stabilisierenden Effekt des Albumins auf Acrylpartikel in RF-haltigen Seren fand.

Eine Inhibition besonderen Typs wurde von GREENSBURY (256) beschrieben. Nach diesem Autor werden Schafserythrocyten, die mit Kapselpolysacchariden von Klebsiella pneumoniae sensibilisiert wurden und anschließend einem Kaninchenantiserum gegen Klebsiella pneumoniae ausgesetzt wurden, in RF-haltigen Seren agglutiniert. Setzt man dem Agglutinationssystem Kapselpolysaccharid im Überschuß zu, so wird die Agglutination aufgehoben. Eine ähnliche Inhibition wird beobachtet, wenn menschlichen A-Erythrocyten, die mit A-Substanz-Antikörpern von Kaninchen sensibilisiert sind, in RF-positiven Seren verbracht werden und A-Gruppensubstanzen im Überschuß zugegeben werden. Die zugegebenen spezifischen Antigene sprengen in diesen Fällen den RF von den im Agglutinationssystem benutzten Antikörpern ab, wie Elutionsversuche gezeigt haben (256).

Eine echte Neutralisierung des RF ist durch Immunseren möglich, die durch Immunisierung von Kaninchen mit RF-haltigen Seren gewonnen wurden. In diesen Immunseren sind Antikörper enthalten, die gegen den RF gerichtet sind und mit diesem eine Präcipitationsreaktion ergeben. Auch die durch Immunisierung von Kaninchen mit den Seren gesunder Personen oder deren Euglobulinfraktionen (587) hergestellten Antiseren zeigen die gleiche neutralisierende Wirkung auf den RF, ebenfalls die durch Sensibilisierung anderer Tiere mit menschlichem Normalserum gewonnenen Immunseren. Dies ist verständlich, da sich der RF — wie später noch gezeigt wird — antigenanalytisch nicht von dem im normalen menschlichen Serum vorkommenden β_2-Makroglobulin abtrennen läßt und infolgedessen auch die gegen die normalerweise vorhandenen β_2-Makroglobuline gerichteten Antikörper mit dem RF reagieren.

Interessanterweise wirken nach unseren Untersuchungen auch Antiseren, die sich spezifisch nur gegen eine Fraktion des Eiweißspektrums richten wie z.B. Antialbumin im Vollserum auf die Reaktionen zum Nachweis des RF inhibierend. Diese Inhibition ist durch eine Bindung des RF an den Antigen-Antikörperkomplex zu erklären, worauf im nächsten Abschnitt eingegangen wird. Auch bei der Neutralisation des RF durch Antiglobulinseren, wie sie oben erwähnt wurden, kann dieser Mechanismus eine zusätzliche Rolle spielen.

Nach SVARTZ und SCHLOSSMANN (636) sollen auch einige Sulfonamide die Hämagglutinationsreaktion nach WAALER und ROSE hemmen. Die durch Zusatz von Sulfonamiden erzielten Effekte in der Hämagglutinationsreaktion sind jedoch nach HEIMER et al. (289) unspezifisch. Sie sind durch p_H-Verschiebung des Reaktionsmilieus nach der sauren Seite hin zu erklären (s. S. 85). Dagegen kann nach HEIMER et al. (289) die Reaktionsfähigkeit des RF durch Blockierung seiner Aminogruppen mit verschiedenen chemischen Substanzen spezifisch gehemmt werden, worauf später eingegangen wird (s. S. 127).

Eine weitere Möglichkeit der Inaktivierung des Rheumafaktors ergibt sich durch Spaltung dieses Komplexes in kleinere Einheiten. Nach Untersuchungen von RYLE und SANGER (545) sowie DEUTSCH und MORTON (147) bestehen manche Proteine aus Polypeptidketten, die durch Disulfidbrücken aneinander gebunden sind. Eine Sprengung dieser Brücken hat eine Dissoziation zu kleineren Einheiten zur Folge. HEIMER und FREDERICO (289) sowie KUNKEL et al. (367) konnten nachweisen, daß spezifisch die Disulfidbrücken reduzierende Substanzen wie Cystein, Glutathion und Merkaptoäthanol auch eine Depolymersation des RF herbeiführen, in dem das 19 S-Molekül in 7 S-Komponenten zerfällt. Gleichzeitig geht die serologische Aktivität des Rheumafaktors völlig verloren. Eine komplette Dissoziation des 19 S-Komplexes wird bei einer 0,1 mol-Konzentration von Cystein und Merkaptoäthanol erreicht. Eine Entfernung des reduzierenden Agens durch Dialyse hat ebenso wie bei den verschiedenen Antikörpern der 19 S-Gruppe keine Repolymerisation zu einem 19 S-Molekül zur Folge.

Auch Merkaptopyridoxin[1] führt auf dem genannten Weg zu einer Inaktivierung des RF. Wie Tabelle 22 zu entnehmen, tritt bereits bei einer Konzentration des Merkaptopyridoxin von 0,025% in einem 1:2 verdünnten RF-haltigen Serum ein deutlicher Titerverlust im Latexfixationstest ein. Bei einer Konzentration dieser Substanz von 0,05%

---

[1] Der Fa. Merck, Darmstadt, sind wir für die freundliche Überlassung des Präparates zu Dank verpflichtet.

fällt in einem 1:2 verdünnten RF-positivem Serum der Latexfixationstest völlig negativ aus, was für eine Depolymerisation des RF bei einer solchen Konzentration spricht.

Tabelle 22. *Ausfall des Latexfixationstestes nach Zusatz von Merkaptopyridoxin in verschiedenen Konzentrationen zu einem RF-haltigen Serum und anschließender zweistündiger Inkubation bei 37°C*

Konzentration des Merkaptopyridoxin in einem 1:2 verdünnten inaktivierten Patientenserum (in g-%)	pH-Wert des Reaktionsmilieus im 1. Röhrchen	Titerwerte des Latexfixationstestes								
		20	40	80	160	320	640	1280	2560	5120
∅	8,2	++	++	++	+	+	+	(+)	±	∅
0,001	8,2	++	++	++	+	+	+	(+)	±	∅
0,0025	8,2	++	++	++	+	+	+	(+)	Sp	∅
0,005	8,2	++	++	+	+	+	(+)	(+)	sp	∅
0,01	8,2	+	+	+	+	+	(+)	±	∅	∅
0,025	8,2	(+)	(+)	±	±	±	∅	∅	∅	∅
0,05	8,0	∅	∅	∅	∅	∅	∅	∅	∅	∅
0,1	6,8	∅	∅	∅	∅	∅	∅	∅	∅	∅
0,25	6,6	∅	∅	∅	∅	∅	∅	∅	∅	∅
0,5	6,2	×	∅	∅	∅	∅	∅	∅	∅	∅
1,0	5,4	×	×	∅	∅	∅	∅	∅	∅	∅

× = unspezifische Ausfällung der Latexpartikel.

Die genannten Beobachtungen lassen eine Beeinflussung des RF auch in vivo durch Merkaptopyridoxin und gleich wirkende Substanzen, die ohne Nebenwirkungen appliziert werden können, möglich erscheinen. Hierauf soll später eingegangen werden (S. 161).

e) Die Reaktion des Rheumafaktors mit Immunpräcipitaten

Von VAUGHAN (671) wurde erstmalig durch Absorption des RF mit Immunpräcipitaten von Eieralbumin und dem entsprechenden Antikörper vom Kaninchen eine Reaktionsfähigkeit des RF mit Immunpräcipitaten nachgewiesen. Grundsätzlich handelt es sich hierbei um den gleichen Vorgang wie bei den Hämagglutinationsreaktionen und den Bakterienagglutinationsreaktionen, indem der an ein Antigen gebundene Antikörper mit dem RF reagiert. Augenscheinlich bindet sich der RF aber nur an bestimmte Immunpräcipitate, da VAUGHAN (671) keine wesentliche Absorption des RF durch solche Immunpräcipitate erzielte, die durch die Reaktion eines Antigens mit Antikörpern vom Meerschweinchen oder Pferd entstanden waren. Diese Befunde erklären die negativen Resultate, die SHIMIZU et al. (587) bei Absorptionsversuchen des RF mit Diphtherietoxin-Antitoxinpräcipitaten erzielten. EDELMANN et al. (168) bestätigten die Befunde VAUGHANs (671) über die

Absorptionsfähigkeit des RF mit verschiedenen Antigen-Antikörper-systemen. Zusätzlich untersuchten diese Autoren auch die Reaktions-fähigkeit des isolierten RF mit löslichen Antigen-Antikörperkomplexen, die bei Antigenüberschuß auftreten. Hierbei konnte gezeigt werden, daß solche Komplexe durch den RF präcipitiert werden, wenn ihre Sedimen-tationskonstante größer als 20 S ist.

Zu genaueren Studien wurde die Reaktion des RF mit Immunprä-cipitaten in Agargeldiffusionstesten untersucht. Hierzu wurde der von OUCHTERLONY (476) angegebene Agardiffusionstest wie auch die Immun-elektrophorese nach GRABAR und WILLIAMS (252, 723) in der von SCHEIDEGGER (550) angegebenen Modifikation benutzt. Beide Methoden wurden dergestalt modifiziert, daß man nach Ablauf der Präcipitations-reaktion mit bekannten Antigenen und Antikörpern im Agargel und Aus-waschen des überschüssigen Eiweißes gegen den präcipitierten Antigen-Antikörperkomplex einen in der Methode von HEIMER, FREDERICO und FREYBERG (289) isolierten und nach COONS und KAPLAN (122, 501) fluoresceinmarkierten oder mit J^{131} markierten RF diffundieren ließ. Nach 24stündiger Reaktionsdauer wurden die Präparate zur Entfernung der nichtgebundenen, markierten Eiweißkörper mit einer phosphat-gepufferten Kochsalzlösung ausgewaschen. Anschließend erfolgte ent-weder die fluorescenzmikroskopische Untersuchung der Präparate oder die Autoradiographie zur Feststellung einer Bindung des markierten RF an die Immunpräcipitate.

Bei diesen Untersuchungen wurde eine Bindung des RF an alle in der Immunelektrophorese nachweisbaren Immunpräcipitate gefunden, die bei der Reaktion eines Antikörpers von Kaninchen mit verschiedenen Antigenen des menschlichen Serums (Albumin, α-, β- und γ-Globuline) aufgetreten waren. Kontrollen sicherten die Spezifität der Befunde. Abb. 16a zeigt als Beispiel die Bindung des fluoresceinmarkierten RF an die durch die Reaktion eines Antiglobulinserums von Kaninchen mit menschlichem Serum entstandenen Immunpräcipitate.

Bei den Untersuchungen mit fluorescein- bzw. J^{131}-markiertem RF konnten wir im Gegensatz zu den Befunden von VAUGHAN (671) sowie EDELMANN et al. (168) auch eine Bindung des RF an Immunpräcipitate feststellen, die durch die Reaktion eines Antigens mit einem vom Pferd stammenden Antikörper hervorgerufen worden waren (Abb. 16b). Dies ist nach früher erwähnten Versuchen verständlich, bei denen eine Reak-tionsfähigkeit der Euglobulinfraktion von Pferdeseren mit dem RF in der Grenzschichtreaktion nachzuweisen war.

Die unseren Befunden widersprechenden Ergebnisse der oben genannten Autoren sind durch die unterschiedlichen Versuchsansätze zu erklären. Während VAUGHAN (671) und EDELMANN et al. (168) als Maß für die Reaktionsfähigkeit des RF mit Immunpräcipitaten indirekte Methoden wie die Hemmung von Agglutinations-

reaktionen nach Zusatz von Immunpräcipitaten zu RF-haltigen Seren benutzten,
wurden von uns Methoden angewandt, die die Bindung des RF unmittelbar optisch
sichtbar machen. Diese erlauben allerdings keine quantitativen Aussagen über die
Bindungsfähigkeit des RF an Immunpräcipitate. Die Befunde von VAUGHAN (671)
und EDELMANN et al. (168) sind wahrscheinlich durch eine geringere Bindung des

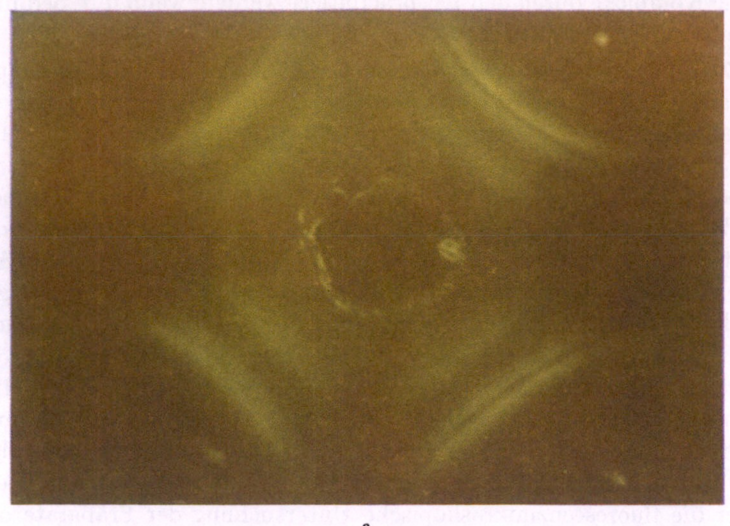

a

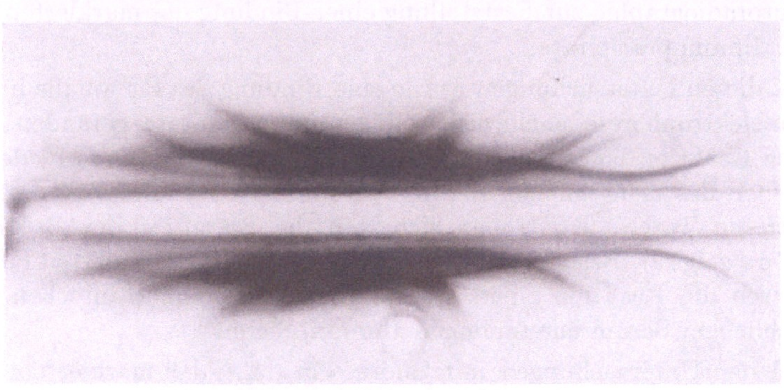

b

Abb. 16a u. b. a Nachweis der Bindung des fluoresceinmarkierten Rheumafaktors an ein Immun-
präcipitat im Agargeldiffusionstest nach OUCHTERLONY (476). b Nachweis der Bindung des J^{131}-
markierten Rheumafaktors an Immunpräcipitate in der Immunelektrophorese, nachgewiesen durch
Autoradiographie

RF an die mit Antikörpern vom Pferd gewonnenen Immunpräcipitate zu erklären.
Möglicherweise hat die schwächere Reaktion ihren Grund darin, daß die vom Pferd
gewonnenen Antikörper z.T. den 19 S-Gammaglobulinen angehören, die sich nicht
an den RF binden, während die Kaninchenantikörper vorwiegend den reaktionsfähigen 7 S-Gammaglobulinen zuzuordnen sind. Ob daneben noch eine verminderte
Affinität der 7 S-Gammaglobuline vom Pferd gegenüber dem RF besteht, muß
durch weitere Untersuchungen geklärt werden. Wir selbst konnten bei verglei-

chenden Untersuchungen über die Reaktionsfähigkeit der Gammaglobuline verschiedener Tiere keine wesentlichen Differenzen zwischen Kaninchen- und Pferdeseren feststellen.

Die Bindungsfähigkeit des RF von Seren, die in der Hämagglutinationsreaktion nach WAALER und ROSE ein negatives, dagegen in der Grenzschichtreaktion und dem Latexfixationstest ein positives Resultat ergaben, denen also gegenüber Kaninchengammaglobulin reaktionsfähige RF-Moleküle fehlen, wurde nicht untersucht. Es ist jedoch anzunehmen, daß sich diese nicht an die mit Antikörpern von Kaninchen hergestellten Immunpräcipitate binden. Umgekehrt absorbieren diese Immunpräcipitate genau wie Kaninchengammaglobulin nur solche RF-Moleküle, die sich an Kaninchengammaglobulin binden. Infolgedessen kann durch die Absorption RF-haltiger Seren mit solchen Präcipitaten die agglutinierende Aktivität gegenüber den mit Antikörpern von Kaninchen sensibilisierten Schafszellen völlig eliminiert werden, während die Agglutination von Korpuskeln, die mit menschlichem Gammaglobulin beladen sind, nur mäßig reduziert wird (671).

f) Die Geschwindigkeit der Bindung des Rheumafaktors an Gammaglobuline

Die Geschwindigkeit der Bindung des RF an Gammaglobuline wurde mit Hilfe der Grenzschichtreaktion bestimmt, die sich zum Studium der Kinetik von Antigen-Antikörperreaktionen gut eignet.

Bei unseren früheren Untersuchungen, bei denen natives Gammaglobulin zum Nachweis des RF im Grenzschichtreaktiometer herangezogen worden war (352), ließ die Meßwertkurve bereits 90 min nach Schichtung der Reaktanten einen Sättigungsverlauf erkennen. Es konnte daher angenommen werden, daß die Reaktion zu diesem Zeitpunkt annähernd abgeschlossen sei. Die Meßwertanstiege waren bei dieser Reaktion aber insgesamt so gering, daß eine sichere Beurteilung des Kurvenverlaufes bei Verfolgung der Reaktion über einen längeren Zeitraum nicht möglich war; insbesondere konnte ein geringer weiterer Meßwertanstieg nach 90 min nicht ausgeschlossen werden. Durch Verwendung einer 30 min auf 63°C erhitzten 0,5%igen Gammaglobulinlösung zum Nachweis des RF ließ sich der Reaktionsablauf wesentlich besser erfassen, weil die Meßwertanstiege hierbei viel größer sind. In Abb. 17 sind die bei Verwendung einer so vorbehandelten Gammaglobulinlösung registrierten Meßwertanstiege in Abhängigkeit von der Zeit eingezeichnet.

Die in Abb. 17 dargestellten Untersuchungen (Kurve *A*) zeigen, daß die Reaktion zwischen RF und Gammaglobulin bei Verwendung erhitzten Gammaglobulins innerhalb der ersten 90 min nach der Schichtung den steilsten Meßwertanstieg ergibt, jedoch auch später noch weiterläuft. Die Meßwertkurve flacht sich jetzt allerdings allmählich ab, hat aber erst nach etwa 72 Std einen Sättigungsverlauf erreicht. Über diesen Zeitpunkt hinaus konnte kein wesentlicher Meßwertanstieg mehr festgestellt werden. Die relativ lange Dauer bis zum Abschluß der Reaktion ist vorwiegend durch Diffusionsvorgänge bedingt, die wir an anderer Stelle (351) mathematisch zu formulieren versucht haben. Bei optimalen Konzentrationsverhältnissen der Reaktanten läßt sich der durch die Diffusion bedingte Verzögerungsfaktor dadurch weitgehend ausschalten,

daß die beiden Reaktanten sofort nach der ersten Meßwertablesung durch
Umschütteln gemischt werden. Hierbei erfolgt die Präcipitation wesentlich rascher, wie Kurve *B* der Abb. 17 zeigt. Auch bei diesem Versuch
erreicht die Meßwertkurve erst nach 72 Std einen Sättigungsverlauf, was
darauf hindeutet, daß zur Erreichung einer Gleichgewichtslage zwischen
Rheumafaktor und Gammaglobulin in ähnlicher Weise wie bei verschiedenen Antigen-Antikörperreaktionen eine sehr lange Zeit erforderlich ist,
die z. T. ebenfalls von Diffusionsvorgängen abhängig ist. Daß die primäre

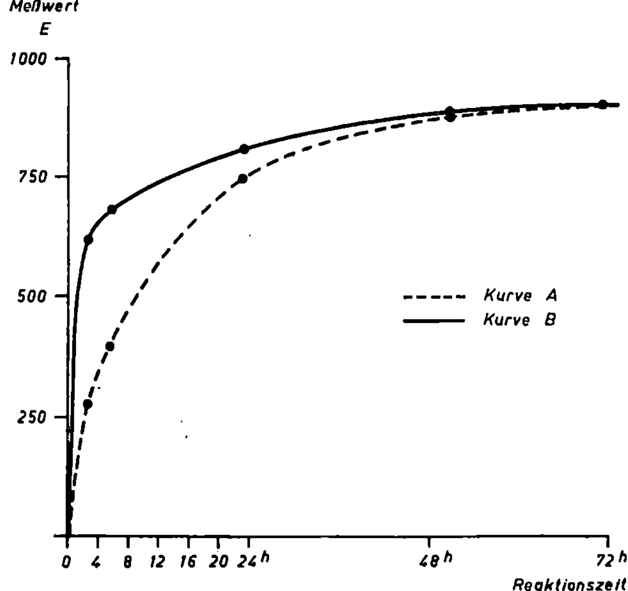

Abb. 17. Meßwertanstieg bei der Präcipitationsreaktion zwischen RF und einer 30 min auf 63° C
erhitzten 0,5%igen Gammaglobulinlösung in Abhängigkeit von der Zeit. Kurve *A*: bei Schichtung
der Reaktanten; Kurve *B*: bei Durchmischung der Reaktanten

Bindung des RF mit dem Gammaglobulin langsam abläuft, ist unwahrscheinlich, da bei Antigen-Antikörperreaktionen, wie sie u. E. auch die
Bindung des Gammaglobulins an den RF darstellt, der primäre Bin-
dungsvorgang nach Untersuchungen verschiedener Autoren [Lit. bei
H. Schmidt (563)] sehr rasch vonstatten geht.

Der verschiedene Verlauf der beiden in Abb. 17 registrierten Meßwertkurven
erklärt auch die bei der Grenzschichtreaktion beobachteten unterschiedlichen
Meßwertanstiege bei Untersuchung des gleichen Serums. Tritt bei unsachgemäßer
Schichtung der Reaktanten eine Durchmischung derselben ein, so ist der Meßwertanstieg in der Beobachtungszeit von 2 Std wesentlich größer als bei einwandfreier
Schichtung. Durch unvermeidliche Unterschiede in der Schichtung beträgt die
Fehlerbreite der Methode bei einer Reaktionsdauer von 2 Std ±11% des Meßwertanstieges. Wird die Reaktionsdauer dagegen auf 72 Std ausgedehnt, so ver-
mindert sich die Fehlerbreite wesentlich und macht jetzt nur mehr ±2—3% aus,

da sich zu diesem Zeitpunkt die bei Schichtung der Reaktanten erzielten Meßwertanstiege denjenigen angleichen, die bei Durchmischung der Reaktanten auftreten (Abb. 17).

Der steilere Anstieg der Meßwerte bei Durchmischung der Reaktanten läßt die
Frage aufkommen, ob eine solche Durchmischung zum Nachweis des Rheumafaktors geeigneter ist als die Schichtung der Reaktanten. Bei vergleichenden
Untersuchungen konnte unter Verwendung einer 0,5%igen, 30 min bei 63°C erhitzten Gammaglobulinlösung nach zweistündiger Reaktionsdauer in der Regel
wohl nach Durchmischung der Reaktanten ein stärkerer Meßwertanstieg als bei
der Schichtung erzielt werden, doch war die Reproduzierbarkeit der Ergebnisse
wesentlich geringer. Die Fehlerbreite betrug bei der Durchmischung ±28% des
Meßwertanstieges gegenüber nur ±11% bei der Schichtung. Zudem erhöhte sich
die Zahl der positiven Ergebnisse bei Durchmischung der Reaktanten nicht, so
daß wir bei sämtlichen unserer Untersuchungen der Schichtung den Vorzug gegeben
haben.

Eine Äquivalenzzone, wie man sie bei echten Antigen-Antikörperreaktionen gewöhnlich nachweisen kann — bei Verwendung von Ge-
mischen, wie sie antikörperhaltige Seren darstellen, allerdings oft nicht
in typischer Form (249) —, ließ sich bei der Reaktion des RF mit erhitztem Gammaglobulin nicht feststellen. Die Stärke der Präcipitation,
die bei unseren Untersuchungen im allgemeinen photoelektrisch im
Grenzschichtreaktiometer nach Durchmischung der Reaktanten, vergleichsweise aber auch durch Stickstoffbestimmung des Präcipitates
gemessen wurde, war bei konstantem RF-Gehalt nicht von der Konzentration des Gammaglobulins, sondern vom Aggregationszustand der
Gammaglobulinmoleküle abhängig. Auch unter Verwendung nativer
Gammaglobulinlösungen in verschiedenen Konzentrationen waren charakteristische Kurven nicht zu erzielen. Diese Befunde decken sich mit
denen von EPSTEIN et al. (185) sowie von PELTIER und CHRISTIAN (488),
die bei der Reaktion des RF mit Gammaglobulin ebenfalls keinen charakteristischen Äquivalenzpunkt feststellen konnten und fernerhin auch
keine festen Beziehungen zwischen der Präcipitation und der nach der
Präcipitationsreaktion im Überstand vorhandenen Menge an RF nachweisen konnten.

g) Die thermische Resistenz des Rheumafaktors

Weder monatelange Lagerung des Serums bei —20°C noch eine
30minutige Erhitzung auf 56°C vermindert die Reaktionsfähigkeit des
Rheumafaktors gegenüber Gammaglobulin. Auch nach 30minutigem
Erhitzen auf 60°C bleibt seine Aktivität erhalten (492), geht aber bei
gleich langer Erhitzung auf 70°C (72) und 80°C (400) verloren. Eine
exakte Ermittlung der Temperatur, bei der der RF seine charakteristischen Eigenschaften verliert, wurde bisher noch nicht vorgenommen.
Um diese zu bestimmen, wurden RF-haltige Seren je 30 min lang im
Wasserbad bei 56°, 58°, 60°, 62°, 63°, 64°, 65°, 66° und 70°C erhitzt. Da

bei Temperaturen von 63⁰C an eine Hitzekoagulation des Serums eintreten kann, wurden die Seren vor der Inkubation zu gleichen Teilen mit
physiologischer NaCl-Lösung verdünnt. Nach der Erhitzung erfolgte an
Hand verschiedener Teste die Prüfung der Reaktionsfähigkeit des
Rheumafaktors.

Nach den in Abb. 18 dargestellten Befunden, wie sie in der genannten
Versuchsanordnung bei mehreren Seren erhoben wurden, sinkt die Reaktionsfähigkeit des RF nach 30minutiger Inkubation des RF-haltigen

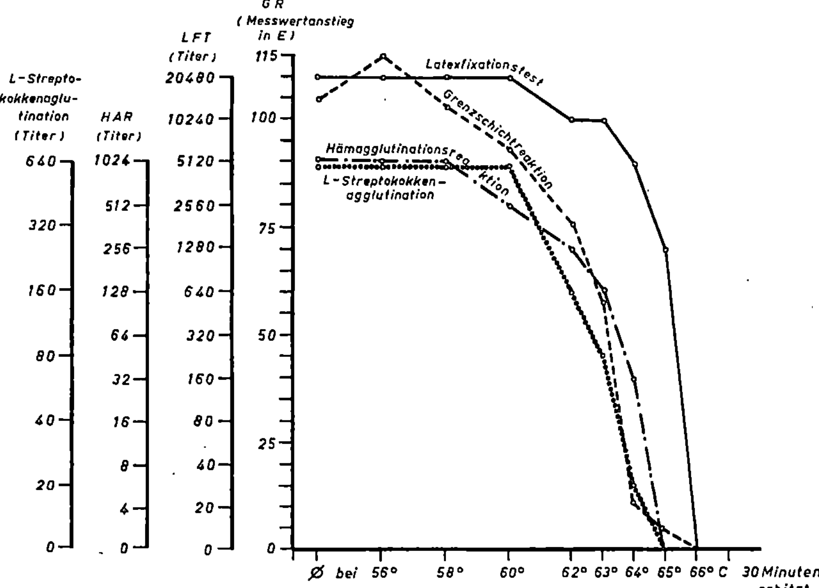

Abb. 18. Verminderung und Verlust der Aktivität des RF durch 30 min langes Erhitzen eines
verdünnten RF-haltigen Serums bei verschiedenen Temperaturen

Serums bei 60⁰C bereits geringfügig ab und wird bei gleichdauernder
Erhitzung des Serums auf höheren Temperaturen stufenweise vermin-
dert. Eine völlige Inaktivierung des RF wird durch eine 30minutige
Inkubation des Serums bei 65—66⁰C erreicht.

Auffallenderweise zeigt der Latexfixationstest mit dem 30 min bei 65⁰C inkubierten Serum noch einen relativ hohen Titer. Die Agglutination der Latexpartikel war aber nach einer solchen Vorbehandlung des Serums nur mehr sehr
gering. Deutlicher als durch die Angabe des Endtiters wird das Ergebnis des LFT
durch die Betrachtung der Agglutinationsstärke der Latexpartikel bei den verschiedenen Serumverdünnungen. In Abb. 19 ist diese Agglutinationsstärke der
Latexpartikel in den einzelnen Serumverdünnungsstufen nach 30minutiger Inkubation eines Serums bei verschiedenen Temperaturen registriert.

Wie die Kurvenschar der Abb. 19 erkennen läßt, sank bei zunehmender Inkubationstemperatur und gleicher Inkubationsdauer nicht nur der Endtiter des
Latexfixationstestes ab, vielmehr wurde auch die Agglutinationsstärke der Latex-

partikel im ganzen geringer. Bei einer 30minutigen Inkubation auf 66°C wurde
der Latexfixationstest in allen Fällen völlig negativ. Die nach stärkerer Erhitzung
des Serums auftretende Prozone im Latexfixationstest bei dem in Abb. 19 dargestellten Fall wird am ehesten mit einer graduellen Wirkungseinbuße des RF
durch die Erhitzung und einem dadurch bedingten Überwiegen thermostabiler,
die Agglutination der Latexpartikel hemmender Faktoren in den stärkeren Serum-
konzentrationen erklärt. Durch Fraktionierung des Serums (Kältepräcipitation)
konnten diese inhibitorischen Substanzen eliminiert werden. Wie an anderer Stelle
schon erwähnt, waren die auf den Latexfixationstest inhibierend wirkenden
Serumfaktoren in den meisten Fällen aber thermolabil, so daß Prozonen in diesem
Test nach stärkerer Erhitzung des Serums nicht auftraten.

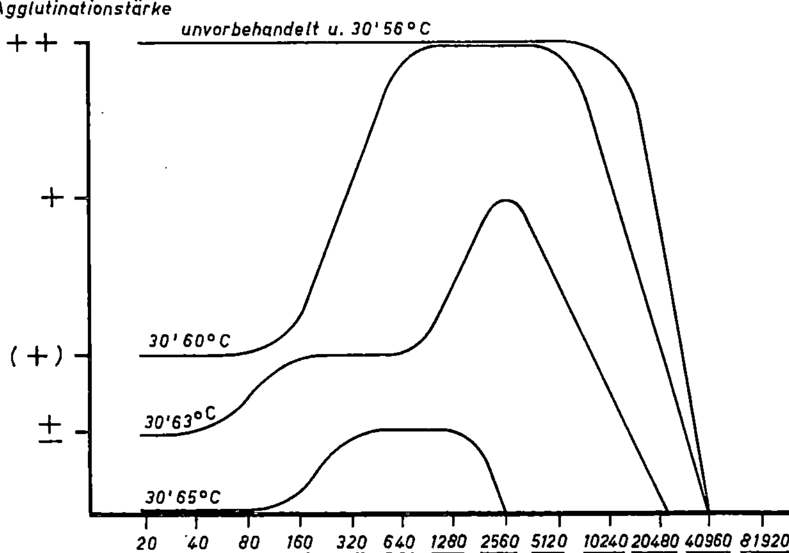

Abb. 19. Agglutinationsstärke der Latexpartikel in den einzelnen Serumverdünnungen beim Latexfixationstest nach 30minutiger Inkubation eines Serums bei verschiedenen Temperaturen

Die bei zunehmender Inkubationstemperatur zu beobachtende graduelle Wirkungseinbuße des RF könnte durch die Reaktion des RF mit dem beim Erhitzen
aggregierenden Gammaglobulin und einer dadurch bedingten Präcipitation des
RF-Gammaglobulinkomplexes erklärt werden. Um eine solche Reaktion auszuschließen, wurde der RF in der von HEIMER, FREDERICO und FREYBERG (289) angegebenen Methode von sensibilisierten Schafserythrocytenstromata durch pH-
Änderungen in gepufferter Kochsalzlösung weitgehend isoliert gewonnen, dann wie
bei den oben genannten Untersuchungen 30 min bei unterschiedlichen Temperaturen inkubiert und anschließend die verschieden stark erhitzten Fraktionen mit
der Hämagglutinationsreaktion nach WAALER-ROSE untersucht. Auch bei diesem
Versuch konnte eine völlige Inaktivierung des RF durch 30minutiges Erhitzen auf
65—66°C erreicht werden. Die ab einer Inkubationstemperatur von 62°C stufenweise eintretende graduelleWirkungseinbuße des RF fand sich in leicht verringertem
Maße auch bei dieser Untersuchung. Es kann deshalb angenommen werden, daß
diese Wirkungseinbuße nicht allein durch eine Reaktion des RF mit dem infolge

der Erhitzung aggregierten Gammaglobulin, sondern z. T. auch durch eine graduelle
Denaturierung des RF bei den entsprechenden Temperaturstufen hervorgerufen
wird.

h) Veränderung des Rheumafaktors durch den p_H-Wert und Abhängigkeit der Reaktion zwischen Rheumafaktor und Gammaglobulin vom p_H-Wert des Reaktionssystems

LOSPALLUTO und ZIFF (400) beobachteten schon 1956, daß der RF
bei einem p_H-Wert von 2,0 innerhalb einer Stunde, bei einem solchen
von 4,0 nach 24 Std seine Aktivität verliert. Diese Veränderungen sind
durch eine irreversible Alteration des RF bedingt, wie folgender Versuchsansatz zeigt.

In der Methode von SVARTZ und SCHLOSSMANN (633) hergestellte RF-haltige
Kältepräcipitate wurden mit Glykokollpuffer nach SÖRENSEN auf einen p_H-Wert
von 1,1 und 2,0 sowie mit einem Citronensäurephosphatpuffer nach McILVAINE auf
einen p_H-Wert von 3,0, 4,0, 5,0 und 6,0 eingestellt und 24 Std bei 4°C belassen.
Anschließend wurden sie über 24 Std bei 4°C gegen einen Boratkochsalzpuffer
von p_H 8,0 dialysiert. Die nach dieser Vorbehandlung erzielten Ergebnisse sind
in Tabelle 23 registriert.

Tabelle 23. *Änderung der Aktivität des RF nach temporärer Einwirkung niedriger p_H-Werte*

Titerwerte von	Unvor-behandelt	Titerwerte nach 24stündiger Einwirkung eines p_H-Wertes von					
		1,1	2,0	3,0	4,0	5,0	6,0
HAR	256	Ø	Ø	Ø	Ø	64	128
LFT	5120	Ø	Ø	20	20	5120	2560

Man erkennt, daß die Aktivität des RF durch Einwirkung niedriger
p_H-Werte (1,0—4,0) nach 24 Std irreversibel vermindert bzw. völlig
aufgehoben wird. Ein p_H-Wert von 5,0 und mehr bedingt dagegen
auch nach 24stündiger Einwirkung keinen sicheren Aktivitätsverlust
des RF mehr.

Auch die Reaktion zwischen Gammaglobulin und RF zeigt eine
Abhängigkeit vom p_H-Wert, die den Ausfall der Agglutinations- und
Präcipitationsreaktionen modifiziert. Eigene frühere Untersuchungen
mit der Grenzschichtreaktion (352) haben ergeben, daß der Meßwertanstieg im Grenzschichtreaktiometer bei Schichtung eines RF-haltigen
Serums mit nativem Gammaglobulin ein scharf ausgeprägtes Maximum
um den p_H-Bereich von 6,6 hat, das möglicherweise auf eine unspezifische
Reaktion im isoelektrischen Punkt der gegenüber dem RF-reaktiven
Gammaglobuline oder des RF selbst zurückzuführen ist. Die Meßwertanstiege bei einem p_H-Wert um 8,0 konnten dagegen der Reaktion
zwischen RF und Gammaglobulin zugeordnet werden, da in diesem

p_H-Bereich keine unspezifisch positiven Reaktionen, wie sie bei einem p_H von 6,6 nicht selten auftreten, zu beobachten waren. Unterhalb eines p_H von 6,6 fiel die Reaktionskurve scharf ab und war bei einem p_H von 5,0 annähernd negativ. Bei Verwendung einer 30 min bei 63°C erhitzten 0,5%igen Gammaglobulinlösung für die Grenzschichtreaktion ergaben sich bei Änderung des p_H-Wertes des Reaktionsmilieus durch entsprechenden Puffer (Citronensäurephosphatpuffer nach McIlvaine für ein p_H von 5,0, Phosphatpuffer nach Sörensen für einen p_H-Wert von 5,4—7,4, Veronalpuffer nach Sörensen für einen p_H-Wert von 8,0—9,2) ähnliche Befunde, wie Abb. 20 zeigt.

Auch der Latexfixationstest läßt eine Abhängigkeit vom p_H-Wert des Reaktionsmilieus erkennen. Die konstantesten Ergebnisse werden bei einem p_H-Wert von 8,0—9,0 erzielt (593). Falsch positive Ergebnisse durch Spontanagglutination der Latexpartikel sind wie bei der Grenzschichtreaktion häufiger bei einem p_H von 6,6 zu beobachten.

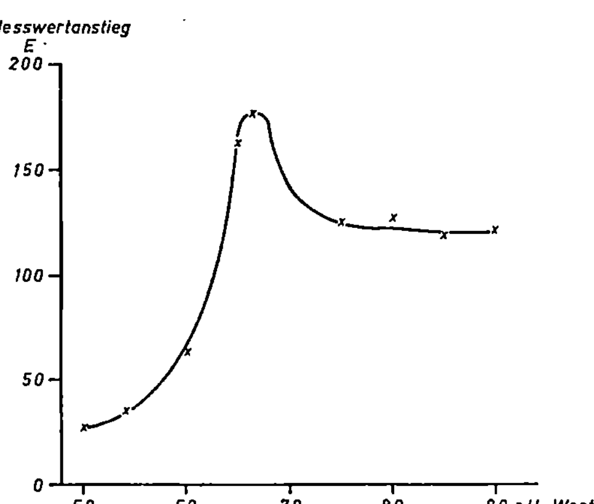

Abb. 20. Abhängigkeit der Meßwertanstiege bei der Reaktion zwischen RF und Gammaglobulin vom p_H-Wert der geschichteten Lösungen (Gammaglobulinlösung 0,5%ig, 30 min bei 63°C erhitzt)

Deutlicher als beim Latexfixationstest stellt sich die p_H-Abhängigkeit bei der Hämagglutinationsreaktion nach Waaler-Rose dar. Um die Abhängigkeit dieser Reaktion vom p_H-Wert des Milieus zu prüfen, wurden sowohl die Verdünnungsreihen RF-haltiger Seren wie auch die Suspension der sensibilisierenden Erythrocyten mit isotonischer Pufferlösung bei verschiedenen p_H-Werten von 6,0—9,2 angesetzt, wobei die oben genannten Puffer für die einzelnen p_H-Bereiche benutzt wurden. Die bei den verschiedenen p_H-Werten in der Hämagglutinationsreaktion erzielten Titer von vier Seren sind in Abb. 21 dargestellt.

Wie aus Abb. 21 hervorgeht, liegt das p_H-Optimum für die Reaktion bei etwa 7,6. Zwischen den p_H-Werten von 7,2—8,4 sind nur geringe Titerdifferenzen erkennbar, während unterhalb dieses p_HBereiches, besonders unterhalb eines p_H-Wertes von 6,8 ein erheblicher Titerabfall nachweisbar war. Bei Alkalisierung des Reaktionsmilieus über ein p_H von 8,4 trat ebenfalls ein Titerverlust ein. Gleichartige Befunde wurden auch von Link und Gibson (394) sowie Heimer et al. (289) erhoben.

Die letztgenannten Autoren stellten ferner eine komplette Inhibition der Hämagglutinationsreaktion bei einem p_H von 5,2 fest.

Die p_H-Abhängigkeit der Hämagglutinationsreaktion nach WAALER-ROSE hat zur Folge, daß die erhaltenen Titer bei Verwendung einer gepufferten Kochsalzlösung mit einem p_H von 7,2—8,5 als Verdünnungsmittel des Serums in manchen Fällen etwas höher liegen, als bei Benutzung physiologischer Kochsalzlösung als Verdünnungsmittel. Der p_H-Wert bei den mit nichtgepufferter physiologischer Kochsalzlösung angesetzten Serumverdünnungsreihen verschiebt sich nämlich mit zunehmender Serumverdünnung infolge der abnehmenden Pufferwirkung des Serums mehr und mehr nach der sauren Seite und kann unter 6,0 absinken (289, 569), da nichtgepufferte Kochsalzlösung oft leicht sauer reagiert. Die Bedingung für die Agglutination der sensibilisierten Erythrocyten sind bei diesem p_H nach den oben genannten Versuchen aber nicht mehr optimal, so daß hierdurch ein Titerverlust resultieren kann.

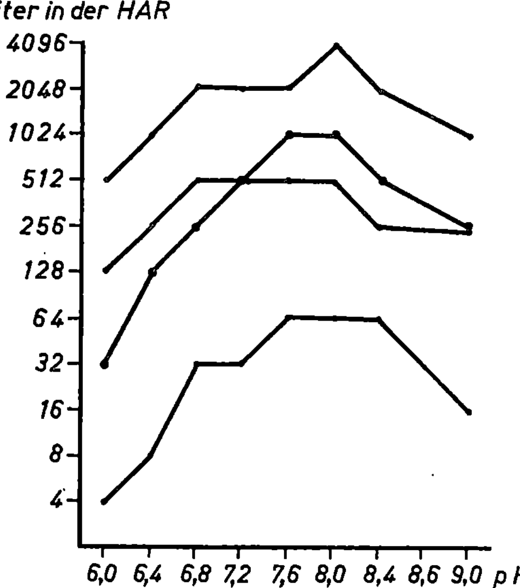

Abb. 21. Abhängigkeit der Agglutinationstiter in der Hämagglutinationsreaktion nach WAALER-ROSE von dem p_H-Wert des Milieus

Die Ursache für die Abhängigkeit der Reaktion zwischen RF und Gammaglobulin vom p_H-Wert ist nicht völlig klar. Nach den oben dargelegten Untersuchungen wird der RF durch die Verschiebung des p_H-Wertes nach der sauren Seite bis zu einem p_H von 5,0 nicht inaktiviert. HEIMER et al. (289) vermuten, daß die bei niedrigem p_H-Wert eintretende Hemmung der Hämagglutinationsreaktion auf einer Änderung der elektrischen Ladung der aktiven Endgruppen des RF beruht. Auf Grund des p_H-Bereiches der Inhibition schlossen sie, daß für die Reaktion des RF in der Hämagglutinationsreaktion freie Aminogruppen verantwortlich sind, die sich bei Ansäuerung des Milieus positiv aufladen und damit ihre Reaktionsfähigkeit verlieren. Die Bedeutung von Aminogruppen für die Reaktionsfähigkeit des RF geht aus später erwähnten Untersuchungen der gleichen Autoren (289) hervor. Bei Blockierung dieser Gruppen mit verschiedenen Substanzen beobachteten HEIMER et al. (289) eine Inhibition der Hämagglutinationsreaktion (s. S. 127).

Die Abnahme der Reaktionsfähigkeit des RF bei Verschiebung des p_H-Wertes des Reaktionsmilieus nach der alkalischen Seite (p_H 9,0) ist

bei der Grenzschichtreaktion nur gering. Der Titerabfall der Hämagglutinationsreaktion ist nach unseren Beobachtungen z. T. sicher durch
die bei diesem p_H-Wert verminderte Bindung des hämolytischen Amboceptors an die Erythrocyten bedingt, die in Analogie zu der von SCHU-
BOTHE (569) festgestellten verminderten Bindungsfähigkeit inkompletter
Immunisoantikörper und inkompletter Wärmeautoantikörper an Erythrocyten bei alkalischem p_H-Wert zu setzen ist.

Durch Einfluß des p_H ist nach den Untersuchungen von HEIMER et al. (289)
auch die Hemmwirkung gewisser Substanzen auf die Hämagglutinationsreaktion,
insbesondere die von SVARTZ und SCHLOSSMANN (635) beschriebene Inhibition der
Reaktion durch Sulfonamide zu erklären. HEIMER et al. (289) zeigten, daß der
durch den Zusatz von Sulfonamiden hervorgerufene Titerabfall in der Hämaggglu-
tinationsreaktion in direkter Beziehung zu der durch den Zusatz bedingten p_H-
Verschiebung des Serums nach der sauren Seite hin steht und bei Konstanthaltung
eines p_H-Wertes von etwa 7,0 nicht auftritt. Auch Glycylglycin erniedrigt den
Titer infolge seiner Wirkung auf den p_H-Wert des Milieus (289).

3. Der Vergleich der verschiedenen Methoden zum Nachweis des Rheumafaktors

a) Die Ursache der Streptokokkenagglutination im Serum chronischer Polyarthritiden

Bei unseren Untersuchungen über das Vorkommen des RF bei der
chronischen Polyarthritis und seine serologische Verhaltensweise wurden
verschiedene Nachweisverfahren herangezogen. Bevor der Wert und
die Fehlerbreite der einzelnen Methoden besprochen werden, ist es erforderlich, auf eine dieser Reaktionen, die L-Streptokokkenagglutination,
näher einzugehen, da diese nicht als Methode zum Nachweis des RF an-
erkannt ist. An Hand klinischer und experimenteller Untersuchungen
soll daher zunächst die Frage nach der Ursache der L-Streptokokkenagglutination diskutiert werden.

Seit den Untersuchungen von CECIL, NICHOLS und STAINSBY (99, 100, 468)
ist bekannt, daß Seren chronischer Polyarthritiden in hohem Prozentsatz (60—95%)
lebende und abgetötete β-hämolytische Streptokokken der Gruppe A agglutinieren
(23, 53, 108, 113, 338, 392, 393, 450, 558, 643, 644, 648,733 u. a.). Diese Reaktionen
wurden auf die Bindung eines Antikörpers an ein oberflächengebundenes sog.
L-Antigen [L-Streptokokkenagglutination (338, 733)] bzw. an das sog. O-Antigen
autoklavierter Streptokokken [O-Streptokokkenagglutination (634, 649)] zurückgeführt, von einigen Autoren wie SCHMID et al. (558) auch als Ausdruck der Vermehrung eines unspezifischen, den Agglutinationsmechanismus beschleunigenden
Serumeiweißfaktors angesehen.

Der Nachweis der Streptokokkenagglutinine hat zur Annahme einer engen
Korrelation zwischen Streptokokkeninfekten und chronischer Polyarthritis geführt
(100, 113, 134, 553 u. a.), insbesondere, da nach den Befunden von QUINN und
LIAO (513) sowie CLAWSON et al. (108) positive Agglutinationsreaktionen bei dieser
Erkrankung in demselben Prozentsatz (80—90%) wie bei dem durch Strepto-
kokken ausgelösten rheumatischen Fieber vorkommen.

Bei eigenen Untersuchungen über das Vorkommen der L-Streptokokken-agglutinationsreaktion konnte nur in 2 von 31 Fällen im Anfangsstadium des rheumatischen Fiebers und auch nur bei 4 von 40 Patienten nach längerer Krankheitsdauer von 2—4 Monaten eine positive L-Streptokokkenagglutination in der bereits angegebenen Methode beobachtet werden. Der Prozentsatz positiver Fälle beim rheumatischen Fieber liegt insgesamt (8,4%) etwas höher als bei Patienten mit nichtrheumatischen Erkrankungen (5,3% von 1726 Fällen) doch sind diese Unterschiede nicht signifikant. Eine Parallelität der L-Streptokokkenagglutinationsreaktion zum Antistreptolysintiter bestand weder beim rheumatischen Fieber noch bei der chronischen Polyarthritis (Tabelle 24 und 25). Ebensowenig zeigte sich eine Parallelität zwischen dem Titerwert der Antistreptokinasereaktion und dem Ausfall der L-Streptokokkenagglutination.

Tabelle 24. *Vergleich der Titerwerte der Antistreptolysin- und L-Streptokokken-agglutinationsreaktion beim rheumatischen Fieber*

Antistreptolysin-titer	Zahl der unter-suchten Seren	Davon hatten Titer in der L-Streptokokkenagglutination		
		∅	1:20	1:40
bis 200 E	8	7	—	1
201—350 E	25	21	1	3
351—499 E	15	14	—	1
500 E und mehr	23	18	4	1
gesamt	71	60	5	6

Tabelle 25. *Vergleich der Titerwerte der Antistreptolysin- und L-Streptokokken-agglutinationsreaktion bei chronischer Polyarthritis*

Antistreptolysin-titer	Zahl der unter-suchten Seren	Davon hatten Titer in der L-Streptokokkenagglutination (in %)					
		∅	1:20	1:40	1:80	1:160	160
bis 200 E	748	28,9	10,3	15,8	17,1	17,5	10,4
201—350 E	80	33,8	12,5	13,7	12,5	18,8	8,7
351—499 E	63	30,1	15,9	15,9	15,9	11,1	11,1
500 E und mehr	86	23,3	13,9	10,5	18,6	12,8	20,9
gesamt	977	29,0	11,1	15,1	16,8	16,8	11,2

Auch KALBAK (338), WINBLAD und EDSTRÖM (733), BARCELO (23) sowie FOZ et al. (204) fanden im akuten Stadium des rheumatischen Fiebers keine positiven Streptokokkenagglutinationsreaktionen. KALBAK (338) sowie WINBLAD und EDSTRÖM (733) beobachteten aber ein positives Ergebnis häufiger im späteren Verlauf dieser Erkrankung, wenn der Antistreptolysintiter bereits zur Norm abgeklungen war. Wir selbst konnten solche Befunde nicht erheben, auch fanden wir wie FOZ et al. (204) die L-Streptokokkenagglutination bei rheumatischen Vitien nicht vermehrt positiv.

Auf Grund der erst bei länger andauerndem rheumatischen Fieber positiven L-Streptokokkenagglutinationsreaktionen hat KALBAK (338) den Schluß gezogen, daß Antistreptolysinreaktion und L- bzw. O-Streptokokkenagglutination auf zwei verschiedenen Mechanismen beruhen, indem die Antistreptolysinreaktion als Antitoxinreaktion die Existenz virulenter, toxinbildender Streptokokken voraussetzt, während L- und O-Streptokokkenagglutinationen — sofern sie überhaupt die Existenz von Streptokokken wahrscheinlich machen — nichts darüber aussagen, ob diese lebend oder tot sind. Auf Grund dieser Überlegungen diskutierten SCHEIF-FARTH und FRENGER (553) als mögliche Ursache der primär-chronischen Polyarthritis eine Infektion durch „virulenzgedrosselte" Streptokokken im hochimmunisierten Organismus. Die Frage, ob die Streptokokkenagglutinationsreaktion bei der chronischen Polyarthritis tatsächlich auf einer Streptokokkeninfektion beruht und damit möglicherweise ätiologische und pathogenetische Anhaltspunkte ergibt, oder ob sie durch den RF hervorgerufen wird, erscheint daher bedeutungsvoll.

Es ist schon lange bekannt, daß im Serum chronischer Polyarthritiden nicht nur Streptokokken, sondern auch verschiedene andere Bakterien wie Staphylokokken, Pneumokokken und Enterokokken agglutiniert werden (134, 206, 470, 471, 706). Diese Befunde ließen es bereits zweifelhaft erscheinen, daß mit den Streptokokkenagglutinationsreaktionen typische Immunagglutinine erfaßt werden. Solche Zweifel wurden schon von DAWSON et al. (135) geäußert. Gegen eine spezifische Reaktion spricht neben der oben erwähnten Beobachtung auch die Tatsache, daß die von uns untersuchte L-Streptokokkenagglutinationsreaktion in den meisten Fällen mit der Hämagglutinationsreaktion nach WAALER-ROSE, dem Latexfixationstest und dem Latextropfentest sowie der Grenzschichtreaktion parallel geht, wie Tabelle 26 zeigt.

Tabelle 26. *Vergleich des Ausfalles der L-Streptokokkenagglutinationsreaktion mit der Hämagglutinationsreaktion nach* WAALER-ROSE *(HAR), dem Latexfixationstest(LFT) und dem Latextropfentest (LTT) sowie der Grenzschichtreaktion (GR) in Seren von Patienten mit rheumatischen Erkrankungen*

Titer der L-Streptokokken-agglutinations-reaktion	Zahl der Seren	Hiervon waren (in %) positiv in				
		HAR	LFT	LTT	GR	HAR, LFT, LTT und GR konkordant positiv
$\emptyset$	920	2,6	4,8	6,8	3,2	0,4
1:20	224	13,6	19,2	22,4	18,7	5,6
1:40	168	60,1	74,8	75,8	61,2	34,3
1:80	202	75,3	85,2	84,7	81,2	53,0
1:160	183	91,8	95,6	98,4	96,2	73,8
>1:160	111	95,6	98,2	100,0	97,3	95,6

Die Differenzen zwischen den genannten Testen, wie sie in Tabelle 26 zutage treten, sind nicht größer als diejenigen zwischen Hämagglutinationsreaktion, Latexfixationstest, Latextropfentest und Grenzschichtreaktion. Ein positiver Ausfall der Streptokokkenagglutination (Titer >1:20) allein bei negativen Werten in sämtlichen der vier übrigen Reaktionen wurde nur bei 49 (2,6%) von 1808 Seren rheumatischer Erkrankungen gefunden. Titer von 1:20, die wegen des häufigen Vorkommens bei nichtrheumatischen Erkrankungen und auch bei Gesunden noch nicht als pathologisch gewertet werden können, wurden nicht selten bei den Fällen chronischer Polyarthritiden registriert, bei denen nur einzelne der vier Teste zum Nachweis des Rheumafaktors positive Ergebnisse zeigten. Bei 15 von 29 chronischen

Polyarthritiden mit einem Titer von 1:20 in der L-Streptokokkenagglutinationsreaktion und negativem Ausfall der Hämagglutinationsreaktion nach WAALER-
ROSE, des Latexfixationstestes, des Latextropfentestes und der Grenzschichtreaktion konnte der RF in der Euglobulinfraktion mit der Hämagglutinationsreaktion
und/oder dem Latexfixationstest nachgewiesen werden. Diese Beobachtungen
zeigen, daß bei einer positiven L-Streptokokkenagglutination in niedrigen Serumverdünnungen bei der chronischen Polyarthritis bereits der Verdacht auf das Vorkommen des RF geäußert werden muß.

Auch die Titerwerte der L-Streptokokkenagglutination zeigten eine
deutliche Parallelität zu denen der Hämagglutinationsreaktion und des
Latexfixationstestes sowie zu den Meßwertanstiegen in der Grenzschichtreaktion. In Tabelle 27 sind als Beispiel die Titerwerte der L-Streptokokkenagglutinationsreaktion den Meßwertanstiegen in der Grenzschichtreaktion gegenübergestellt.

Tabelle 27. *Vergleich zwischen den Titerwerten der L-Streptokokkenagglutination und
den Meßwertanstiegen in der Grenzschichtreaktion bei 1808 Seren von Patienten mit
rheumatischen Erkrankungen*

Titerwerte bei der L-Streptokokken-agglutination	Zahl der Seren	Hiervon hatten Meßwertanstiege in der Grenzschichtreaktion (in %)							
		∅	1 bis 10 E	11 bis 20 E	21 bis 50 E	51 bis 100 E	101 bis 150 E	151 bis 200 E	>200 E
∅	920	43,0	53,7	2,7	0,4	0,2	—	—	—
1:20	224	30,8	44,9	18,2	5,6	0,5	—	—	—
1:40	168	15,2	23,6	28,6	19,1	6,7	2,3	3,9	0,6
1:80	202	5,9	12,9	17,8	29,2	21,8	8,4	3,0	1,0
1:160	183	0,5	3,3	10,9	20,8	25,7	20,8	12,6	5,5
1:320	77	—	3,9	3,9	20,8	22,1	23,4	18,2	7,7
1:640	24	—	—	—	16,7	16,7	20,6	20,6	25,4
1:1280	10	—	—	—	—	20,0	10,0	30,0	40,0

Der weitgehend gleichsinnige Ausfall der L-Streptokokkenagglutination mit der Waaler-Roseschen Hämagglutinationsreaktion, wie er auch
von BARCELLO (23), WAALER (694) u. a. beobachtet wurde, ferner mit
dem Latexfixations- und -tropfentest sowie der Grenzschichtreaktion
legt es nahe, daß auch die erstgenannte Reaktion durch den Rheumafaktor ausgelöst wird. Diese Vermutung wurde bereits von OKER-BLOM
(470) u. a. wegen der Fähigkeit der Seren, verschiedene Bakterien zu
agglutinieren ausgesprochen, von WAALER (694), PICKE et al. (493) und
THULIN (646) jedoch abgelehnt.

Tatsächlich sprechen einige Befunde zunächst gegen die Identität
des die L-Streptokokkenagglutination auslösenden Faktors mit dem RF.
So wies THULIN (646—648) nach, daß der nach BOOTS et al. (61) in der
β-γ-Globulinfraktion lokalisierte L- und O-Streptokokkenagglutinations-
faktor eine gegenüber dem RF langsamere Wanderungsgeschwindigkeit
im elektrischen Feld hat. Wir konnten diese Befunde bei Fraktionierung

von Seren mit positiver L-Streptokokkenagglutinations- und Hämagglutinationsreaktion sowie positivem Latexfixationstest mit der kontinuierlichen Serumelektrophorese (Apparatur zur kontinuierlichen Serumelektrophorese von Beckmann Modell „Spinco") bestätigen.

Bei diesen Untersuchungen wurden die einzelnen isolierten Serumfraktionen durch Dialyse gegen 20%ige Peristonlösung bei 4°C auf einen einheitlichen Eiweißgehalt von 0,6% eingestellt, ihre Zusammensetzung papier- und immunelektrophoretisch untersucht und anschließend ihre agglutinierende Wirksamkeit in der L-Streptokokkenagglutinationsreaktion, dem Latexfixationstest und der Hämagglutinationsreaktion bestimmt. Hierbei fand sich, wie in Abb. 22 dargestellt,

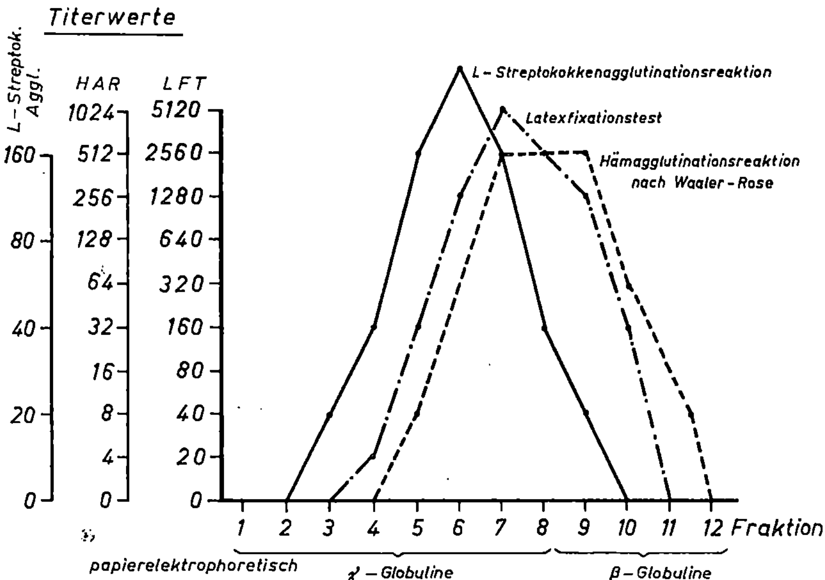

Abb. 22. Elektrophoretische Wanderungsgeschwindigkeit des die L-Streptokokkenagglutination bedingenden Faktors und des mit der Hämagglutinationsreaktion nach WAALER-ROSE und dem Latexfixationstest nachgewiesenen Rheumafaktors

in den langsam wandernden, immunelektrophoretisch reinen Gammaglobulinen mit keinem der Teste eine agglutinierende Aktivität. Die schneller wandernden Gammaglobuline, in denen immunelektrophoretisch auch β-Globuline nachweisbar waren, zeigten in allen drei Reaktionen positive Titerwerte. Allerdings lagen die höchsten Agglutinationstiter der L-Streptokokkenagglutination weiter nach den langsam wandernden Gammaglobulinfraktionen als diejenigen der Hämagglutinationsreaktion und des Latexfixationstestes. Auf diesen Befund soll später noch eingegangen werden (s. S. 94).

Auch folgende Beobachtung läßt zunächst an der Identität des die L-Streptokokkenagglutination auslösenden Faktors mit dem RF zweifeln: Nach den Untersuchungen von WAGER (696), THULIN (648), LAMONT-HAVERS (372), GRUBB (261) und eigenen Befunden bedingt die Absorption des Serums mit lebenden β-hämolytischen Streptokokken der Gruppe A ein Negativwerden der L-Streptokokkenagglutination, während der RF weiterhin nachweisbar bleibt, wie auch aus folgendem Versuch hervorgeht:

Streptokokken von 20 ml Streptokokkenbouillon, wie sie für die L-Streptokokkenagglutination benutzt wird, wurden in physiologischer Kochsalzlösung dreimal gewaschen und in 2 ml eines Serums mit positivem Ausfall der L-Streptokokkenagglutination, der Waaler-Roseschen Hämagglutionationsreaktion, des Latexfixationstestes und der Grenzschichtreaktion suspendiert. Die Suspension wurde unter mehrmaligem Aufschütteln 2 Std im Wasserbad bei 37°C inkubiert, dann 18 Std im Eisschrank aufbewahrt, die Streptokokken anschließend abzentrifugiert und der Überstand in der gleichen Weise nochmals mit Streptokokken absorbiert. An dem absorbierten Serum wurden dann die einzelnen oben genannten Reaktionen durchgeführt. Dabei ergab sich das in der mittleren Rubrik der Tabelle 28 dargestellte Ergebnis. Die Resultate der Hämagglutinationsreaktion nach Waaler-Rose, des Latexfixationstestes und der Grenzschichtreaktion erfahren also durch die Absorption mit Streptokokken keine wesentlichen Änderungen, während die L-Streptokokkenagglutination negativ wird. Im Gegensatz zu den Befunden von Seifert (579 a) konnten wir bei

Tabelle 28. *Titerwerte der L-Streptokokkenagglutinationsreaktion und verschiedener Reaktionen zum Nachweis des RF vor und nach Absorption mit β-hämolytischen Streptokokken der Gruppe A sowie nach anschließendem Zusatz von Normalserum*

	Titerwerte (bzw. Meßwertanstiege)		
	vor Absorption	nach Absorption	nach Zufügung von Normal-serum
L-Streptol.-Aggl.	1:320	∅	1:160
HAR	1:1024	1:1024	1:512
LFT	1:10240	1:20480	1:10240
GR	118 E	109 E	92 E

der Absorption des Serums mit Streptokokken keinen Titerabfall im Latexfixationstest nachweisen, so daß wir der von Seifert geäußerten Anschauung, daß die im Latexfixationstest wirksame Serumsubstanz einem streptokokkenagglutinierenden Faktor und nicht dem RF entspräche, nicht zustimmen können.

Fügte man dem mit Streptokokken absorbierten Serum das Serum einer gesunden Person mit negativer L-Streptokokkenagglutination zu gleichen Teilen zu, so wurde, wie bereits Lamont-Havers (372) nachwies, die L-Streptokokkenagglutination wieder positiv, und zwar in einem dem Ausgangstiter ähnlichen Titer (letzte Spalte der Tabelle 28). Erfolgte dagegen eine Absorption des RF mit erhitztem Gammaglobulin, so wurde nicht nur die Hämagglutinationsreaktion, sondern auch die L-Streptokokkenagglutination negativ. Das absorbierte Serum behielt aber die Fähigkeit, ein mit Streptokokken absorbiertes RF-haltiges Serum derart zu substituieren, daß die Streptokokkenagglutination in diesem Serum wieder positiv ausfiel.

Wurden für den Nachweis der L-Streptokokkenagglutination Streptokokken herangezogen, die vorher im Serum gesunder Personen suspendiert und anschließend dreimal in physiologischer Kochsalzlösung gewaschen worden waren, so fiel die Reaktion auch in einem vorher mit Streptokokken absorbierten Serum positiv aus. Hiernach kann angenommen werden, daß sich im Normalserum ein Faktor befindet, der sich an die Streptokokken bindet und für die Auslösung der Streptokokkenagglutination entscheidend wichtig ist. Die Bindung dieses Faktors an Streptokokken konnten wir fluorescenzmikroskopisch folgendermaßen nachweisen:

Streptokokken wurden in Normalseren, die nach der Methode von COONS und KAPLAN (122) mit Fluoresceinisothiocyanat markiert worden waren, suspendiert und nach einstündiger Reaktionszeit bei 37°C sechsmal mit physiologischer Kochsalzlösung gewaschen. Die Streptokokken wiesen dann eine deutliche Fluorescenz auf (Abb. 23). Diese war nicht vorhanden, wenn das markierte Serum vorher in der genannten Methode mit Streptokokken absorbiert worden war.

Die mit dem fluorescierenden Eiweißkörper beladenen Streptokokken zeigten in einem mit Streptokokken absorbierten, RF-haltigen Serum eine deutliche Agglutination (Abb. 23), nicht dagegen in Seren gesunder Personen.

Wie bereits von LAMONT-HAVERS (372) gezeigt wurde und wie die hier erwähnten Befunde bestätigen, sind zur Auslösung der L-Strepto-

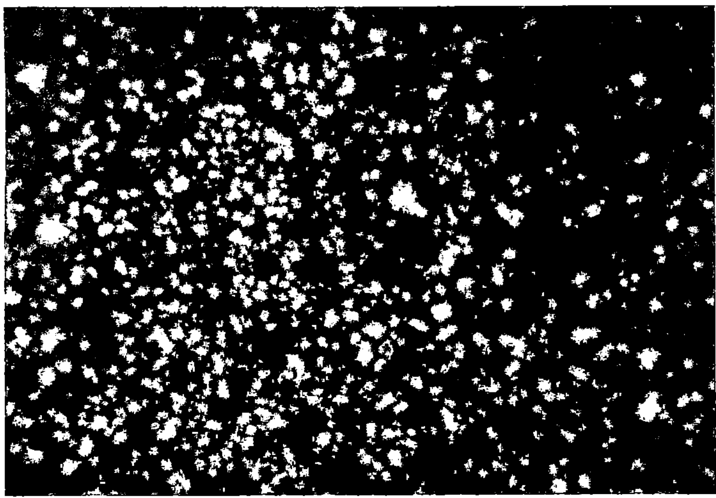

Abb. 23. Durch den RF bedingte Agglutination von Streptokokken, die in einem in der Methode von COONS und KAPLAN (154) fluoresceinmarkierten Normalserum suspendiert und anschließend gewaschen worden waren (Untersuchung im Fluorescenzmikroskop)

kokkenagglutination zwei verschiedene Faktoren erforderlich, von denen der eine mit dem RF identisch ist, während der andere für die chronische Polyarthritis uncharakteristisch ist, da er auch in Seren Gesunder vorkommt.

Um die Natur der letztgenannten Serumsubstanz zu klären, wurden zunächst Untersuchungen an RF-haltigen Kältepräcipitaten durchgeführt, in denen dieser Faktor nach LAMONT-HAVERS (372) nicht vorhanden ist.

Hierbei wurden zu je 0,2 ml eines in der Methode von SVARTZ und SCHLOSS-MANN (633) hergestellten und auf das Serumausgangsvolumen mit physiologischer NaCl-Lösung wieder aufgelösten, in der L-Streptokokkenagglutinationsreaktion negativen Kältepräcipitates von einem RF-haltigen Serum mit einem L-Streptokokkenagglutinationstiter von 1:160 je 0,2 ml Vollserum von 40 verschiedenen gesunden Blutspendern zugefügt und hiermit die L-Streptokokkenagglutination durchgeführt. Die Ergebnisse sind in Abb. 24 niedergelegt.

Diese Untersuchungen zeigen, daß der Faktor, der neben dem RF für die Auslösung der L-Streptokokkenagglutination erforderlich ist, zwar in jedem Serum vorkommt, jedoch in unterschiedlichen Konzentrationen. Eine exakte Titerbestimmung dieses Faktors mit der L-Streptokokkenagglutinationsreaktion am Ansatz von Verdünnungsreihen normaler Seren unter Zugabe einer gleichbleibenden Menge eines RF-positiven Kältepräcipitates bestätigte an 15 Seren diesen Befund.

Da nach den genannten Befunden die Konzentration des Faktors für die Titerhöhe der L-Streptokokkenagglutinationsreaktion sehr wichtig ist, kann der Titer dieser Reaktion nicht als absolutes Maß für den Gehalt des Serums an RF angesehen werden. Tatsächlich wurde der Titer der L-Streptokokkenagglutination durch Zufügung von 0,1 ml Normalserum zu 0,5 ml jeder Serumverdünnung der für die L-Streptokokkenagglutinationsreaktion hergestellten Reihen bei 5 von 27 Seren gesteigert, doch jeweils nur in 1—2 Titerstufen. Bei Zusatz von Seren verschiedener Tiere (Pferd, Schwein, Hammel, Kaninchen und Meerschweinchen) zum RFhaltigen Kältepräcipitat konnte eine positive L-Streptokokkenagglutinationsreaktion nicht erzielt werden, lediglich 2 von 6 verschiedenen Rinderseren lösten eine allerdings nur schwache Agglutination aus.

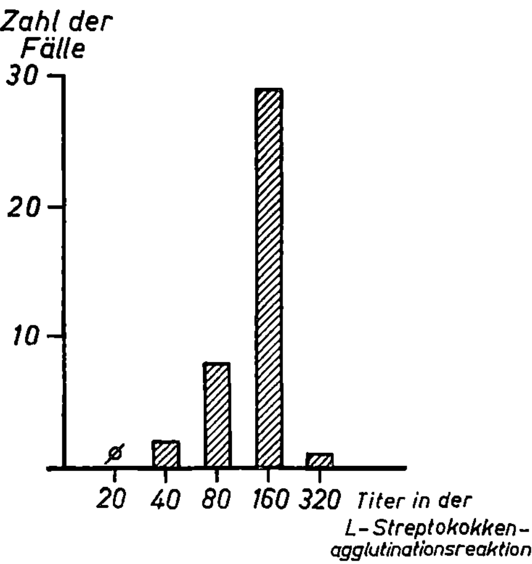

Abb. 24. Unterschiede in den Titerwerten der L-Streptokokkenagglutination nach Zusatz verschiedener menschlicher Seren zu einem RF-haltigen Kältepräcipitat (L-Streptokokkenagglutination im Kältepräcipitat negativ)

Von verschiedenen, durch Fraktionierung mit der kontinuierlichen Serumelektrophorese gewonnenen und elektrophoretisch und immunelektrophoretisch untersuchten Serumfraktionen des Menschen waren nur die gammaglobulinhaltigen Fraktionen geeignet, bei Zusatz zu RF-haltigen Kältepräcipitaten eine positive L-Streptokokkenagglutination auszulösen. Andererseits wurde nach Entfernung der Gammaglobuline aus RF-haltigen Seren mittels Präcipitation durch ein reines, zur quantitativen immunologischen Bestimmung von Schultze und Schwick (574) hergestelltes Antihumangammaglobulinserum die L-Streptokokkenagglutination negativ, während der RF mit der Hämagglutinationsreaktion nach Waaler-Rose, dem Latexfixationstest und der Grenzschichtreaktion weiterhin nachweisbar blieb.

Diese Untersuchungen beweisen, daß der bei der L-Streptokokkenagglutination wirksame „unspezifische" Faktor der Gammaglobulinfraktion des menschlichen Serums angehört und lassen die schon von Ziff (748) geäußerte Vermutung wahrscheinlich werden, daß es sich bei diesem Faktor um einen Antikörper handelt. Auch mit Hilfe einer in der Methode von Coons und Kaplan (122) fluoresceinmarkierten Gammaglobulinlösung konnte die Bindung von Gammaglobulinen an Streptokokken nachgewiesen werden.

Um die Antikörpernatur des sich an Streptokokken bindenden
Gammaglobulins zu beweisen, wurden zwölf Kaninchen mit den für die
L-Streptokokkenagglutination benutzten Streptokokken immunisiert,
wobei in zweitägigen Abständen steigende Mengen der Streptokokkenbouillon i.v. injiziert wurden. Während vor der Immunisierung keines
der Kaninchenseren bei Zusatz zu RF-haltigen Kältepräcipitaten eine
positive L-Streptokokkenagglutination auslöste, wurden bei dem gleichen
Versuch nach 8—11tägiger Immunisierung positive Ergebnisse gewonnen.

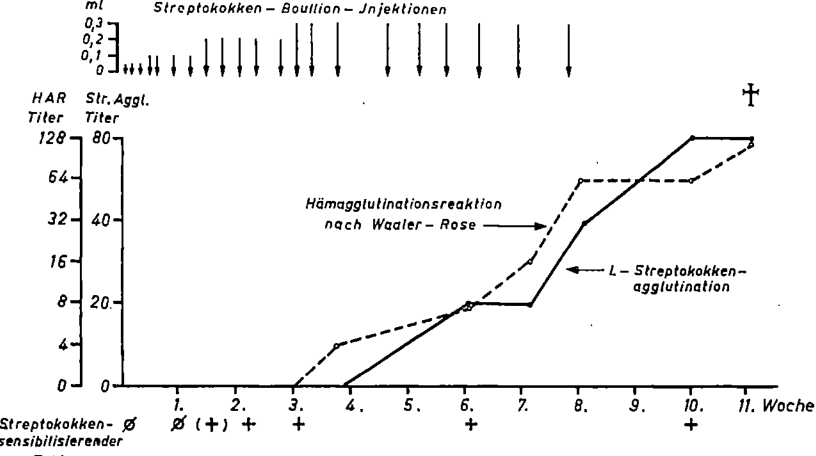

Abb. 25. Auftreten von Streptokokkenantikörpern bei Immunisierung eines Kaninchens mit
β-hämolytischen Streptokokken der Gruppe A. Der als „streptokokkensensibilisierender Faktor"
bezeichnete Antikörper ist am ehesten als inkompletter Streptokokkenantikörper anzusehen, der
die Streptokokken für den RF agglutinabel macht. Die L-Streptokokkenagglutination wird bei den
sensibilisierten Tieren durch das Zusammenwirken dieses Faktors mit einem dem RF gleichenden
Faktor hervorgerufen

Die L-Streptokokkenagglutination in den Kaninchenseren war zu diesem
Zeitpunkt negativ, wurde aber bei drei der Tiere zusammen mit der Hämagglutinationsreaktion und einer modifizierten Grenzschichtreaktion
(unter Benutzung einer erhitzten, verdünnten Euglobulinfraktion von
Kaninchenserum statt Humangammaglobulin) bei weiterer Immunisierung nach 4, 6 und 7 Wochen positiv. Auf diesen Befund soll später
eingegangen werden (s. S. 130).

Das Auftreten einer streptokokkensensibilisierenden Serumsubstanz
nach Immunisierung mit Streptokokken zeigt, daß der für die L-Streptokokkenagglutination neben dem RF erforderliche „unspezifische" Faktor
wahrscheinlich einem inkompletten Streptokokkenantikörper entspricht.
Es ist anzunehmen, daß sich dieser Antikörper an die Streptokokken
bindet und die Streptokokken dann vom RF durch dessen Reaktion mit
dem Antikörper agglutiniert werden, wie z.B. nach Untersuchungen
von Foz und Batalla (205, 206) auch Brucellen nach Beladung mit

inkompletten Brucellenantikörpern durch den RF agglutiniert werden. Es handelt sich also im Prinzip um den gleichen Reaktionsmechanismus, wie er auch anderen Agglutinationsreaktionen zum Nachweis des RF zugrunde liegt. Ein Unterschied ist dadurch gegeben, daß der die Streptokokken sensibilisierende und mit dem RF reagierende Antikörper bereits normalerweise im Serum vorhanden ist, und zwar sowohl bei Patienten mit chronischen Polyarthritiden wie auch bei Gesunden. Sein Vorkommen auch beim Gesunden erklärt sich ebenso wie der sog. „Normaltiter" bei der Antistreptolysinreaktion mit den gehäuften Streptokokkeninfekten in unserer Zone. Die von SEIFERT (579b) trotz positiver Hämagglutinationsreaktion nach WAALER-ROSE in der Regel beobachteten niedrigen Titerwerte in der L-Streptokokkenagglutinationsreaktion in den ersten Lebensjahren sind u. E. wahrscheinlich dadurch bedingt, daß zu diesem Zeitpunkt der streptokokkensensibilisierende Faktor oft noch nicht in genügendem Umfang im Serum vorhanden ist, wie ja auch der Antistreptolysintiter zu dieser Zeit oft noch sehr niedrig liegt.

Die genannten Befunde erklären auch, daß die die L-Streptokokkenagglutination auslösenden Serumfraktionen im elektrischen Feld eine langsamere Wanderungsgeschwindigkeit als diejenigen aufweisen, in denen andere Teste zum Nachweis des RF am stärksten positiv ausfallen. Da der RF, wie später zu besprechen, der β_2M-Globulinfraktion angehört, müssen die Reaktionen zum Nachweis dieses Faktors die höchsten Titerwerte in den Serumfraktionen ergeben, in denen das gegenüber dem Gammaglobulin schneller wandernde β_2M-Globulin angereichert ist. Da für die Auslösung der L-Streptokokkenagglutination jedoch nach den obigen Befunden sowohl der RF wie ein den Gammaglobulinen angehörender Antikörper erforderlich sind, kann diese Reaktion nur in den Serumfraktionen positiv ausfallen, in denen sowohl Gammaglobuline wie β_2M-Globuline vorhanden sind.

Die O-Streptokokkenagglutination wird augenscheinlich im Gegensatz zur L-Streptokokkenagglutination auch nach Streptokokkeninfekten positiv. Dies geht aus Untersuchungen von LIAO (393) hervor, der bei 195 Patienten mit rheumatischem Fieber und Streptokokkeninfekten einen schnell ansteigenden Titer der O-Streptokokkenagglutination beobachtete. Bei der erstgenannten Erkrankung zeigten etwa 90% aller Fälle schon nach einer Woche eine positive Reaktion. Diese Befunde stehen zwar im Gegensatz zu denen von BARCELLO (23), nach denen auch die O-Agglutination beim rheumatischen Fieber wie bei der Spondylarthritis negativ ist, sowie denen von KALBAK (338, 340), der positive Ergebnisse nur in der Spätphase des rheumatischen Fiebers erzielen konnte; doch fanden andererseits auch FOZ et al. (204) die O-Streptokokkenagglutination im Gegensatz zur L-Streptokokkenagglutination beim rheumatischen

Fieber häufig (in 83 von 171 Fällen) positiv. Thulin (648) beobachtete eine positive O-Streptokokkenagglutination auch bei Streptokokken-anginen, Scharlach und akuter Glomerulonephritis. Auf Grund dieser Befunde kann vermutet werden, daß die O-Streptokokkenagglutinations-reaktion durch agglutinierende Streptokokkenantikörper hervorgerufen wird.

Bei der chronischen Polyarthritis fällt die O-Streptokokkenagglutina-tion in 50—88% der Fälle positiv aus (23, 72, 338, 393, 644). Ob auch bei dieser Krankheit die Agglutination durch agglutinierende Strepto-kokkenantikörper allein hervorgerufen wird, kann nicht sicher entschie-den werden. Im Hinblick auf die fehlende Parallelität mit anderen Streptokokkenantikörpern (340, 729) möchten wir eher annehmen, daß sie bei der chronischen Polyarthritis durch einen ähnlichen Mechanismus wie die L-Streptokokkenagglutinationsreaktion hervorgerufen wird, in-dem sich nichtagglutinierende Antikörper, die bei banalen Strepto-kokkeninfekten auftreten, an die autoklavierten Streptokokken binden und diese für den RF agglutinabel machen. Schon Wager (696) ver-mutete, daß die O-Streptokokkenagglutination durch einen Faktor her-vorgerufen wird, der die Agglutinationskapazität minimaler Mengen normal vorkommender Streptokokkenagglutinine aktiviert.

Auch die von Kirby (348) sowie Beeuwtkes, Bijlsma und Mendes de Leon (30) bei chronischen Polyarthritiden beschriebene Strepto-hämagglutinationsreaktion, bei der menschliche Erythrocyten z.T. nach Tanninvorbehandlung mit einem Extrakt β-hämolytischer Strepto-kokken der Gruppe A beladen und dann einer Verdünnungsreihe des Patientenserums zugefügt werden, ist u. E. auf einen ähnlichen Mechanis-mus zurückzuführen. Wahrscheinlich binden auch bei dieser Reaktion die Bakterienextrakte Antikörper, die dann ihrerseits mit dem RF reagieren. Diese Vermutung wird durch die Befunde von Kirby (348) unterstützt, der in den Titerwerten keinen Unterschied fand, wenn er einerseits Streptolysin O — ein Protein — und andererseits einen nach Fullers Methode erhaltenen polysaccharidhaltigen Extrakt aus A-Streptokokken für die Beladung der Erythrocyten benutzte und auch keine Korrelation zum Antistreptolysintiter feststellen konnte. Es würde sich bei diesen Testen der gleiche Reaktionsablauf im Patientenserum ergeben wie bei den von Greenbury (256) beschriebenen Verfahren zum Nachweis des RF. Hierbei wird an die mit Polysacchariden von Kleb-siella pneumoniae oder A-Blutgruppensubstanz beladenen Schafsery-throcyten zunächst der entsprechende Immunantikörper von Kaninchen gebunden, wodurch die Zellen für den RF agglutinabel werden. Für diese Deutung der Streptokokkenhämagglutinationsreaktion sprechen Unter-suchungen von Link und Gibson (394), nach denen menschliche Ery-throcyten der Gruppe 0, die mit der Polysaccharidfraktion grampositiver

Kokken beladen werden, von etwa 18% normaler und pathologischer menschlicher Seren, darunter auch Seren chronischer Polyarthritiden, so sensibilisiert werden können, daß sie in RF-haltigen Seren agglutiniert werden. Der Titer zeigt bei dieser Reaktion enge Parallelen zum Titerwert der Waaler-Roseschen Hämagglutinationsreaktion.

Die Tatsache, daß bei der von BEEUWTKES et al. (30) beschriebenen Hämagglutination nicht allein Extrakte von β-hämolytischen Streptokokken, sondern auch solche von vergrünenden Streptokokken und hämolytischen Staphylokokken zur Beladung der Erythrocyten benutzt werden können, ist kein Beweis gegen den oben genannten Reaktionsmechanismus. Auch gegen die letztgenannten Bakterien kommen häufig Antikörper in menschlichen Seren vor. Andererseits ist es aber auch möglich, daß die Bakterienextrakte ähnlich wie Heparin, Hyaluronsäure und Chondroitinsulfat (243, 423) unspezifisch mit dem RF reagieren und dadurch die Agglutination der Erythrocyten bedingen.

b) Vergleich verschiedener Methoden zum Nachweis des Rheumafaktors

Wie einleitend bereits bemerkt, basieren alle Teste zum Nachweis des RF auf dessen Reaktion mit Gammaglobulin. Die Reaktionsfähigkeit des RF mit verschiedenen Gammaglobulinen ist aber nach den vorerwähnten Untersuchungen unterschiedlich. An tierische Gammaglobuline bzw. Antikörper und auch an einzelne menschliche Antikörper bindet sich augenscheinlich nur ein Teil der RF-Moleküle. Es ist deshalb anzunehmen, daß der RF aus mehreren, serologisch differenten Komponenten besteht, die teils mit tierischen Antikörpern nach deren Bindung an die entsprechenden Antigene, teils mit bestimmten menschlichen Antikörpern, alle jedoch mit aggregiertem Humangammaglobulin reagieren können. Auf Grund dieser differenten Bindungsfähigkeit des RF an die einzelnen Gammaglobuline war zu vermuten, daß bei Benutzung verschiedener Reaktionssysteme zum Nachweis des RF unterschiedliche Resultate erzielt werden.

Betrachtet man die in der Literatur veröffentlichten, in Tabelle 29 zusammengestellten Ergebnisse der einzelnen Reaktionen bei der chronischen Polyarthritis, so ist festzustellen, daß der Originaltest nach WAALER (694) und ROSE et al. (541) am seltensten zu positiven Resultaten führt. Auch die nach BALL (20), HELLER et al. (292, 294) sowie SVARTZ und SCHLOSSMANN (621, 628, 630) modifizierte Hämagglutinationsreaktion mit sensibilisierten Schafserythrocyten nach Absorption von Heteroagglutininen ergibt noch in etwa 8—9% seltener positive Resultate bei der chronischen Polyarthritis als der Latexfixationstest und Bentonittest.

Tabelle 29. *Ausfall verschiedener Teste bei der chronischen Polyarthritis*
(Zusammenstellung nach Literaturangaben)

Reaktion	Zahl der untersuchten Fälle	Hiervon positiv	
		Zahl	%
Originaltest nach WAALER (580) und ROSE et al. (453)	1040	519	49,9
Modifizierte Hämagglutinationsreaktion . .	9265	6241	67,4
F II-Test	512	370	72,3
Latexfixationstest	5095	3926	77,1
Bentonittest	866	673	77,7

Die unterschiedlichen Resultate der beiden genannten Hämagglutinationsreaktionen sind wahrscheinlich auf eine mangelhafte Empfindlichkeit des Originaltestes zurückzuführen. Bei den Differenzen zwischen der modifizierten Hämagglutinationsreaktion und den Testen, bei denen menschliches Gammaglobulin benutzt wird, kann dagegen eventuell eine unterschiedliche Reaktionsweise des RF gegenüber den für die einzelnen Reaktionssysteme verwandten Gammaglobulinen eine Rolle spielen. Für diese Auffassung spricht die Tatsache, daß der F II-Test, bei dem statt Kaninchengammaglobulin ein Humangammaglobulin für die Hämagglutinationsreaktion herangezogen wird, auch in 5% häufiger positive Resultate zeigt als die modifizierte Waaler-Rosesche Hämagglutinationsreaktion. Diese Differenz, die allerdings statistisch nicht signifikant ist ($p > 0,05$), läßt sich nicht mit einer größeren Zahl falsch positiver Ergebnisse im F II-Test erklären. Auch die höheren Prozentsätze positiver Resultate beim Latexfixationstest und Bentonittest können nicht hierauf zurückgeführt werden, denn diese Reaktionen zeigen bei Kontrolluntersuchungen an Patienten mit nichtrheumatischen Erkrankungen und Gesunden nicht häufiger, sondern sogar in 1—2% seltener positive Ergebnisse als die modifizierte Waaler-Rosesche Hämagglutinationsreaktion.

Auf Grund der hier unternommenen Zusammenstellung läßt sich über den Wert der einzelnen Reaktionen kein sicheres Urteil gewinnen, da es sich um ein unterschiedliches Krankengut handelt und die einzelnen Teste jeweils von verschiedenen Untersuchern durchgeführt wurden. Entsprechend finden sich bei Betrachtung der Einzelergebnisse verschiedener Autoren, auf die später näher eingegangen wird (Tabelle 44—46), sehr große Differenzen. Um daher eindeutig festzustellen, inwiefern die verschiedenartige Reaktionsfähigkeit des RF mit den einzelnen Gammaglobulinen und fernerhin die Empfindlichkeit und Fehlerbreite der einzelnen Nachweismethoden zu differenten Aussagen über das Vorkommen des RF führen, wurden Paralleluntersuchungen mit fünf verschiedenen Reaktionen zum Nachweis des RF an insgesamt 2376 Seren von Patienten mit rheumatischen und nichtrheumatischen Erkrankungen sowie

Gesunden durchgeführt. Es war zu erwarten, daß solche Untersuchungen auch eindeutige Aussagen über das Vorkommen des RF bei den verschiedenen rheumatischen Erkrankungen ermöglichten.

Tabelle 30. *Ausfall der Hämagglutinationsreaktion nach* WAALER-ROSE *(HAR), des Latexfixationstestes (LFT), des Latextropfentestes (LTT), der Grenzschichtreaktion (GR) und der L-Streptokokkenagglutination (Str.A.) bei chronischen Polyarthritiden und anderen rheumatischen sowie nichtrheumatischen Erkrankungen und bei gesunden Personen*

HAR	LFT	LTT	GR	Str.A.	Seren chronischer Polyarthritiden		Seren anderer rheumatischer Erkrankungen		Seren nicht-rheumatischer Erkrankungen		Seren von Gesunden	
					Zahl	%	Zahl	%	Zahl	%	Zahl	%
∅	∅	∅	∅	∅	281	28,7	679	81,7	321	84,5	170	90,4
+	+	+	+	+	411	42,0	33	4,0	5	1,3	2	1,1
+	∅	∅	∅	∅	7	7,6	17	8,3	7	7,1	2	4,2
∅	+	∅	∅	∅	8		6		2		—	
∅	∅	+	∅	∅	25		18		12		4	
∅	∅	∅	+	∅	5		8		2		1	
∅	∅	∅	∅	+	29		20		4		1	
+	+	∅	∅	∅	1	6,6	—	1,6	—	1,3	—	1,6
+	∅	+	∅	∅	6		3		2		2	
+	∅	∅	+	∅	1		—		—		—	
+	∅	∅	∅	+	5		1		—		—	
∅	+	+	∅	∅	1		1		—		—	
∅	+	∅	+	∅	3		—		—		—	
∅	+	∅	∅	+	2		1		—		—	
∅	∅	+	+	∅	7		2		—		—	
∅	∅	+	∅	+	33		4		2		1	
∅	∅	∅	+	+	5		1		1		—	
+	+	+	∅	∅	4	7,7	4	2,1	—	1,6	—	1,1
+	+	∅	+	∅	14		3		—		—	
+	∅	+	∅	+	4		1		1		—	
+	∅	∅	+	+	6		—		3		—	
∅	+	+	+	∅	18		6		—		—	
∅	+	+	∅	+	8		—		—		—	
∅	+	∅	+	+	6		1		—		—	
∅	∅	+	+	+	15		3		2		2	
+	+	+	+	∅	10	7,4	6	2,3	—	4,2	—	1,6
+	+	+	∅	+	6		3		—		2	
+	+	∅	+	+	13		2		2		—	
∅	+	+	+	+	43		8		14		1	
			Gesamt		977		831		380		188	

Bei diesen vergleichenden Untersuchungen kamen folgende Nachweismethoden zur Anwendung:

1. Die Hämagglutinationsreaktion (HAR) nach WAALER (694) und ROSE et al. (541) in der Modifikation von SVARTZ und SCHLOSSMANN (621, 628, 630).

2. Der Latexfixationstest (LFT) nach SINGER und PLOTZ (592).

3. Der Latextropfentest (LTT) mit kommerziellem Latexreagens (Hämoderivate, Wien; Hyland Laboratories, Los Angeles).

4. Die Grenzschichtreaktion (GR) in der erwähnten Methodik.

5. Die L-Streptokokkenagglutination (Str.A.) in der Methode von KALBAK (338), die nach schon erwähnten Untersuchungen (s. S. 85—96) ebenfalls den Nachweis des RF ermöglicht.

In Tabelle 30 sind die Ergebnisse dieser Untersuchungen zusammengestellt. Bei 80,0% der 2376 Untersuchungen wurden konkordante Ergebnisse mit sämtlichen fünf Reaktionen erzielt. In 61,0% fielen die Teste konkordant negativ und in 19,0% konkordant positiv aus. Diskordante Ergebnisse wurden bei insgesamt 20,0% der untersuchten Seren beobachtet. Bei der chronischen Polyarthritis waren solche diskordanten Ergebnisse wesentlich häufiger (29,2%) als bei anderen Erkrankungen des rheumatischen Formenkreises (14,3%), bei nichtrheumatischen internen Erkrankungen (14,2%) und bei Gesunden (9,6%).

In Tabelle 31 sind die diskordanten Resultate, die zwischen den einzelnen Reaktionen bei der Untersuchung von 2376 Seren beobachtet

Tabelle 31. *Prozentsätze diskordanter Ergebnisse zwischen den einzelnen Reaktionen zum Nachweis des RF nach vergleichenden Untersuchungen an 2376 Seren*

Positiver Ausfall (in %) von	Negativer Ausfall von				
	HAR %	LFT %	LTT %	GR %	Str.A. %
HAR	—	3,5	2,7	3,2	3,2
LFT	5,5	—	2,0	2,0	3,8
LTT	9,9	7,0	—	6,1	5,5
GR	6,7	3,3	2,4	—	3,9
Str.A.	8,8	6,7	2,9	5,3	—

wurden, dargestellt. Hiernach muß bei Durchführung von zwei Testen zum Nachweis des RF bei der angegebenen Zusammensetzung des Krankengutes (41% der Seren von chronischen Polyarthritiden, 35% von anderen rheumatischen Erkrankungen, 16% von nichtrheumatischen Erkrankungen und 8% von Gesunden) im Durchschnitt bei etwa 10% der untersuchten Seren mit einem diskordanten Ausfall zweier Reaktionen gerechnet werden. Der geringste Prozentsatz (5,3%) unterschiedlicher Resultate wurde beim Vergleich von Latexfixationstest und Grenzschichtreaktion beobachtet (in 2,0% Latexfixationstest positiv, Grenzschichtreaktion negativ und in 3,3% Latexfixationstest negativ, Grenzschichtreaktion positiv), der höchste (12,6%) beim Vergleich von Hämagglutinationsreaktion nach WAALER-ROSE und Latextropfentest (in 2,7% Hämagglutinationsreaktion positiv, Latextropfentest negativ und 9,9% Hämagglutinationsreaktion negativ, Latextropfentest positiv).

Diskordante Ergebnisse fanden sich besonders bei Untersuchungen von Seren mit geringem RF-Gehalt, wie bei Gegenüberstellung der einzelnen Teste zum Nachweis des RF erkenntlich wird (Tabelle 27, 33, 34, 35; Abb. 15). Je höher der Titerwert einer Reaktion im Serum war, desto seltener fielen andere Reaktionen negativ aus. Bei Gesunden und nicht-rheumatischen Erkrankungen traten diskordante Ergebnisse in den einzelnen Reaktionen seltener als bei chronischen Polyarthritiden auf. In bezug auf konkordant positive Ergebnisse waren diskordante Resultate bei diesen Gruppen aber wesentlich häufiger. Diese Befunde sind wahrscheinlich z.T. damit zu erklären, daß bei diesen Fällen gelegentlich ein Faktor auftritt, der enge Beziehungen zum RF aufweist, mit diesem aber nicht identisch ist und gegenüber verschiedenen Gammaglobulinen eine andere Reaktionsfähigkeit als der RF aufweist. Im einzelnen soll dieses Problem später erörtert werden (S. 175).

Auch andere Autoren (27, 97, 117, 127, 138, 190, 229, 257, 428, 430, 497 u. a.) erzielten bei Anwendung mehrerer Teste zum Nachweis des RF besonders bei der chronischen Polyarthritis in einem mehr oder weniger großen Prozentsatz diskordante Resultate. So beobachtete beispielsweise COKE (117) beim Vergleich des Latexfixationstestes und der Hämagglutinationsreaktion nach WAALER-ROSE in 20,1% von 149 chronischen Polyarthritiden diskordante Ergebnisse, bei eigenen früheren Untersuchungen (453) von 371 Seren chronischer Polyarthritiden betrug dieser Prozentsatz 12,8. GREENBURY und KENINGALE (257), die die Hämagglutinationsreaktion nach WAALER und ROSE, den Latexfixations- und -tropfentest sowie den Bentonittest bei ihren Untersuchungen anwandten, beobachteten beim Vergleich zweier Teste untereinander je in etwa 10% divergierende Ergebnisse. Beim Vergleich von Hämagglutinationsreaktion, Latexfixations- und Bentonittest erzielten CECCHI und FERRARIS (79) in 18,5%, DAHL (127) sogar in etwa 30% diskordante Resultate. Bei gleichzeitiger Durchführung des Latexfixationstestes, des F II-Testes und der Hämagglutinationsreaktion nach WAALER-ROSE fanden BARTFELD et al. (27) in 17% divergierende Ergebnisse. Bei Anwendung von vier verschiedenen Testen [Hämagglutinationsreaktion nach WAALER-ROSE, Latextropfentest nach RHEINS et al. (526), Latexfixationstest und Streptokokkenagglutination] stellten DE BLECOURT et al. (138) sogar nur in 26,2% von 206 Patienten mit wahrscheinlicher oder definitiver chronischer Polyarthritis konkordant positive und in 40,8% konkordant negative, dagegen in 33% diskordante Ergebnisse fest. Bei 203 Patienten mit anderen Erkrankungen wurden einmal konkordant positive, dagegen in 33 Fällen diskordante Reaktionen gefunden.

Bei unseren Untersuchungen waren die diskordanten Ergebnisse bei den chronischen Polyarthritiden vorwiegend durch falsch negative Resultate in einem oder mehreren der Teste zu erklären. Dies geht aus Untersuchungen hervor, bei denen statt des Vollserums die Euglobulinfraktion zum Nachweis des RF benutzt wurde (Tabelle 32). In diesen Fraktionen kann der RF — wie später eingehend beschrieben — besser als im Vollserum erfaßt werden.

Tabelle 32. *Ausfall des Latexfixationstestes und der Waaler-Roseschen Hämagglutinationsreaktion in der Euglobulinfraktion im Vergleich zum Ausfall von fünf Reaktionen zum Nachweis des RF im Vollserum bei Patienten mit chronischer Polyarthritis*

RF unter Anwendung von 5 Reaktionen im Vollserum nachweisbar mit	Zahl der untersuchten Seren	Hiervon waren in der Euglobulinfraktion positiv mit					
		dem LFT		der HAR		dem LFT und/ oder der HAR	
		Zahl	%	Zahl	%	Zahl	%
0 Reaktionen	71	9	12,7	7	9,9	9	12,7
1 Reaktion	50	17	34,0	15	30,0	18	36,0
2 Reaktionen	55	43	78,2	41	74,6	44	80,0
3 Reaktionen	39	39	100,0	34	87,2	39	100,0
4 Reaktionen	42	42	100,0	35	83,4	42	100,0
5 Reaktionen	21	21	100,0	21	100,0	21	100,0

In Tabelle 32 sind die an den nach ZIFF et al. (750) dargestellten Euglobulinfraktionen von chronischen Polyarthritiden mit dem Latexfixationstest und der Waaler-Roseschen Hämagglutinationsreaktion gewonnenen Resultate in Abhängigkeit vom Ausfall der zum Nachweis des RF herangezogenen fünf Reaktionen im Vollserum dargestellt.

Wie aus der Tabelle hervorgeht, ließ sich der RF in der Euglobulinfraktion mit einer oder beiden der angewandten Reaktionen immer dann nachweisen, wenn 3,4 oder alle der durchgeführten Teste im Vollserum positiv ausfielen. Waren nur zwei Reaktionen im Vollserum positiv, so konnte noch bei 80,0% der untersuchten Seren der RF in der Euglobulinfraktion nachgewiesen werden. Bei positivem Ergebnis von 2 der 5 Reaktionen im Vollserum kann daher das Vorkommen des RF im Serum mit großer Wahrscheinlichkeit angenommen werden. Wurde nur mit einer Reaktion im Vollserum ein positives Resultat erzielt, so wurde das Vorkommen des RF in der Euglobulinfraktion in 36,0% registriert. Besonders bei den Fällen, bei denen nur der Latexfixationstest oder die Grenzschichtreaktion im Vollserum positive Werte ergaben, konnte der RF häufig (in 7 von 10) in der Euglobulinfraktion nachgewiesen werden, während bei den Fällen, die nur einen positiven Ausfall der Hämagglutinationsreaktion oder des Latextropfentestes im Serum zeigten, die Reaktionen in der Euglobulinfraktion meist negativ waren. Selbst bei negativem Ausfall sämtlicher der fünf durchgeführten Reaktionen im Vollserum konnte der RF noch bei 12,7% der untersuchten chronischen Polyarthritiden in der Euglobulinfraktion festgestellt werden.

Sieht man den positiven Ausfall des Latexfixationstestes und/oder der Hämagglutinationsreaktion in der Euglobulinfraktion als beweisend für das Vorkommen des RF im Serum an und bezieht die aus den oben genannten Untersuchungen gewonnenen Zahlen auf die Gesamtzahl (Tabelle 30) der untersuchten Seren chronischer Polyarthritiden, so ist bei dieser Erkrankung mit einem falsch negativen Resultat aller fünf Reaktionen zum Nachweis des RF im Serum in maximal 3,6% zu rechnen. Werden weniger Teste angewandt, so wird der RF infolge falsch negativer Ergebnisse in einem höheren Prozentsatz nicht erfaßt.

Bei der Beurteilung der Reaktionen zum Nachweis des RF sind selbstverständlich die Endtiter bzw. bei der Grenzschichtreaktion die Höhe des Meßwertanstieges oder beim Latextropfentest die Stärke der Agglutination mit heranzuziehen. Ein völlig negativer Ausfall einer der Teste macht nach den Befunden an Euglobulinfraktionen bis zu einem gewissen Grade das Vorkommen des RF im Serum unwahrscheinlich, während bei geringen, noch als negativ zu bezeichnenden Agglutinationen bzw. Meßwertanstiegen in den einzelnen Testen immer Kontrollen erforderlich sind. Hohe Titer bzw. Meßwertanstiege in einer Reaktion oder eine zweifach positive Agglutination im Latextropfentest weisen auch dann mit großer Wahrscheinlichkeit auf das Vorkommen des RF im Serum hin, wenn alle weiteren Reaktionen negativ ausfallen. Ein solches Verhalten ist jedoch selten, wie an Hand von Tabelle 33 für den Latextropfentest gezeigt ist.

Tabelle 33. *Beziehung zwischen Ausfall des Latextropfentestes und dem Ergebnis von vier weiteren Reaktionen zum Nachweis des Rheumafaktors bei Untersuchung von 2376 Seren*

Ergebnis im LTT	Zahl der Seren	Von 4 weiteren Reaktionen zum Nachweis des Rheumafaktors positiv (in %)				
		0 Reaktionen	1 Reaktion	2 Reaktionen	3 Reaktionen	4 Reaktionen
∅	927	97,3	2,7	—	—	—
±	396	90,1	6,0	1,3	2,6	—
(+)	295	63,6	24,2	5,4	6,8	—
+	195	27,2	14,9	13,8	14,9	29,2
++	561	1,1	6,1	7,7	14,1	71,0

Wie die in Tabelle 33 dargestellten Befunde zeigen, wurde ein zweifach positiver Latextropfentest bei negativem Ausfall aller übrigen Reaktionen nur in 1% von 561 Seren beobachtet. Bei vier der entsprechenden sechs Fälle konnte der RF durch Untersuchung der Euglobulinfraktion des Serums auch mit dem Latexfixationstest nachgewiesen werden. Da in den Seren, in denen zusätzlich zu dem zweifach positiven Latextropfentest eine oder zwei weitere Reaktionen positiv ausfielen, bei Untersuchung der Euglobulinfraktion ebenfalls der RF nachzuweisen war, konnte eine falsch zweifach positive Agglutination im Latextropfentest nur in 0,09% von 2376 Seren angenommen werden. Andererseits war das völlige Fehlen einer Agglutination im Latextropfentest bei RF-positiven Seren selten. Nur in 2,7% der untersuchten Seren war bei absolut negativem Ausfall dieser Reaktion noch eine der anderen Reaktionen, nie dagegen zwei oder mehr positiv.

Ein ähnliches Verhalten fand sich beim Vergleich der Titerwerte der anderen Reaktionen. Stellt man etwa die Titer des Latexfixationstestes den Meßwertanstiegen in der Grenzschichtreaktion gegenüber (Tabelle 34), so sind völlig negative Werte in der einen Reaktion bei hochpositiven in der anderen nur in Ausnahmefällen

Tabelle 34. *Vergleich zwischen Titerwerten im Latexfixationstest und den Meßwertanstiegen in der Grenzschichtreaktion bei 1808 Seren von Patienten mit rheumatischen Erkrankungen*

Meßwertanstieg in der GR	Zahl der Seren	Hiervon hatten einen Titerwert im Latexfixationstest (in %)										
		0	20—80	160	320—640	1280	2560	5120	10 240	20 480	40 960	>40 960
∅	511	97,5	2,5	—	—	—	—	—	—	—	—	—
1—10	667	95,2	2,85	0,6	0,75	0,15	—	0,15	—	0,3	—	—
11—20	170	33,3	10,9	9,2	16,7	17,8	6,3	2,9	1,2	1,7	—	—
21—50	161	4,8	1,8	3,6	10,8	31,7	20,3	15,6	7,2	4,2	—	—
51—100	129	1,5	—	—	3,9	13,2	13,2	28,7	21,7	16,3	1,5	—
101—150	83	—	—	1,2	—	1,2	3,6	16,9	42,2	28,9	6,0	—
151—200	58	—	—	—	—	—	1,7	8,6	19,0	39,7	31,0	—
>200	29	—	—	—	—	—	—	—	3,4	17,2	72,5	6,9

zu beobachten. Diese divergierenden Ergebnisse konnten bei Kontrolluntersuchungen nur teilweise bestätigt werden. Häufiger fanden sich Diskrepanzen in den Ergebnissen bei schwach positivem Ausfall einer Reaktion. Die diskordanten Resultate sind nicht mit einer unterschiedlichen Reaktionsfähigkeit des RF gegenüber verschiedenen Gammaglobulinen zu erklären, da in beiden Testen Humangammaglobulin als Reaktionspartner des RF benutzt wird. Zum Teil sind sie durch die Fehlerbreite der beiden Methoden bedingt. Die bei schwach positiver Grenzschichtreaktion negativen Resultate in dem nach den Angaben von SINGER und PLOTZ (592) mit Nativserum durchgeführten Latexfixationstest können z. T. aber auch durch Inhibitionsfaktoren hervorgerufen sein, die keinen hemmenden Effekt auf die Präcipitation bei der Grenzschichtreaktion haben. Für diese Vermutung sprechen die Ergebnisse von Kontrolluntersuchungen am inaktivierten Serum. Durch die Inaktivierung des Serums, durch die die Inhibitionseffekte im Latexfixationstest weitgehend vermieden werden können, stieg die Zahl positiver Ergebnisse in diesem Test bei 364 entsprechend untersuchten Seren chronischer Polyarthritiden um 2,5% an und die diskordanten Ergebnisse des Testes gegenüber der Grenzschichtreaktion sanken von 8,4% auf 4,8% ab.

Auch wenn man Untersuchungen über die Nachweisbarkeit des RF mit Reaktionssystemen durchführt, die sich prinzipiell gleichen, so finden sich bei einem Teil der Fälle divergierende Ergebnisse, die wahrscheinlich auf eine mangelhafte Empfindlichkeit eines der Teste zurückzuführen sind. So konnten wir bei vergleichenden Untersuchungen von 40 Seren mit drei verschiedenen Präcipitationsreaktionen, dem Capillartest in der von uns angegebenen Methode (446) unter Verwendung einer 30 min bei 63°C erhitzten 2,5%igen Gammaglobulinlösung, der Grenzschichtreaktion und der Bestimmung des N-Gehaltes der bei der Reaktion zwischen RF und einer 30 min bei 63°C inkubierten 0,5%igen Gammaglobulinlösung auftretenden Präcipitate nur in 35 Fällen ein konkordantes Ergebnis erzielen. Am häufigsten zeigte der Capillartest einen falsch negativen Ausfall, wie wir bereits in früheren Untersuchungen nachweisen konnten (446). Zwischen dem Meßwertanstieg in der Grenzschichtreaktion und dem N-Gehalt der Präcipitate fand sich dagegen in 39 von 40 Fällen eine enge Beziehung, wie sie auch von EPSTEIN et al. (184) zwischen dem N-Gehalt der Präcipitate und dem F II-Test nachgewiesen wurde.

Beim Vergleich zweier Reaktionen zum Nachweis des RF, bei denen Gammaglobuline verschiedener Species als Reaktionspartner des RF herangezogen werden, muß als Möglichkeit für diskordante Ergebnisse auch eine unterschiedliche Reaktionsweise des RF gegenüber den verschiedenen Gammaglobulinen diskutiert werden. Um festzustellen, inwieweit diese Möglichkeit in Betracht zu ziehen ist, wurden die Ergebnisse der Hämagglutinationsreaktion nach WAALER-ROSE mit denen der anderen Teste verglichen. Im allgemeinen konnten hierbei gleichartige Resultate beobachtet werden. Als Beispiel hierfür seien die Titerwerte der Hämagglutinationsreaktion denen des Latexfixationstestes gegenübergestellt (Tabelle 35).

Tabelle 35. *Vergleich der Titerwerte der Hämagglutinationsreaktion nach WAALER-ROSE und des Latexfixationstestes bei 1808 Seren von Patienten mit rheumatischen Erkrankungen*

Titerwerte der HAR	Zahl der Seren	Hiervon hatten Titerwerte im Latexfixationstest (in %)										
		∅	20—80	160	320—640	1280	2560	5120	10240	20480	40960	>40960
∅	930	95,9	1,2	0,3	1,3	0,2	0,4	—	0,5	0,2	—	—
4—8	237	84,4	3,8	3,4	1,7	3,8	1,7	0,8	0,4	—	—	—
16	80	53,8	12,5	3,7	13,7	7,5	5,0	2,5	—	—	—	—
32	127	34,1	8,3	8,3	15,9	15,9	3,0	9,1	2,3	3,0	—	—
64	110	13,9	8,7	1,7	5,1	26,1	16,5	12,2	11,3	4,4	—	—
128	130	3,1	2,3	—	1,5	19,2	15,4	21,5	21,5	14,6	0,9	—
256	79	1,3	—	—	1,3	7,6	7,6	25,3	27,9	23,9	5,1	—
512	45	—	—	—	—	6,7	6,7	17,8	17,8	28,9	22,2	—
1024	58	—	—	—	—	1,7	3,4	1,7	13,8	38,0	41,4	—
2048	9	—	—	—	—	—	—	11,1	11,1	11,1	66,8	—
>2048	3	—	—	—	—	—	—	—	—	—	33,9	66,1

Wie die Tabelle 35 zeigt, gehen die Resultate der beiden Teste meist parallel, jedoch nicht in gleichem Maße wie z.B. bei den Untersuchungen von STEINBERG et al. (613), die bei 93% von 504 Seren einen gleichartigen Ausfall erzielten. Andere Autoren (7, 97, 117 u. a.) fanden jedoch wie wir größere Differenzen. Generell liegen die Titer der Hämagglutinationsreaktion um etwa eine Zehnerpotenz niedriger als die des Latexfixationstestes. Im übrigen ist aber eine gewisse Parallelität in den Titerwerten nachzuweisen. Die in Tabelle 35 zutage tretenden Differenzen im Ergebnis der beiden Teste waren nach Kontrolluntersuchungen z. T. auf einen falsch positiven Ausfall der Hämagglutinationsreaktion, z. T. nach Untersuchungen der entsprechenden Euglobulinfraktionen und des inaktivierten Serums auf einen falsch negativen Ausfall des mit Nativserum durchgeführten Latexfixationstestes zurückzuführen. Bei einer Anzahl von Fällen mit negativer Hämagglutinationsreaktion und positivem Latexfixationstest fand sich jedoch weder nach Kontrolluntersuchungen noch bei Untersuchung der Euglobulinfraktion ein Anhalt für einen falsch positiven Ausfall des Latexfixationstestes oder einen durch den Versuchsansatz bedingten falsch negativen Ausfall der Hämagglutinationsreaktion. In der Mehrzahl dieser Fälle wurde konkordant mit dem positiven Ergebnis des Latexfixationstestes auch ein positiver Ausfall des Latextropfentestes, der Grenzschichtreaktion und der Streptokokkenagglutination beobachtet. Der negative Ausfall der Hämagglutinationsreaktion allein muß bei diesen Fällen auf eine fehlende

Reaktivität des RF gegenüber Kaninchengammaglobulin zurückgeführt werden, das bei diesem Test als Reaktionspartner des RF benutzt wurde. Für diese Anschauung sprechen Untersuchungen, bei denen wir statt menschlichen Gammaglobulins ein Kaninchengammaglobulin bei der Grenzschichtreaktion verwandten. Hierbei konnte in den Fällen, in denen die Hämagglutinationsreaktion positiv ausfiel, auch in der modifizierten Grenzschichtreaktion ein positives Ergebnis erzielt werden, während die oben genannten Seren mit negativer Hämagglutinationsreaktion auch in diesem Test negative Resultate ergaben.

Eine genaue Angabe des Prozentsatzes der Seren, in denen der RF infolge seiner fehlenden Reaktivität gegenüber Kaninchengammaglobulin mit der Waaler-Roseschen Hämagglutinationsreaktion nicht im Serum nachweisbar wird, ist nicht möglich, da der negative Ausfall der genannten Reaktion bei positiven Resultaten in einem oder mehreren der anderen Teste z. T. durch eine mangelhafte Empfindlichkeit der Hämagglutinationsreaktion erklärt werden muß. Unter 40 Seren mit negativer Hämagglutinationsreaktion und positiven Werten in drei oder allen übrigen Reaktionen zeigten aber immerhin vier auch in der Euglobulinfraktion ein absolut negatives Ergebnis in der Hämagglutinationsreaktion. Bei Berücksichtigung der Tatsache, daß der Latexfixationstest bei allen genannten 40 Fällen in der Euglobulinfraktion positiv war, muß unter Zugrundelegung des Gesamtergebnisses (Tabelle 30) bei etwa 1% der Seren chronischer Polyarthritiden mit einem falsch negativen Ausfall der Hämagglutinationsreaktion nach WAALER-ROSE infolge der mangelhaften Reaktionsfähigkeit des RF gegenüber Kaninchengammaglobulin gerechnet werden. Das Fehlen der Reaktionsfähigkeit kann aber nur ausnahmsweise in Seren mit hohem RF-Gehalt nachgewiesen werden, da bei steigendem RF-Gehalt des Serums augenscheinlich in zunehmendem Maße auch RF-Moleküle auftreten, die mit Kaninchengammaglobulin reagieren können. Euglobulinfraktionen, die zunächst in der Hämagglutinationsreaktion nach WAALER-ROSE negativ reagieren, zeigen bei Einengung ein positives Ergebnis in diesem Test. Die mit Kaninchengammaglobulin reagierenden RF-Moleküle sind also auch in Seren mit geringem RF-Gehalt vorhanden, jedoch reicht ihre Konzentration zur Auslösung eines positiven Ergebnisses in der Hämagglutinationsreaktion nach WAALER-ROSE nicht aus.

Unter den fünf Reaktionen zum Nachweis des RF zeigt der Latextropfentest bei den verschiedenen Krankheitsgruppen am häufigsten positive Resultate (Tabelle 36). Nach den in Tabelle 33 dargestellten Befunden ist dieser Test für das Vorkommen des RF bzw. einer dem RF ähnlichen Serumsubstanz dann beweisend, wenn er stark positive Agglutinationen ergibt. Bei unseren Untersuchungen wurde jedoch auch eine einfach positive Agglutination im Latextropfentest als Zeichen für das Vorhandensein des RF im Serum gewertet. Hierbei muß allerdings in etwa 25% mit falsch positivem Ausfall des Testes gerechnet werden. Schwächer positive Agglutinationen sind beim Latextropfentest nicht verwertbar, da sie sehr häufig bei den verschiedenartigsten Erkrankungen und sogar bei Gesunden zu beobachten waren, ohne daß ein Anhalt für das Vorkommen des RF oder einer ähnlichen Substanz im Serum bestand. Bei der chronischen Polyarthritis machen sie jedoch Kontrollen mit anderen Reaktionen erforderlich, da ein falsch negativer Ausfall des Latextropfentestes [Agglutinationsstärke meist (+), selten Ø] nach unseren vergleichenden Untersuchungen und den Bestimmungen des RF in der Euglobulinfraktion bei der chronischen Polyarthritis in annähernd 10% zu erwarten ist. Bei nichtrheumatischen Erkrankungen und Gesunden ist die Zahl falsch positiver Ergebnisse mit diesem Test am höchsten.

Tabelle 36. *Prozentuale Häufigkeit des positiven Ausfalls der einzelnen Reaktionen bei verschiedenen Krankheitsgruppen und bei Gesunden*

Krankheitsgruppen	Zahl der Seren	Hiervon positiv (in %)				
		HAR	LFT	LTT	GR	Str.A.
Chronische Polyarthritis .	977	49,9	54,8	61,8	57,0	60,0
Andere rheumatische Erkrankungen	831	8,9	8,7	11,3	8,8	9,4
Nichtrheumatische Erkrankungen	380	4,5	7,1	11,3	7,6	8,7
Gesunde	188	4,3	2,7	7,4	3,2	4,8
Alle Fälle	2376	24,6	26,9	31,9	28,0	29,6

Nach dem Latextropfentest war die L-Streptokokkenagglutination bei unseren Untersuchungen am häufigsten positiv, obwohl — wie schon beschrieben — zur Auslösung dieser Reaktion zwei Serumfaktoren erforderlich sind. Auch diese Reaktion ergibt bei der chronischen Polyarthritis in etwa 10% falsch negative Resultate. Grenzschichtreaktion und Latexfixationstest zeigen in etwa gleich hohem Prozentsatz einen positiven Ausfall, wenn man beim Latexfixationstest nur die Befunde berücksichtigt, die im inaktivierten Serum erzielt wurden. Die Zahl der falsch negativen Ergebnisse bei der chronischen Polyarthritis liegt bei diesen Testen etwas über denjenigen, wie sie mit den beiden erstgenannten Reaktionen angetroffen werden.

Die Hämagglutinationsreaktion nach WAALER-ROSE zeigte von allen fünf Reaktionen im niedrigsten Prozentsatz positive Ergebnisse, obwohl die verwandte Modifikation nach SVARTZ und SCHLOSSMANN (621, 628) wesentlich seltener zu falsch negativen Werten als die ursprüngliche Methode führt (292, 578). Die Ursache hierfür liegt zu einem Teil in der erwähnten fehlenden Reaktivität des RF gegenüber dem Kaninchengammaglobulin.

Die relativ große Zahl falsch negativer Ergebnisse bei allen Reaktionen erklärt sich damit, daß in vielen Fällen der RF nur in so geringer Konzentration im Serum vorhanden war, daß entweder nur eine oder auch keine der Reaktionen im Vollserum positiv ausfiel und der RF nur in der Euglobulinfraktion nachgewiesen werden konnte.

Der Wert einer Methode zum Nachweis des RF kann nicht allein nach dem Prozentsatz richtiger Resultate bemessen werden, vielmehr muß auch die Schwankungsbreite in den Titerwerten der Teste berücksichtigt werden, da nur bei Reaktionen, die konstante Titerwerte liefern,

Aussagen über die Beeinflussung des RF unter der Therapie gemacht werden können. Um daher die Konstanz der Befunde bei den einzelnen Reaktionen zu prüfen, wurden einerseits die Teste am gleichen Serum zweimal an verschiedenen Tagen durchgeführt, und zum anderen in einem Zeitraum von 1—4 Wochen mehrere Serumproben des gleichen Patienten untersucht. In einer solchen Beobachtungszeit sind nach später aufgeführten Befunden keine größeren Titerschwankungen zu erwarten.

Tabelle 37. *Differenz der Titerwerte in den einzelnen Testen bei zweimaliger Untersuchung der gleichen RF-haltigen Seren von 100 Patienten mit chronischer Polyarthritis*

Reaktion	Titerdifferenzen gegenüber der Erstbestimmung (in Titerstufen)						
	−3	−2	−1	0	+1	+2	+3
HAR	2—	1	22	49	24	3	1
LFT	—	—	9	83	7	1.	—
GR	—	—	22	46	27	4	1
Str.A.	—	—	6	86	7	1	—

Bei der Grenzschichtreaktion wurden Differenzen im Meßwertanstieg von 11—20% als eine Titerstufe, von 21—30% als zwei Titerstufen, von 31—40% als drei Titerstufen bezeichnet.

Bei Untersuchungen am gleichen Serum wurden mit den einzelnen Methoden die in Tabelle 37 registrierten Ergebnisse erzielt. Wie diese Tabelle zeigt, werden mit allen Reaktionen bei verschiedenen Versuchsansätzen durch den gleichen Untersucher Titerunterschiede beobachtet, die nur der Fehlerbreite der einzelnen Methoden zur Last gelegt werden können. Diese Titerunterschiede sind am größten bei der Hämagglutinationsreaktion nach WAALER-ROSE und hier durch Unterschiede im Alter der verwendeten Erythrocyten, wahrscheinlich auch durch geringe, unvermeidbare Differenzen des Sensibilisierungsgrades der Erythrocyten bedingt. Demgegenüber ist das für den Latexfixationstest und die Grenzschichtreaktion verwandte Material wesentlich homogener und bei der Lagerung stabiler. Infolgedessen sind hier die Titerdifferenzen weniger stark.

Stärkere prozentuale Unterschiede der Meßwertanstiege in der Grenzschichtreaktion wurden nur bei niedrigen Meßwertanstiegen registriert; hier können schon Differenzen im Meßwertanstieg um wenige Einheiten zu großen prozentualen Differenzen führen. Auch bei der Hämagglutinationsreaktion und dem Latexfixationstest wurden größere Unterschiede vorwiegend nur in den niedrigen Titerstufen beobachtet.

Bei Untersuchungen verschiedener Serumproben von 230 Patienten im Verlauf einer vierwöchigen Beobachtungszeit wurden ähnliche Titerunterschiede beobachtet, die nach den oben genannten Befunden nicht auf Schwankungen im RF-Gehalt des Serums etwa durch die Therapie bezogen werden konnten, sondern mit der Fehlerbreite der Methoden zu erklären sind. Bei den Fällen, bei denen Veränderungen im RF-Gehalt eines Serums exakt zu bestimmen waren, wurden daher bei unseren Untersuchungen Doppelbestimmungen mit den einzelnen Reaktionen vorgenommen.

Bei zusammenfassender Betrachtung der Ergebnisse, wie sie mit den einzelnen Methoden zum Nachweis des RF erzielt werden, lassen sich folgende Aussagen machen.

Für orientierende Untersuchungen über den Gehalt eines Serums an RF ist der LTT wegen seiner einfachen Durchführbarkeit und seiner guten Ablesbarkeit am besten geeignet, wie auch GREENBURY und KENINGALE (257), GIORDANO et al. (241), LANE und DECKER (374) u.a. betonen. Bei völlig negativem Ausfall dieses Testes ist der RF in der Regel nicht im Serum vorhanden. Ein Nachteil dieser Methode liegt darin, daß sie nicht sehr spezifisch ist (7, 373, 429 u.a.). Falsch positive Reaktionen finden sich nach MIEHLKE et al. (429) besonders bei Patienten mit einer Hypergammaglobulinämie und nach GIORDANO et al. (241) bei schmerzhaften Arthrosen. Auch bei anderen rheumatischen und nichtrheumatischen Erkrankungen wird mit diesem Test häufiger ein falsch positives Ergebnis erzielt.

Zur exakten quantitativen Bestimmung des RF im Serum ist die Grenzschichtreaktion sehr gut geeignet. Sie zeigt auch unter Berücksichtigung der Fehlerbreite Differenzen im RF-Gehalt am besten an, wie aus Vergleichsuntersuchungen mit N-Bestimmung des bei der Reaktion RF-Gammaglobulin entstehenden Präcipitates zu schließen ist. Im übrigen ist der Wert der einzelnen hier angewandten Methoden zum Nachweis des RF etwa gleich, lediglich die Hämagglutinationsreaktion nach WAALER-ROSE ist u. E. auch in ihrer Modifikation den übrigen Testen etwas unterlegen, da in seltenen Fällen nur die mit Humangammaglobulinen reagierenden RF-Moleküle in einer für den positiven Ausfall entsprechender Teste genügenden Konzentration vorhanden sind, während die Konzentration der mit Kaninchengammaglobulin reagierenden RF-Moleküle für den positiven Ausfall der Hämagglutinationsreaktion nicht ausreicht

Ein Vorteil des Latexfixationstestes wie auch des früher erwähnten F II-Testes ist die gute Beurteilbarkeit dieser Teste. Sowohl bei der Hämagglutinationsreaktion nach WAALER-ROSE wie bei der Grenzschichtreaktion und auch dem Latextropfentest werden oft Grenzwerte beobachtet, deren Bewertung Schwierigkeiten bereitet. So fanden wir z.B. (453) bei der erstgenannten Reaktion häufiger Agglutinationstiter von 1:32, die nach weiteren Untersuchungen z.T. als falsch positiv anzusehen waren. Auch in der Grenzschichtreaktion sind Meßwerte von 8—15 E schwer zu interpretieren und müssen durch weitere entsprechende Untersuchungen geklärt werden. Demgegenüber zeigt der Latexfixationstest wie auch der F II-Test nach HELLER et al. (293) einen deutlich positiven oder deutlich negativen Ausfall, ohne daß hierdurch allerdings, wie oben ausgeführt, eine erhöhte Empfindlichkeit zum Nachweis des RF gegeben wäre. Zur sicheren Erfassung des RF ist die Durchführung mehrerer Reaktionen angebracht. Bei zweifelhaften Ergebnissen empfiehlt sich die Untersuchung der Euglobulinfraktion.

Latexfixationstest, Grenzschichtreaktion und L-Streptokokkenagglutinationsreaktion ergeben konstantere Ergebnisse als die Hämagglutinationsreaktion nach WAALER-ROSE und sind zur Bestimmung des RF im Verlauf der Erkrankung dieser vorzuziehen.

c) Die Benutzung serologisch aktiver Serumfraktionen zum Nachweis des Rheumafaktors

Bereits im vorstehenden Abschnitt wurden Befunde aufgezeigt, nach denen bestimmte Serumfraktionen zum Nachweis des RF geeigneter sind als das Vollserum. Durch die Fraktionierung werden augenscheinlich Inhibitionsfaktoren eliminiert und dadurch nicht nur das Auftreten von Prozonen im Latexfixationstest verhindert, sondern generell der Nachweis des RF empfindlicher und spezifischer gestaltet, wie erstmalig von SVARTZ und SCHLOSSMANN (632) betont wurde.

Zur Gewinnung von Serumfraktionen, in denen der RF angereichert ist, können verschiedene Verfahren herangezogen werden. Bewährt hat sich die Verdünnung des Serums mit neun Volumen 0,0027 N Hydrochlorsäure (33) in der Methode von ERIKSON et al. (187), wie sie von VAUGHN et al. (679) sowie VANSLYPE et al. (670) für die Gewinnung der Euglobulinfraktion im Rahmen des Dreistufentestes von HALL (220) benutzt wird, ferner die Fraktionierung mit 1,64 mol (593) oder 1,23 mol (623) Ammoniumsulfatlösung sowie mit 20%iger Peristonlösung (718) und in neuerer Zeit die Verdünnung des Blutserums in 20 Vol. 2%iger Borsäure, womit innerhalb 30 min eine Proteinfraktion ausgefällt wird, die den RF völlig enthält (16a). Von uns wurde zur Gewinnung der Euglobulinfraktion die Methode von ZIFF (750) sowie diejenige von SVARTZ und SCHLOSSMANN (633) angewandt. Bei dem erstgenannten Verfahren wird das mit gleichem Volumen Aqua dest. verdünnte Patientenserum 2 Tage in der Kälte gegen einen 0,15 mol Citratphosphatpuffer von p_H 5,8 dialysiert, das nach der Dialyse gewonnene Präcipitat einmal mit diesem Puffer gewaschen und dann in einer dem Serumausgangsvolumen entsprechenden Menge einer 0,15 mol citrat-phosphatgepufferten isotonischen Kochsalzlösung von p_H 7,0 gelöst. Bei der von SVARTZ und SCHLOSSMANN (633) angegebenen Methode zur Gewinnung des Kältepräcipitates wird das Serum mit 13 vol. Aqua dest. verdünnt und 48 Std bei 4°C aufbewahrt. Durch Zentrifugieren wird dann das Präcipitat gewonnen, in Aqua dest. gewaschen und in einer dem Serumausgangsvolumen entsprechenden Menge physiologischer Kochsalzlösung gelöst.

Bei der Untersuchung des Kältepräcipitates wies SVARTZ (622) in der Ultrazentrifuge eine 6 S- und 19 S-Fraktion nach. Bei unseren Untersuchungen fanden sich zusätzlich noch Fraktionen mit höheren Sedimentationskonstanten, und zwar vorwiegend solche von 22,2 S (Abb. 26)[1]. Der Prozentsatz der Makroglobuline, denen nach später

---

[1] Den Behring-Werken, Marburg a. d. Lahn, sind wir für die Durchführung der Ultrazentrifugenuntersuchungen zu großem Dank verpflichtet.

ausgeführten Befunden (S. 113—127) auch der RF angehört, ist im Kältepräcipitat sehr hoch. Er beträgt nach unseren Untersuchungen in der Bodenfraktion etwa 60% (s. Abb. 26).

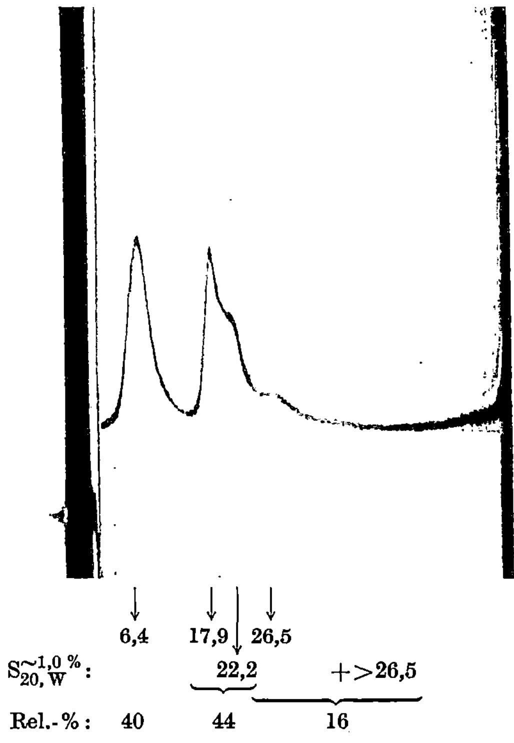

Abb. 26. Untersuchung eines RF-haltigen, auf das Vierfache des Serumausgangsvolumens eingeengten Kältepräcipitates in der Spinco-Ultrazentrifuge Modell E bei 59780 U/min. Aufnahme nach 13 min

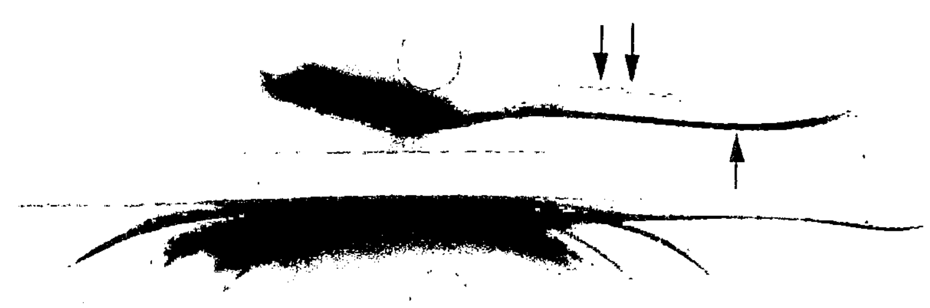

Abb. 27. Immunelektrophorese eines RF-haltigen, auf das Vierfache des Serumausgangsvolumens eingeengten Kältepräcipitates im Vergleich zu Normalserum (als Antikörper: Antihumanserum vom Pferd). Man erkennt an dem aufgetrennten Kältepräcipitat deutlich die Präcipitation im Bereich der Gammaglobuline (↑) und der β_2M-Globuline (↓↓)

Immunelektrophoretisch konnten wir im Kältepräcipitat vorwiegend Gammaglobuline, α_2- und β_2-Makroglobuline nachweisen. Daneben sind noch weitere α- und β-Globuline im Kältepräcipitat vorhanden (Abb. 27), die meist erst bei stärkerer Konzentration desselben elektrophoretisch nachweisbar werden.

Durch die Fraktionierung des Serums in der Methode von SVARTZ und SCHLOSSMANN (633) wird also eine beträchtliche Reinigung von hochmolekularen Eiweißkörpern erreicht, denen der RF zugehört.

Wie bereits die in Tabelle 32 dargestellten Befunde erkennen lassen, kann durch die Reinigung der hochmolekularen Eiweißkörper mit der Fraktionierung des Serums nach ZIFF et al. (750) der Nachweis des RF wesentlich verbessert werden. Durch die Fraktionierung des Serums in der Kälte nach SVARTZ und SCHLOSSMANN (633) werden ähnliche Resultate erzielt, wie bei der Gegenüberstellung der entsprechenden Befunde (Tabelle 38) erkennbar wird.

Tabelle 38. *Vergleich der Nachweisbarkeit des RF im Vollserum, der Euglobulinfraktion nach ZIFF et al. (750) und dem Kältepräcipitat nach* SVARTZ *und* SCHLOSSMANN *(633) bei Patienten mit chronischer Polyarthritis*

RF unter Anwendung von 5 Reaktionen im Vollserum nachweisbar mit	Zahl der untersuchten Seren	Hiervon waren mit dem Latexfixationstest positiv			
		in der Euglobulinfraktion nach ZIFF (748)		im Kältepräcipitat nach SVARTZ u. SCHLOSSMANN (633)	
		Zahl	%	Zahl	%
0 Reaktionen	42	5	11,9	3	7,1
1 Reaktion	37	13	35,1	14	37,9
2 Reaktionen	36	27	74,3	25	69,5
3 Reaktionen	22	22	100,0	21	95,5
4 Reaktionen	20	20	100,0	20	100,0
5 Reaktionen	12	12	100,0	12	100,0

Infolge der besseren Erfaßbarkeit des RF in serologisch aktiven Serumfraktionen sind Untersuchungen mit diesen Fraktionen besonders geeignet, den RF schon im Frühstadium der chronischen Polyarthritis nachzuweisen, wenn die einzelnen Reaktionen im Vollserum noch negativ sind. In Abb. 28 ist ein entsprechendes Beispiel dargestellt.

Wie aus Abb. 28 hervorgeht, sind die Titerwerte des Latexfixationstetes und der Hämagglutinationsreaktion in der Euglobulinfraktion zu dem Zeitpunkt, zu denen der RF im Vollserum noch nicht nachweisbar war, relativ niedrig. Auch bei Untersuchung RF-haltiger Euglobulinfraktionen von Fällen, in deren Vollserum keine oder nur eine der fünf Reaktionen positiv ausfiel, wurden in der Regel nur niedrige Titerwerte festgestellt, die beim Latexfixationstest zwischen 1:20 und 1:1280, bei der Hämagglutinationsreaktion bei 1:32 bis 1:64 lagen.

Diese Befunde zeigen, daß der Ausfall der Reaktionen im Vollserum z.T. von der Quantität des RF abhängig ist. Es muß angenommen werden, daß der negative

Ausfall der Reaktionen im Vollserum von den bereits erwähnten Inhibitionsfaktoren abhängig ist, deren Hemmwirkung verschieden stark ist, wie die ver-
schiedenartigen Titer der Reaktionen in der Euglobulinfraktion und die verschieden
starken Prozonen bei gleichen Endtitern im Vollserum erkennen lassen. Eine
ähnliche Auffassung vertreten PORUSCH und MEISELAS (504), die ebenfalls keine
Parallelität in den Titerwerten des Latexfixationstestes in der Euglobulinfraktion
einerseits und dem Vollserum andererseits beobachten konnten.

Auch zahlreiche andere Autoren (33, 125, 190, 235, 236, 280, 297, 301,
306, 325, 473, 504, 593, 633, 636, 665, 717, 718, 750 u. a.) konnten durch
Benutzung der Euglobulinfraktion bzw. des Kältepräcipitates den RF

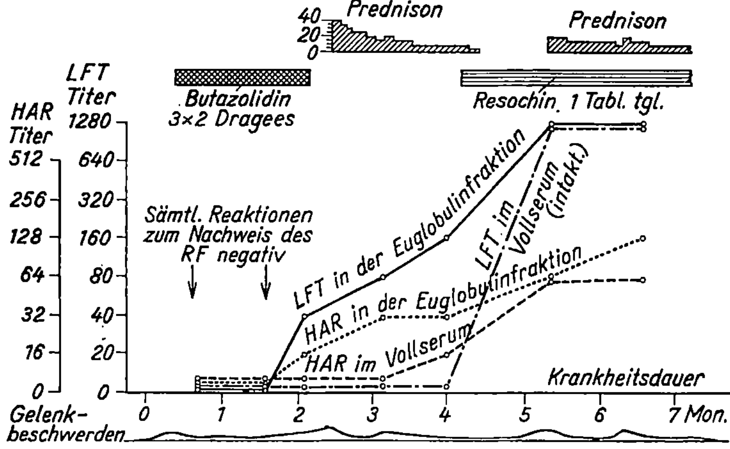

Abb. 28. Auftreten des RF im Verlauf einer chronischen Polyarthritis. Der RF wird bereits im
2. Monat der Erkrankung in der Euglobulinfraktion nachweisbar, während er im Vollserum erst vom
5. Monat an festgestellt werden kann

bei der chronischen Polyarthritis in einem höheren Prozentsatz (3—29 % !)
als im Vollserum nachweisen. KELLGREEN und BALL (343) erzielten
allerdings hierdurch keine wesentliche Änderung der Resultate, und auch
WINBLAD (730) sieht in der Benutzung von Euglobulinfraktionen für den
Nachweis des RF keine wesentlichen Vorteile. BADIN und FLEURY (16)
beobachteten sogar bei Verwendung der Euglobulinfraktion für die
Hämagglutinationsreaktion nach WAALER und ROSE seltener positive
Resultate. Überblickt man aber die von verschiedenen Autoren an
Globulinfraktionen gewonnenen Ergebnisse, so gelingt der Nachweis des
RF in der Euglobulinfraktion im Durchschnitt in etwa 10% häufiger
als im Vollserum. Bei Zusammenstellung von 913 Untersuchungen verschiedener Autoren (33, 125, 297, 301, 365, 473, 585, 633, 665, 750) fand
sich bei der chronischen Polyarthritis in 785 Fällen = 86% ein positiver
Ausfall von Reaktionen zum Nachweis des RF in der Euglobulinfraktion. Der Latexfixationstest war in 82,9%, die Hämagglutinationsreaktion nach WAALER-ROSE in 87,2% in der Euglobulinfraktion positiv.

Vergleicht man diese Zahlen mit denjenigen, wie sie mit den beiden Reaktionen im Vollserum erhalten werden (Tabelle 29), so wird der Anstieg positiver Resultate bei Verwendung der Euglobulinfraktion deutlich.

Die angeführten Ergebnisse lassen es angebracht erscheinen, in zweifelhaften Fällen immer die Euglobulinfraktion des Serums für den Nachweis des RF heranzuziehen, selbst wenn mehrere Teste zum Nachweis des RF im Vollserum negativ ausfallen, mit dem Vorhandensein des RF aber zu rechnen ist. Ein Vorteil dieser Methode besteht auch darin, daß die Zahl der falsch positiven Ergebnisse vermindert werden kann, wie Tabelle 39 erkennen läßt.

Tabelle 39. *Falsch positive Ergebnisse im Vollserum und im Kältepräcipitat mit dem Latexfixationstest und der Hämagglutinationsreaktion nach* WAALER-ROSE *bei nichtrheumatischen Erkrankungen*

Reaktion	Zahl der untersuchten Fälle	Im Vollserum positiv		Im Kältepräcipitat positiv	
		Zahl	%	Zahl	%
Hämagglutinationsreaktion .	180	11	6,1	6	3,3
Latexfixationstest	180	10	6,5	4	2,2

Auch ZIFF et al. (750) sowie CRAIG et al. (125) stellten eine solche Verminderung falsch positiver Ergebnisse bei Verwendung der Euglobulinfraktion fest, andere Autoren (585, 633, 665) beobachteten allerdings häufiger falsch positive Resultate, SHETLAR et al. (585) sogar in 33,8% von 55 Fällen. Wodurch dieser hohe Prozentsatz falsch positiver Resultate bedingt ist, muß offen bleiben. Die Verminderung positiver Ergebnisse bei nichtrheumatischen Erkrankungen, wie sie von ZIFF et al. (750), CRAIG et al. (125) und uns beobachtet wurde, kann darauf zurückzuführen sein, daß bei Patienten dieser Gruppe gelegentlich ein Faktor im Serum auftritt, der zu einem positiven Ergebnis der Reaktionen zum Nachweis des RF führt, bei der angewandten Fraktionierung jedoch meist im Überstand verbleibt. Besonders bei der Kältepräcipitation bleibt dieser Faktor im Überstand (36, 624), weshalb die Fraktionierung mit Ammoniumsulfat die Kältepräcipitation nicht in jedem Fall ersetzen kann.

4. Die Natur des Rheumafaktors

a) Die Lokalisation des Rheumafaktors im Eiweißspektrum

Schon früh wurden Untersuchungen angestellt, um die Natur des RF zu klären. Bereits WAALER (694) konnte zeigen, daß dieser Faktor der Globulinfraktion angehört. Bei der Cohnschen Äthanolfraktionierung wurde er in der Fraktion III gefunden (295, 697), die vorwiegend β-, aber auch

α- und γ-Globuline enthält. Auch bei der Fraktionierung des Serums mit Natriumsulfat wurde dieser Faktor mit einer Fraktion präcipitiert, die reich an β-Globulinen ist (536). Bei der Kältepräcipitation ist er in der wasserunlöslichen Euglobulinfraktion vorhanden (372, 633, 634, 636), die nach schon erwähnten immunelektrophoretischen Untersuchungen vorwiegend α_2-Makroglobuline, β_2M- und Gammaglobuline, in geringem Maße auch andere Globuline enthält.

Die genannten Untersuchungen konnten noch keinen genauen Aufschluß über die Zugehörigkeit des RF zu einer bestimmten Globulinfraktion geben, da hierbei keine reinen Fraktionen gewonnen wurden. Eine beachtliche Reinigung des Faktors wurde dagegen durch Cellulose-Ionen-Austauschchromatographie (399, 401, 627), durch Elution von sensibilisierten Schafszellen (290) und Pneumokokken-Antipneumokokkenkomplexen (256) erzielt. Durch diese und weitere Untersuchungen (66, 125, 216, 367, 372, 400, 622, 633, 750) gelang es, ihn in die schnell wandernde Gammaglobulinkomponente zu lokalisieren. Mit Hilfe der kontinuierlichen Elektrophorese konnten wir diese Befunde bestätigen (Abb. 22). Mit dieser Methode stellten wir wie auch ANTONACI et al. (11) eine starke Anreicherung des RF im β-γ-Globulinbereich bzw. dem Bereich der schnell wandernden Gammaglobuline fest. In der Agglutinationselektrophorese kann der RF nach FRENGER und SCHEIFFARTH (218) ebenfalls in β-γ-Globulinfraktionen nachgewiesen werden.

Die Gammaglobuline stellen eine komplexe Fraktion dar, deren einzelne Komponenten sich physikalisch und chemisch unterscheiden. Die schnell wandernde Komponente, in der der RF lokalisiert ist, entspricht der Gamma-I-Fraktion von DEUTSCH et al. (146) bzw. den β_2-Globulinen anderer Autoren. Die erstgenannte Bezeichnung stimmt mit der klassischen Definition, nach welcher solche Serumproteine als Gammaglobuline zu bezeichnen sind, die bei einem p_H von 8,6 und einer Ionenstärke von 0,1 eine elektrophoretische Wanderungsgeschwindigkeit von 5 bis $-1,3 \times 10^{-5}$ cm^3 V^{-1} sec^{-1} aufweisen (13), nicht überein, weshalb auch hier die in dieser Fraktion wandernden Eiweißkörper als β_2-Globuline bezeichnet werden. In der Papierelektrophorese lassen sich ebenso wie bei der freien Elektrophorese nach TISELIUS (529, 744) die β_2-Globuline von den Gammaglobulinen nicht eindeutig abtrennen. Infolgedessen ist auch eine Isolierung des RF auf elektrophoretischem Wege nicht möglich; auch erlauben die mit der Elektrophorese erzielten Resultate allein noch keine genaue Einordnung des RF in das Eiweißspektrum, da sich die β_2-Fraktion in der Immunelektrophorese in mehrere antigen-analytisch differente Fraktionen auftrennen läßt (550 u. a.), unter denen die β_2A und β_2M-Globuline die wichtigsten Fraktionen darstellen. In der Ultrazentrifuge sedimentieren die β_2M-Globuline, die höchstwahrscheinlich mit den von MÜLLER-EBERHARD et al. (458) beschriebenen γ_1-Makroglobulinen identisch sind, mit einer Sedimentationskonstanten $S_{20} = 19$ S, ihr Molekulargewicht liegt bei 900000—1000000, während die Sedimentationskonstante der β_2A- und Gammaglobuline $S_{20} = 7$ S und ihr Molekulargewicht etwa 156000 beträgt.

Um den RF im Eiweißsprektrum genauer zu lokalisieren, führten wir immunelektrophoretische Untersuchungen mit der von SCHEIDEGGER

(550) modifizierten Methode nach GRABAR und WILLIAMS (252, 723) durch.

Nach Isolierung des RF in der von HEIMER et al. (290) angegebenen Methode, bei der der RF durch p_H-Veränderungen des Milieus nach der sauren Seite (p_H 5,5) von sensibilisierten Schafserythrocytenstromata abgesprengt wird, konnte hiermit im Agargeldiffusionstest nach OUCHTERLONY bei Verwendung von Antihumanglobulinserum und auch von Anti-β_2M-Globulinserum als Antiserum eine Präcipitationslinie erzielt werden. In der Immunelektrophorese war diese Präcipitationslinie im Bereich der β_2M-Globuline lokalisiert, wie Abb. 29 zeigt.

Durch immunelektrophoretische Untersuchungen vor und nach Absorption RF-haltiger Seren bzw. Kältepräcipitate mit aggregiertem Gammaglobulin konnten die oben geschilderten Ergebnisse bestätigt werden. Die Absorption wurde in der Weise vorgenommen, daß man RF-haltige Seren und Kältepräcipitate mit wechselnden Mengen aggregierten Gammaglobulins versetzte und die Mischung 2 Std bei

Abb. 29. Immunelektrophorese eines isolierten RF. Als Antiserum: Antihumanglobulinserum vom Pferd. Die zwischen isoliertem RF und Antihumanglobulinserum aufgetretene Präcipitationslinie entspricht der β_2M-Globulinpräcipitationslinie

37° C und dann 3 Tage bei 4° C reagieren ließ. Anschließend wurde das Serum bzw. Kältepräcipitat abzentrifugiert und im Latexfixationstest sowie der Hämagglutinationsreaktion nach WAALER-ROSE auf seinen Gehalt an RF geprüft. War der RF völlig absorbiert, so erfolgte die immunelektrophoretische Untersuchung mit einem Antihumanglobulinserum vom Pferd (Institut Pasteur, Paris) und Kaninchen (Behring-Werke, Marburg a. d. Lahn) sowie mit einem durch Immunisierung vom Kaninchen mit RF-haltigem Kältepräcipitat hergestellten Antiserum. Zur Kontrolle wurden die nicht absorbierten Seren bzw. Kältepräcipitate untersucht. Für die Absorption wurden Gammaglobulinlösungen verschiedender Konzentrationen benutzt, die vor Zusatz zu dem RF-haltigen Serum und Kältepräcipitat 30 min bei 63° C erhitzt worden waren.

Bei diesen Versuchen konnten nach Zusatz des aggregierten Gammaglobulins z. T. verschiedene Globulinfraktionen immunelektrophoretisch nicht mehr nachgewiesen werden, insbesondere β_2- und Gammaglobuline. Dieses Phänomen ist möglicherweise durch eine unspezifische Bindung der im Serum bzw. dem Kältepräcipitat vorhandenen Globuline an die aggregierten Gammaglobulinkomplexe zu erklären. Bei optimaler Konzentration des zugesetzten aggregierten Gammaglobulins, die von Fall zu Fall ausgetestet werden mußte, konnte jedoch eine weitgehend selektive Absorption der β_2M-Globuline erzielt werden; gleichzeitig war auch der RF in den Seren bzw. den Kältepräcipitaten nicht mehr nachweisbar.

Nach diesen verschiedentlich reproduzierten Versuchen muß der RF am ehesten der β_2M-Globulinfraktion zugeordnet werden. Bei einem Teil der untersuchten Seren bzw. Kältepräcipitaten gelang allerdings die Absorption der β_2M-Globuline mit aggregiertem Gammaglobulin nur unvollständig, obwohl der RF völlig absorbiert wurde. Dies läßt sich damit erklären, daß der RF nur einen Teil der β_2M-Globuline darstellt, die im übrigen noch andere Antikörper, z.B. komplette Rh-Antikörper, enthalten. Entsprechend konnte auch in Seren, die den RF oder einen ähnlichen Faktor nicht enthielten, die β_2M-Fraktion durch aggregiertes Gammaglobulin nicht absorbiert werden. Durch ein normales Antihuman-β_2M-Globulinserum ließ sich der RF bei optimaler Konzentration ebenfalls aus dem Serum absorbieren, wie der negative Ausfall der verschiedenen Reaktionen nach einer solchen Absorption zeigte. Diese Befunde, die auch von KUNKEL et al. (367) erhoben wurden, sprechen ebenfalls für die Zugehörigkeit des RF zur β_2M-Globulinfraktion.

Unsere Untersuchungen stehen in Übereinklang mit Befunden von FRANCQ et al. (208, 210), die den RF zunächst in der Agargelelektrophorese in der β_2-Fraktion fanden. Bei der immunelektrophoretischen Untersuchung des Harnstoffeluates eines RF-Gammaglobulinkomplexes, der mit 4molarer Harnstofflösung dissoziiert worden war, konnten diese Autoren (208) den RF dann in die β_2M-Globulinfraktion lokalisieren. Auch

Abb. 30. Agargeldiffusionstest nach OUCHTERLONY. Zentrales Loch: Anti-β_2M-Globulinserum. Mitte oben, rechts oben und unten: Normalserum, links unten: stark RF-positives Serum, links oben: isolierter RF

BEHREND und CLEVE (29) halten den RF für ein β_2M-Globulin, nachdem sie in einem durch wiederholte Ultrazentrifugation von Seren primär chronischer Polyarthritiden gewonnenen Makroglobulinpräparat, in dem der RF um das zwei- bis vierfache angereichert war, immunelektrophoretisch vorwiegend β_2M-Globuline und α_2-Glyko-Makroglobuline sowie Spuren von niedermolekularem Gammaglobulin gefunden hatten. Für die weitgehende Identität des RF mit den normal vorkommenden β_2M-Globulinen sprechen Untersuchungen im Agardiffusionstest nach OUCHTERLONY (26, 26a, 215, 367, eigene Beobachtung), bei denen unter Verwendung eines β_2M-Globulinantiserums Identitätsreaktionen zwischen RF-positiven und -negativen Seren sowie dem isolierten RF zu erzielen sind (s. Abb. 30). Auch bei den Untersuchungen RF-haltiger Seren mit Antihumanglobulinseren, die durch Immunisierung von Kaninchen mit stark RF-haltigen Kältepräcipitaten gewonnen worden waren, konnten wir im Agargeldiffusionstest nach OUCHTERLONY und der Immunelektrophorese keine Fraktion nachweisen, die sich immunologisch anders verhielt als die Globulinfraktionen von nichtrheumatischen Erkrankungen. Gleiche Befunde werden von KUNKEL et al. (367) berichtet, die ein durch Immunisierung mit teilweise gereinigtem RF gewonnenes Antiserum benutzten. Demgegenüber erzielte BARTFELD (26) im Agargeldiffusionstest nach OUCHTERLONY unter Verwendung eines durch Immunisierung mit der Euglobulinfraktion RF-haltiger Seren erhaltenen Antiserums mit RF-positiven Seren zusätzliche Präcipitationslinien, die jedoch nach Absorption des Antiserums mit verschiedenen normalen menschlichen Globulinfraktionen verschwanden. Es muß deshalb angenommen werden, daß die betreffenden Fraktionen auch im Normalserum vorhanden waren.

Der RF weist bei der Präcipitationsanalyse im Agargeldiffusionstest auch Identitätsreaktionen mit den bei der Makroglobulinämie Waldenström vorkommenden Makroglobulinen auf (367). Ebenso werden bei quantitativen Präcipitationsreaktionen zwischen diesem Globulin und einem Antiserum gegen dieses Globulin einerseits und einem Antiserum gegen den isolierten RF andererseits weitgehend gleichartige Kurven erzielt (367).

Durch Zuordnung des RF zu den β_2M-Globulinen wird auch die immunelektrophoretisch nachweisbare Vermehrung der β_2M-Globuline im Serum chronischer Polyarthritiden erklärt, wie sie von verschiedenen Autoren (109, 209, 210, 276) festgestellt wurde. Während FALLET et al. (195a) keine Beziehungen zwischen dem Gehalt der Seren an RF und ihrer Präcipitation im β_2M-Bereich nachweisen konnte, fielen in eigenen Untersuchungen gewisse Parallelitäten zwischen serologischer Aktivität und der Ausprägung der β_2M-Präcipitationslinie auf, wie aus Tabelle 40 hervorgeht.

Tabelle 40. *Präcipitationsstärke im β_2M-Bereich in der Immunelektrophorese bei verschiedenen Humanseren unter Verwendung eines Antihumanglobulinserums vom Kaninchen*

	Zahl der Seren	Präcipitation im β_2M-Bereich (in %)		
		++	+	(+)−∅
Seren chronischer Polyarthritiden RF + .	100	24,0	53,0	23,0
Seren chronischer Polyarthritiden RF ∅ . .	82	11,0	45,1	43,9
Seren gesunder Personen	120	7,5	38,3	54,2

Wie Tabelle 40 zeigt, ergaben RF-positive Seren häufig eine markante Präcipitationslinie im β_2M-Globulinbereich, während diese Linie bei Seren gesunder Personen und auch bei RF-negativen Seren chronischer Polyarthritiden häufiger nur schwach ausgeprägt war oder fehlte. Ähnliche Beobachtungen stammen von BARTFELD (26a) sowie MACKIEWICZ und FENRYCH (405a). Das Vorkommen des RF geht aber nicht immer mit einer starken Präcipitation im β_2M-Bereich einher, und umgekehrt ist eine starke Präcipitation im β_2M-Bereich nicht beweisend für das Vorkommen des RF, wie auch andere Autoren (26, 405a) fanden. Exaktere quantitative Bestimmungen konnten von uns bisher wegen der geringen Menge des zur Verfügung stehenden spezifischen Antiserums noch nicht durchgeführt werden. Die mit Serum chronischer Polyarthritiden immunelektrophoretisch sehr häufig zu beobachtende verstärkte Präcipitation im α_2-Bereich (109 u. a.) hängt nach unseren Untersuchungen

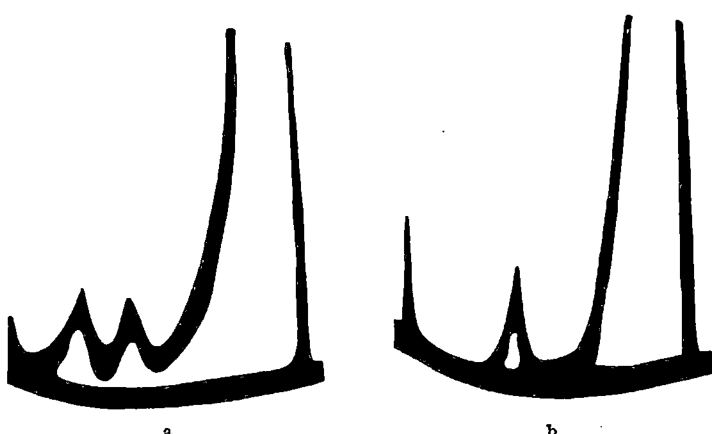

a   b

Abb. 31a u. b. Schlierendiagramme von Seren während Ultrazentrifugation. a Serum eines Patienten mit chronischer Polyarthritis. Zwei schnell sedimentierende Komponenten sind sichtbar, die physiologische 19 S-Fraktion und die pathologische 22 S-Komponente. b Normalserum unter identischen Bedingungen [nach MÜLLER-EBERHARD, KUNKEL und FRANKLIN (459)]

nicht mit dem Vorkommen des RF zusammen, sie ist vielmehr durch Globuline bedingt, die im Rahmen jeder Entzündung auftreten bzw. vermehrt sind.

Die immunelektrophoretischen Befunde, die eine Einordnung des RF in den β_2M-Globulinbereich erlauben, stimmen mit Untersuchungen überein, die bei der Ultrazentrifugation RF-haltiger Seren erzielt wurden. Hierbei gelang es, den RF in der Makroglobulinfraktion nachzuweisen (214, 216, 401, 622, 625, 627). Nach den bereits erwähnten elektrophoretischen, chromatographischen und immunelektrophoretischen Untersuchungen kann es sich hierbei nicht um α_2-Makroglobuline handeln, sondern um schnell wandernde Gammamakroglobuline bzw. β_2M-Globuline. Während aber HEIMER et al. (290) eine Sedimentationskonstante des von Antigen-Antikörperkomplexen abgesprengten RF vom $S_{20} = 18,2$ S fanden — sein Molekulargewicht wurde auf 950000 berechnet — und auch SVARTZ et al. (622, 625, 627) sowie LOSPALUTTO und ZIFF (401) die Sedimentationskonstante des durch Chromatographie mit Carboxymethylcellulose gereinigten RF mit 18,7 bzw. 19 S bestimmten, ergaben Untersuchungen von FRANKLIN et al. (214, 216, 217), daß in RF-haltigen Seren neben der normalerweise vorkommenden 19 S-Fraktion meist noch eine schneller sedimentierende Komponente mit einer Sedimentationskonstanten von 22 S zu finden ist (Abb. 31 a), deren Konzentration in einem extremen Fall 1160 mg-% betrug (217), während sie gewöhnlich unter 200 mg-% lag.

Im Vollserum gingen die Titer des Latexfixationstestes und der Hämagglutinationsreaktion gewöhnlich dem Gehalt des Serums an der 22 S-Komponente parallel. Bei Seren mit geringem RF-Gehalt trat diese Komponente z. T. nicht in Erscheinung oder war nur durch eine leichte Asymmetrie vor der 19 S-Spitze erkennbar. Auch bei hohem RF-Gehalt kann oft nur eine solche Asymmetrie gefunden werden, wie das in Abb. 32 dargestellte Beispiel zeigt. KOCH und ODENTHAL (359 a) konnten eine M-Komponente mit einer Sedimentationskonstanten von $S_{20} = 21{-}22$ S nur in 45,9 % der Seren von 37 Patienten mit primär chronischer Polyarthritis feststellen, während der RF mit dem Latextropfentest bei 94,6 % der Patienten nachweisbar war. HOLLEY und HOGAN

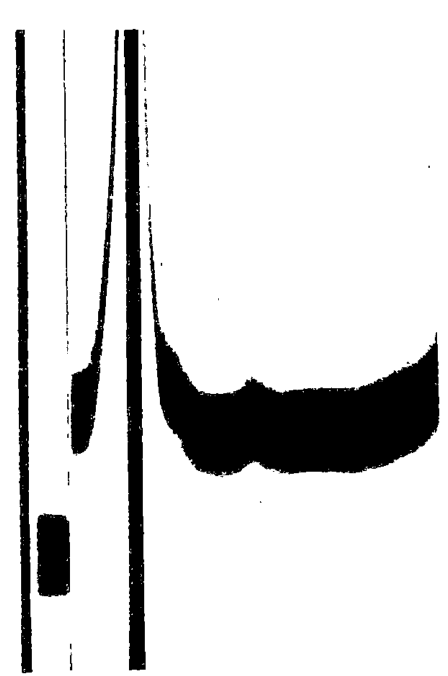

Abb. 32. Ultrazentrifugendiagramm eines RF-haltigen Serums (Titer des Latexfixationstestes 1:40 960, der Hämagglutinationsreaktion nach WAALER-ROSE 1:1024, Anstieg in der Grenzschichtreaktion 163 E). Aufnahme nach 26 min

(305 a) fanden sogar nur bei 10 % von 76 Fällen mit rheumatoider Arthritis eine 22 S-Komponente im Serum; der Bentonittest fiel dagegen bei 88 % dieser Patienten positiv aus. Ähnliche Befunde stammen von VILLA et a. (684), die bei Fehlen der 22 S-Komponente in der Regel auch die 19 S-Fraktion im Normbereich fanden.

In der 22 S-Fraktion konnten FRANKLIN et al. (214, 216, 217) den RF durch Absorptionsversuche eindeutig nachweisen. Bei diesen Versuchen zeigte sich parallel zum Verlust der biologischen Aktivität des RF auch ein stärkerer Abfall der 22 S-Komponente, während die 19 S-Fraktion unverändert blieb. Die geschilderten Befunde könnten vermuten lassen, daß der RF ein physikalisch und chemisch atypisches Protein darstellt, da im Serum Gesunder eine 22 S-Fraktion nicht bekannt ist. Durch 4—6molare Harnstofflösung und Säurepuffer von pH 3,0 konnte diese Fraktion jedoch in etwa gleiche Teile 7 S- und 19 S-Material gespalten werden (216). Die durch die Spaltung gewonnene 19 S-Fraktion erwies sich nach Entfernung des dissoziierenden Agens serologisch als hoch aktiv. Damit ist entschieden, daß die 22 S-Komponente kein atypisches Protein darstellt, sondern einem reversibel dissoziierbaren Komplex aus 19 S- und 7 S-Globulinen entspricht, wobei das Verhältnis der 19 S-Globuline zu den 7 S-Globulinen nach den Untersuchungen von MÜLLER-EBERHARD et al. (457, 459) 43:57% ist. Dies entspricht einem Verhältnis von einem 19 S- zu sechs 7 S-Globulinmolekülen. Der den Makroglobulinen angehörende RF bindet also sechs Gammaglobulinmoleküle. In Abb. 5, in der der Reaktionsmechanismus zwischen RF und Gammaglobulin dargestellt ist, haben wir diesem Befund Rechnung getragen.

Die leichte Dissoziierbarkeit des 22 S-Komplexes, die sogar bei Zentrifugation des RF-haltigen Serums im Dichtegradienten beobachtet wurde (457), erklärt die divergierenden Ergebnisse der einzelnen Autoren bei Ultrazentrifugenuntersuchungen RF-haltiger Seren und Lösungen. HEIMER et al. (290) spalteten z.B. den RF vor der Ultrazentrifugenuntersuchung von Antigen-Antikörperkomplexen ab, und SVARTZ et al. (622, 627) reinigten ihn vorher durch Chromatographie mit Carboxymethylcellulose, während FRANKLIN et al. (214, 216, 217, 457, 459) RF-haltige Nativseren untersuchten, bei denen eine Aufspaltung des Komplexes nicht stattgefunden hatte, während sie bei den erstgenannten Untersuchungen anzunehmen ist. Auch im Kältepräcipitat findet sich der RF nach Abb. 26 augenscheinlich vorwiegend als 22 S-Komplex.

Da FRANKLIN et al. (214, 216, 217, 367) den RF im Vollserum bei der Ultrazentrifugation in Komplexform nachwiesen, ist zu vermuten, daß dieser Faktor auch in vivo als löslicher Komplex zirkuliert, wobei nach Untersuchungen mit radiomarkierten Gammaglobulinen auch unter den im Serum herrschenden Bedingungen keine irreversible Bindung der 7 S-Moleküle an den RF vorliegen soll, vielmehr ein Gleichgewicht mit den freien 7 S-Molekülen besteht (457). Die leichte Dissoziierbarkeit des RF-Gammaglobulinkomplexes geht auch aus Untersuchungen von CHRISTIAN (106) hervor, bei denen der durch die Ultrazentrifuge abgetrennte 22 S-Komplex mit erhitzter Gammaglobulinlösung versetzt wurde. Hierbei wurde durch Zufügung ansteigender Mengen des erhitzten Gammaglobulins aus dem 22 S-Komplex die ursprünglich gebundene 7 S-Komponente in zunehmendem Maße freigesetzt.

Im Kältepräcipitat können neben der 22 S-Komponente auch Komplexe mit einer Sedimentationskonstanten bis über 26,5 S gefunden (Abb. 26) werden. Ob diese durch eine Reaktion des RF mit alterierten

Gammaglobulinen oder durch die Reaktion des RF mit den in jüngster Zeit im Serum chronischer Polyarthritiden entdeckten Gammaglobulin-komplexen mit Sedimentationskonstanten von 9—17 S (367a, 684) zustande kommen, läßt sich noch nicht entscheiden. Beide Möglich-keiten müssen auch als Ursache der bei wiederholter Ultrazentrifugation erfolgenden Spontanpräcipitation des RF (622) diskutiert werden.

Zusammenfassend kann der RF also den β_2M-Globulinen zugeordnet werden, die ein Molekulargewicht von etwa 900000—950000 und eine Sedimentationskonstante von $S_{20} = 19$ S besitzen. Wie eine gewisse Heterogenität des RF in der freien Elektrophorese aber schon vermuten ließ (367), handelt es sich bei diesem Faktor nicht um eine einzelne, sondern um mehrere im β_2M-Globulinbereich gelegene Fraktionen. Dies geht einmal aus den zitierten Befunden über die Reaktivität des RF gegenüber den unterschiedlichen menschlichen und tierischen Gamma-globulinen, zum anderen aber auch aus Untersuchungen von LOSPALUTTO und ZIFF (401) sowie FRANKLIN (213) hervor, die chromatographisch zwei RF-Fraktionen nachwiesen, von denen eine nur mit Humanglobulin, die andere zusätzlich auch mit Kaninchengammaglobulin reagierte. Auch im Agargeldiffusionstest werden bei der Reaktion von RF mit erhitztem Humangammaglobulin gelegentlich zwei Präcipitationslinien nachweis-bar (26, 26a, 213), von denen eine durch Absorption mit Kaninchen-gammaglobulin zum Verschwinden gebracht werden kann. HEIMER et al. (290a) konnten sogar vier reaktionsfähige Makroglobuline in Seren von Patienten mit chronischer Polyarthritis nachweisen. Insgesamt können heute acht in die Gruppe der Rheumafaktoren einzuordnende Serum-substanzen unterschieden werden (26a).

Eine sichere Abgrenzung des RF von den bereits physiologischer-weise im Normalserum vorkommenden β_2M-Globulinen war bisher durch physikalische und — wie im folgenden gezeigt — auch durch chemische Methoden nicht möglich. Immunologisch besteht insofern ein ent-scheidender Unterschied, als der RF eine Reaktionsfähigkeit gegenüber strukturell veränderten Gammaglobulinen besitzt, die den normalen β_2M-Globulinen nicht zukommt. Diese ist u. E. — wie später ausge-führt — auf die spezifische Antikörpernatur des RF zurückzuführen.

Neben dem RF wurde in neuester Zeit ein weiterer, sehr interessanter Faktor im Serum von Patienten mit chronischer Polyarthritis nachge-wiesen, der eine Sedimentationsgeschwindigkeit von 9—17 S hat (367a, 684). Dieser entspricht einem ungewöhnlichen Gammaglobulinkomplex, der in einigen Seren den Hauptanteil der Gammaglobuline ausmacht (684) und in Säurepuffern und 4—6molarer Harnstofflösung in 7 S-Einheiten dissoziiert. Die 7 S-Einheiten wurden immunologisch als Gammaglobuline identifiziert. Die Gammaglobulinkomplexe kommen besonders in Seren mit hohem RF-Gehalt vor und können die Reaktionen zum Nachweis des RF stark inhibieren. Mit dem RF binden sie sich zu Komplexen von 28—31 S und lösen wahrscheinlich gelegentlich eine spontane Präcipitationsreaktion mit diesem Faktor aus. Von KUNKEL et al. (367a) wird die Möglichkeit diskutiert, daß es sich bei den Gammaglobulinkomplexen um Antigen-Antikörperkomplexe vom Gammaglobulin-Antigammaglobulintyp handelt und das Antigammaglobulin das 7 S-Gegenstück zu dem RF ist, der wahrscheinlich einem Gammaglobulinantikörper der 19 S-Gruppe entspricht.

b) Die chemische Zusammensetzung des Rheumafaktors

Zwischen der Gammaglobulinfraktion und der β_2M-Globulinfraktion, in die nach den oben genannten Befunden der RF zu lokalisieren ist, bestehen enge Zusammenhänge, besonders hinsichtlich ihrer Funktion als Träger der spezifischen humoralen Abwehr. Die Tatsache, daß beide Globuline von Neugeborenen nicht gebildet werden und beim Agammaglobulinämiesyndrom neben der Verminderung der Gammaglobulinfraktion in der Regel eine wenigstens ebenso ausgeprägte Verminderung der β_2A- und β_2M-Globulinfraktion auftritt, deutet auf eine gemeinsame Bildungsstätte dieser Proteine hin.

Frühere Untersuchungen der normalen 19 S-Fraktion des menschlichen Serums haben gezeigt, daß chemisch zwischen diesen Makroglobulinen und den Gammaglobulinen insofern Differenzen bestehen, als die erstgenannten Globuline einen größeren Kohlenhydratgehalt als die Masse der Gammaglobuline besitzen (215). Bei der chemischen Analyse chromatographisch gereinigter Fraktionen RF-haltiger Seren, die den RF in 0,6% des Eiweißstickstoffes des Serums enthielten, fand sich ebenfalls ein höherer Kohlenhydratgehalt als im Originalserum [2,8% Hexosamin und 4,3% tryptophanreagierende Polysaccharide gegenüber 1,9% Hexosamin und 2,4% Polysaccharide im Originalserum (748)]. Auch der deutliche Abfall des Polysaccharidgehaltes bei Absorption des RF mit sensibilisierten Erythrocyten (597) spricht für einen hohen Polysaccharidgehalt des RF, der nach SVARTZ (391) etwa 9,0%, nach KUNKEL et al. (367) etwa 10,0% betragen soll.

Um die chemische Zusammensetzung des RF genauer zu klären, wurden in Zusammenarbeit mit F. WÖHLER und A. HOFMANN (740) chemische Analysen des RF durchgeführt.

Zur Darstellung des RF wurden Präcipitate benutzt, die bei der Reaktion zwischen RF-haltigem Serum und Gammaglobulin aufgetreten waren. Hierbei gingen wir so vor, daß Seren von Patienten mit chronischer Polyarthritis, die hohe Titer in der Hämagglutinationsreaktion nach WAALER-ROSE und dem Latexfixationstest sowie starke Meßwertanstiege in der Grenzschichtreaktion aufwiesen, in Portionen zu 50 ml unterteilt und mit der gleichen Menge einer kommerziell hergestellten, nativen und mit gepufferter Kochsalzlösung (p_H 8,0) auf eine 0,5%ige Konzentration eingestellten Gammaglobulinlösung versetzt wurden. Die resultierende Präcipitationsreaktion ließ man zunächst 2 Std bei Zimmertemperatur und dann 46 Std im Eisschrank bei 4°C ablaufen, anschließend wurde 20 min zentrifugiert (17 000 U/min) und das gewonnene Präcipitat nach dreimaliger sorgfältiger Waschung mit Aqua bidest. und wiederholter Zentrifugation im Exsiccator über konzentrierter Schwefelsäure bis zur Gewichtskonstanz getrocknet. Auf diese Weise wurden von fünf verschiedenen Patienten ausreichende Mengen Präcipitat als Ausgangsmaterial für die chemische Analyse gewonnen.

Die Möglichkeit, die Analyse am Präcipitat durchzuführen, erschien dann erlaubt, wenn die prozentuale Zusammensetzung des Präcipitates an 7 S- und 19 S-Globulinen bekannt war. Aus den Untersuchungen von MÜLLER-EBERHARD et al. (214, 216, 458, 459) ist aber erwiesen, daß bei einer Lösung des Präcipitates in der Ultrazentrifuge das Verhältnis der 7 S-Fraktion zur 19 S-Fraktion 1:1 beträgt (Abb. 33).

Bei der Verwendung des auf die oben geschilderte Weise dargestellten Präcipitates für die chemische Analyse ist außerdem zu berücksichtigen, daß nach MÜLLER-EBERHARD (456) neben dem RF-Gammaglobulinkomplex im Präcipitat sehr schnell sedimentierende Aggregate mit einer Sedimentationskonstanten von 35 S bis 150 S vorkommen, die aus dem zur Präcipitation zugesetzten, leicht alterierten 7 S-Gammaglobulinen stammen.

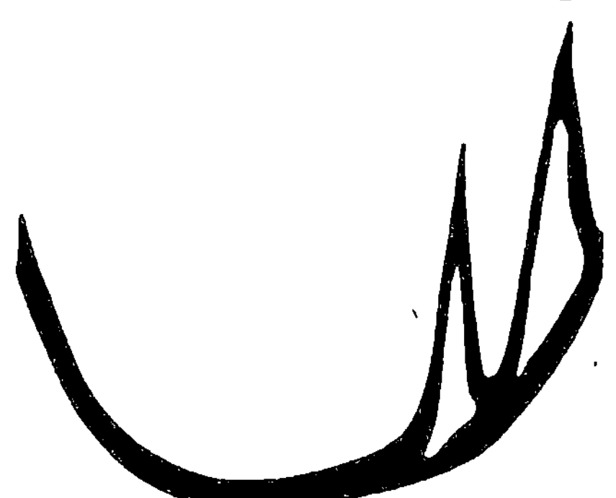

Abb. 33. Ultrazentrifugales Schlierendiagramm eines in 5 Mol Harnstoff gelösten Präcipitates, das durch Versetzung eines RF-haltigen Serums mit kurzfristig erhitztem Gammaglobulin gewonnen wurde. Die Sedimentationskonstante der schnellen Komponente beträgt 19 S, die der langsamen 7 S. [Nach MÜLLER-EBERHARD, KUNKEL und FRANKLIN (459)]

Diese Aggregate machten nach MÜLLER-EBERHARD (456) bei vorheriger Erhitzung des Gammaglobulins etwa 50—70% des Gesamtpräcipitates aus. Um diesen hohen Anteil möglichst klein zu halten, wurde in unseren Versuchen auf die Erhitzung des Gammaglobulins verzichtet, wodurch allerdings auch die Menge der jeweils auftretenden Präcipitate sehr klein blieb. Nach Lösung des spezifischen Präcipitates (RF-Gammaglobulinkomplex) mit 6 Mol Harnstoff gelang es durch wiederholtes, bis zu 3 Std dauerndes Zentrifugieren der Lösung bei 20 000 U/min, die sehr schnell sedimentierenden Aggregate gewichtsmäßig zu bestimmen. Sie machten 40% des Gesamtpräcipitates aus. Wiederholt durchgeführte Prüfungen ergaben keine dem RF entsprechende serologische Aktivität dieser Komponente. Das Ergebnis erlaubt den Schluß, daß 70% des Präcipitates aus 7 S-Gammaglobulin bestand (40% schnell sedimentierende Gammaglobulinaggregate und 30% an RF gebundenes Gammaglobulin) und die übrigen 30% der 19 S-Fraktion angehörten, also dem Rheumafaktor entsprachen. Dieses Verhältnis erlaubte die Berechnung der einzelnen Komponenten.

Zur Klärung der chemischen Zusammensetzung des RF wurden colorimetrische Kohlenhydratanalysen und Aminosäurebestimmungen durchgeführt. Die Hexosen ermittelte man nach HOLZMAN, MACALLISTER und NIEMANN (308) sowie nach WINZLER (734), die Fucose nach JAKUBEIT, BRÜNGER und KNEDEL (324), das Hexosamin nach DISCHE und BOHENFREUND (152), die Neuramin- bzw. Sialinsäure[1] nach BÖHM et al. (47) in einer Modifikation von SCHULTZE et al. (572). Der Polysaccharidgehalt wurde durch die Tryptophanreaktion nach SHETLAR, FORSTER und EVERET (586) und der Gesamtstickstoff nach KJELDAHL ermittelt. Die Aminosäuren wurden nach Proteinhydrolyse (745), anschließender zweidimensionaler Papierchromatographie, Sichtbarmachung der Aminosäuren (390) und ihrer Eluierung quantitativ nach MOORE und STEIN (440) bestimmt.

Tabelle 41. *Kohlehydratgehalt des Rheumafaktors im Vergleich zu dem normalen Gammamakroglobulin bzw. β_2M-Globulin ($S_{20}=19$ S) und dem normalen Gammaglobulin ($S_{20}=7$ S)*

Kohlenhydrat-gehalt	Normales Gamma-globulin $S_{20}=7$ S		Normales Gammamakro-globulin $S_{20}=19$ S		Rheumafaktor	
	MÜLLER-EBERHARD et al. (458) %	eigene Befunde %	MÜLLER-EBERHARD et al. (458) %	SCHULTZE (571) %	KUNKEL et al. (366) %	eigene Befunde %
Hexosen . .	1,22	1,23	5,2	4,16	5,1—5,4	5,13
Fucose. . .	0,29	0,3	0,62	0,46		0,85
Hexosamin .	1,14	1,2	2,9	2,4	2,0—2,9	2,9
Neuramin-säure . .	0,22	0,25	1,7	1,81	1,7—1,8	1,84
Polysaccha-ride . . .	2,58	2,7	9,8	8,83	9,8—10,1	10,78

In Tabelle 41 sind die Ergebnisse der Kohlenhydratbestimmung des RF im Vergleich zur Kohlenhydratzusammensetzung der Gammaglobuline (7 S-Fraktion) und der normalen Gammamakroglobuline, die sehr wahrscheinlich mit den β_2M-Globulinen identisch sind, wiedergegeben. Betrachtet man die von MÜLLER-EBERHARD et al. (458) sowie die von uns gefundenen, weitgehend übereinstimmenden Werte für die 7 S-Gammaglobuline, so erkennt man, daß ihr Polysaccharidgehalt relativ gering ist. Die höchsten Werte ergeben die Hexosen, dann folgen das Hexosamin, die Fucose und die Neuramin- bzw. Sialinsäure. Die von MÜLLER-EBERHARD et al. (458) sowie SCHULTZE (571) durchgeführten, in Tabelle 41 angegebenen Untersuchungen über die normalerweise vorkommende 19 S-Gammaglobulinfraktion lassen gewisse Abweichungen untereinander erkennen, die wohl methodisch bedingt sein dürften und keinen echten Unterschied darstellen. Wichtig erscheint, daß der Polysaccharidgehalt dieser Fraktion das Dreifache von dem der 7 S-Gammaglobulinfraktion beträgt. Die Neuraminsäure ist sogar um das Sieben-

---

[1] Herrn Dr. R. BROSSMER, Max Planck-Institut für Med. Forschung, Abt. Chemie, Heidelberg (Direktor: Prof. Dr. R. KUHN), sind wir für die Überlassung von Sialinsäure zur Herstellung von Eichkurven und zu Vergleichsuntersuchungen sehr zu Dank verpflichtet.

fache und die Hexosen um das Vierfache gegenüber den 7 S-Gamma-globulinen erhöht, Fucose und Hexosamin dagegen nur um das Doppelte.

Betrachtet man die von uns gefundenen Kohlenhydratwerte des RF, so fällt auf, daß der Gesamtkohlenhydratgehalt mit 10,78% in etwa dem entspricht, den KUNKEL et al. (367) angegeben (10%) haben. Auch die für Hexose, Hexosamin und Neuraminsäure gefundenen Werte stimmen weitgehend mit denen von KUNKEL et al. (367) angegebenen überein. Vergleicht man nun unsere Ergebnisse mit denjenigen, welche MÜLLER-EBERHARD et al. (458) für die normale 19 S-Gammaglobulin-fraktion fanden, so halten wir es unter Berücksichtigung der methodischen

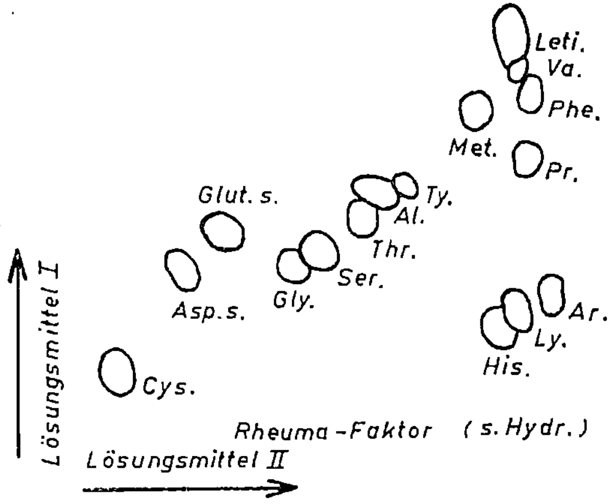

Abb. 34. Zweidimensionales Chromatogramm des Rheumafaktors (Darstellung der Aminosäuren mit Ninhydrin, Lösungsmittel I: Isopropanol-Ameisensäure-Eisessigwasser, 500:105:105. Lösungsmittel II: Phenol-Wassergemisch 5:1)

Fehlerbreite für möglich, daß der Kohlenhydratanteil des Rheumafaktors dem des genannten Globulins entsprechen könnte, zumindest ähnelt er ihm sehr. Auch die einzelnen Kohlenhydratkomponenten des RF entsprechen weitgehend denen der normalen Gammamakroglobuline, die Abweichungen sind nicht größer, als sie bei den zwei verschiedenen Untersuchungen der normalen 19 S-Gammaglobulinen zutage treten. Entsprechend dem prozentual höheren Anteil der Kohlenhydrate ist der Gesamtstickstoff des RF erniedrigt. Er beträgt 14,7 g% gegenüber 16,03 g% des 7 S-Gammaglobulins.

Bei Anwendung der zweidimensionalen Papierchromatographie nach Proteinhydrolyse ließ sich im RF eine große Reihe von Aminosäuren nachweisen, wie Abb. 34 zeigt.

Die quantitativen Werte gibt die Tabelle 42 wieder. Da nach den Untersuchungen von FRANKLIN et al. (215) sowie HEIMER und FREDE-RICO (288) eine Spaltung intramolekularer SS-Brücken des Makromoleküls

Tabelle 42. *Aminosäurezusammensetzung, Stickstoffgehalt und Molekulargewicht des Rheumafaktors im Vergleich zu normalem Gammaglobulin (S 7-Fraktion)*

	Normal Gammaglobulin $(S_{20} = 7)$	Rheumafaktor $(S_{20} = 19)$
	Molekulargewicht	
	156 000 (nach COHN)	950 000 [nach HEIMER et al. (290)]
	Gesamt-N.	
	16,3 [nach BRAND et al. (65)]	14,7 (nach eigenen Befunden)
	Aminosäurezusammensetzung (in %)	
	nach BRAND (65)	nach eigenen Befunden
Glycin	4,2	3,6
Alanin	2,2	2,0
Valin	9,7	8,2
Leucin	9,3	7,3
Isoleucin . . .	2,7	2,3
Prolin	8,1	7,6
Phenylalanin .	4,6	4,5
Cystein	0,7	0,99
Cystin	2,37	3,4
Methionin . . .	1,06	1,1,
Tryptophan . .	2,86	2,7
Arginin	4,8	4,2
Histidin	2,5	3,0
Lysin	8,1	7,7
Asparaginsäure	8,8	9,6
Glutaminsäure .	11,8	13,1
Serin	11,4	7,3
Threonin . . .	8,4	8,2
Tyrosin	6,75	7,0

RF zu einer Depolymerisation in 7 S-Gammaglobulineinheiten führt, haben wir vergleichsweise die prozentuale Aminosäurezusammensetzung der 7 S-Gammaglobulinfraktion aufgeführt. Über die normale β_2M-Globulinfraktion sind uns keine genauen Angaben bekannt, lediglich HEIMER (287) betont, daß sich nach seinen vorläufigen Befunden die Aminosäurezusammensetzung dieser Fraktion von der der Gammaglobuline unterscheidet, jedoch werden keine genaueren Angaben gemacht.

Wie aus Tabelle 42 ersichtlich, erreicht unter den im RF nachweisbaren Aminosäuren die Glutaminsäure mit etwa 13% die höchste Konzentration, gefolgt von der Asparaginsäure, dann von Valin und Threonin, Lysin, Prolin, Leucin, Serin, Tyrosin usw. Wie aus den Befunden ersichtlich, konnten wir im Gegensatz zu ANTONACI et al. (11) im Rheumafaktor Prolin und Valin nachweisen. Besonders wichtig erscheint, daß der Wert für das Cystin, weniger für das Cystein, höher liegt als bei dem 7 S-Gammaglobulin, während im allgemeinen die prozentualen Aminosäurewerte beim RF etwas niedriger sind als bei dem

7 S-Gammaglobulin. Die Erhöhung des Cystingehaltes darf vielleicht als Ausdruck der vermehrt vorhandenen SS-Brücken angesehen werden, wie sie nach den Ergebnissen von FRANKLIN et al. (215) u. a. über die Depolymerisation des RF, bei der eine komplette Dissoziation der 19 S-Komponente in 7 S-Komponenten durch Sprengung der Disulfidgruppen mit Mercaptoäthanol oder Cystein — jeweils in einer Konzentration von 0,1 M — festgestellt wurde, zu erwarten waren. Da die prozentuale Aminosäurezusammensetzung des RF und des normalen 7 S-Gammaglobulins sehr ähnlich erscheint, könnte man vermuten, daß der RF durch Disulfidbindungen von 7 S-Material aufgebaut ist. Letztlich gestatten die hier ermittelten Befunde über die Proteinanalyse aber keine Aussagen über die Identität beider Proteinbausteine.

Über die reaktiven Endgruppen des RF ist noch wenig bekannt. Immerhin gibt es einige Substanzen, die einen hemmenden Effekt auf den RF bei optimalen p_H-Bedingungen entfalten, wie HEIMER et al. (289) feststellten, deren Ergebnisse aus Tabelle 43 zu ersehen sind.

Tabelle 43. *Inhibitionswirkung einiger chemischer Substanzen auf den RF* ·[Nach HEIMER, FREDERICO und FREYBERG (289)]

Nr.	Reagenz	Betroffene Gruppen	Inhibitionswirkung auf den RF
1	Gesättigte Perjodatlösung	Gewisse Kohlenhydrate	Ø
2	Jodacetat	SH-Gruppen	Ø
3	Carbobenzoxychlorid	Aminogruppen	+ + + +
4	Aceticum anhydricum	Aminogruppen	+ + + +
5	Fluorodinitrobenzol	Aminogruppen	+ + + +

Aus den Untersuchungen von HEIMER et al. (289) geht hervor, daß SH-Gruppen für die Reaktivität des RF gegenüber Gammaglobulin nicht verantwortlich sind. Dagegen wird die Fähigkeit des RF, sensibilisierte Erythrocyten zu agglutinieren, durch eine Reihe von Substanzen gehemmt, die wahrscheinlich eine Blockierung der Aminogruppen des RF herbeiführen.

Der Effekt dieser Substanzen kann möglicherweise aber auch auf einer Denaturierung des RF beruhen, da die Behandlung von Seren mit solchen Substanzen oft zur Bildung unlöslicher Proteine führt.

Aus den Angaben von HEIMER et al. (289) konnte nicht entnommen werden, welche Konzentrationen der genannten Substanzen für die komplette Inhibition des RF erforderlich sind. Eigene diesbezügliche Untersuchungen mit Essigsäureanhydrid und 2—4 Dinitrofluorobenzol haben gezeigt, daß bei Zusatz von 10 Vol.-% einer 1%igen oder geringer konzentrierten Lösung dieser Substanzen zu einem RF-haltigen Serum bei optimalen p_H-Verhältnissen die serologische Aktivität des RF im Latexfixationstest noch nicht meßbar vermindert wird. Erst bei Zusatz von 10 Vol.-% einer 10,0%igen Lösung des Essigsäureanhydrids zu den RF-haltigen Seren fand eine völlige Neutralisation des RF statt. Nach immunelektrophoretischen Untersuchungen tritt bei dieser Konzentration aber bereits eine

Denaturierung der Eiweißkörper auf, die sich in einer Veränderung der Präcipitationslinie manifestiert.

Die Ergebnisse der chemischen Analyse sind mit der Annahme vereinbar, daß der RF mit dem physiologischen β_2M-Globulin identisch ist, von dem er sich lediglich durch seine Fähigkeit unterscheidet, mit leicht verändertem 7 S-Gammaglobulin Komplexe zu bilden. Für diese Bindung sind wahrscheinlich Aminogruppen entscheidend. Der RF verhält sich damit wie ein Antikörper gegen Gammaglobulin. Auch andere Antikörper sind nur durch ihre Antikörperfunktion, nicht dagegen durch ihre physikalisch-chemische Eigenschaften von anderen normalerweise vorkommenden β_2M-Globulinen und Gammaglobulinen zu unterscheiden.

c) Die Beziehung zwischen Rheumafaktor und Serumkomplement

Die vorgenannten Untersuchungen über die Lokalisation des RF im Eiweißspektrum und seine chemische Zusammensetzung haben noch keine endgültigen Aussagen über seine immunologische Stellung ermöglicht. Da als eine charakteristische Eigenschaft des RF die Fähigkeit angesehen werden kann, sich an Antigen-Antikörperkomplexe zu binden, erhebt sich die Frage, ob eine Beziehung zwischen dem RF und dem Komplement bzw. einzelnen Komplementkomponenten besteht und der RF vielleicht sogar mit dem Komplement oder Komplementkomponenten identisch ist. Verschiedene Autoren, die diese Möglichkeit in Betracht zogen, konnten eine solche Identität nicht feststellen (87, 179, 263, 381, 532, 590, 632). Die Entfernung einzelner Komplementbestandteile aus dem Serum verändert nämlich den durch den RF bedingten Titer in der Hämagglutinationsreaktion nach WAALER-ROSE nicht. So können die Komplementkomponenten C' 1 und C' 2 durch Erhitzung des Serums auf 56°C inaktiviert werden, während der RF eine solche Vorbehandlung ohne weiteres toleriert (Abb. 18). Die Inaktivierung von C' 3 durch Zymosan bedingt ebenfalls keine Verminderung der Titer RF-haltiger Seren gegenüber sensibilisierten Schafserythrocyten (302, 381), ebensowenig die Inaktivierung von C' 4 oder Properdin (381).

Die Untersuchungen von LAURELL und GRUBB (381), ELLIS und FELIX-DAVIES (179), VAUGHAN et al. (674) u. a. haben zudem ergeben, daß die Titer des Komplementes oder der Komplementkomponenten bei der chronischen Polyarthritis keine wesentlichen Unterschiede gegenüber Normalserum aufweisen und insbesondere keine Parallelität zwischen Komplementtiter und RF-Gehalt besteht (179, 381). Auch unter der Therapie ist ein verschiedenartiges Verhalten der beiden Serumfaktoren zu beobachten: Unter Corticosteroidbehandlung sinkt ein erhöhter Komplementtiter ab (674), während der RF durch eine solche Therapie nicht beeinflußt wird.

Nach allen genannten Resultaten besteht keine Identität des RF mit einer der Komplementkomponenten, die in den bekannten Hämolysintesten gemessen werden.

Auch Konglutinine können sich wie der RF und das Komplement an Immunkomplexe anlagern, doch stellt nach allen bereits beschriebenen Befunden der RF kein Konglutinin im klassischen Sinne (121, 563) dar. Die Beziehung des RF zu den Immunkonglutininen, die nach COOMBS und COOMBS (121) als antikomplementäre Antikörper anzusehen sind, soll im nächsten Abschnitt behandelt werden.

d) Die serologische Natur des Rheumafaktors und seine Entstehung

Von WAGER et al. (696, 698) wurde die Meinung vertreten, daß der RF ein normales Protein sei, das in sehr geringen Mengen bei vielleicht allen Personen vorkomme, bei der chronischen Polyarthritis aber spezifisch erhöht sei. Diese Vermutung basiert auf der Tatsache, daß oft auch das Serum Gesunder eine gering agglutinierende Aktivität in der Hämagglutinationsreaktion nach WAALER-ROSE und in anderen Agglutinationsreaktionen aufweist, weshalb nur solche Seren als RF-positiv angesprochen werden können, bei denen die Agglutination oberhalb eines bestimmten Grenztiters auftritt. Die schwache Agglutination in nur gering verdünnten Seren kann u. E. jedoch nicht als Anzeichen für das Vorkommen des RF im Serum gewertet werden, da die Stabilität proteinbeladener Partikeln im Serum sicher durch die verschiedenen Proteine und Elektrolyte beeinflußt wird, wie besonders die Untersuchungen von JANDL und CASTLE (325) gezeigt haben. Auch Komplement und Konglutinine können wahrscheinlich die beladenen Partikel zur Agglutination bringen. Beim Nachweis des RF müssen deshalb unspezifische Faktoren durch höhere Serumverdünnungen ausgeschlossen werden.

Auch die Beobachtung, daß Antiglobulinseren, die durch Immunisierung von Kaninchen einerseits mit Normalseren, andererseits mit RF-haltigen Seren oder deren Euglobulinfraktion gewonnen wurden, gleiche Präcipitationsbanden in der Immunelektrophorese und eine gleichartige Neutralisation des RF hervorrufen, kann nicht als Beweis für die Identität des RF mit einem normalen Serumprotein angesehen werden. Dieser Faktor verhält sich wohl physikalisch-chemisch und auch antigenanalytisch wie ein normales Serumprotein, doch besteht ein entscheidender Unterschied darin, daß nur der RF und verwandte Faktoren, nicht dagegen Proteinkomponenten des normalen menschlichen Serums mit Gammaglobulinen zu reagieren vermögen. Allerdings kommt häufig im Serum gesunder Personen ein Faktor vor, der mit aggregiertem Gammaglobulin eine Präcipitationsreaktion ergibt (457a, 638a). Dieser Faktor

ist jedoch hitzelabil und weist Beziehungen zu der ersten Komplement-
komponente auf, von der er sich allerdings durch verschiedene Eigenschaften unterscheidet (638a). In sehr geringen Mengen scheint allerdings auch
eine dem RF ähnliche Serumsubstanz im Serum gesunder Individuen
vorzukommen (457a). Die Sedimentationskonstante dieses Faktors,
der mit den Gammaglobulinen wandert, beträgt aber im Gegensatz
zum RF $S_{20} = 11$ S (457a).

Von SVARTZ und SCHLOSSMANN (634) wurde die Hypothese vertreten, daß der
RF durch die Einwirkung von Enzymen verschiedener Bakterien auf das Kollagen-
gewebe entsteht. Diese Meinung basiert auf Untersuchungen, bei denen die Autoren
„Diplokokken von Enterokokkentyp" aus Rachenabstrichen von Patienten mit
chronischer Polyarthritis auf bindegewebshaltigen Kulturmedien wachsen ließen.
Mit dem Kältepräcipitat der Kulturflüssigkeit wurde in einigen Fällen eine positive
Hämagglutinationsreaktion erzielt. Hämolytische Streptokokken induzierten dieses
Phänomen nicht. Die genannten Untersuchungen wurden im einzelnen nicht näher
präzisiert und nach persönlicher Mitteilung von SVARTZ nicht abgeschlossen, so daß
über die Bedeutung dieses Phänomens noch keine Aussagen gemacht werden können.
Möglicherweise handelt es sich hierbei nicht um einen spezifischen, sondern um
einen unspezifischen Effekt, der verschiedenen Bakterienenzymen zukommt.

Da der RF der β_2M-Globulinfraktion angehört, die bekanntlich verschiedene Antikörper (Wassermann-Antikörper, Kälteagglutinine, komplette Rh-Antikörper, Typhusagglutinine u. a.) enthält (83, 216, 225,
334, 506, 637 u. a.), muß die Vermutung geäußert werden, daß der RF
ebenfalls einen Antikörper darstellt. Es ist allerdings zu berücksichtigen,
daß nach verschiedenen Beobachtungen (22, 240 u. a.) auch immunologisch inerte β_2M-Globuline gebildet werden können und zudem bei den
primären und sekundären Makroglobulinämien, bei denen solche inerte
Makroglobuline vorkommen, die Reaktionen zum Nachweis des RF
nicht allzu selten positiv ausfallen.

Für die Antikörpernatur des RF sprechen verschiedene tierexperimentelle Untersuchungen. Bereits 1946 wiesen HEDLUND und LÖF-
STRÖM (282) nach, daß es bei Immunisierung von Kaninchen mit β-hämo-
lytischen Streptokokken zunächst zu einem Anstieg eines typischen
Streptokokkenantikörpers — des Antistreptolysin-O — kommt. Bei
längerer Immunsierungsdauer (8 Monate) traten auch Streptokokkenagglutinine auf, die ebenfalls als Antikörper gegen Streptokokken gedeutet wurden. In einem der vorausgegangenen Abschnitte (S. 85—96)
wurden bereits eigene bei der Immunisierung von Kaninchen mit β-hämo-
lytischen Streptokokken der Gruppe A erzielte Befunde erwähnt und in
Abb. 25 die bei einem der Kaninchen beobachteten Serumveränderungen
dargestellt. Nach den genannten Versuchen treten bereits am 10. Tage
nach Beginn der Immunisierung Antikörper gegen Streptokokken auf,
die in der Lage sind, Streptokokken so zu sensibilisieren, daß sie vom
RF agglutiniert werden. Zu einem späteren Zeitpunkt wird auch die

L-Streptokokkenagglutination bei einem Teil der Tiere positiv. Diese Agglutination kann nicht allein durch Streptokokkenantikörper bedingt sein, da das Serum der Tiere gleichzeitig auch eine positive Hämagglutinationsreaktion nach WAALER-ROSE, einen positiven Latexfixationstest und eine positive Grenzschichtreaktion mit Gammaglobulin ergab. Bei der Immunisierung mit β-hämolytischen Streptokokken der Gruppe A tritt also ein Serumfaktor auf, der die gleichen Eigenschaften wie der RF hat und mit Kaninchengammaglobulin und gleichzeitig mit menschlichem Gammaglobulin zu reagieren vermag. Vom RF unterscheidet er sich dadurch, daß er mit Kaninchengammaglobulin völlig, mit humanem Gammaglobulin dagegen nur teilweise absorbierbar ist.

Auch GERMER et al. (234) sowie MATSUBARA et al. (410) konnten nach längerer Immunisierung von Mäusen mit β-hämolytischen Streptokokken — die letztgenannten Autoren auch nach Immunisierung mit Salmonella pullorum — eine positive Hämagglutinationsreaktion mit dem Serum der behandelten Tiere erzielen. LERNER et al. (388, 388a) beobachteten bei experimentellen Infektionen von Mäusen mit Streptobacillus moniliformis neben Gelenk- und Knochenaffektionen das Auftreten eines Serumfaktors, der eine positive Hämagglutinationsreaktion nach WAALER-ROSE und einen positiven Bentonittest hervorrief. Bei Immunisierung von Kaninchen mit abgetötetem Streptobacillus moniliformis wurde nur ein positiver Bentonittest erzielt. Bei beiden Versuchsreihen waren die serologischen Phänomene allerdings wahrscheinlich auf die Anwesenheit menschlicher Gammaglobuline im Kulturmedium zurückzuführen. EYQUEM et al. (188) benutzten eine große Anzahl von Bakterienstämmen zur Immunisierung. Bei diesen Versuchen traten zunächst spezifische Bakterienantikörper auf, doch konnte nach Immunisierung mit einigen dieser Bakterien (verschiedene Typen β-hämolytischer Streptokokken der Gruppe A und anaerobe Bakterien wie Corynebacterium pyogenes liquefaciens oder diphtheroides, Spherophorus pseudonecrophorus und ridiculosus) bei verschiedenen Kaninchen ebenfalls das Auftreten eines Antiglobulinfaktors nachgewiesen werden, der die Eigenschaften des RF hatte. Ähnliche Beobachtungen stammen von SHICHIKAWA et al. (586a), die Kaninchen mit Streptokokken der Gruppe A, Salmonella pullorum und Escherichia coli immunisierten und hiernach positive Resultate im Latexfixationstest und verschiedenen Hämagglutinationsreaktionen erhielten. Auch durch Immunisierung mit Endotoxinen von Salmonella pullorum und Escherichia coli konnte ein Serumfaktor mit den Eigenschaften des RF erzeugt werden. SVARTZ (625, 626) beobachtete bei Immunisierung von Schweinen und weißen Ratten mit Diplostreptokokken der Gruppe B (Str. agalactiae) neben einer Arthritis das Auftreten eines dem RF ähnlichen hämagglutinierenden Faktors, der auch in der Kälte präcipitierbar war und der

Makroglobulinfraktion angehörte. DUBINSKI (161a) fand nach Immunisierung von Kaninchen mit Antigen-Antikörperkomplexen von Escherichia coli oder Proteus X19 mit den entsprechenden Kaninchenantikörpern sowie auch mit den genannten Bakterien allein einen dem RF analogen, hämagglutinierenden Faktor im Serum der Tiere.

Interessanterweise kann auch bei Immunsierung von Tieren mit artfremdem Eiweiß (656), artfremden Leukocyten und anderen nichtbakteriellen Antigenen (436a) sowie Antigen-Antikörperkomplexen (1, 161a) häufiger das Auftreten eines dem RF analogen Serumfaktors beobachtet werden. Dieser Faktor kann also augenscheinlich als Reaktionsprodukt auf die wiederholte parenterale Zuführung verschiedenster Antigene gebildet werden.

Bei jeder Immunisierung entstehen zunächst spezifische Antikörper gegen das zugeführte Antigen. Eine erneute Zufuhr des gleichen Antigens nach Auftreten des spezifischen Antikörpers hat die Entstehung von Antigen-Antikörperkomplexen zur Folge. Da das Antikörpergammaglobulin durch die Bindung an das Antigen nach den Untersuchungen von NAJJAR et al. (462, 465) strukturelle Veränderungen erleidet, wird es nun seinerseits zum Antigen. Das Auftreten des RF bzw. der dem RF gleichartigen Serumsubstanzen bei längerer Immunisierung von Tieren mit den verschiedensten Antigenen ist daher u. E. dahingehend zu deuten, daß es sich bei diesen Faktoren um Antikörper handelt, die gegen den Komplex aus dem Antigen und dem korrespondierenden, durch die Bindung strukturell veränderten Antikörper oder den strukturell veränderten Antikörper allein gerichtet sind. Diese Annahme erscheint besonders deshalb gerechtfertigt, weil vor kurzem NAJJAR und ROBINSON (464) beim Kaninchen eine Antikörperbildung gegen einen Komplex nachweisen konnten, in dem autologe Antikörper vorhanden waren. MILGROM und WITEBSKY (436b) haben zudem zeigen können, daß bei der Immunisierung von Kaninchen mit autologem Serum Antikörper gegen Gammaglobuline sowohl des Menschen wie auch des Kaninchens auftreten. Wahrscheinlich war es bei diesen Versuchen zu geringfügigen molekularen Strukturveränderungen der autologen Gammaglobulinmoleküle gekommen, die eine Autoantigenität dieser Proteine und damit eine Autoantikörperbildung verursachten. Bei der Reaktion dieser Autoantikörper mit menschlichem Gammaglobulin handelte es sich wahrscheinlich um eine Kreuzreaktion.

Nach EYQUEM et al. (188) ist auch eine Beziehung des RF und analoger Serumsubstanzen zu den Immunkonglutininen zu diskutieren. Diese Immunkonglutinine sind nach COOMBS und COOMBS (121) als antikomplementäre Antikörper zu betrachten: Ihre Aktivität erstreckt sich nur auf ein Komplement, das an einen Antigen-Antikörperkomplex absorbiert ist. Da aber offensichtlich eine Bindung des RF an Antigen-

Antikörperkomplexe auch dann erfolgt, wenn keine der bekannten Komplementkomponenten vorhanden ist (302 u.a.) und zum anderen MATSUBARA et al. (410) das Auftreten solcher Immunkonglutinine bei Immunisierung von Kaninchen mit Bakterien im Gegensatz zu einer dem RF analogen Serumsubstanz nicht beobachteten, kann der RF nicht als Immunkonglutinin angesehen werden.

Nach Beobachtungen von GOFTON et al. (243) agglutiniert der RF Latexpartikel, die mit Chondroitinsulfat, Heparin und Hyaluronsäure beladen sind, in gleicher Weise wie gammaglobulinbeladene Latexpartikel. Nach diesen von DE FOREST und BARBERRIAK (139) bestätigten Versuchen könnte vermutet werden, daß der RF einen Antikörper gegen die genannten, die Grundsubstanz vorwiegend aufbauenden Stoffe darstellt. GOFTON et al. (243) betonen jedoch bereits selbst, daß ihre Befunde möglicherweise keine reale biologische Bedeutung haben. Entweder kommt das Phänomen allein durch eine unspezifische Reaktion der sehr negativ geladenen Moleküle mit dem relativ positiv geladenen RF-Molekül zustande, wie besonders nach den Versuchen von MEYER et al. (423) anzunehmen ist, nach denen Hyaluronsäure Serumproteine zu binden vermag, oder aber durch Reduktion von Hemmphänomenen beim Latexfixationstest (239a). Da eine Absorption des RF durch Heparin, Chondroitinsulfat und Hyaluronsäure nicht in gleicher Weise wie durch Gammaglobuline gelingt und HEIMER und FREYBERG (291) weder im Agargeldiffusionstest noch bei der quantitativen Präcipitationsreaktion eine Präcipitation des RF mit schwefelhaltigen Mucopolysacchariden beobachteten, können diese Substanzen auch nicht als die eigentlichen Reaktionspartner des RF angesehen werden. Zudem konnten wir keine stärkere Bindung des fluoresceinmarkierten RF an normale Bindegewebsstrukturen nachweisen. Eine solche Bindung wäre zu erwarten, wenn der RF einen Antikörper gegen die Grundsubstanz bzw. eine ihrer Komponenten darstellen würde.

Auf Grund aller genannten Untersuchungen sehen wir den RF als einen Antikörper an, der bei Auftreten verschiedenster Antigen-Antikörperkomplexe im Organismus entsteht und wahrscheinlich vorwiegend gegen den einen Teil dieses Komplexes, das durch die Bindung an das Antigen strukturell veränderte Gammaglobulin gerichtet ist. Eine Reaktion des RF mit dem Antigen allein — bei unseren Untersuchungen Streptokokken — ist nach früher beschriebenen Untersuchungen mit fluorescenzmarkiertem RF nicht möglich. Da der RF mit Gammaglobulinen verschiedener Species reagiert, muß es sich um einen Antikörper handeln, der gegen antigene Gruppen des Gammaglobulins gerichtet ist, die bei all diesen Species vorkommen und durch Bindung der Gammaglobuline an Antigene, durch Erhitzung usw. in Erscheinung treten.

Für die Antikörpernatur des RF sprechen auch weitere Argumente. So zeigte der RF bei Absorptionsstudien mit Kaninchengammaglobulin ein gleiches immunologisches Verhalten wie Antikörper bei der Reaktion mit kreuzreagierenden Antigenen. Ähnlich den klassischen Antikörpern weist der RF fernerhin eine individuelle Variation zu gekreuzten Reaktionen auf, wie aus dem Ausfall der einzelnen Teste zum Nachweis des

RF mit verschiedenen Gammaglobulinen hervorgeht. Die Befunde von FRANKLIN et al. (214), nach denen sich sechs Gammaglobulinmoleküle an den RF anlagern können, der RF also über sechs Valenzen verfügt, sprechen nicht gegen die Antikörpernatur dieses Faktors, obwohl die klassischen Antikörper bekanntlich nur eine bzw. zwei Valenzen haben (177). Diese Valenzen wurden vorwiegend bei Antikörpern von Kaninchen bestimmt, die sicher größtenteils 7 S-Gammaglobulinen entsprechen. Über die Valenzen der menschlichen β_2M-Antikörper liegen dagegen noch keine Daten vor. Aus den Untersuchungen PAPPENHEIMERS (479) geht aber beispielsweise hervor, daß der von KABAT beschriebene Pneumokokkenantikörper des Pferdes, der ebenso wie das β_2M-Globulin des Menschen ein 19 S-Makroglobulin darstellt, mindestens zehn Valenzen besitzt.

Gegen die Annahme, daß der RF einen Antikörper gegen Gammaglobulin darstellt, sprechen einige Beobachtungen: So treten bei RF-positiven Patienten durch Übertragung Gm (a +)-Blutes, das ja ein gegenüber dem RF im Inhibitionstest mit Rh-sensibilisierten Erythrocyten reaktionsfähiges Gammaglobulin besitzt, keine Transfusionsreaktionen bei RF-positiven Patienten auf. Fernerhin wird bei intracutaner Injektion von Gammaglobulin der Gruppe Gm (a +) bei RF-positiven Personen keine Hautreaktion beobachtet (262) und die Überlebenszeit von autologem und homologem Gm (a +)-Gammaglobulin ist bei RF-positiven Patienten nicht geringer als bei gesunden Personen (262, 617). VAUGHAN et al. (673) fanden allerdings mit homologem Gammaglobulin bei der chronischen Polyarthritis ein rascheres Verschwinden des markierten Gammaglobulins.

Diese Befunde von VAUGHAN et al. (673) sind wahrscheinlich so zu deuten, daß es bei der Markierung zu einer wenn auch nur geringen Denaturierung der Gammaglobuline gekommen ist, die diesen eine Reaktionsfähigkeit gegenüber dem RF verliehen, wodurch eine Präcipitationsreaktion zustande kam. Die nativen Gammaglobuline binden sich nach bereits erwähnten Untersuchungen dagegen in vivo nur locker und reversibel an den RF, auch wenn sie der Gruppe Gm (a +) angehören, und führen keine Präcipitation des Faktors herbei. Der RF reagiert in vivo wahrscheinlich nur mit strukturell verändertem Gammaglobulin im Sinne einer Antigen-Antikörperreaktion. Wird daher Gammaglobulin in vivo an ein Antigen gebunden und damit strukturell verändert, so tritt wie in vitro eine Bindung des RF an den Antigen-Antikörperkomplex ein, die zu einem Absinken des RF-Spiegels führt. Wir konnten eine solche Beobachtung bei einer Patientin mit chronischer Polyarthritis machen, bei der eine Überempfindlichkeit gegen Pyramidon vorlag. Die Einnahme dieses Medikamentes führte nicht nur zu den Zeichen eines anaphylaktischen Schockes, vielmehr sank gleichzeitig der Titer der Hämagglutinationsreaktion nach WAALER-ROSE von 1:1024 auf 1:32 ab und stieg erst im Verlauf von 2 Wochen wieder auf den Ausgangswert an.

Die Tatsache, daß der präcipitierte Rheumafaktor-Gammaglobulinkomplex kein Komplement bindet, spricht nicht gegen die Antikörpernatur des RF, da verschiedene Antigen-Antikörperkomplexe bekannt sind, denen diese Fähigkeit fehlt. Als weiteres Argument gegen die Antikörpernatur des RF ist das Fehlen einer charakteristischen Äquivalenzzone anzuführen, doch kann die Inhibition der Präcipitation bei Antigenüberschuß, die ein klassisches Merkmal der meisten Präcipitationssysteme ist, gelegentlich auch bei anderen Antigen-Antikörpersystemen gering sein oder fehlen. Da wahrscheinlich die Anwesenheit multipler hydrophiler

Gruppen in einem Proteinantigen für das Phänomen der Löslichkeit von Immunpräcipitaten verantwortlich ist, kann das Fehlen einer Äquivalenzzone in RF-
Gammaglobulinsystemen wohl darauf zurückgeführt werden, daß das denaturierte
Gammaglobulin den größten Teil seiner hydrophilen Eigenschaften durch den
Denaturationsprozeß verloren hat (242a).

Wie gezeigt wurde, tritt beim Tier eine dem RF analoge Serumsubstanz bei längerer Immunisierung mit verschiedenen Antigenen, insbesondere mit Bakterien auf. Wahrscheinlich ist auch das Auftreten des
RF bei der chronischen Polyarthritis primär auf wiederholte bakterielle
oder auch virale Infekte zurückzuführen. Daß dieser Faktor in vielen
Fällen erst im Laufe der Erkrankung nachweisbar wird, spricht nicht
gegen die Bedeutung bakterieller Infektionen bei seiner Entstehung, da
der RF möglicherweise zunächst an die Antigen-Antikörperkomplexe
gebunden wird und nur der Überschuß erscheint. Da die Titer des im
Tierexperiment erzeugten Serumfaktors nach Beendigung der Immunisierung langsam wieder absinken, der RF jedoch trotz Fehlens manifester Infektionen über die gesamte Krankheitsdauer nachweisbar bleibt,
ist anzunehmen, daß nicht nur Komplexe von exogenem Antigen mit
den entsprechenden Antikörpern seine Bildung induzieren oder unterhalten können, sondern auch solche von Autoantigenen mit den korrespondierenden Antikörpern.

Für das Auftreten des RF scheinen ebenso wie für das der chronischen Polyarthritis (366, 603) hereditäre Momente mit entscheidend
zu sein. Hierfür spricht die Beobachtung, daß der RF im Serum von
Familienmitgliedern chronischer Polyarthritiker in einem hohen Prozentsatz (10—20, maximal 33%) vorkommt (21a, 366, 384, 534, 556a, 751).
Es ist möglich, daß bei der chronischen Polyarthritis und auch bei Blutsverwandten von Patienten mit einer solchen Erkrankung eine genetisch
determinierte Abnormität des antikörperproduzierenden Apparates vorliegt, die eine immunologische Hyperreaktivität zur Folge hat. Eine
solche Hyperreaktivität, wie sie sowohl bei der chronischen Polyarthritis
(258, 386a) wie beim Lupus erythematosus disseminatus (386a) und beim
Sjögren-Syndrom (43) nachgewiesen wurde, könnte die Ursache dafür sein,
daß ein an ein Antigen gebundenes autologes Gammaglobulin als körperfremd empfunden wird und damit die Bildung des RF induziert. Auch
beim Tier scheint die experimentelle Erzeugung einer dem RF analogen
Serumsubstanz z. T. von genetischen Momenten abhängig zu sein, denn
es gelingt nicht bei allen Species in gleicher Weise und in gleicher Häufigkeit, die Bildung dieses Faktors hervorzurufen. Andererseits dürfen
genetische Faktoren nicht allein für die Entstehung des RF verantwortlich gemacht werden, wie jüngst veröffentlichte Befunde von BALL und
LAWRENCE (21a) zeigen. Diese Autoren konnten bei drei eineiigen
Zwillingspaaren zweimal konkordant positive, einmal dagegen diskordante serologische Befunde beim Nachweis des RF erheben.

Wenn man den RF als Antikörper auffaßt, so kommen als Bildungs-stätten am ehesten Plasmazellen in Frage. Nachdem CURTAIN (126) den Nachweis der Makroglobulinproduktion in den Plasmazellen erbringen konnte, ist anzunehmen, daß diese Zellen die β_2M-Globuline in gleicher Weise zu bilden vermögen wie die Antikörper, die der Gammaglobulin-fraktion angehören. Tatsächlich gelang MELLORS et al. (415) der Nach-weis, daß auch der RF in den Plasmazellen gebildet wird. Diese Autoren konnten bei Patienten mit chronischer Polyarthritis die Bindung vorher erhitzter (10′ bei 62°C), fluoresceinmarkierter Gammaglobuline an das Cytoplasma der Plasmazellen feststellen und andererseits die Bindung eines 19 S-Gammaglobulinantikörpers an die Plasmazellen durch vor-herige Behandlung der Gewebsschnitte mit aggregiertem Gammaglo-bulin verhindern. Diese Befunde berechtigen zur Annahme, daß die Plasmazellen den RF enthalten und auch bilden. Wie MELLORS et al. (415) zeigen konnten, erfolgte diese Bildung nicht nur in den Lymph-knoten, sondern auch in den Plasmazellen, die im entzündlich ver-änderten Synovialgewebe vorhanden sind. Hierdurch ist es erklärlich, daß der RF in der Synovialflüssigkeit häufig hoch positiv gefunden wird (174, 557 u. a.). In Homogenaten der Gelenkkapsel konnte dieser Faktor dagegen bisher noch nicht festgestellt werden (176).

5. Der Rheumafaktor bei der chronischen Polyarthritis

a) Das Vorkommen des Rheumafaktors bei der chronischen Polyarthritis und die Beziehungen zwischen Rheumafaktor und Krankheitsbild

Über das Vorkommen des RF bei rheumatischen Erkrankungen, insbesondere bei der chronischen Polyarthritis, liegen zahlreiche Unter-suchungen vor. Die Ergebnisse, die von den einzelnen Autoren mit den verschiedenen Nachweismethoden bei dieser Erkrankung erzielt wurden, sind aber sehr unterschiedlich, wie aus den Tabellen 44—46 zu ersehen ist.

Wie Tabelle 44 zeigt, konnten mit der Hämagglutinationsreaktion in der Originalmethode von WAALER (694) und ROSE et al. (541) im Durch-schnitt nur in 49,9% der chronischen Polyarthritiden positive Resultate erzielt werden. Im Krankengut von JAWETZ und HOOK (326) fiel diese Reaktion sogar nur bei 23,1% der Patienten positiv aus, während ROSE et al. (541) in 81,4%, bei aktiver Erkrankung sogar in 100% einen posi-tiven Ausfall des Testes beobachteten.

Die Resultate der verschiedenen Autoren mit der modifizierten Hämagglutinationsreaktion (Tabelle 45) weisen ähnliche Differenzen auf. RHEINS et al. (526) erzielten beispielsweise mit diesem Test bei 40,8% der chronischen Polyarthritiden positive Ergebnisse, EHRMANN et al.

Tabelle 44. *Ausfall der Hämagglutinationsreaktion [Originalmethode nach* WAALER *(694) und* ROSE *et al. (541)] bei der chronischen Polyarthritis*

Autor	Zahl der Fälle	Rheumafaktor positiv	
		Zahl der Fälle	Prozent der Fälle
WAALER 1940 (694)	77	27	35,1
ROSE et al. 1948 (541)	43	35	81,4
BROWN et al. 1949 (72)	82	40	48,8
JAWETZ u. HOOK 1949 (326)	78	18	23,1
LUCENTINI u. JOLI 1949 (402)	107	31	29,0
MILLER et al. 1949 (437)	21	14	66,7
SULKIN et al. 1949 (620)	35	16	45,7
DORDICK u. WASSERMAN 1950 (158)	21	13	61,9
WAGER 1950 (696)	221	130	58,8
JAQUELINE et al. 1952 (320)	75	24	32,0
SCOTT 1952 (578)	124	76	61,3
GAMP u. GILLESSEN 1953 (228)	51	34	66,6
THOMAS 1955 (641)	105	61	58,1
Gesamt	1040	519	49,9

(173) dagegen in 100%. Durchschnittlich fiel diese Reaktion in 68,0%
der chronischen Polyarthritiden positiv aus.

Mit dem Latexfixationstest (Tabelle 46) wurde der RF bei insgesamt
77,1% von 5095 chronischen Polyarthritiden nachgewiesen. Die von
den einzelnen Autoren festgestellten Prozentsätze positiver Ergebnisse
bei der genannten Erkrankung sind auch mit diesem Test sehr unterschiedlich. Sie schwanken zwischen 39,7% (138) und 92,3% (67).

Die gegenüber den Resultaten des Latexfixationstestes durchschnittlich geringere Zahl positiver Ergebnisse mit der Hämagglutinationsreaktion nach WAALER-ROSE und ihren Modifikationen ist wohl, wie bereits
ausgeführt, vorwiegend auf die geringere Empfindlichkeit dieser Teste
und nur zu einem kleinen Teil auf individuelle Differenzen der Reaktionsweise des RF zurückzuführen. Die starke Schwankungsbreite in den
Ergebnissen dieser Reaktionen kann ebenfalls z.T. methodisch bedingt
sein. Auch beim Latexfixationstest muß diese Möglichkeit in Betracht
gezogen werden, da dieser Test bei Verwendung nativen Serums in
einem geringerem Prozentsatz positiv ausfällt, als bei Benutzung eines
inaktivierten Serums und z.T. native, z.T. inaktivierte Seren von den
verschiedenen Autoren zu den Untersuchungen herangezogen wurden.
Methodisch bedingte Differenzen können jedoch nicht allein für die
unterschiedlichen Ergebnisse mit den verschiedenen Reaktionen bei der
chronischen Polyarthritis verantwortlich gemacht werden, denn auch
bei gleichartiger Methodik und Anwendung mehrerer Teste zum Nachweis des RF fanden die einzelnen Autoren erheblich differierende Ergebnisse, während die Resultate bei nichtrheumatischen Erkrankungen
weitgehend übereinstimmen. Wir sind daher der Frage nachgegangen,

Tabelle 45. *Ausfall der nach* BALL (20), HELLER et al. (292, 294) *sowie* SVARTZ und SCHLOSSMANN (621, 628, 630) *modifizierten Hämagglutinationsreaktion von* WAALER (694) *und* ROSE et al. (541) *bei der chronischen Polyarthritis*

Autor	Zahl der Fälle	Rheumafaktor positiv	
		Zahl der Fälle	Prozent der Fälle
HELLER et al. 1949 (292)	46	35	76,1
SVARTZ und SCHLOSSMANN 1950 (629) . .	180	159	88,4
VAN LOGHEM-LANGEREIS 1950 (667) . . .	108	97	89,8
BALL 1952 (21)	642	284	44,2
EHRMANN et al. 1952 (173)	31	31	100,0
HELLER et al. 1952 (294)	114	98	86,0
HOBSON and GORILL 1952 (302)	67	57	85,1
REINLEIN 1952 (521)	87	71	81,6
SCOTT 1952 (578)	124	76	61,3
SVARTZ und SCHLOSSMANN 1952 (630) . .	312	279	89,5
SCHMID et al. 1952 (558)	31	31	100,0
WINBLAD 1952 (728)	314	151	48,1
DICKGIESSER und HARTER 1953 (148) . . .	42	28	66,7
HARTER und DICKGIESSER 1953 (275) . . .	32	20	62,5
FRANK und SCHIMANSKI 1953 (211)	20	18	90,0
PIKE et al. 1953 (495)	159	99	62,2
ALEXANDER und DE FOREST 1954 (4) . . .	51	38	74,5
DANEO und EINAUDI 1954 (130)	73	52	71,2
SVARTZ und SCHLOSSMANN 1954 (633) . .	100	95	95,0
GARRIC et al. 1955 (230)	40	29	72,5
DE FOREST et al. 1956 (140)	121	114	94,2
EYQUEM et al. 1956 (189)	298	162	54,4
FOZ et al. 1956 (204)	116	70	60,3
HESS 1956 (297)	70	64	91,4
JACOBSON et al. 1956 (315)	331	205	62,0
JAQUELINE et al. 1956 (318)	470	285	60,7
MÜLLER und MARQUARDT 1956 (450) . . .	92	72	78,2
PLOTZ und SINGER 1956 (498)	150	70	46,7
ZIFF et al. 1956 (750)	83	76	91,6
BICHEL et al. 1957 (34)	75	42	56,0
CRAIG et al. 1957 (125)	151	130	86,1
DE SEZE et al. 1957 (145)	102	76	74,5
JAQUELINE et al. 1957 (319)	667	432	64,8
RHEINS et al. 1957 (526)	125	51	40,8
VANSLYPE 1957 (669)	56	42	75,0
BARCELLO 1958 (24)	153	79	51,6
BARTFELD et al. 1958 (27)	83	53	63,9
BURBY und BEHR 1958 (74)	46	39	84,8
COHEN et al. 1958 (115)	136	58	42,7
HINTON et al. 1958 (301)	86	75	87,2
KRITZMAN 1958 (365)	35	29	82,9
McEWEN et al. 1958 (413)	140	135	96,5
MICHOTTE und VANSLYPE 1958 (425) . . .	65	49	75,4
ROBECCHI et al. 1958 (533)	372	237	63,8
VAN DER SPEK und VERVAAD 1958 (665) . .	80	63	78,8
WALDENSTRÖM und WINBLAD 1958 (703) .	26	18	69,2
ZAVAZAL 1958 (747)	137	114	83,2
AMIRA und VISCONTI 1959 (7)	62	37	59,6
CECCHI und FERRARIS 1959 (97)	54	37	68,6
COKE 1959 (117)	149	109	73,2

Tabelle 45 (Fortsetzung)

Autor	Zahl der Fälle	Rheumafaktor positiv	
		Zahl der Fälle	Prozent der Fälle
Daikos et al. 1959 (128)	55	43	78,2
De Blecourt et al. 1959 (138).	206	93	45,1
Harter 1959 (273)	77	58	75,2
Miehlke u. Schimanski 1959 (430) . . .	123	52	42,4
Morgan 1959 (441)	100	74	74,0
Robecchi und Daneo 1959 (532)	511	327	64,0
Wollner und Fuchs 1959 (741)	152	101	66,5
Scheiffarth 1959 (551)	25	18	72,0
De Seze et al. 1960 (145a)	81	62	76,6
Greensbury und Keningale 1960 (257) .	731	572	78,2
Hinton et al. 1960 (300)	100	70	70,0
Gesamt	9265	6241	68,0

inwieweit das Auftreten des RF im Serum bei der chronischen Polyarthritis von bestimmten klinischen Befunden abhängig ist und evtl. eine unterschiedliche Zusammensetzung des Krankengutes die differenten Ergebnisse erklären kann.

Um möglichst exakte Aussagen über das Vorkommen des RF bei der chronischen Polyarthitis machen zu können, wurden einmal nur Fälle in diese Krankheitsgruppe eingereiht, bei denen die diagnostischen Kriterien erfüllt waren, die laut Amer. Rheumatism Association (120, 540) zu einer sicheren Diagnose der chronischen Polyarthritis erforderlich sind. Hierbei wurde das Vorkommen des RF im Serum nicht als diagnostisches Kriterium gewertet, weil der RF Gegenstand unserer Untersuchungen war. Als beweisend für das Vorhandensein des RF im Serum wurde der positive Ausfall von mindestens zwei der fünf schon näher besprochenen Nachweismethoden im Vollserum oder der positive Ausfall des Latexfixationstestes und/oder der Hämagglutinationsreaktion nach Waaler-Rose in der nach Ziff et al. (750) gewonnenen Euglobulinfraktion angesehen. Bis auf 21 Fälle, bei denen die Serummenge zur Gewinnung der Euglobulinfraktion nicht mehr ausreichte, wurde bei jedem Patienten, bei dem vier oder sämtliche Reaktionen im Vollserum negativ ausfielen, der RF in der Euglobulinfraktion bestimmt. Auf diese Weise sind Fehlerquellen weitgehend ausgeschaltet und u. E. präzise Aussagen über das Vorkommen des RF bei der chronischen Polyarthritis möglich. Es muß allerdings noch einmal betont werden, daß die Inhibitionsreaktionen zum Nachweis des RF, die z. T. in sehr hohem Prozentsatz der mit anderen Testen negativen Fälle noch positive Ergebnisse zeigen (267, 669, 679, 750), von uns für den systematischen Nachweis des RF nicht angewandt wurden. Auf die Problematik dieser Reaktionen wurde bereits hingewiesen.

Bevor auf die Beziehungen zwischen klinischem Bild und Auftreten des RF bei der typischen chronischen Polyarthritis eingegangen wird, sollen zwei Sonderformen der chronischen Polyarthritis erwähnt werden, bei denen der RF nicht oder nur selten im Serum auftritt. Es handelt sich hierbei einmal um die juvenile Polyarthritis und zum anderen um die Arthropathia psoriatica. Beide Erkrankungen werden von den meisten Autoren von der eigentlichen chronischen Polyarthritis des

Tabelle 46. *Ausfall des Latexfixationstestes bei der chronischen Polyarthritis*

Autor	Zahl der Fälle	Rheumafaktor positiv	
		Zahl der Fälle	Prozent der Fälle
PLOTZ und SINGER 1956 (498)	150	107	71,3
EGGHART et al. 1957 (171)	55	46	83,6
GOFTON et al. 1957 (243)	71	59	83,1
RHEINS et al. 1957 (526)	117	100	85,4
ROTHERMICH und PHILIPS 1957 (544) . . .	291	245	84,2
THOMAS et al. 1957 (642)	105	76	72,4
BARTFELD et al. 1958 (27)	83	56	67,5
BRAUNSTEINER et al. 1958 (67)	184	170	92,3
BURBY und BEHR 1958 (74)	46	37	80,4
FELDMAN et al. 1958 (197)	80	46	57,5
HALL et al. 1958 (267)	177	145	82,0
OLSEN und RANTZ 1958 (473)	41	23	56,0
PIKE et al. 1958 (496)	165	115	69,7
SINGER und PLOTZ 1958 (593)	250	225	90,0
TANNER und ZIFF 1958 (638)	116	99	85,4
WIEDERMANN et al. 1958 (719)	10	8	80,0
AMIRA und VISCONTI 1959 (7)	62	44	70,9
BLOCH 1959 (41)	51	43	84,4
CECCHI und FERRARIS 1959 (97)	54	38	70,4
COKE 1959 (117)	149	105	70,5
DE BLECOURT et al. 1959 (138)	209	83	39,7
DRESNER und TROMBLY 1959 (160)	137	85	62,0
EGGHART und WIEDERMANN 1959 (170) . .	41	32	78,1
FELLINGER und BRAUNSTEINER 1959 (198)	184	149	81,0
HARTER 1959 (273)	77	71	92,2
HOLLEY et al. 1959 (306)	79	56	70,9
JEFFREY 1959 (328)	76	65	85,5
KALLIOMÄKI und RUBINSTEIN 1959 (341) .	106	72	67,9
MIEHLKE und SCHIMANSKI 1959 (430) . . .	123	103	84,0
MORGAN 1959 (441)	100	89	89,0
RAVAULT et al. 1959 (519)	38	32	84,2
SCHUBARTH et al. 1959 (568)	38	32	84,2
FELLMANN und WAGENHÄUSER 1960 (200) .	143	105	73,4
ENDERLIN 1960 (180)	62	49	79,0
FONNESU 1960 (203)	22	22	100,0
GREENBURY und KENINGALE 1960 (275) .	698	555	78,6
LANE und DECKER 1960 (375)	65	53	81,6
MIEHLKE et al. 1960 (427)	241	186	77,0
VANSLYPE et al. 1960 (669)	64	36	56,3
FALLET et al. 1961 (195a)	196	178	85,8
Gesamt	5095	3926	77,1

Erwachsenen abgetrennt, so daß sie nicht als Ursache der differenten Ergebnisse im Vorkommen des RF bei der chronischen Polyarthritis angeschuldigt werden können. In Tabelle 47 sind die aus der Literatur zusammengestellten und von uns erhobenen serologischen Befunde bei diesen Sondergruppen aufgeführt.

Aus den in Tabelle 47 dargestellten Ergebnissen ist zu ersehen, daß sich die juvenile Arthritis und die Arthopathia psoriatica von dem Gros der chronischen Polyarthritiden durch das sehr seltene Vorkommen

Tabelle 47. *Vorkommen des RF bei Sonderformen der chronischen Polyarthritis*
(Nach Literaturangaben und eigenen Befunden.)

Krankheit	Zahl der Fälle	Hiervon positiv		Autoren
		Zahl	%	
Juvenile Arthritis einschließlich Morbus Still	25	6	24,0	eigene Untersuchungen
	314	64	20,7	4, 67, 80, 81, 115, 127, 140, 148, 189, 195a, 198, 267, 319, 321, 328, 343, 533, 567
Arthopathia psoriatica . .	14	1	7,1	eigene Untersuchungen
	591	83	14,0	4, 27, 67, 97, 115, 140, 160, 189, 195a, 198, 206, 267, 301, 315, 319, 321, 343, 473, 519, 521, 532, 544, 567, 725, 742, 743, 750

des RF unterscheiden. Bei der juvenilen Arthritis kommt der RF nach den in der Literatur zitierten Befunden nur in etwa 20% der Fälle vor, allerdings konnten ZIFF et al. (750) mit dem Inhibitionstest diesen Faktor bei sämtlichen ihrer zwölf Fälle nachweisen. TOUMBIS et al. (655a) fanden ihn mit dem gleichen Test in 87% ihrer 45 Patienten, mit der Hämagglutinationsreaktion nach WAALER-ROSE dagegen nur in 40% und mit dem Latexfixationstest sogar nur in 13% von 35 Fällen. Ob die mit den gebräuchlichen Methoden meist negativen Befunde bei der juvenilen Arthritis durch ein gegenüber dem Erwachsenen unterschiedliches Reaktionsvermögen des Kindes bezüglich der Antikörperbildung bedingt sind, läßt sich bis heute nicht entscheiden.

Bei der mit Psoriasis kombinierten chronischen Polyarthritis wird der RF in einem noch geringeren Prozentsatz als bei der juvenilen Arthritis gefunden. Im eigenen Krankheitsgut wies lediglich einer von 14 Patienten dieser Krankheitsgruppe den RF im Serum auf. Bei diesem Fall handelte es sich wahrscheinlich um ein zufälliges Zusammentreffen der beiden Erkrankungen, wie es augenscheinlich häufiger vorkommt (742, 743). Bei der echten Arthropathia psoriatica konnten wir wie ZIFF (748) u. a. den RF niemals im Serum feststellen. Diese Befunde weisen darauf hin, daß die Arthropathia psoriatica möglicherweise auch in ätiologischer Beziehung von der chronischen Polyarthritis abzutrennen ist.

Weitere, der chronischen Polyarthritis ähnliche, jedoch meist seronegative Krankheitsbilder sind die bei malignen Tumoren und der ulcerativen Colitis vorkommenden Arthritiden. Bei keinem unserer vier Patienten mit einer Polyarthritis bei Colitis ulcerosa und elf Patienten mit Polyarthritis bei malignen Tumoren konnte der RF im Serum nachgewiesen werden. Diese relativ seltenen Fälle werden von den meisten

Autoren wie auch von uns in gleicher Weise wie die juvenile und die psoriatische Arthritis bei Angabe der serologischen Befunde meist nicht in die Gruppe der chronischen Polyarthritiden einbezogen, sondern als Sonderformen aufgeführt. Daher können die verschiedenen Resultate des RF-Nachweises bei der chronischen Polyarthritis nicht durch einen unterschiedlichen Anteil dieser häufig RF-negativen Fälle am jeweils untersuchten Krankengut der chronischen Polyarthritiden erklärt werden.

Betrachtet man die von uns bei der chronischen Polyarthritis, unter Ausschluß der genannten Sonderformen, erzielten Ergebnisse, so fällt auf, daß der RF in der angegebenen Methode nur bei 385 von 569 Patienten (= 67,7%) nachweisbar war, also in einem geringeren Prozentsatz, als er von vielen Autoren unter Anwendung nur eines Testes gefunden wurde. Auch bei späteren Kontrolluntersuchungen, denen die Mehrzahl der Patienten unterzogen wurde, konnte nur bei einigen der zunächst RF-negativen Fälle das Auftreten des RF im Serum nachgewiesen werden. Interessanterweise stammten die RF-negativen Fälle nur zu einem geringen Teil aus dem Krankengut der Klinik, der überwiegende Teil wurde von uns anläßlich eines Aufenthaltes in einem Rheumakrankenhaus erfaßt, in das die Patienten zur balneologischen Therapie eingewiesen worden waren. Diese Befunde lassen auch die differenten Ergebnisse anderer Autoren am ehesten mit einer unterschiedlichen Zusammensetzung des jeweilig untersuchten Krankengutes erklären. Um festzustellen, worin diese Unterschiede zu suchen sind, und inwieweit sich die RF-negativen chronischen Polyarthritiden durch ihr klinisches Bild von den RF-positiven Fällen unterscheiden und damit eventuell auch ätiologisch und pathogenetisch von diesen abzugrenzen sind, wurden vergleichende Untersuchungen über Krankheitsdauer, Stadium, Aktivität, Verlauf usw. bei den beiden Krankheitsgruppen vorgenommen.

Zunächst war festzustellen, ob ähnlich wie bei der juvenilen Arthritis (80, 81) der Serumbefund auch bei der chronischen Polyarthritis des Erwachsenen eine Abhängigkeit vom Lebensalter zeigt, in dem die Erkrankung auftritt. Es wurde daher bei den Gruppen der RF-positiven und RF-negativen Fälle das durchschnittliche Lebensalter zu Krankheitsbeginn errechnet. Hierbei ergab sich, daß die chronische Polyarthritis bei der Gruppe der seropositiven Fälle durchschnittlich im 41. Lebensjahr und bei der seronegativen Gruppe im 38. Lebensjahr eingesetzt hatte, also diesbezüglich nur ein geringer Unterschied vorhanden war. Immerhin läßt sich eine gewisse Abhängigkeit beim Auftreten des RF vom Alter des Patienten zu Krankheitsbeginn feststellen, wie aus Tabelle 48 hervorgeht.

Die Tabelle 48 zeigt, daß bei den Fällen, bei denen sich die Krankheit zwischen dem 16. und 25. Lebensjahr manifestiert hatte — Erkrankungen, die bereits vor dem 16. Lebensjahr einsetzten, wurden den juvenilen Arthritiden zugerechnet —, der RF häufiger negativ war als bei Patienten, deren Erkrankung erst im späteren Lebensalter auftrat. Die Unterschiede im Vorkommen des RF zwischen diesen beiden Gruppen sind signifikant (p < 0,02), während diejenigen zwischen den in der Tabelle 48 aufgeführten Untergruppen auf einem Zufall beruhen können. Ähnliche Befunde wurden auch von ROBECCHI und DANEO (532) sowie DIXON (153) erhoben. Es ist anzunehmen, daß der Häufung RF-negativer Fälle bei frühzeitigem Krankheitsbeginn (16.—25. Lebensjahr) die gleichen, bisher noch unbekannten Faktoren wie bei der juvenilen Arthritis zugrunde lie-

gen. Bei dieser Erkrankung fanden BYWATERS et al. (80, 81) unabhängig von der Krankheitsdauer den RF um so seltener im Serum, je jünger die Patienten zu Beginn der Erkrankung waren. Auch DAHL (127) beobachtete bei den Arthritiden älterer Kinder häufiger positive Ergebnisse der Reaktionen zum Nachweis des RF als bei denen jüngerer Kinder.

Das Fehlen des RF bei der chronischen Polyarthritis des Erwachsenen kann aber nur zu einem Teil auf einen Beginn der Erkrankung im frühen

Tabelle 48. *Abhängigkeit des Auftretens des RF vom Alter der Patienten zu Beginn der Erkrankung*

Altersklasse zu Beginn der Erkrankung Jahre	Zahl der Fälle	Hiervon RF-positiv	
		Zahl	%
16—20	37	21	56,8
21—25	39	21	53,8
26—30	58	42	72,4
31—35	70	46	65,7
36—40	87	56	64,4
41—45	82	55	67,1
46—50	74	55	74,3
51—55	68	51	75,0
56—60	28	19	67,9
>60	26	19	73,1

Lebensalter zurückgeführt werden, in unserem Untersuchungsgut bei maximal 34 (18,5%) der 184 RF-negativen Fälle. Auch durch die Dauer der Erkrankung läßt sich das Vorkommen RF-negativer Fälle nur teilweise erklären. Im allgemeinen finden sich im ersten Jahr der Erkrankung häufig negative Resultate (4, 20, 194, 275, 280, 300, 305a, 316, 321, 493, 620, 725 u. a.), in unserem Krankengut in 58,9% von 56 Patienten (Tabelle 49). Dies beruht z.T. darauf, daß der RF oft erst allmählich im Laufe der Erkrankung im Serum erscheint. Als Beispiel hierfür seien die Befunde eines im Frühstadium erfaßten Falles in Abb. 35 dargestellt. Die Befunde eines weiteren Patienten veranschaulicht Abb. 28. In beiden Fällen war der RF zu Beginn der Erkrankung nicht im Serum nachweisbar, sondern konnte erst nach einer etwa zweimonatigen Krankheitsdauer erfaßt werden. Bei anderen Patienten ist der Zeitraum bis zum Auftreten des RF noch größer. Immerhin wird der RF in einigen Fällen aber auch bereits zu Krankheitsbeginn nachweisbar (315, 321, 332, 532, 533). Möglicherweise war dieser Faktor bei einem Teil der Fälle schon vor Krankheitsbeginn im Serum vorhanden, da er z.B. bei

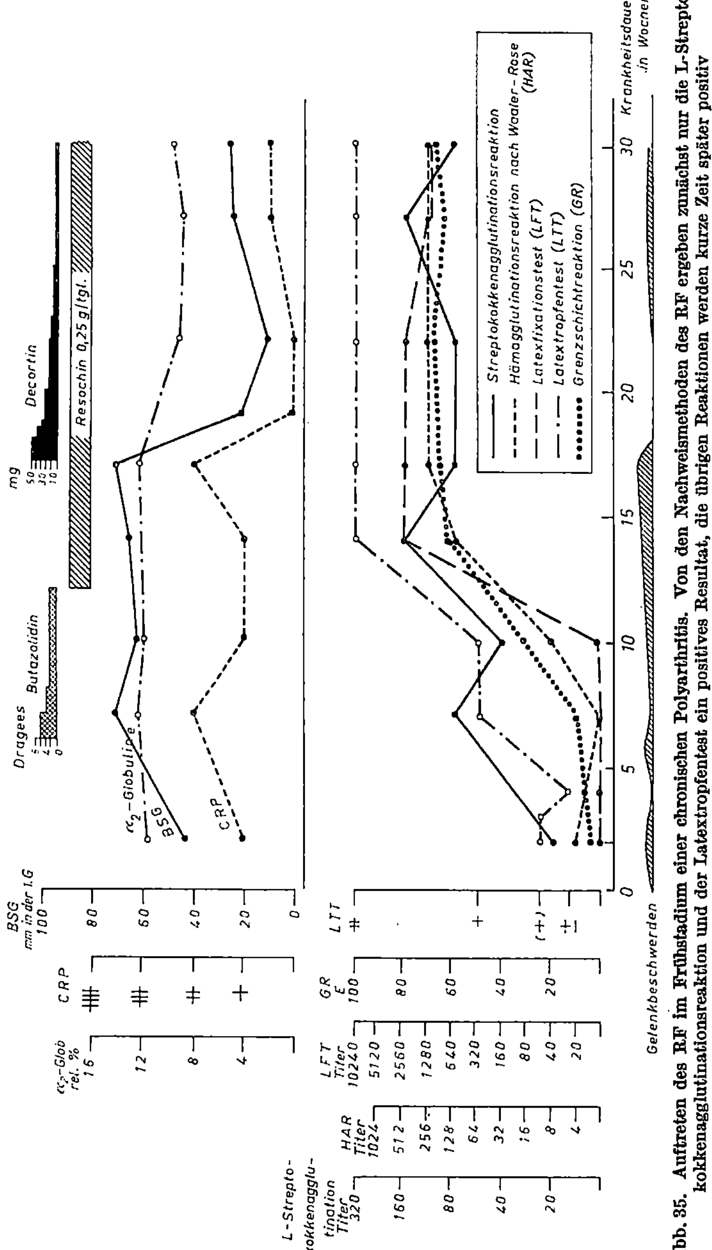

Abb. 35. Auftreten des RF im Frühstadium einer chronischen Polyarthritis. Von den Nachweismethoden des RF ergeben zunächst nur die L-Streptokokkenagglutinationsreaktion und der Latextropfentest ein positives Resultat, die übrigen Reaktionen werden kurze Zeit später positiv

Familienmitgliedern von Patienten mit einer chronischen Polyarthritis gefunden werden kann, ohne daß eine manifeste Erkrankung besteht.

Im eigenen Krankengut waren 3 von 12 Fällen (= 25%) schon bei der ersten ärztlichen Konsultation 1—2 Wochen nach Krankheitsbeginn seropositiv. Nach einer dreimonatigen Krankheitsdauer wiesen bereits 14 von 36 Patienten (= 38,9%) den RF im Serum auf.

Der niedrige Prozentsatz positiver Ergebnisse im ersten Krankheitsjahr bei Patienten mit chronischen Polyarthriden ist nicht allein darauf zurückzuführen, daß der RF erst nach Einsetzen der Erkrankung allmählich gebildet wird, z.T. dürften auch Fehldiagnosen zu diesem Resultat beitragen. Gerade die beginnende chronische Polyarthritis ist klinisch oft nicht sicher von einem subakut verlaufenden rheumatischen Fieber und Rheumatoiden abzugrenzen. Durch die Einreihung solcher Fälle in die Krankheitsgruppe der chronischen Polyarthritiden muß sich der Prozentsatz RF-positiver Fälle zwangsläufig erniedrigen. Je sicherer die Diagnose mit zunehmender Krankheitsdauer wird, desto weniger ist die Möglichkeit einer fehlerhaften Einreihung in Betracht zu ziehen. Der starke, im eigenen Krankengut auch statistisch signifikante Anstieg im Prozentsatz RF-positiver Fälle im 2. und 3. bis 5. Krankheitsjahr ist also einmal durch eine echte Zunahme RF-positiver Fälle, zum anderen aber auch durch die Ausschaltung von fehldiagnostizierten Fällen bedingt.

Nach einem Maximum im 3. bis 5. Krankheitsjahr, wie es in ähnlicher Weise auch von JACQUELINE et al. (321) sowie JAKOBSON et al. (315) beobachtet wurde, sinkt in unserem Krankengut die Zahl der RF-positiven Fälle wieder geringfügig, jedoch nicht signifikant ab. Andere Autoren (300, 725) sahen die größte Zahl seropositiver Fälle nach 10 bis 12 Jahren, bei längerer Krankheitsdauer fanden auch sie wieder eine leichte Zunahme der negativen Fälle. Die Zunahme RF-negativer Fälle bei sehr langer Krankheitsdauer, die statistisch allerdings nicht zu sichern ist, beruht wahrscheinlich darauf, daß die Erkrankung bei einem Teil der Patienten nach diesem Zeitraum abklingt oder zumindest ihre Aktivität wesentlich geringer wird und der RF dann aus dem Serum verschwindet. Werden die serologischen Befunde aber über längere Zeit verfolgt, so zeigen sie in der Regel eine weitgehende Konstanz. Titeranstiege in den einzelnen Reaktionen werden meist nur in den ersten 1—2 Jahren der Erkrankung beobachtet (Abb. 28, 35). Bestand die chronische Polyarthritis länger als 5 Jahre, so blieben in unserem Krankengut die Titer auch bei Kontrollen nach 1—3 weiteren Jahren weitgehend konstant, allerdings verfügen wir nur über 46 entsprechend nachuntersuchte Fälle. Die Befunde eines dieser Patienten sind in Abb. 36 dargestellt.

Ein Verschwinden des RF konnten wir in dem genannten Zeitraum nur bei 3 der 46 Patienten beobachten, während ein Auftreten des RF

Tabelle 49. *Abhängigkeit des Auftretens des RF von der Dauer der Erkrankung*

Dauer der Erkrankung Jahre	Zahl der Fälle	RF +	
		Zahl	%
<1	56	23	41,1
1— 2	88	64	72,8
3— 5	112	82	73,2
6—10	111	78	70,3
11—20	169	116	68,6
>20	33	22	66,7

nach dem 5. Krankheitsjahr in keinem Fall nachzuweisen war. Berechnet man die durchschnittliche Krankheitsdauer bei den Gruppen der seropositiven und seronegativen Patienten, ohne hierbei die Fälle mit kurzdauernder Erkrankung (< 1 Jahr) wegen der diagnostischen Unsicherheitsfaktoren zu berücksichtigen, so sind keine Differenzen festzustellen. Bei den RF-negativen Fällen betrug die durchschnittliche Krankheitsdauer 8 Jahre und 6 Monate, bei den RF-positiven 8 Jahre

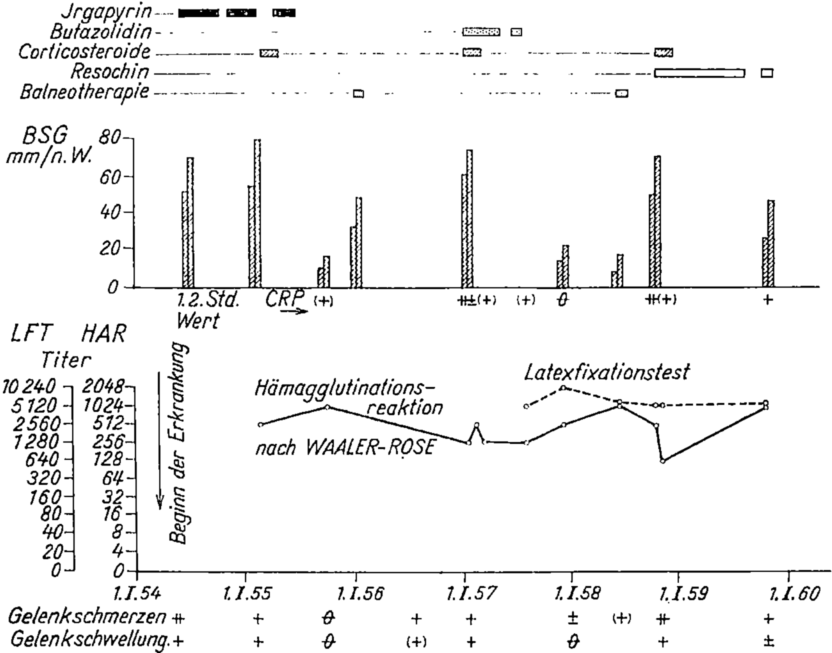

Abb. 36. Titerwerte der Hämagglutinationsreaktion nach WAALER-ROSE und des Latexfixationstestes bei einem über mehrere Jahre beobachteten Patienten mit chronischer Polyarthritis

und 5 Monate. Der Krankheitsdauer kann daher, wie auch MIKKELSEN et al. (435) betonen, insgesamt nur eine untergeordnete Bedeutung bezüglich des Vorkommens RF-negativer Fälle zugemessen werden, die sich vorwiegend auf Patienten mit kurzer Anamnese bezieht.

Die konstanten Ergebnisse der serologischen Befunde bei den Fällen mit langjähriger Krankheitsdauer lassen bereits vermuten, daß das Alter der Patienten zum Zeitpunkt der serologischen Untersuchung nur in bezug auf den Krankheitsbeginn eine Rolle spielt, wie oben dargelegt wurde. Die häufigeren negativen Resultate bei jungen Erwachsenen (194, 316, 321, 533, eigene Beobachtungen) sind dadurch zu erklären, daß die Patienten zu Beginn der Erkrankung im jugendlichen Alter standen. Soweit diese Fälle in den ersten Krankheitsjahren RFnegativ blieben, trat der RF auch im späteren Lebensalter in der Regel nicht auf.

JAKOBSON et al. (315) sowie CECCHI und FERRARIS (97), OHLSEN und RANZ (473), BALL (21), JEFFREY (328), ALEXANDER und DE FOREST (4), WILSON et al. (725) u. a. fanden positive Teste häufiger bei Männern als bei Frauen, jedoch konnten wir wie eine Reihe anderer Autoren (166, 193, 195a, 533, 578, 585) in unserem Krankengut keine wesentlichen Geschlechtsunterschiede zwischen den RF-positiven und den RF-negativen Fällen nachweisen. Bei der erstgenannten Gruppe betrug der prozentuale Anteil der Männer 26,3%, bei der letztgenannten 24,1%.

Auch Unterschiede in der Ausprägung des Krankheitsbildes könnten das Fehlen des RF im Serum bei einem Teil der Patienten erklären. Bereits JACQUELINE et al. (321) haben festgestellt, daß die Fälle, bei denen nicht das typische Bild einer chronischen Polyarthritis bestand, meist seronegativ waren. Auch eine Anzahl anderer Autoren fand den RF nur in der Minderzahl von Patienten, bei denen auf Grund des klinischen Bildes nur der Verdacht auf eine chronische Polyarthritis geäußert werden konnte (possible rheumatoid arthritis and probable rheumatoid arthritis des angloamerikanischen Schrifttums). So wiesen unter 411 aus der Literatur zusammengestellten Fällen mit sog. „möglicher" chronischer Polyarthritis nur 20,4% positive Reaktionen auf, unter 440 Patienten mit sog. „wahrscheinlicher" chronischer Polyarthritis 33,9% (4, 27, 97, 140, 145a, 195a, 267, 343, 365, 473, 725). Im eigenen Krankengut war der RF bei 5 von 41 (= 12,2%) Patienten mit einer möglichen chronischen Polyarthritis und bei 28 von 72 (= 38,9%) Patienten mit einer wahrscheinlichen chronischen Polyarthritis im Serum vorhanden.

Bekanntlich stützt sich die Diagnose einer „möglichen" und „wahrscheinlichen" chronischen Polyarthritis ebenso wie die der typischen chronischen Polyarthritis auf eine Anzahl bestimmter, von der Amer. Rheumat. Association ausgearbeiteter Kriterien (120, 540), die auch unseren Untersuchungen zugrunde gelegt wurden. Sämtliche der bei den vorausgegangenen Untersuchungen erwähnten 569 chronischen Polyarthritiden wiesen die für eine sichere Diagnose geforderte Mindestzahl von 5 der 11 aufgestellten Kriterien auf.

Vergleicht man nun das Vorkommen des RF mit der Anzahl der bei den einzelnen Fällen vorhandenen Kriterien, so ergeben sich die in Tabelle 50 dargestellten Befunde.

Wie aus Tabelle 50 hervorgeht, steigt der Prozentsatz der seropositiven Patienten mit zunehmender Zahl der vorhandenen diagnostischen Kriterien der chronischen Polyarthritis deutlich an, auch wenn man die Gruppe der möglichen und wahrscheinlichen chronischen Polyarthritiden wegen des Unsicherheitsfaktors in der Diagnose außer acht läßt. Dabei

10*

Tabelle 50. *Abhängigkeit des serologischen Befundes von der Anzahl der vorhandenen diagnostischen Kriterien*

Diagnose	Zahl der vorhandenen diagnostischen Kriterien	Zahl der Fälle	RF-positive Fälle	
			Zahl	%
Mögliche chronische Polyarthritis . . .	2	41	5	12,2
Wahrscheinliche chronische Polyarthritis	3	24	6	25,0
	4	48	22	45,9
Chronische Polyarthritis	5	220	137	62,3
	6	268	184	68,7
Klassische chronische Polyarthritis . .	7	61	47	77,0
	8 u. mehr	20	17	85,0

ist aber zu berücksichtigen, daß bei unseren Fällen das Vorkommen des RF im Serum nicht als Kriterium gewertet wurde und Gelenkpunktionen sowie histologische Untersuchungen, die wichtige diagnostische Anhaltspunkte geben können, nur relativ selten durchgeführt wurden. Infolgedessen konnten bei der überwiegenden Mehrzahl der Patienten jeweils nur acht Kriterien berücksichtigt werden. Eines dieser Kriterien, das Vorhandensein subkutaner rheumatischer Knoten, geht bekanntermaßen meist mit einem positiven RF-Befund einher (21, 97, 145a, 195a, 305a, 315, 332, 343, 473, 725). Diese Fälle häufen sich naturgemäß in den Gruppen mit 7 und 8 Kriterien. Unter den Patienten mit 8 Kriterien befanden sich allein 12 mit rheumatischen Knoten, von denen 11 RF-positiv waren. Zudem wird die Diagnose bei zunehmender Zahl der Kriterien immer sicherer, weshalb bei Ausbildung von sieben und mehr Kriterien von der klassischen chronischen Polyarthritis gesprochen wird. Trotzdem fanden wir wie DE SEZE (145a) u. a. auch in dieser Gruppe RF-negative Fälle, die sich weder durch einen Beginn der Erkrankung im jugendlichen Alter noch durch die Krankheitsdauer von den RF-positiven Fällen abgrenzen ließen.

Durch die Zahl der diagnostischen Kriterien kann wohl die Diagnose wahrscheinlich gemacht oder gesichert werden, doch gibt sie keine Auskunft über die Ausdehnung der vorhandenen Veränderungen. Die oben genannten Untersuchungen lassen infolgedessen nur die Aussage zu, daß der RF um so häufiger nachweisbar ist, je sicherer die Diagnose einer chronischen Polyarthritis wird. Zur Beurteilung der Ausprägung der chronischen Polyarthritis sind die klinisch und röntgenologisch faßbaren Gelenkbefunde heranzuziehen. Um festzustellen, inwieweit das Auftreten des RF von diesen Befunden abhängig ist, wurde das Vorkommen

des RF in Beziehung zur Ausprägung der klinischen und röntgenologischen Gelenkveränderungen gesetzt, die sich nach STEINBROCKER et al.
(615), FÄHNDRICH (192) u. a. in 4—5 Stadien unterteilen lassen. Unter
Benutzung der Stadiumeinteilung von FÄHNDRICH (192) fanden sich
hierbei folgende Ergebnisse.

Tabelle 51. *Vergleich zwischen Schweregrad der chronischen Polyarthritis und
serologischem Befund.* (Nachweisbarkeit des RF)

Stadium	Zahl der Fälle	Hiervon RF-positiv	
		Zahl	%
I	—	—	—
II	170	98	57,6
III	230	162	70,4
IV	133	98	73,6
V	36	27	77,8

Erklärung der Stadien [nach FÄHNDRICH (192)].

Stadium I: Keine erfaßbaren Symptome.
Stadium II: Durchblutungsstörungen, periartikuläre Schwellungen;
                Rö: gelenknahe Entkalkung, Periostreaktion.
Stadium III: Deutliche Spindelschwellung, Muskelatropathie;
                Rö: zunehmende Verengung des Gelenkspaltes.
Stadium IV: Subluxation, Präankylose, Deformationen. Ausgedehnte teigige
                Schwellungen. Fortgeschrittene Muskelatrophie;
                Rö: Zerstörung des Knorpels und Vorhandensein von corticalen
                Erosionen, unregelmäßige Begrenzung der Gelenkflächen.
Stadium V: Hochgradige Deformierungen mit Ankylosen. Irreparable
                Muskelatrophien;
                Rö: ausgeprägte Knochenatrophie, fibröse oder knöcherne
                Ankylose.

In Tabelle 51 sind nur Erkrankungen mit den Stadien II—V aufgeführt. Patienten im Stadium I fanden sich bei den sicheren chronischen Polyarthritiden nicht. Die Tabelle 51 zeigt, daß zwischen der
Schwere des klinischen Befundes und dem Vorkommen des RF insofern
eine Beziehung besteht, als der Prozentsatz RF-positiver Fälle bei Erkrankungen im Stadium III—V signifikant ($p < 0{,}01$) höher liegt als im
Stadium II. Zwischen dem III., IV. und V. Krankheitsstadium sind dagegen serologisch keine signifikanten Unterschiede nachweisbar. Der RF
kann also auch bei schwersten Krankheitsbildern mit Gelenkdeformierungen und Ankylosen fehlen. Bei den RF-positiven Fällen war keine
Abhängigkeit in der Titerhöhe der einzelnen Teste vom Stadium der
Erkrankung festzustellen.

Vergleicht man das Ausmaß der röntgenologischen Veränderungen
allein mit dem Vorkommen des RF — der Rö.-Befund ist häufiger nicht
in der angegebenen Weise mit dem klinischen Stadium gekoppelt —, so

finden sich ähnliche Beziehungen wie zwischen Krankheitsstadium und dem Vorkommen des RF, jedoch sind sie hier nicht so ausgeprägt. Bereits bei den Patienten ohne eindeutige röntgenologische Gelenkveränderungen beträgt der Prozentsatz der positiven Fälle über 50%, mit zunehmenden Veränderungen steigt er bis auf 73,4 an, sinkt aber im röntgenologischen Endstadium wieder leicht ab.

Tabelle 52.
Beziehung zwischen dem röntgenologischen Befund und dem Vorhandensein des RF

Röntgenologisches Stadium	Zahl der Fälle	Hiervon RF-positiv	
		Zahl	%
1	24	14	58,3
2	118	71	60,1
3	182	122	67,1
4	207	152	73,4
5	38	26	68,4

Auch zwischen der Schwere der Gelenkfunktionsstörung und dem serologischen Befund zeigen sich, wie auf Grund der obigen Befunde zu erwarten und wie auch von DUTHIE et al. (166) festgestellt wurde, gewisse Beziehungen. Dies wird aus Tabelle 53 ersichtlich.

Tabelle 53. *Beziehung zwischen Funktionsstörung der Gelenke und serologischem Befund*

Grad der Funktionsstörung	Zahl der Fälle	Hiervon RF-positiv	
		Zahl	%
1	16	8	50,0
2	194	115	59,3
3	211	157	74,4
4	116	80	69,0
5	32	25	78,1

Erklärung des Grades der Funktionsstörung [nach FÄHNDRICH (192)].

1. Grad: Ausführungen aller Bewegungen aktiv und passiv möglich.
2. Grad: Alltägliche Bewegungen aktiv möglich. Bewegungen in der Endphase aktiv und passiv eingeschränkt.
3. Grad: Alltägliche Bewegungen aktiv eingeschränkt möglich. Bewegungen in der Endphase passiv nicht möglich.
4. Grad: Alltägliche Bewegungen aktiv weitgehend eingeschränkt, passive Bewegungen nur unter starken Schmerzen und das aktive Bewegungsmaß nicht wesentlich überschreitend möglich.
5. Grad: Funktionsausfall einzelner oder aller Gelenke geht so weit, daß Patient auf fremde Hilfe angewiesen ist.

Die bisherigen Befunde zeigen, daß auch die RF-negativen Fälle das typische Bild einer chronischen Polyarthritis bieten können. Klinisch lassen sich häufig insofern Unterschiede nachweisen, als die Erkrankung bei den seronegativen Patienten im Gegensatz zur typischen chronischen Polyarthritis vielfach in den großen Gelenken begann und bei einem Teil der Fälle auch auf diese Gelenke beschränkt blieb. Ähnlich wie BALL (21) sowie HELLER et al. (292) konnten wir bei den Fällen, bei denen die Erkrankung auf die großen Gelenke beschränkt blieb, den RF nur sehr selten im Blut nachweisen (bei 2 von 24 Patienten). Auf diese Befunde wie auch auf weitere klinische Besonderheiten bei den seronegativen Fällen soll später eingegangen werden.

Bestimmte, der chronischen Polyarthritis zuzuordnende Krankheitssyndrome wie das Felty- und das Sjögren-Syndrom weisen unabhängig vom Gelenkbefund in den meisten Fällen den RF im Serum auf. So konnten wir diesen Faktor, ähnlich anderen Autoren, bei sämtlichen 12 Patienten mit einem Felty-Syndrom nachweisen, meist sogar in hoher Konzentration. Auch 7 von 8 Patienten mit einem Sjögren-Syndrom, die alle gleichzeitig polyarthritische Veränderungen aufwiesen, waren RF-positiv. Nach BLOCH et al. (43) läßt sich bei etwa 90% der Patienten mit Sjögren-Syndrom, bei denen eine Polyarthritis vorhanden ist, und bei etwa 75% derjenigen Fälle, bei denen der Gelenkbefall fehlt, der RF im Serum nachweisen. FALLET et al. (195a) fanden bei ihren fünf Fällen diesen Faktor allerdings nicht im Serum.

Die bisherigen Befunde erklären das Fehlen des RF bei einem gewissen Prozentsatz auch schwerster chronischer Polyarthritiden nicht. Es erhebt sich daher die Frage, ob bei den seronegativen Fällen die Krankheitsaktivität erloschen ist und dadurch evtl. die Produktion des RF sistiert. Tatsächlich nimmt der Prozentsatz RF-positiver Fälle mit stärkerer Krankheitsaktivität und Progression des Krankheitsprozesses zu, wie aus den in Tabelle 54 dargestellten Befunden und auch denjenigen anderer Autoren (4, 20, 72, 300, 315, 578, 620, 630, 728, 750) hervorgeht.

Bei der Beurteilung der Aktivität benutzten wir die von FÄHNDRICH (192) angegebenen Kriterien:

1. Die entzündliche Gelenkschwellung, 2. die Blutsenkung, 3. das rote Blutbild, 4. das weiße Blutbild und 5. die Körpertemperatur. Zusätzlich wurde die Bestimmung des CRP im Serum und bei einer großen Anzahl von Fällen auch die Veränderungen im Elektrophoresediagramm sowie der Haptoglobin- und Coeruloplasminspiegel im Serum für die Aktivitätsdiagnostik herangezogen. Je nach Schwere der Veränderungen wurde die Aktivität mit Ø bis +++ bezeichnet. Bei diesen Untersuchungen wurde die Blutsenkungsgeschwindigkeit nach WESTERGREN bestimmt und die Elektrophorese in der Methode von GRASSMANN und HANNIG (255) durchgeführt. Der Haptoglobinspiegel wurde in der Methode von JAYLE (327), der Coeruloplasminspiegel in der Methode von RICHTERICH (528) bestimmt. Die beiden letztgenannten Bestimmungen wurden in Zusammenarbeit mit R. KLUTHE und H. MÜLLER (359) durchgeführt. Der Nachweis des C-reaktiven Proteins, das sich uns zur Aktivitätsbestimmung rheumatischer Erkrankungen sehr

gut bewährt hat (445, 449), erfolgte nach ANDERSON und McCARTY (9) unter Benutzung eines kommerziellen Antiserums[1].

Die Tabelle 54 zeigt, daß lediglich bei einem seropositiven Fall mit den genannten Methoden keine Aktivität des Krankheitsprozesses nachweisbar war. Bei diesem Patienten war vor Klinikaufnahme eine langdauernde Gold-Decortintherapie durchgeführt worden. Demgegenüber

Tabelle 54. *Beziehung zwischen Aktivität der chronischen Polyarthritis und serologischem Befund*

Aktivität der chronischen Polyarthritis	Zahl der Fälle	Hiervon RF-positiv	
		Zahl	%
∅	19	1	5,3
(+)	95	54	56,8
+	266	187	70,3
+ +	160	122	76,3
+ + +	29	21	72,5

war bei 9,8% der seronegativen Patienten (18 von 184) der Krankheitsprozeß inaktiv. Dies deutet darauf hin, daß bei Remissionen des Krankheitsgeschehens der RF aus dem Serum verschwinden kann, wie DE FOREST et al. (117), DIXON (153), HEDBERG (280a), JEFFREY (328), SVARTZ (623) u. a. beobachteten. Bei einem Rezidiv tritt der Faktor dann wieder im Serum auf (153 u. a.). Bei 43,2% der Fälle mit geringer Krankheitsaktivität war der RF ebenfalls nicht im Serum vorhanden, während er bei Patienten mit starker Aktivität des Prozesses in über 70% nachgewiesen werden konnte. Es besteht also in unserem Krankengut im Gegensatz zu den Befunden von SCOTT (578) ein auch statistisch signifikanter Unterschied im Vorkommen des RF im Serum bei fehlender bzw. geringer Aktivität einerseits und stärkerer Aktivität andererseits, wie er jüngst auch von RUIKKA et al. (544a) festgestellt wurde. Trotzdem bleibt ein gewisser Prozentsatz der Fälle auch dann seronegativ, wenn eine starke Krankheitsaktivität besteht. Hierunter fällt nur ein kleiner Teil der Fälle, bei denen der negative serologische Befund durch die Kürze der Erkrankung oder durch den Beginn der chronischen Polyarthritis im jugendlichen Alter erklärbar ist.

Vergleicht man die Resultate einzelner Untersuchungsmethoden wie die der Blutsenkung, der Bestimmung des C-reaktiven Proteins und der einzelnen Globulinfraktionen bei der seropositiven und seronegativen Gruppe, so ergeben sich ebenfalls bei den RF-positiven Patienten häufiger pathologische Befunde als bei den RF-negativen, wie in Tabelle 55 gezeigt ist. Die Unterschiede sind bei der Blutsenkung, dem C-reaktiven

---

[1] Fa. Schieffelin, New York; deutsch er Lieferant: Otto Nordwald, Hamburg-Altona, Waterloostr. 48.

Protein sowie den α_2- und γ-Globulinen signifikant. Die häufigere Erhöhung des Haptoglobin- und Coeruloplasminspiegels bei den RF-positiven Fällen war statistisch nicht zu sichern, allerdings konnten diese Werte nur bei etwa $^1/_3$ der Patienten bestimmt werden.

Wenn auch die in Tabelle 55 aufgeführten Untersuchungen im allgemeinen bei den seronegativen Patienten seltener pathologisch ausfielen als bei den seropositiven, so konnte doch im Einzelfall keine Beziehung zwischen den Resultaten dieser Untersuchungen und dem Vorkommen

Tabelle 55. *Beziehungen zwischen Vorkommen des RF und pathologischen Werten der BSG, der α_1, α_2 und γ-Globuline, des Haptoglobulin- und Coeruloplasminspiegels sowie dem Auftreten des C-reaktiven Proteins im Serum*

Serologischer Befund	Zahl der Fälle	BSG erhöht (über 10 mm/ 1 Std) %	CRP + %	Zahl der Fälle	α_1 > 4,9 rel.-% %	α_2 > 8,9 rel.-% %	γ > 18,0 rel.-% %	Zahl der Fälle	Haptoglobin erhöht > 135 mg-% %	Coeruloplasmin erhöht > 44 mg-% %
RF+	385	97,1	94,5	238	51,3	77,8	90,4	104	85,6	73,1
RFØ	184	86,4	81,5	116	42,2	60,4	81,9	87	79,3	70,8

des RF nachgewiesen werden. Starke Senkungsbeschleunigungen kamen beispielsweise in gleicher Weise bei den seronegativen wie bei den seropositiven Patienten vor, ebenso eine erhebliche Vermehrung des C-reaktiven Proteins, beachtliche Erhöhungen des Haptoglobin- und Coeruloplasminspiegels und eine starke Vermehrung der α_1-, α_2- und γ-Globuline.

Auch innerhalb der seropositiven Gruppe konnten keine Korrelationen zwischen dem Gehalt des Serums an RF und dem Ergebnis der genannten Untersuchungen nachgewiesen werden. Bei Patienten mit niedrigem RF-Gehalt bestanden z. T. starke Senkungsbeschleunigungen und erhebliche Veränderungen im Serumeiweißbild. Auch das umgekehrte Verhalten — relativ leichte Senkungsbeschleunigungen und geringe Serumeiweißveränderungen bei hohem RF-Gehalt — war in mehreren Fällen festzustellen. Eine normale Senkung und normale Eiweißbefunde beobachteten wir allerdings bei den RF-positiven Patienten nur selten. Auch andere Autoren (72, 97, 189, 300, 362a, 430, 620, 630, 542, 725) konnten keine engere Korrelation zwischen der Blutsenkungsgeschwindigkeit und den Titerwerten in den Testen zum Nachweis des RF feststellen, lediglich Scott (578) und Winblad (728) fanden gewisse Beziehungen. An einem kleinen Krankengut konnten Allison und Blumberg (5) ebenso wie wir keine Parallelität zwischen RF-Gehalt des Serums und Haptoglobinspiegel nachweisen.

Die erwähnten Befunde zeigen, daß der Gehalt des Serums an RF nicht als Maß für die Aktivität der chronischen Polyarthritis angesehen werden kann. Im allgemeinen spricht das Vorkommen dieses Faktors nach unseren Untersuchungen allerdings für einen aktiven Krankheitsprozeß. Bei einem Teil der Patienten können sogar engere Beziehungen zwischen RF-Gehalt des Serums und Aktivität nachgewiesen werden. Besonders bei den Fällen mit starker Aktivität, bei denen sich rasch ausgedehnte Gelenkveränderungen entwickeln, findet sich häufig ein hoher RF-Spiegel im Serum. Andererseits ist ein hoher RF-Gehalt des Serums aber nicht beweisend für einen hochaktiven Krankheitsprozeß. Weiterhin spricht das Fehlen des RF im Serum in keiner Weise gegen die Aktivität der Erkrankung. Wie gezeigt werden konnte, kann der RF auch bei hochaktiven Krankheitsbildern mit starker Progredienz im Serum fehlen.

Da der RF papierelektrophoretisch mit den Gammaglobulinen wandert, könnte eventuell eine Beziehung zwischen Gammaglobulinvermehrung und Gehalt des Serums an RF angenommen werden. Eine solche war jedoch nicht zu ermitteln. Zwar wurden bei den seropositiven Patienten mit normalem Gammaglobulingehalt des Serums — abgesehen von drei Fällen — immer nur niedrige Titerwerte mit den verschiedenen Reaktionen erzielt, doch wiesen andererseits Patienten mit sehr hohen RF-Spiegeln z. T. nur mäßig erhöhte Gammaglobulinwerte auf. Auch die RF-negativen Patienten zeigten z. T. eine starke Vermehrung dieser Eiweißfraktion.

Zieht man einen Vergleich zwischen serologischen Befunden und der β-Globulinvermehrung, die sich nach viel vertretener Ansicht (276 u. a.) erst bei sehr schweren chronischen Polyarthritiden mit Neigung zu Amyloid und Nephrose einstellt, so ergeben sich die in Tabelle 56 dargestellten Befunde.

Tabelle 56. *Beziehungen zwischen β-Globulinvermehrung und serologischem Befund*

Sero-logischer Befund	Zahl der Fälle	β-Globulin (in rel.-%)			
		<13	13—15	15,1—18,0	>18,0
RF+	238	69,3%	19,3%	8,0%	3,4%
RFØ	116	72,4%	19,0%	7,7%	0,9%

Nach Tabelle 56 tritt eine starke β-Globulinvermehrung etwas häufiger bei den RF-positiven Fällen auf, doch sind diese Unterschiede nicht signifikant. Parallelitäten zwischen RF- und β-Globulingehalt waren ebenfalls nicht festzustellen.

Es sei noch erwähnt, daß bei einzelnen Patienten auch Serumeisen- und Kupferbestimmungen durchgeführt wurden, wobei sich im Gegensatz zu den Befunden von JULKUNEN (332) gewisse Beziehungen zum Vorhandensein des RF ergaben. Von 45 seropositiven Patienten zeigten nur 2 einen normalen Serumeisenspiegel und einer einen normalen Serumkupferspiegel. Demgegenüber wiesen von 48 seronegativen Patienten 9 einen normalen Serumeisen- und 7 einen normalen Serumkupfergehalt auf. Zwischen den Titern des RF und den Serumspiegeln der genannten Metalle fanden sich dagegen in den einzelnen Fällen keine Korrelationen.

Nach den bisher dargelegten Befunden besteht eine Abhängigkeit des Serumbefundes vom Alter, in dem die chronische Polyarthritis einsetzt, ihrer Dauer, ihrem Schweregrad und ihrer Aktivität, jedoch reichen diese Momente allein zur Erklärung der negativen Befunde bei 68 der 184 Patienten nicht aus. Von diesen 68 Patienten, bei denen die Krankheit durchschnittlich im 42. Lebensjahr begonnen hatte — keiner der Patienten war vor dem 25. Lebensjahr erkrankt — und mindestens ein Jahr, im Durchschnitt über 8 Jahre bestanden hatte, wiesen 42 klinisch und/oder röntgenologisch ein Krankheitsstadium III und 26 ein Stadium IV oder V nach FÄHNDRICH (192) auf. Bei allen war der Krankheitsprozeß aktiv. Es erhebt sich die Frage, welche Momente bei diesen Fällen und evtl. auch bei den anderen seronegativen Patienten für den negativen serologischen Befund verantwortlich oder mitbestimmend waren.

Bekanntlich stellt die chronische Polyarthritis kein einheitliches Krankheitsbild dar. Trotz des oft identischen klinischen Momentbildes lassen sich zwei Krankheitsformen voneinander abtrennen, die beide milde verlaufen können oder mehr oder weniger rasch zu schwersten Zerstörungen des Gelenkapparates und totaler Verkrüppelung führen. Während jedoch die typische chronische Polyarthritis — die primär chronische Polyarthritis des deutschen Schrifttums — einen mehr schleichenden Beginn und Verlauf mit kontinuierlicher Progredienz erkennen läßt und sich durch eine auffallende Therapieresistenz, bevorzugten Befall der kleinen Gelenke, die meist auch symmetrisch vom Krankheitsprozeß ergriffen werden, eine oft schwere Beeinträchtigung des Allgemeinbefindens und Besonderheiten im psychischen Verhalten der Patienten auszeichnet, findet sich bei der anderen Gruppe häufig ein akuter oder subakuter Beginn, viel seltener eine schwere Beeinträchtigung des Allgemeinbefindens, im Frühstadium oft schon ein Befall der großen Gelenke und besonders ein sehr wechselhafter Verlauf mit Exacerbationen und häufig völligen Remissionen, wodurch die resultierenden Gelenkveränderungen oft relativ gering bleiben und damit die Prognose dieser Gruppe wesentlich günstiger ist als die der erstgenannten Gruppe. Fälle, bei denen das Krankheitsbild ausgesprochen cyclisch mit völlig beschwerdefreien Intervallen verlief, werden im folgenden von der Gruppe der Patienten mit kontinuierlich-progredientem Krankheitsverlauf abgetrennt und als „*cyclische chronische Polyarthritiden*" bezeichnet. Einzelne klinische Befunde der beiden Gruppen sind in Tabelle 57 gegenübergestellt. Da bei 64 der 569 Patienten mit chronischer Polyarthritis auf Grund der anamnestischen Angaben nicht sicher eruierbar war, ob hier ein cyclischer oder ein kontinuierlicher Krankheitsverlauf mit wechselnden Beschwerden vorlag, wurden diese Fälle in Tabelle 57 nicht berücksichtigt.

Nach Tabelle 57 sind bei beiden Krankheitsgruppen in etwa gleich hohem Prozentsatz anamnestisch initiale Infekte festzustellen. Bei den

Tabelle 57. *Gelenkbefall bei der cyclischen und kontinuierlich-progredienten Polyarthritis zu Beginn der Erkrankung sowie Abhängigkeit im Auftreten beider Polyarthritisformen von klinisch faßbaren Infekten*

Verlaufsform der chronischen Polyarthritis	Zahl der Fälle	Initialer Befall der			Beginn der Erkrankung nach Infekt
		großen Gelenke %	kleinen Gelenke %	großen und kleinen Gelenke %	%
Cyclisch.	136	30,1	20,6	49,3	25,0
Kontinuierlich progredient a) mit kontinuierlich zunehmenden Beschwerden . . .	134	2,9	73,9	23,2	23,9
b) mit wechselnden, aber ununterbrochenen Beschwerden	235	13,2	57,4	29,4	33,2

cyclischen Verlaufsformen werden dagegen häufiger als bei den kontinuierlich-progredienten Polyarthritiden die großen Gelenke schon zu Beginn der Erkrankung vom Krankheitsprozeß befallen. Für die letztgenannte Gruppe ist der initiale Befall der kleinen Gelenke charakteristisch, allerdings lassen sich die beiden Formen hierdurch allein nicht unterscheiden.

Untersucht man das Vorkommen des RF bei den beiden Gruppen, so ergeben sich die in Tabelle 58 dargestellten charakteristischen Befunde.

Tabelle 58.
Vorkommen des RF bei den verschiedenen Verlaufsformen der chronischen Polyarthritis

Verlaufsform der chronischen Polyarthritis	Zahl der Fälle	Hiervon RF-positiv	
		Zahl	%
Cyclische chronische Polyarthritiden	136	24	17,6
Kontinuierlich-progrediente chronische Polyarthritiden mit wechselnden, aber ununterbrochenen Beschwerden	235	181	77,0
mit kontinuierlich zunehmenden Beschwerden . .	134	124	92,6

Die RF-negativen Fälle gehören also vorwiegend der Gruppe der cyclisch verlaufenden chronischen Polyarthritis an, die RF-positiven dagegen der kontinuierlich-progredienten chronischen Polyarthritis. Die chronische Polyarthritis, die wellenförmig mit Besserungen und Verschlechterungen, jedoch ohne völlige Remissionen verläuft und hier wegen der praktisch immer vorhandenen Tendenz zu einem Fortschreiten der Erkrankung unter die kontinuierlich-progrediente chronische Polyarthritis eingereiht wurde, nimmt eine Mittelstellung ein, gleicht im serologischen Befund aber mehr den Formen mit kontinuierlich-progredientem Krankheitsverlauf, obwohl auch gegenüber dieser Gruppe signifikante Unterschiede bestehen. Nicht selten läßt sich aber das Fehlen des RF bei dieser Zwischengruppe mit einer kurzen Krankheitsdauer, einem Beginn der Erkrankung im jugendlichen Alter oder mit einer geringen Aktivität des Krankheitsbildes erklären. Die Einreihung dieser Form in die Gruppe der kontinuierlich-progredienten chronischen Polyarthritiden erscheint auch deshalb gerechtfertigt, weil diese oft mit wechselnden Beschwerden beginnen.

Eine enge Beziehung zur cyclisch verlaufenden chronischen Polyarthritis des Erwachsenen weist die juvenile Arthritis auf. Auch bei dieser Erkrankung wird häufig ein cyclischer Krankheitsverlauf mit völligen Remissionen beobachtet (169 u. a.), im eigenen Krankengut bei 15 von 25 Patienten. Nur 2 dieser 15 cyclisch verlaufenden Fälle, dagegen 4 von 10 Patienten mit kontinuierlich-progredientem Verlauf wiesen den RF im Serum auf, obwohl die Gelenkveränderungen bei beiden Gruppen etwa gleich stark ausgeprägt waren. Vermutlich hat das seltene Vorkommen des RF bei der juvenilen Arthritis die gleiche Ursache wie bei der cyclischen chronischen Polyarthritis des Erwachsenen, oder es ist durch eine geringe immunologische Reaktivität des Kindes bedingt. Bindende Schlüsse sind bei der kleinen Zahl der untersuchten juvenilen Arthritiden allerdings nicht möglich.

Das Fehlen des RF bei der überwiegenden Zahl der cyclisch verlaufenden chronischen Polyarthritiden läßt sich noch nicht eindeutig erklären. Natürlich erhebt sich die Frage, ob diese Krankheitsform evtl. gar nicht der Gruppe der eigentlichen primär chronischen Polyarthritis — der „rheumatoid arthritis" des angloamerikanischen Schrifttums — zugerechnet werden kann, sondern eine andere nosologische Einordnung erfahren muß. Diese Frage wird auch von LAWRENCE und BENNETT (385) sowie DIXON (153) bei den RF-negativen Fällen aufgeworfen, wobei der letztgenannte Autor eine evtl. noch nicht beschriebene polyarthritische Erkrankung diskutiert. Klinische und röntgenologische Befunde ließen bei den meisten unserer Fälle jedoch eine eindeutige Abgrenzung von der chronischen Polyarthritis nicht zu. Allergische Manifestationen konnten wir wie EYQUEM et al. (158, 161) bei den seronegativen Patienten nicht häufiger als bei den seropositiven nachweisen. Auch Virusinfekte (Rubeolen, Masern, Hepatitis), wie sie nicht selten als Ursache der benignen Formen der chronischen Polyarthritis gefunden werden (385 u. a.), und andere Infekte konnten bei unseren seronegativen Fällen nicht häufiger eruiert werden als bei den RF-positiven Patienten. Zudem wurden die Patienten, bei denen ein Virusinfekt mit Sicherheit das Bild einer kurzdauernden Polyarthritis ausgelöst hatte, in die Gruppe der Rheumatoide eingereiht. In diesem Zusammenhang ist aber zu betonen, daß der RF nach JOHNSON und HALL (329a) auch bei Virusarthritiden vorkommen kann. Diese Autoren fanden in 9 von 10 Patienten mit einer durch Röteln bedingten Arthritis einen positiven Inhibitionstest, allerdings war der Latexfixationstest im Vollserum negativ.

Es wäre zu diskutieren, ob die RF-negativen Fälle evtl. der sekundär-chronischen Polyarthritis angehören. Tatsächlich ist diese Erkrankung im Einzelfall nicht von der cyclischen chronischen Polyarthritis zu unterscheiden, da auch die letztgenannte Erkrankung häufig akut oder subakut, oft mit vorwiegendem Befall der großen Gelenke beginnt und auch einen erhöhten Antistreptolysintiter aufweisen kann. Betrachtet man jedoch die ganze Gruppe der cyclisch-chronischen Polyarthritiden, so ist festzustellen, daß bei dieser Gruppe im Gegensatz zum rezidivieren-den rheumatischen Fieber, das sicher nur selten zu bleibenden, schwe-reren Gelenkveränderungen führt, Streptokokkenantikörper (s. Tabelle 3) und Herzklappenfehler nicht häufiger auftreten als bei der kontinuierlich-progredienten chronischen Polyarthritis. Zudem liegt der Krankheits-beginn durchschnittlich in einem höheren Lebensalter als beim rheumati-schen Fieber und ist nur in der Minderzahl der Fälle durch einen vor-ausgegangenen Streptokokkeninfekt gekennzeichnet.

Unter den Faktoren, die den negativen serologischen Befund bei den cyclischen Verlaufsformen z.T. erklären können, müssen die Aktivität der Erkrankung und die Dauer der jeweiligen Schübe genannt werden. Die Aktivität der cyclischen chronischen Polyarthritis ist nämlich oft nur gering oder fehlt völlig, da ja Remissionen das Charakteristikum dieser Verlaufsform sind und der RF bekanntlich während der Remission aus dem Serum verschwinden kann. Trotzdem ist die Aktivität für den negativen serologischen Befund sicher nicht allein ausschlaggebend, da der RF bei dieser Gruppe auch dann fehlt, wenn hochaktive Krankheits-bilder vorliegen. Ebenso läßt sich die Dauer der einzelnen Schübe hier-für nur z.T. verantwortlich machen, denn bei den progredienten Ver-laufsformen ist der RF bereits nach dreimonatiger Krankheitsdauer in 35—40% der Fälle im Serum nachweisbar, während die cyclischen chronischen Polyarthritiden selbst bei den sich über Monate und sogar Jahre erstreckenden Schüben nur in einer kleinen Minderzahl einen seropositiven Befund aufweisen. Auch die gegenüber den Fällen mit kontinuierlich-progredientem Krankheitsverlauf durchschnittlich weniger starke Ausprägung der Gelenkveränderungen bei den cyclischen chroni-schen Polyarthritiden kann das Fehlen des RF nicht genügend erklären, da Patienten dieser Gruppe auch dann seronegativ bleiben, wenn sich schwerste Gelenkveränderungen ausbilden. Das Alter zu Krankheits-beginn kann die negativen serologischen Befunde bei den cyclischen chronischen Polyarthritiden ebenfalls nur unzureichend erklären. Zwar beginnt diese Erkrankung im Durchschnitt $6^{1}/_{2}$ Jahre früher als die typische kontinuierlich-progrediente Polyarthritis ($36^{1}/_{2}$ gegenüber 43 Jahren), und es fällt eine Reihe von Patienten in diese Gruppe, bei

denen sich die Erkrankung vor dem 25. Lebensjahr manifestierte, doch
trat der RF auch bei solchen Fällen nicht oder nur in minimaler Konzentration im Serum auf, bei denen sich die Erkrankung erst im späteren
Leben entwickelt hatte.

Auch die Kombination aller genannten Faktoren — fehlende bzw.
geringe Krankheitsaktivität, relativ kurze Dauer der jeweiligen Krank-
heitsschübe, geringe Ausprägung der Gelenkveränderungen, Beginn der
Erkrankung im jugendlichen Alter — kann nur bei einem Teil der
Patienten als Erklärung des negativen serologischen Befundes dienen.
Es ist u. E. eher anzunehmen, daß diese Faktoren und das Fehlen des
RF im Serum ursächlich nur insofern miteinander im Zusammenhang
stehen, als beide Ausdruck eines bestimmten Krankheitsprozesses sind,
der sich möglicherweise pathogenetisch von der typischen kontinuierlich-
progredienten Polyarthritis unterscheidet. Vielleicht ist es eine gegenüber
der kontinuierlich progredienten chronischen Polyarthritis geringere immunologische Reaktivität, die bei den cyclischen Verlaufsformen sowohl
den Krankheitsverlauf wie auch den serologischen Befund bestimmt
oder mitbestimmt. Hierauf soll später noch eingegangen werden.
Eine bindende Aussage über die Ursache des Fehlens des RF bei der
chronischen Polyarthritis ist aber letztlich nicht möglich. Es ist auch
zu betonen, daß eine völlige Trennung der beiden Formen der chronischen Polyarthritiden auf Grund des serologischen Befundes nicht
vorgenommen werden kann, da eindeutige cyclische chronische Polyarthritiden seropositiv und kontinuierlich-progrediente seronegativ sein
können.

Die cyclischen chronischen Polyarthritiden werden seltener als die
kontinuierlich-progredienten Krankheitsformen einer klinischen Behandlung zugeführt, da das Krankheitsbild oft weniger ausgeprägt ist
und deshalb primär eine balneologische Therapie indiziert ist. Hierdurch erklärt sich der unterschiedliche Prozentsatz RF-positiver chronischer Polyarthritiden, den wir bei Untersuchung eines klinischen
Krankengutes einerseits und demjenigen eines vorwiegend auf balneologische Therapie konzentrierten Rheumakrankenhauses andererseits
beobachten konnten. Es ist naheliegend, auch die von anderen Autoren
erzielten, eingangs erwähnten differenten Ergebnisse des RF-Nachweises
bei chronischer Polyarthritis mit einer solchen unterschiedlichen Zusammensetzung des Krankengutes zu erklären.

b) Die Beeinflussung des Rheumafaktors unter der Therapie

Im vorstehenden Abschnitt wurde bereits auf die weitgehende Konstanz der Titerwerte der verschiedenen zum Nachweis des RF benutzten
Reaktionen im Verlauf der chronischen Polyarthritis hingewiesen. Es ist
nun die Frage zu klären, inwieweit eine Behandlung mit verschiedenen,

als Antirheumatica bezeichneten Medikamenten und anderweitige Therapieformen einen Einfluß auf den RF-Gehalt des Serums ausüben.

In früheren Untersuchungen (447, 450) haben wir festgestellt, daß der Zusatz verschiedener Antirheumatica wie Aminophenazon, Phenylbutazon, Salicylsäure und auch Chloroquin in einer dem therapeutischen Blutspiegel entsprechenden Konzentration zu RF-haltigen Seren keinen Einfluß auf den RF ausüben. Erst sehr hohe, in der Therapie nicht erreichbare Konzentrationen dieser Medikamente hemmen wahrscheinlich unspezifisch die verschiedenen Reaktionen.

Auch in vivo bleiben die Titerwerte des RF unabhängig von der durchgeführten Therapie in den meisten Fällen auffallend konstant. So wurde unter langdauernder Corticosteroid- und ACTH-Therapie von verschiedensten Autoren (4, 21, 302, 315, 450, 524, 533, 624, 634, 705 u. a.) keine eindeutige Beeinflussung des RF festgestellt, obwohl unter der Hormonbehandlung klinisch bei den meisten Fällen eine mehr oder weniger deutliche Besserung des Krankheitszustandes beobachtet wird. Bei mehrjähriger Beobachtungszeit wurde unter Cortisontherapie sogar ein leichter Titeranstieg nachgewiesen (524). Auch der durch Immunisierung mit verschiedenen Bakterien beim Tier auftretende und dem RF sehr nahestehende Faktor wird durch Corticosteroide nicht beeinflußt (410).

Unter Pyrazolonderivaten wurde ebenfalls keine Beeinflussung des RF erreicht (450, 524 u. a.), obwohl auch diese Medikamente das klinische Krankheitsbild oft günstig beeinflussen. Es besteht also keine Korrelation zwischen der durch die Therapie bedingten Besserung des Krankenbildes und dem RF-Gehalt des Serums.

Über die Wirkung der Goldtherapie auf den RF-Gehalt des Serums sind die Meinungen unterschiedlich. Während ALEXANDER und DE FOREST (4), BALL (21) sowie JAKOBSON et al. (315) keine Wirkung dieser Behandlung auf den Serumspiegel des RF nachweisen konnten, fanden FALLET et al. (195a) bei 9 von 10 Patienten unter der Goldtherapie ein Absinken der Titerwerte im Latexfixationstest, in drei Fällen wurde dieser Test sogar völlig negativ. HEDBERG (280a) konnte ebenfalls Remissionen mit Abfall der Titerwerte des Latexfixationstestes unter der Goldtherapie erzielen. MICHOTTE und VANSLYPE (425) beobachteten bei 34,7% von 49 chronischen Polyarthritiden mit positivem RF nach Goldbehandlung eine Normalisierung der Hämagglutinationsreaktion nach WAALER-ROSE und in 24,5% eine Titerverminderung. In diesem Krankengut ließen jedoch mit einer Ausnahme nur die Fälle mit kurzer Krankheitsdauer (< 1 Jahr) eine Beeinflussung der Titerwerte erkennen. Bei solchen Patienten kann man aber auch unter andersartiger Therapie nicht selten dramatische Besserungen beobachten, die mit einem Verschwinden des RF aus dem Serum einhergehen können (140).

Im eigenen Krankengut wurde jedoch ebenfalls unter der Goldtherapie bei 6 von 22 Patienten mit länger dauernder chronischer Polyarthritis eine Beeinflussung des RF-Spiegels im Serum gefunden. In diesen sechs Fällen konnte auch klinisch eine weitgehende Besserung des Krankheitsbildes erzielt werden. Dies weist darauf hin, daß nicht das zugeführte Gold an sich den RF beeinflußt, sondern daß der Abfall der Titerwerte von der Beeinflussung des gesamten Krankheitsbildes durch die Goldbehandlung abhängig ist. Eine Zunahme der Titerwerte in der Hämagglutinationsreaktion nach WAALER und ROSE bei Besserung des klinischen Befundes konnten wir im Gegensatz zu KOVÁCS und BOZSÓKY (362a) nicht feststellen.

Über die Wirkung des Chloroquins auf den RF können noch keine endgültigen Aussagen gemacht werden, da genügende serologische Untersuchungen unter langdauernder Chloroquintherapie noch ausstehen. Da Chloroquin augenscheinlich die Antikörperproduktion bremst (258 u. a.), könnte über diesen Mechanismus eine Beeinflussung des RF möglich sein. Tatsächlich wies ENGESET (181) bei Einzelfällen unter einer solchen Therapie eine Verminderung des RF-Gehaltes des Serums nach. Auch SCHLEGEL (555) fand bei langdauernder und erfolgreicher Chloroquinbehandlung eine Senkung der Agglutinationstiter. FALLET et al. (195a) beobachteten bei kombinierter Gold- und Chloroquinbehandlung in 3 von 4 Fällen ein Absinken der Titer; unter alleiniger Chloroquinbehandlung änderte sich der Titer in einem Fall nicht, das andere Mal wurde er erst unter dieser Therapie positiv. Wir selbst konnten bisher nur bei 2 von 21 über ein Jahr behandelten Fällen ein Verschwinden des RF beobachten, in mehreren Fällen sank jedoch der RF-Spiegel ab.

Die physikalische Therapie einschließlich der Bäderbehandlung übt nach eigenen Beobachtungen an 128 RF-positiven Patienten ebenfalls keinen Einfluß auf die Titerwerte des RF aus. Bei Durchführung von fünf Reaktionen zum Nachweis des RF konnte unter Berücksichtigung der Fehlerbreite der einzelnen Methoden nur bei drei Patienten nach meist vierwöchiger Balneotherapie ein Absinken der Titerwerte beobachtet werden, während bei 5 Fällen die Titer angestiegen waren.

Eine Möglichkeit zur Beeinflussung des RF ist vielleicht durch eine Spaltung der intramolekularen S-S-Brücken des RF-Makroglobulins gegeben, durch die der 19 S-Komplex in 7 S-Einheiten zerfällt. In vitro vermag nach den bereits erwähnten Untersuchungen eine ganze Reihe von Substanzen diese Spaltung herbeizuführen. Wie gezeigt werden konnte, wird eine solche Spaltung offensichtlich auch durch das therapeutisch anwendbare Mercaptopyridoxin bei relativ geringer Konzentration erreicht. Nach vorläufigen Beobachtungen an vier Patienten kann bei peroraler oder intravenöser Applikation dieser Substanz der RF-Gehalt des Serums auch in vivo absinken.

Bei 14tägiger intravenöser Applikation des Mercaptopyridoxins (200 bis 400 mg tgl.) fiel der Titer des Latexfixationstestes bei einem Patienten von 1:1280 auf 1:40 ab, bei dem zweiten von 1:5120 auf 1:640 ab, während bei einem dritten Fall keine eindeutige Titersenkung unter der Therapie erzielt werden konnte. Bei peroraler Gabe des Medikamentes in einer Dosierung von 750 mg/tgl. wurde in einem Fall nach 10tägiger Behandlung im Latexfixationstest ein Titerverlust von zwei Titerstufen nachgewiesen. Bei einem Patienten wurde der Latexfixationstest 8 Std nach einer einzigen i.v. Injektion von 400 mg Mercaptopyridoxin kontrolliert, wobei ein Titerabfall von drei Titerstufen festzustellen war.

Nach den genannten Beobachtungen scheint eine Spaltung des RF auch in vivo möglich. Weitere Aussagen sind auf Grund der bisherigen Befunde noch nicht möglich, insbesondere läßt sich ein Urteil über die klinische Wirksamkeit dieses Medikamentes noch nicht fällen. Weitere Untersuchungen sind im Gange, um Aufschluß über die Zweckmäßigkeit der genannten Behandlung bei der chronischen Polyarthritis zu gewinnen. Bei der zweifelhaften Bedeutung des RF in der Pathogenese der chronischen Polyarthritis ist eine therapeutische Beeinflussung der Erkrankung auf diesem Wege fraglich.

c) Die Bedeutung des Rheumafaktors für die Diagnose der chronischen Polyarthritis

Bei einer Krankheit, bei welcher die Diagnose besonders im Initialstadium ungewiß ist und lediglich auf dem variablen klinischen Bild beruht, muß jeder Methode, die zur Sicherung der Diagnose beiträgt, größte Beachtung geschenkt werden. Nach den im vorhergehenden Abschnitt erwähnten Befunden erlaubt die Bestimmung des RF in etwa 30—40% der Patienten schon im Frühstadium die eindeutige Diagnose einer chronischen Polyarthritis, besonders da dieser Faktor bei anderen Erkrankungen mit ähnlichen klinischen Symptomen nicht nachweisbar wird. Bei einem Großteil der chronischen Polyarthritiden tritt der RF jedoch erst in einem späteren Zeitpunkt der Erkrankung auf, wenn klinische und röntgenologische Befunde bereits eine eindeutige Differenzierung des Krankheitsbildes gestatten. Wahrscheinlich ist aber der höhere Prozentsatz positiver Ergebnisse — wie bereits diskutiert — nicht allein durch das häufigere Vorkommen des RF bei längerer Krankheitsdauer bedingt, sondern auch durch die erhöhte Sicherheit in der Diagnose. Die beginnende chronische Polyarthritis läßt sich nämlich häufig klinisch nicht eindeutig von dem subakut verlaufenden rheumatischen Fieber und auch anderen Gelenkerkrankungen wie den Rheumatoiden usw. abgrenzen. Im Initialstadium der chronischen Polyarthritis erlaubt daher sehr oft nur der Nachweis des RF im Serum eine eindeutige Diagnose. Das Fehlen dieses Faktors läßt sich dagegen diagnostisch nicht verwerten, insbesondere ist der negative Ausfall der serologischen Reaktionen bei klinisch eindeutigem Krank-

heitsbild kein Anlaß, die Diagnose einer chronischen Polyarthritis ab-
zulehnen.

Auf die Bedeutung wiederholter serologischer Untersuchungen bei
atypisch verlaufenden Monoarthritiden, die weder klinisch noch röntgenologisch oder histologisch zu klären sind, weist besonders BÖNI (51) hin.
Bei positivem Ausfall der Reaktionen zum Nachweis des RF können
diese Fälle geklärt werden, bevor der weitere klinische Verlauf die Zugehörigkeit zur primär chronischen Polyarthritis erkennen läßt. Gerade
in den Grenzfällen wird man aber von den serologischen Proben oft im
Stich gelassen, wie auch LENEMAN (387) betont.

Auch in späteren Krankheitsstadien ist der Nachweis des RF bedeutungsvoll, da hierdurch in der Mehrzahl der Fälle eine Unterscheidung der progredienten chronischen Polyarthritis von der prognostisch
günstigeren cyclischen Verlaufsform möglich ist. Damit gewinnt die
Bestimmung des RF eine große prognostische Bedeutung, worauf im
folgenden Abschnitt eingegangen wird.

d) Die Bedeutung des Rheumafaktors für die Prognose der chronischen Polyarthritis

Unter dem Begriff der von GARROT (231) und CHARCOT (101) beschriebenen chronischen Polyarthritis wurde bisher eine chronische Gelenkentzündung verstanden, die sich fortschreitend verschlimmert und
schließlich zur Invalidität führt. In den letzten Jahrzehnten wurden
jedoch chronische Polyarthritiden bekannt, die innerhalb weniger Monate
wieder völlig ausheilen (588). Nach neueren statistischen Untersuchungen
gesunden etwa 25% der Patienten mit chronischer Polyarthritis völlig,
25% werden invalide, die restlichen 50% zeigen eine Besserung, aber
keine völlige Wiederherstellung der Gelenkfunktion. Besonders bei
kurzer Krankheitsdauer ist die Prognose relativ günstig (166, 379, 588)
jedoch hat es sich als unmöglich erwiesen, in Frühfällen den Verlauf der
Erkrankung vorauszusagen, wie besonders aus den Untersuchungen von
SHORT und BAUER (588) hervorgeht. Es wurde daher untersucht, ob
dem Auftreten des RF bei diesen Fällen mit kurzer Anamnese, aber
auch bei solchen mit länger bestehender Erkrankung eine prognostische
Bedeutung zugemessen werden kann. Die vorher erwähnten Befunde,
nach denen kontinuierlich-progrediente Verlaufsformen der chronischen
Polyarthritis meist RF-positiv, cyclische dagegen in der Regel RF-
negativ sind, lassen bereits annehmen, daß der Nachweis des RF im
Serum ein prognostisch ungünstiges Symptom darstellt.

Bei 36 Patienten mit chronischer Polyarthritis wurden serologische
Untersuchungen in den ersten 3 Monaten nach Krankheitsbeginn und
im späteren Verlauf über einen Zeitraum von mindestens einem Jahr

durchgeführt. Die Diagnose gründete sich vorwiegend auf den klinischen Befund und subjektive Beschwerden; röntgenologische Veränderungen waren zunächst nur bei drei Patienten vorhanden. Eine Unterteilung in cyclische und kontinuierlich-progrediente chronische Polyarthritiden war in diesen Anfangsstadien naturgemäß noch nicht möglich. In einzelnen Fällen war die Unterscheidung gegenüber dem subakut verlaufenden rheumatischen Fieber und gegenüber Rheumatoiden schwierig, z. T. sogar unmöglich.

Bei der serologischen Untersuchung wiesen 14 der 36 Patienten 3 Monate nach Krankheitsbeginn den RF im Serum auf. Bei dieser Gruppe zeigte die Erkrankung im allgemeinen einen ungünstigeren Verlauf als bei den RF-negativen Patienten, wie aus Tabelle 59 hervorgeht.

Tabelle 59. *Entwicklung chronischer Polyarthritiden in Abhängigkeit vom serologischen Befund.* (AST = Antistreptolysintiter, N = Normalbefund)

Zahl der Patienten	Serologischer Befund nach 3 Monaten		Symptome einer chronischen Polyarthritis nach 1 Jahr	
	AST	RF	+	Ø
6	+	Ø	2	4
16	N	Ø	6	10
4	+	+	3	1
10	N	+	9	1

Nach den in Tabelle 59 dargestellten Befunden klingen Polyarthritiden bei Fehlen des RF wesentlich häufiger innerhalb des ersten Krankheitsjahres ab als solche, bei denen der RF bereits kurz nach Beginn der Erkrankung nachweisbar wird (64% gegenüber 14%). Hierbei ist aber zu betonen, daß bei einem Teil der RF-negativen Patienten, besonders bei denen mit erhöhtem Antistreptolysintiter, möglicherweise ein subakutes rheumatisches Fieber vorlag. Vielleicht kann aus diesem Grunde bei Polyarthritiden mit kurzer Anamnese ein erhöhter Antistreptolysintiter bei negativem Rheumafaktor als günstiges prognostisches Zeichen angesehen werden (417, 475). Läßt man die ganze Gruppe der Patienten mit erhöhtem Antistreptolysintiter und negativem RF wegen Unsicherheitsfaktoren in der Diagnose außer acht, so beträgt der Prozentsatz völliger Remission bei den RF-negativen Patienten immer noch 45%. Bezüglich der Diagnose dieser Fälle gelten aber ebenfalls Einschränkungen, da Rheumatoide usw. ein Krankheitsbild hervorrufen können, das gelegentlich auch nicht von einer beginnenden chronischen Polyarthritis abzugrenzen ist und im Gegensatz zum subakuten rheumatischen Fieber nicht mit einem erhöhten Antistreptolysintiter einhergeht.

Von den 36 Patienten konnten 21 über 2 Jahre beobachtet werden, darunter 15 mit einer noch aktiven Erkrankung. Von diesen war bei 10 bereits im Anfangsstadium der Erkrankung der RF im Serum vorhanden, ein weiterer wurde im Verlauf des ersten Krankheitsjahres positiv. In 2 der 4 RF-negativen Fälle und nur in einem der 11 positiven Fälle konnte im Verlauf des zweiten Krankheitsjahres eine Remission beobachtet werden. Bei den übrigen 12 Patienten blieb die Erkrankung aktiv. Bei einem RF-negativen Patienten mit völliger Remission im ersten Krankheitsjahr trat im zweiten Krankheitsjahr ein Rezidiv auf.

Klinisch ist bedeutungsvoll, daß bei der Mehrzahl der RF-positiven Patienten die Erkrankung in den kleinen Gelenken begann, während sie bei den seronegativen in einigen Fällen in den großen Gelenken, im allgemeinen auch akuter als bei den erstgenannten Patienten einsetzte. Es handelte sich also bei den RF-negativen Fällen wahrscheinlich vorwiegend um cyclisch verlaufende chronische Polyarthritiden, während die RF-positiven, wie auch der Verlauf erkennen läßt, zum größten Teil den kontinuierlich-progredienten Verlaufsformen zuzurechnen waren. Bei diesen ist die Produktion des RF wahrscheinlich mit dem Grundprozeß gekoppelt, so daß sein Vorhandensein auf eine schlechte Prognose hinweist.

Vor kurzem wiesen auch OTTEN und WESTENDORP BOERMA (475) auf die schlechte Prognose der Fälle hin, bei denen bereits im Anfangsstadium der Erkrankung der RF positiv war. In ihrem Krankengut waren am Ende des ersten Beobachtungsjahres nur 30% der seropositiven Gruppe geheilt im Vergleich zu 71% der seronegativen. Gleiche Beobachtungen stammen von MIEHLKE et al. (428) sowie AMIRA und VISCONTI (7).

Wie schon angedeutet, sind im späteren Krankheitsverlauf Spontanremissionen bei den RF-positiven chronischen Polyarthritiden sehr selten, das Krankheitsbild bildet sich hier meist progredient fort, wie auch DUTHIE (164) beobachtete. Ein Abfall des RF-Titers kann prognostisch als günstig gewertet werden. Meist zeigt bei diesen Fällen auch der klinische Befund die Remission an. Bei den RF-negativen chronischen Polyarthritiden treten dagegen häufiger Remissionen auf. Bei diesen erlischt die rheumatische Aktivität oft nach kürzerer oder auch längerer Krankheitsdauer völlig, und es resultiert eine mehr oder weniger starke Defektheilung mit Übergang in sekundäre Arthrose; allerdings können auch schwerste Gelenkzerstörungen auftreten, die im Endbild völlig denen der progredient verlaufenden Fälle entsprechen.

Die beschriebenen Befunde weisen auf die Bedeutung der RF-Nachweise für die Prognose der chronischen Polyarthritis sowohl im Anfangsstadium wie auch im fortgeschrittenen Stadium der Erkrankung hin. Im Gegensatz zu KOVÁCS und BOZSÓKY (362a) stimmen wir mit anderen

Autoren (7, 21a, 140, 166, 234, 417, 428, 454, 475, 624) darin überein,
daß ein negativer Ausfall der Reaktionen zum Nachweis des RF als ein
günstiges prognostisches Zeichen, ein hoher Gehalt des Serums an RF
ebenso wie ein Anstieg des RF-Spiegels dagegen als ein Zeichen für eine
ernste Prognose gewertet werden kann. Demgegenüber gibt es keine
sicheren klinischen Anhaltspunkte für die Prognose der chronischen
Polyarthritis. Gewisse prognostische Schlüsse können zwar aus
dem jeweiligen Gelenkbefall gezogen werden, doch sind diese nur von
bedingtem Wert, denn auch bei initialem Befall der kleinen Gelenke
entwickelt sich nur bei einem Teil der chronischen Polyarthritiden ein
fortschreitendes Krankheitsbild. Infolgedessen ist die Bestimmung des
RF bei jeder chronischen Polyarthritis schon im Anfangsstadium an-
gezeigt. Wird der RF nachgewiesen, so muß mit einer ungünstigen
Prognose gerechnet werden. Besonders in diesen Fällen ist die sofortige
Einleitung einer intensiven und konsequenten Therapie angebracht.

e) Die pathogenetische Bedeutung des Rheumafaktors

Die pathogenetische Bedeutung des RF ist derzeit noch nicht völlig
klar. Bei Transfusionen von Plasma mit hohem RF-Gehalt auf gesunde
Personen (677) bleibt der RF ähnlich anderen Serumproteinen einige
Tage im Empfängerserum nachweisbar. Bei wiederholten Transfusionen
über eine sechswöchige Periode war keine erhöhte Abbaurate dieses
Faktors festzustellen (677), so daß anzunehmen ist, daß der RF für den
Menschen kein Antigen darstellt. Veränderungen im Sinne einer Arthritis
oder anderweitige Symptome konnten im Verlauf der Transfusionsbe-
handlung mit RF-haltigem Plasma beim Empfänger nicht nachgewiesen
werden. Auch Transfusionen von Leukocyten oder Leukocyten + Plasma
stark RF-positiver Patienten mit chronischer Polyarthritis auf Gesunde
ergaben ähnlich negative Resultate. Bei einer einzelnen Transfusion von
RF-haltigem Plasma auf einen Patienten mit chronischer Polyarthritis
konnte ebenfalls keine Exacerbation der Erkrankung beobachtet werden
(677). Nach diesen Transfusionsstudien scheint der RF pathogenetisch
nicht wirksam zu sein; allerdings ist zu bedenken, daß es sich um relativ
kurzfristige Experimente handelt, während der RF bei Patienten mit
chronischer Polyarthritis über Jahre und Jahrzehnte vorhanden ist.
Auch ist seine Konzentration bei dieser Erkrankung wesentlich höher
als bei Gesunden nach Übertragung RF-haltigen Plasmas.

Gegen eine entscheidende Wirkung des RF bei der Entwicklung der
Gelenkveränderungen spricht jedoch auch das Vorhandensein einer dem
RF weitgehend ähnlichen Serumsubstanz bei verschiedensten anderen
nichtrheumatischen Erkrankungen, bei denen Gelenksymptome in der
Regel fehlen, während andererseits auch bei den chronischen Polyarthri-

tiden, bei denen der RF im Serum nicht nachweisbar ist, schwerste Gelenkveränderungen vorkommen können.

Wie wir bei Untersuchungen mit einem weitgehend isolierten fluoresceinmarkierten RF feststellten, erfolgt eine Bindung des RF an Synovialgewebe vorwiegend erst nach einer Beladung dieses Gewebes mit Autoantikörpern. Dieses Phänomen ist durch eine Reaktion des RF mit einem Antigen-Antikörperkomplex erklärbar.

Bei den genannten Untersuchungen wurden zunächst Autoantikörper gegen Gelenkbindegewebe mit dem Antiglobulinkonsumptionstest unter Benutzung von Gelenkbindegewebe als Antigen im Serum von Patienten mit chronischer Polyarthritis erfaßt, dann mit der später beschriebenen Technik an Gelenkbindegewebe absorbiert und eluiert. Den eluierten Antikörper ließ man anschließend auf Schnitte von Synovialgewebe einwirken. Nach darauffolgender wiederholter Waschung wurde der in der Methode von COONS und KAPLAN (122) fluorescenzmarkierte RF an die Schnitte verbracht und diese nach erneuter Waschung im Fluorescenzmikroskop untersucht. Durch Kontrollen wurde die Spezifität der Bindung gesichert.

Auch KAPLAN und VAUGHAN (342a) fanden eine Reaktion des RF mit Gammaglobulinen, die am Synovialgewebe von Patienten mit chronischer Polyarthritis fixiert waren. Gelegentlich wurde auch eine Bindung von normalen Kaninchenglobulinen an die Synovia festgestellt. Die letztgenannten Befunde sind wohl auf die Anwesenheit des an Gammaglobulin fixierten, jedoch mit weiteren Gammaglobulinmolekülen noch reaktionsfähigen RF an der Synovia zurückzuführen. Die von TAYLOR und SHEPHERD (640) nachgewiesene Bindung des RF an rheumatische Knoten erfolgt wahrscheinlich auch durch eine Reaktion mit dem zunächst gebundenen Gammaglobulin. Es wäre denkbar, daß der RF durch diese Bindung an Synovialgewebe und an rheumatisch verändertes Gewebe die Gewebszerstörung mitbedingt. Ein wesentlicher Einfluß kann hierbei jedoch nicht zugemessen werden, da die Gelenkveränderungen unabhängig vom Gehalt des Serums an RF sind.

Die Untersuchungen von FINKELSTEIN et al. (201a) haben ergeben, daß sich der RF auch an die patienteneigenen Erythrocyten bindet. Möglicherweise werden hierdurch gewisse bei der chronischen Polyarthritis vorkommende Phänomene wie die intravasculäre Aggregation der Erythrocyten (40, 369) erklärt, indem die RF-beladenen Erythrocyten mit patienteneigenem Gammaglobulin reagieren und dadurch eine Agglutination ausgelöst wird, wie nach den Befunden von FINKELSTEIN et al. (201b) anzunehmen ist. Ob durch die Beladung allein auch eine Spontanaggregation eintritt, läßt sich noch nicht entscheiden. Ebenso ist noch ungeklärt, ob die Bindung des RF an die Erythrocyten einen vermehrten Blutabbau zur Folge hat, wie er als Teilursache der Anämie bei der chronischen Polyarthritis anzunehmen ist.

EPSTEIN und ENGLEMAN (182) vermuten, daß in vivo bei hohem RF-Spiegel auch eine Präcipitatbildung im Rahmen der Reaktion

zwischen RF und Gammaglobulinen durch Anwachsen der RF-Gamma-
globulinkomplexe erfolgen kann und diese Präcipitate zu sekundären
Krankheitssymptomen führen. Eine endgültige Klärung dieser These
ist heute noch nicht möglich. Auch die Frage eines Zusammenhanges
zwischen RF und Auftreten von Rheumaknoten, Splenomegalie und
Arteriitiden, wie er von Bonomo et al. (59) diskutiert wird, läßt sich
heute noch nicht beantworten. Es ist zu erwarten, daß die pathogenetische Bedeutung des RF durch die Spaltung des RF-Moleküls in vivo, wie
wir sie mit Mercaptopyridoxin erreichten, weiter aufgeklärt werden kann.

6. Der Rheumafaktor
bei anderen rheumatischen Erkrankungen

Im Abschnitt über den Vergleich verschiedener Methoden zum Nachweis des RF wurde bereits darauf hingewiesen, daß der RF nicht nur
bei der chronischen Polyarthritis, sondern auch bei anderen rheumatischen und nichtrheumatischen Erkrankungen, ja sogar bei Gesunden
vorkommen kann, wenn auch der Prozentsatz positiver Ergebnisse bei
den letztgenannten Gruppen nur sehr klein ist. Besonders bedeutungsvoll für die Diagnose und Differentialdiagnose der chronischen Polyarthritis ist die Frage, ob der RF bzw. eine ähnliche Substanz außer
bei der chronischen Polyarthritis bei den verschiedenen anderen Erkrankungen des rheumatischen Formenkreises gehäuft vorkommt. In
Tabelle 60 sind daher die eigenen und in Tabelle 61 die aus Literaturangaben zusammengestellten Befunde bei den entsprechenden Erkrankungen angegeben.

Bei den in Tabelle 60 aufgeführten Befunden erfolgte der Nachweis
des RF jeweils mit fünf Reaktionen. Ein positiver Ausfall von zwei dieser
Teste wurde als beweisend für das Vorkommen des RF gewertet. Der
Prozentsatz positiver Ergebnisse ist bei Betrachtung der Einzelfälle
geringer als bei Berücksichtigung aller untersuchten Seren (Tabelle 33),
weil gerade die seropositiven Patienten meist mehreren Kontrollen
unterzogen wurden. Da die Zahl der untersuchten Fälle nicht ausreicht,
um sichere Aussagen über das Vorkommen des RF bzw. einer ähnlich
reagierenden Substanz zu machen, sind in Tabelle 61 die in der Literatur
von den verschiedenen Autoren angegebenen Ergebnisse bei den entsprechenden Erkrankungen zusammengestellt.

Wie aus den Tabellen 60 und 61 hervorgeht, ist der Prozentsatz
positiver Ergebnisse beim aktiven rheumatischen Fieber und seinen
Folgezuständen sehr gering und nicht höher als bei nichtrheumatischen
Erkrankungen, die später behandelt werden. Damit läßt sich das rheumatische Fieber serologisch nicht nur durch das weit häufigere Vorkommen
von Streptokokkenantikörpern, sondern auch durch das Fehlen des RF von

Tabelle 60. *Vorkommen des RF bei rheumatischen Erkrankungen mit Ausnahme der chronischen Polyarthritis und ihrer Sonderformen*

Diagnose	Zahl der Fälle	Hiervon RF-positiv	
		Zahl	%
Aktives rheumatisches Fieber	115	6	5,2
Zustand nach rheumatischem Fieber mit Herzvitien	155	10	6,4
Morbus Bechterew	65	3	4,5
Lupus erythematosus disseminatus . .	16	6	37,5
Periarteriitis nodosa	20	7	35,0
Dermatomyositis	2	1	—
Progressive Sklerodermie	3	1	—
Morbus Reiter	6	0	—
Weichteilrheumatismus	55	2	3,6
Bakterielle Arthritis (einschließlich Gelenktuberkulose)	17	1	5,9
Hydrops intermittens und „Paliandromic rheumatism"	3	0	—
Rheumatoide	27	1	3,7
Gicht	4	0	—
Arthrosen und Spondylosen	126	7	5,6
Gesamt	614	45	7,3

der chronischen Polyarthritis abgrenzen. Im Einzelfall ist aber — wie bereits betont — eine serologische Unterscheidung des Anfangsstadiums der chronischen Polyarthritis von dem subakut verlaufenden rheumatischen Fieber häufig nicht möglich.

Auch beim Morbus Bechterew wird der RF nur selten gefunden, so daß die serologischen Reaktionen — insgesamt gesehen — in gleicher Weise wie der pathologisch-anatomische Befund eine Abgrenzung des Morbus Bechterew von der chronischen Polyarthritis erlauben. Die Hämagglutinationsreaktion nach WAALER-ROSE ist nach den in der Literatur angegebenen Befunden beim Morbus Bechterew etwas häufiger positiv (6,3%) als der Latexfixationstest (4,3%), was durch die größere Fehlerbreite der erstgenannten Methode bedingt sein dürfte. Im eigenen Krankengut war der Latexfixationstest nur bei einem der 65 Patienten positiv, und zwar konkordant mit den übrigen vier Reaktionen. Bei zwei weiteren Fällen wurde ein konkordant positives Ergebnis von Grenzschichtreaktion bzw. Latextropfentest mit der L-Streptokokkenagglutination erzielt worden, bei drei Patienten fiel nur eine Reaktion allein positiv aus (je einmal die Hämagglutinationsreaktion, die Grenzschichtreaktion und die L-Streptokokkenagglutination).

Eine sichere Beziehung zwischen den positiven Testen und der Beteiligung der peripheren Gelenke beim Morbus Bechterew konnten wir ebenso wie andere Autoren (45, 612 u. a.) nicht feststellen. Bei 23 der 65 untersuchten Fälle bestand eine periphere Gelenkbeteiligung. Von diesen wiesen zwei einen positiven Ausfall einer Reaktion auf. Bei einem Patienten, bei dem auch die kleineren Gelenke mit befallen

Tabelle 61. *Häufigkeit des Vorkommens des Rheumafaktors bzw. einer ähnlichen Substanz bei rheumatischen Erkrankungen (mit Ausnahme der chronischen Polyarthritis und ihrer Sonderformen)*. (Nach Literaturangaben)

Diagnose	Zahl der Fälle	Rheumafaktor positiv in		Autoren
		Fällen	%	
Aktives rheumatisches Fieber	925	59	6,4	(4, 27, 42, 63, 67, 74, 125, 130, 140, 170, 173, 194, 195a, 197, 198, 204, 267, 301, 315, 321, 343, 450, 519, 521, 526, 532, 544, 585, 623, 630, 642, 750)
Zustand nach rheumatischem Fieber	236	24	10,2	(4, 97, 140, 204, 343, 544, 568)
Morbus Bechterew	2527	160	6,3	(4, 21, 27, 42, 67, 74, 97, 115, 125, 130, 140, 144, 145, 170, 173, 189, 194, 197, 198, 200, 204, 267, 301, 315, 321, 328, 343, 365, 473, 519, 521, 522, 526, 532, 544, 568, 612, 623, 630, 642, 741, 750)
Lupus erythematosus disseminatus	415	148	35,7	(4, 27, 67, 74, 97, 115, 130, 140, 145, 148, 160, 195a, 198, 204, 243, 267, 301, 315, 328, 343, 365, 473, 519, 532, 544, 568, 593, 623, 630, 642, 704, 725, 750)
Periarteriitis nodosa	64	19	29,7	(4, 148, 195a, 204, 301, 315, 343, 473, 544, 623, 704)
Dermatomyositis	49	7	14,3	(4, 42, 63, 145, 148, 195a, 204, 243, 267, 315, 343, 365, 532, 638, 704, 750)
Progressive Sklerodermie	115	41	35,6	(4, 59, 140, 145, 148, 195a, 204, 267, 315, 343, 532, 544, 568, 623, 630, 642, 750)
Morbus Reiter	189	11	5,8	(21, 27, 42, 63, 74, 97, 125, 195a, 197, 267, 315, 343, 413, 469, 473, 544, 567, 620, 630, 633, 638, 729, 741, 750)
Weichteilrheumatismus	411	32	7,8	(4, 27, 74, 160, 195a, 267, 301, 315, 343, 365, 496, 519, 526, 544, 630, 642, 750)
Bakterielle Arthritis	66	1	1,5	(67, 315, 544)
Hydrops intermittens und „Paliandromic rheumatism"	55	2	3,3	(4, 27, 125, 140, 189, 267, 315, 343, 521)
Traumatische Arthritis	43	1	2,3	(27, 195a, 315)
Gicht	458	20	4,4	(4, 27, 97, 115, 125, 144, 160, 189, 194, 195a, 243, 267, 301, 315, 321, 343, 365, 496, 519, 526, 532, 568, 593, 630, 642, 725, 750)
Arthrosen und Spondylosen	1852	88	4,8	(27, 74, 97, 115, 145, 148, 170, 195a, 198, 267, 301, 315, 328, 343, 365, 450, 473, 496, 519, 545, 568, 593, 630, 633, 642)

waren, fielen sämtliche Reaktionen positiv aus. Bei diesem Fall war das gleichzeitige Bestehen von Morbus Bechterew und chronischer Polyarthritis (skandinavische Form des Morbus Bechterew) anzunehmen. Demgegenüber zeigten 2 von 42 Patienten ohne periphere Gelenkbeteiligung einen pathologischen Ausfall von zwei Reaktionen, und bei einem war einer der Teste positiv.

Auffallend häufig ist der RF bzw. eine ähnliche Substanz bei den sog. Kollagenkrankheiten im engeren Sinne, dem Lupus erythematosus disseminatus, der Periarteriitis nodosa, der Dermatomyositis und der Sklerodermie positiv. Abgesehen von der Dermatomyositis, bei der dieser Faktor nach den bisherigen, zahlenmäßig allerdings geringen Untersuchungen nur in etwa 15% gefunden wird, zeigen die Kollagenosen in etwa einem Drittel der Fälle den Faktor im Serum. Diese Ergebnisse weisen ebenso wie das häufige Vorkommen des LE-Zellfaktors bei der chronischen Polyarthritis auf eine Beziehung zwischen dieser Erkrankung und den genannten Kollagenkrankheiten hin. Es ist jedoch zu erwähnen, daß sich der beim Lupus erythematosus disseminatus nachweisbare Faktor in einigen Punkten vom RF unterscheidet. Hierauf wird später eingegangen (s. S. 176).

Bei den weiteren Erkrankungen des rheumatischen Formenkreises, wie sie in den Tabellen 60 und 61 aufgeführt sind, kommt der RF nur selten vor. Der Prozentsatz positiver Ergebnisse liegt bei diesen Krankheiten nicht höher als bei nichtrheumatischen Erkrankungen, so daß Beziehungen zur chronischen Polyarthritis nicht anzunehmen sind.

7. Der Rheumafaktor bei Gesunden und nichtrheumatischen Erkrankungen

Der RF bzw. ein dem RF ähnlicher Faktor kann auch bei nichtrheumatischen Erkrankungen und Gesunden vorkommen. Beim Gesunden liegt der Prozentsatz, in dem der Nachweis einer solchen Substanz gelingt, in Abhängigkeit von der benutzten Reaktion bei etwa 1—6%. Am seltensten wurden nach den Untersuchungen von UNGER et al. (662) sowie MILGROM et al. (436) mit der Hämagglutinationsreaktion unter Verwendung Rh-sensibilisierter Erythrocyten positive Resultate beobachtet (< 1%). Bei Durchführung der Hämagglutinationsreaktion nach WAALER-ROSE und ihre Modifikation liegt der Prozentsatz positiver Ergebnisse zwischen 0% (228, 630) und 10%, nur in einer Untersuchungsreihe (124) wurde extrem häufig (in 26%) ein pathologischer Ausfall dieser Reaktion angegeben. Nach neueren umfassenden Untersuchungen von KELLGREN und BALL (343) an 1165 gesunden Personen ist mit einer positiven Hämagglutinationsreaktion nach WAALER-ROSE in 5,7% gesunder Personen zu rechnen. Eine Abhängigkeit im Ausfall dieser Reaktion vom Geschlecht fand sich bei diesen Untersuchungen nicht, dagegen wurden positive Ergebnisse etwas häufiger bei alten als bei jungen Menschen festgestellt; auch war eine familiäre Häufung nachweisbar, wie jüngste Untersuchungen von BALL und LAWRENCE (21a) bestätigten. Den Latexfixationstest fanden PLOTZ und SINGER (498a) bei 0,8% von 3981 anscheinend gesunden Personen positiv.

Von uns wurden bei 188 gesunden Personen fünf verschiedene Reaktionen zum Nachweis des RF durchgeführt. Die hierbei erzielten Ergebnisse sind in Tabelle 62 registriert.

Tabelle 62.

Positiver Ausfall der einzelnen Teste zum Nachweis des RF bei 188 Gesunden

Reaktion	Positiv %
Hämagglutinationsreaktion n. WAALER-ROSE	4,8
Latexfixationstest	2,7
Latextropfentest (+ und ++)	7,4
Grenzschichtreaktion	3,2
L-Streptokokkenagglutinationsreaktion	4,8

Wie aus Tabelle 62 hervorgeht, sind bei gesunden Personen der Latexfixationstest und die Grenzschichtreaktion am seltensten, der Latextropfentest am häufigsten positiv. Bei 2 Fällen fielen sämtliche 5 Reaktionen, bei 3 weiteren 4 der Reaktionen positiv aus. Bei einer der erstgenannten und 2 der letztgenannten Personen konnte das Ergebnis durch eine Kontrolluntersuchung bestätigt werden. Auch in je einem Fall mit 2 bzw. 3 positiven Reaktionen sicherte eine Kontrolluntersuchung die erzielten Resultate. Diese Befunde lassen annehmen, daß auch bei klinisch gesunden Personen selten ein Faktor vorkommt, der wie der RF mit humanem und tierischem Gammaglobulin reagieren kann. Sieht man den positiven Ausfall von 2 Reaktionen als beweisend für das Vorkommen einer solchen Substanz an, so ist mit ihrem Auftreten nach unseren Untersuchungen beim Gesunden in 5,3 % der Fälle zu rechnen. In 5 Fällen war bei positivem Ausfall von 4 oder 5 Testen an dem Auftreten dieses Faktors nicht zu zweifeln. Die Anamnese der RF-positiven Fälle ergab, daß es sich bei 3 der angeführten Fälle um Verwandte von Patienten mit chronischer Polyarthritis handelte. Nach diesem Befund scheint das Auftreten der Substanz bei einem Teil der Fälle ebenso wie das der chronischen Polyarthritis (59, 438, 603 u. a.) selbst von hereditären Faktoren abhängig zu sein, wie besonders aus den Untersuchungen anderer Autoren (21a, 366, 384, 534, 556a, 751 u.a.) hervorgeht. Nach LAWRENCE und BALL (384) weisen augenscheinlich ältere Familienmitglieder von Rheumatikern den RF besonders häufig im Serum auf. Diese Beobachtung ist u. E. mit der größeren Zahl durchgemachter Infekte im hohen Lebensalter zu erklären, die bei endogener Disposition zum Auftreten des RF geführt haben. Die Bedeutung hereditärer Faktoren für die Entstehung des RF geht auch aus Untersuchungen von BALL und LAWRENCE (21 a) hervor, die bei Verwandten von gesunden Personen mit positiver Hämagglutinationsreaktion den RF wesentlich häufiger (in 12%) als bei solchen von Personen mit negativer Hämagglutinationsreaktion fanden. Es muß aber darauf hingewiesen werden, daß nicht alle Untersucher gleichartige Resultate erzielen konnten. BRENNER et al. (68) fanden z. B. keine signifikante Erhöhung RF-positiver Fälle bei Familienmitgliedern von Patienten mit chronischer Polyarthritis, doch ist ihr Untersuchungsgut vielleicht zu klein, um solche Unterschiede in Erscheinung treten zu lassen.

Auch bei den verschiedensten nichtrheumatischen Erkrankungen fallen die Reaktionen zum Nachweis des RF in einem gewissen Prozent

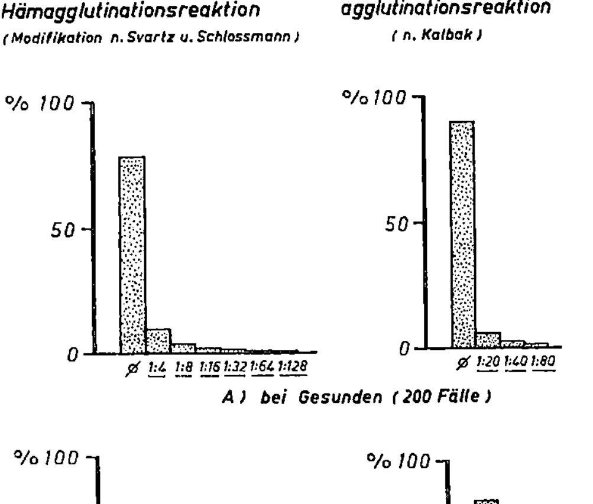

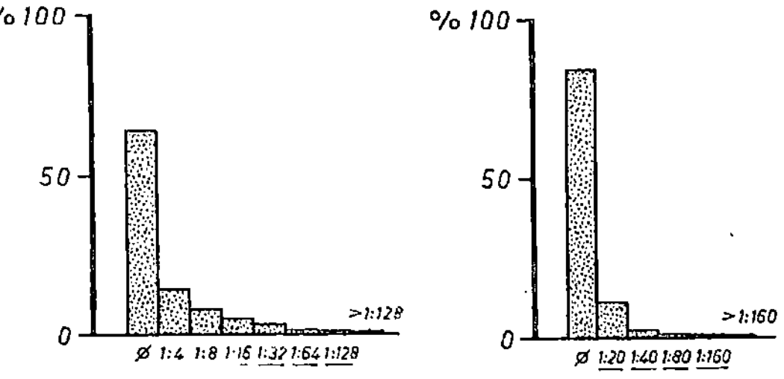

Abb. 37. Agglutinationstiter in der Hämagglutinationsreaktion nach WAALER-ROSE und der L-Streptokokkenagglutinationsreaktion bei Gesunden und nichtrheumatischen internen Erkrankungen

satz positiv aus. In einem Krankengut von 1726 nichtrheumatischen internen Erkrankungen konnten wir eine positive Hämagglutinationsreaktion bei 7,2% der Fälle und eine positive L-Streptokokkenagglutination bei 5,3% beobachten. Entsprechende aus Literaturangaben errechnete Zahlen liegen bei 6,5% für die Hämagglutinationsreaktion nach WAALER-ROSE (3126 Untersuchungen) und bei 6,8% für die L-Streptokokkenagglutination (932 Untersuchungen). Beide Reaktionen sind also bei den nichtrheumatischen Erkrankungen im Durchschnitt etwas häufiger positiv als bei klinisch gesunden Personen. Auch die Zahl der Fälle, bei denen die Titer der Hämagglutinationsreaktion und der L-Streptokokkenagglutinationsreaktion eine geringe, noch nicht als pathologisch anzusehende Erhöhung erkennen lassen, ist bei den nicht-rheumatischen Erkrankungen signifikant höher als bei Gesunden, wie aus Abb. 37 hervorgeht.

Wie Abb. 37 zeigt, weisen Gesunde in 85% keinerlei Agglutination in der Hämagglutinationsreaktion nach WAALER-ROSE auf, während Patienten mit nicht-rheumatischen internen Erkrankungen einen solchen Ausfall nur in 65% erkennen lassen. Bei der L-Streptokokkenagglutinationsreaktion sind diese Unterschiede nicht so ausgeprägt, wohl aber beim Latextropfentest. Ein völlig negativer Latextropfentest wurde bei 86,2% von 188 gesunden Personen und nur bei 58,0% von 380 Patienten mit verschiedenen nichtrheumatischen internen Erkrankungen beobachtet. Inwieweit die geringfügige Agglutination durch das Auftreten einer dem RF ähnlichen Substanz in geringer Quantität bedingt ist, läßt sich nicht einwandfrei entscheiden; wir möchten jedoch eher annehmen, daß sie großenteils durch unspezifische Serumeiweißverschiebungen zustande kommt.

Unter den nichtrheumatischen internen Erkrankungen zeigen bestimmte Krankheitsbilder häufiger pathologische Reaktionen, wie aus Tabelle 63 zu ersehen ist. In dieser Tabelle sind nur die Ergebnisse der Hämagglutinationsreaktion nach WAALER-ROSE und der L-Streptokokkenagglutinationsreaktion angegeben, da alle Reaktionen zusammen nur bei 380 dieser Patienten durchgeführt wurden.

Tabelle 63. *Ausfall der Hämagglutinationsreaktion nach* WAALER-ROSE *und der L-Streptokokkenagglutinationsreaktion bei 1726 Patienten mit verschiedenen nichtrheumatischen internen Erkrankungen*

Art der Erkrankung	Zahl der Fälle	HAR +		L-Str.A. +	
		Zahl	%	Zahl	%
Hepatitis	38	7	18,4	6	15,8
Lebercirrhose	59	9	17,0	6	10,2
Sepsis lenta	33	4	12,1	4	12,1
Silikose	25	3	12,0	2	8,0
Unspezifische Lungenerkrankungen	78	7	9,0	8	11,5
Lungentuberkulose	73	6	8,2	5	6,9
Akute u. chronische Myelose . . .	49	4	8,2	3	6,1
Übrige Erkrankungen	1371	84	6,1	58	4,2

Auch von anderen Autoren wurden bei einigen der in Tabelle 63 aufgeführten Erkrankungen häufiger positive Agglutinationsreaktionen gefunden, so bei der Hepatitis (160, 275, 292, 309, 326, 639, 748), der Lebercirrhose (160, 195a, 275, 309, 368, 497, 639), der Endocarditis lenta (72, 275), der Silikose (149, 238, 428, 427), ferner noch bei Morbus Boeck (368, 455), der Syphilis (42, 44, 160, 207, 275, 488), primären und sekundären Makroglobulinämien (25, 195a), dem Morbus Hodgkin (130), malignen Tumoren (696), der chronischen Glomerulonephritis (148, 667), Virusinfekten (160, 161), dem Diabetes mellitus (195a), dem Asthma (123) und verschiedenen parasitären Erkrankungen (59, 368) wie z. B. Kala-Azar (368). Sogar bei Patienten mit Magengeschwüren und Hypertonien fand sich in überraschend hoher Zahl ein positives Resultat des Latexfixationstestes (110).

Auffallend hoch ist die Zahl positiver Reaktionen bei der Hepatitis und der Lebercirrhose. Wie Tabelle 63 zeigt, konnte bei dieser Erkrankung in 18,4 bzw. 17,0% eine positive Hämagglutinationsreaktion erzielt werden. Bei gemeinsam mit K. BECK vorgenommenen Untersuchungen über den Ausfall des Latexfixationstestes bei der Lebercirrhose ergaben sogar 30% von 70 Patienten ein positives Ergebnis dieses Testes, oft bei negativem Resultat in der Hämagglutinationsreaktion nach WAALER-ROSE. Solche diskordanten Ergebnisse werden auch von HOWELL et al. (309) sowohl bei der Lebercirrhose wie bei der Hepatitis angegeben. In unserem Krankengut handelte es sich bei den Lebercirrhosen mit positivem Latexfixationstest vorwiegend um posthepatitische Cirrhosen. Bei der biliären Cirrhose fanden DRESNER und TROMBLY (160) in 2 von 7 Fällen positive Ergebnisse.

Auch beim Morbus Boeck wird nach KUNKEL et al. (368) in einem relativ hohen Prozentsatz ($\sim 12\%$) ein positiver Ausfall des Latexfixationstestes und des F II-Testes beobachtet, oft mit hohen Titern, während die Hämagglutinationsreaktion nach WAALER-ROSE bei mehreren der im Latexfixationstest und F II-Test positiven Patienten negativ ausfiel. Auch wir (455) fanden in 18,5% von 244 Patienten mit Sarkoidose einen positiven Latexfixationstest, meist bei negativem Ausfall der Hämagglutinationsreaktion nach WAALER-ROSE. Die letztgenannte Reaktion war nur bei 3,7% der Patienten positiv, die L-Streptokokkenagglutination in 7,0%. Der Ausfall des Latexfixationstestes zeigte hierbei Beziehungen zur Krankheitsdauer und zum Krankheitsstadium, nicht jedoch zur Aktivität der Erkrankung.

Diskordante Ergebnisse zwischen dem Latexfixationstest und der Hämagglutinationsreaktion nach WAALER-ROSE, wie sie bei der Sarkoidose, der Hepatitis und der Lebercirrhose zutage treten, stellten PELTIER und CHRISTIAN (488) auch bei der Syphilis fest. Bei 16 von 147 entsprechenden Fällen war der Latexfixationstest und der F II-Test positiv, aber nur bei einem auch die Hämagglutinationsreaktion nach WAALER-ROSE. Der bei der Syphilis, dem Morbus Boeck und den Lebererkrankungen auftretende Faktor ergibt also seltener eine Kreuzreaktion mit Kaninchengammaglobulin als der RF, so daß gewisse immunologische Unterschiede anzunehmen sind.

Häufiger wurden positive Ergebnisse in der Hämagglutinationsreaktion nach WAALER und ROSE bei der Mononukleose erhalten, obwohl das bei der infektiösen Mononukleose auftretende Agglutinin nicht mit dem RF identisch ist (490, 493, 548 u. a.). Diese Resultate sind durch eine mangelhafte Absorption der antiinfektiösen Mononukleoseantikörper erklärbar (548). Durch entsprechende Kontrollen und auch durch die

gleichzeitige Durchführung des Latexfixationstestes lassen sich solche
falsch positiven Reaktionen erkennen.

SVARTZ und SCHLOSSMANN (622, 624, 631), HARTER (273) sowie
BLACK et al. (36) konnten zeigen, daß der bei Kollagenkrankheiten und
nichtrheumatischen Erkrankungen nachweisbare, dem RF verwandte
Faktor bei der Kältepräcipitation im Gegensatz zum RF meist nicht
ausfällt, doch kann nach eigenen Untersuchungen und den Befunden
von VAUGHAN (672), FALLET et al. (195a), WINBLAD (730) und HOWELL
et al. (309) nicht selten auch der agglutinierende Faktor bei nichtrheumatischen Erkrankungen mit dem Kältepräcipitat ausfallen und umgekehrt
der RF bei der chronischen Polyarthritis z.T. im Überstand zu finden
sein. VAUGHAN (672) nimmt an, daß die Löslichkeitsdifferenzen möglicherweise nicht von dem Faktor selbst, sondern von der Eigenschaft anderer
Serumproteine abhängig sind, die diesen in Lösung halten. Ein weiterer
Unterschied zwischen RF und dem bei anderen Erkrankungen auftret-
tenden Faktor soll darin bestehen, daß der letztgenannte Faktor viel
seltener als der RF durch Humanseren inhibiert wird (261, 262) und die
durch ihn bedingten Agglutinationstiter bei 37°C niedriger liegen als bei
18°C (260), während die Titerwerte des RF eine solche Temperaturabhängigkeit nicht zeigen. Nach BARTFELD (26) läßt sich aber auch der
bei nichtrheumatischen Erkrankungen vorkommende Faktor wie der
RF durch Humangammaglobulin absorbieren. Bei Ultrazentrifugenuntersuchungen sind zwischen den beiden Serumsubstanzen keine Unterschiede nachweisbar, in beiden Fällen beträgt die Sedimantationskon-
stante $S_{20} = 19$ S (309, 401, 488). Auch bei der Präcipitationsanalyse im
Agargel ergibt der bei nichtrheumatischen Erkrankungen vorkommende
Faktor bei Verwendung aggregierten Humangammaglobulins Identitätsreaktionen mit dem RF (26, 213, 309, eigene Beobachtung).

Die Ursache für das Auftreten eines dem RF nahestehenden Faktors
bei nichtrheumatischen Erkrankungen ist noch nicht bekannt. Eine ab-
artige Eiweißsynthese, wie sie etwa bei der Makroglobulinämie Waldenström vorliegt, kann heute als Ursache für die Bildung dieser makro-
molekularen Eiweißkörper mit den Eigenschaften des RF bei den verschiedensten Erkrankungen noch nicht ausgeschlossen werden. Eine
solche kommt besonders für die Bildung einer dem RF ähnlichen Serumsubstanz bei den primären und sekundären Makroglobulinämien in
Betracht. Bei den anderen Erkrankungen halten wir einen der Bildung
des RF analogen Entstehungsmechanismus für wahrscheinlicher, indem
unter der Einwirkung von bakteriellen oder viralen Antigenen sowie
vielleicht auch von Autoantigenen Antigen-Antikörperkomplexe gebildet
werden, die den Organismus zur Produktion dieses Faktors stimulieren.
Es würde sich also auch in diesen Fällen um einen Antikörper gegen das
durch die Bindung an ein Antigen strukturell veränderte Gamma-

globulin handeln. Es ist anzunehmen, daß auch bei den nichtrheumatischen Erkrankungen nur bei einer bestimmten, wahrscheinlich hereditär verankerten immunologischen Reaktionslage das strukturell veränderte Gammaglobulin als Antigen wirkt und damit die Bildung des Faktors induziert.

Interessant ist in diesem Zusammenhang das Auftreten eines dem RF analogen Serumfaktors bei einem sehr hohen Prozentsatz (bis 50%) der Patienten mit Silikose (149, 427, 429). Die einzelnen Reaktionen zum Nachweis des RF sind besonders bei den Fällen positiv, bei denen die Erkrankung zu Rundherden in der Lunge geführt hat. Diese Rundherde werden als Ausdruck einer besonderen Reaktionsweise des Organismus angesehen, wie sie in ähnlicher Weise bei der chronischen Polyarthritis besteht (427). Es liegt deshalb der Schluß nahe, daß die besondere Reaktionslage des Organismus auch die Entstehung der dem RF analogen Serumsubstanz begünstigt. Ob durch den Quarz, der zu einer Stimulierung der antikörperproduzierenden Zellen und einer verstärkten Antikörperbildung führt (238), die Bildung dieser Serumsubstanz gefördert wird, läßt sich noch nicht entscheiden, ist jedoch wahrscheinlich. Die Bedeutung der hereditären Faktoren für die Reaktionslage des Organismus und damit wahrscheinlich auch für die Bildung des RF geht aus Beobachtungen hervor, nach denen bei Familienmitgliedern von Silikosekranken mit Rundherden die chronische Polyarthritis gehäuft vorkommt.

Drittes Kapitel

Autoantikörper
bei der chronischen Polyarthritis

1. Allgemeine Vorbemerkungen

Unter dem Begriff „Autoantikörper" sind im Serum vorhandene oder an Zellen gebundene Antikörper zu verstehen, die durch Sensibilisierung des Organismus mit autologen Substanzen entstehen und z.T. biologisch indifferent sind, z.T. aber auch eine autoaggressive Wirkung auf Zellen oder Gewebe bzw. Zell- oder Gewebsbestandteile des Körpers entfalten. Nach der klassischen Immunitätslehre ist allerdings eine Antikörperbildung nur gegen körperfremde Substanzen möglich, die entweder bereits Antigencharakter haben oder in vivo zum Vollantigen komplettiert werden. Eine Autosensibilisierung muß zunächst als unwahrscheinlich angesehen werden, da organismuseigene Zellen und Gewebe oder einzelne ihrer Bestandteile, die mit dem antikörperproduzierenden Gewebe Kontakt haben, keine Antigene darstellen. Experimentelle und klinische Untersuchungen haben jedoch zahlreiche Beweise über das Vorkommen von Autoantikörpern geliefert. Bereits zu Anfang dieses Jahrhunderts konnte METALNIKOFF (419) nach Sensibilisierung mit homologen Spermatozoen im Serum der sensibilisierten Tiere spermatotoxische Eigenschaften nachweisen. 1910 gelang UHLENHUTH und HÄNDEL (658) durch Sensibilisierung mit autologem Linsenmaterial die Erzeugung von Autoantikörpern gegen die entsprechenden Gewebssubstanzen. Später wurden bei analoger Versuchsanordnung auch Autoantikörper gegen andere Gewebssubstanzen hervorgerufen. Bei diesen Versuchen wurden zudem entzündliche Veränderungen in den Organen festgestellt, gegen deren Bestandteile die Antikörper gerichtet waren, so daß man einen autoaggressiven Charakter dieser Antikörper annehmen konnte. WITEBSKY et al. (542, 739) beobachteten beispielsweise nach Sensibilisierung von Kaninchen mit autologem Thyreoglobulin unter Zugabe von Adjuvantien neben zirkulierenden Thyreoglobulin-Autoantikörpern die Entwicklung einer schweren Thyreoiditis in dem verbliebenen Schilddrüsenrest. Weitere Erkrankungen, die beim Tier durch Immunisierung mit homologem, z.T. auch autologem Gewebe unter Zugabe von Adjuvantien erzeugt werden konnten, und bei denen auch Autoantikörper gegen Substanzen der befallenen Organe im Serum nachgewiesen werden konnten, sind die anaphylaktische Endophthalmitis (76 u. a.), die Encephalomyelitis (530 u. a.), ferner Neuritiden (702 u. a.), Uveitiden (118 u. a.) und Orchitiden (221 u. a.).

Beim Menschen wiesen erstmalig Donath und Landsteiner (156), später Damashek und Schwartz (129), Boorman, Dodd und Loutit (60) sowie Heilmeyer, Hahn und Schubothe (284) Serumsubstanzen mit Autoantikörpercharakter nach, die eine autoaggressive Wirkung gegenüber Erythrocyten besaßen und die Pathogenese gewisser erworbener hämolytischer Anämien erklärten. Mittlerweile konnten auch bestimmte Formen der Leuko- und Thrombopenien auf Serumfaktoren mit antileukocytärem und antithrombocytärem Effekt zurückgeführt werden. Nach neueren Untersuchungen treten auch bei einer Reihe weiterer menschlicher Erkrankungen, wie der Thyreoiditis, der sympathischen Ophthalmie, der phacoanaphylaktischen Ophthalmitis, der multiplen Sklerose und der Orchitis Serumfaktoren auf, die eine Affinität zu den vom Krankheitsprozeß befallenen Organen aufweisen und wahrscheinlich — wie besonders bei der Thyreoiditis auf Grund der tierexperimentellen Untersuchungen von Witebsky et al. (542, 739) anzunehmen — immunologischen Ursprungs sind. Die pathogenetische Bedeutung dieser Substanzen konnte bisher nur bei einzelnen Erkrankungen geklärt werden. Wie in den vorausgegangenen Ausführungen gezeigt wurde, kann auch der RF als ein Autoantikörper angesehen werden.

Die genannten Beobachtungen, insbesondere die tierexperimentellen Untersuchungen beweisen, daß eine Autoantikörperbildung möglich ist und auch ein pathogenetisches Prinzip darstellt. Sicher kommt es nur unter bestimmten Bedingungen zum Auftreten solcher Antikörper, da der Organismus in der Embryonalphase eine immunologische Toleranz gegen die autologen, mit dem antikörperproduzierenden Gewebe in Berührung kommenden Antigene entwickelt (78). Eine Autoantikörperbildung erscheint dann möglich, wenn sich die Immuntoleranz infolge Fehlens eines solchen Kontaktes gegenüber bestimmten Substanzen nicht entwickelt und diese Substanzen im späteren Leben durch exogene Einflüsse mit dem antikörperproduzierenden Gewebe in Berührung kommen. Sie wirken dann wie exogene Antigene und lösen eine Autoantikörperproduktion aus (78, 250). Weiterhin muß diskutiert werden, daß die Immuntoleranz infolge einer genetisch determinierten Abnormität des antikörperproduzierenden Gewebes nicht oder in unzureichendem Ausmaß entwickelt wird oder aber infolge einer Mutation im antikörperproduzierenden Zellsystem verlorengeht (77a). Auch in diesen Fällen würden körpereigene Substanzen autoantigene Eigenschaften erhalten und die Bildung von Autoantikörpern induzieren.

Als gesichert darf heute gelten, daß Antikörper gegen körpereigene Substanzen gebildet werden können, wenn diese unter exogenen

Einflüssen, insbesondere der Wirkung von Bakterien, modifiziert und damit körperfremd werden. Eine solche Modifikation kann wahrscheinlich
durch verschiedene Eingriffe wie durch Komplexbildung mit Bakterien-
produkten, Denaturierung, Änderungen im Aggregations- und Poly-
merisationszustand u. a. hervorgerufen werden. GLYNN und HOLBOROW
(242) zeigten beispielsweise, daß Gewebspolysaccharide durch Vereini-
gung mit Proteinen β-hämolytischer Streptokokken Antigencharakter
gewinnen können. Es ist anzunehmen, daß in ähnlicher Weise in vivo
eine Bindung von exogenen Antigenen an Zellen oder Gewebsbestandteile dem ganzen resultierenden Komplex bzw. den körpereigenen Gewebsbestandteilen Antigeneigenschaften verleihen kann. Bei der Diskussion über die Entstehung des Rheumafaktors wurde beispielsweise
gezeigt, daß autologes Gammaglobulin durch die Bindung an ein exogenes
Antigen Antigencharakter gewinnt. Eine Antikörperbildung gegen diese
veränderten Substanzen ist besonders dann zu erwarten, wenn eine
immunologische Hyperreaktivität vorliegt. Eine solche abnorme Reaktionsbereitschaft des antikörperproduzierenden Gewebes scheint vor
allem bei Gendefekten vorzukommen. Hierauf soll später noch eingegangen werden.

Die gegen modifizierte Körpersubstanzen gebildeten Antikörper
können nur dann Krankheitswert erlangen, wenn die modifizierten Substanzen dauernd vorhanden sind oder der gegen das modifizierte Gewebe gebildete Antikörper in der Lage ist, im Sinne einer Kreuzreaktion
auch mit normalem Körpergewebe zu reagieren, also die Eigenschaften
eines Autoantikörpers im engeren Sinne hat. Eine solche Reaktion kann
etwa dadurch zustande kommen, daß bestimmte determinierende Gruppen des modifizierten Antigens mit Gruppen der ursprünglichen Körper-
substanz korrespondieren. Nach GEAR (232) enthält z.B. die Leber vom
Affen auf der Höhe einer Gelbfieberinfektion Antigene, durch die bei
Sensibilisierung gesunder Affen Antikörper erzeugt werden, die auch
mit normaler Leber reagieren.

Es erscheint sogar möglich, daß Antikörper, die gegen exogene Antigene gebildet werden, bei Vorhandensein korrespondierender spezifischer
Gruppen mit organismuseigenen normalen Gewebsbestandteilen reagieren, also eine Heterosensibilisierung vorliegt, wobei durch Kreuzreaktionen des Antikörpers pathologische Veränderungen hervorgerufen
werden können. So muß beispielsweise diskutiert werden, daß der gegen
die Streptokokkendesoxyribonucleinsäure gebildete Antikörper auch
gegen menschliche Desoxyribonucleinsäure wirkt, da beim Lupus
erythematosus disseminatus ein Antikörper auftritt, der mit beiden
Substanzen reagiert (583). Nach SCHUBOTHE (569) ist es auch
möglich, daß Serumeiweißkörper nichtimmunogenen Ursprungs, die
unter bestimmten Bedingungen als Fehlprodukte der Eiweißkörper-

synthese gebildet werden, zufällig mit bestimmten körpereigenen Zellen oder Geweben reagieren und dabei sogar eine autoaggressive Wirkung entfalten können. Diese stellen allerdings ebenfalls keine echten Autoantikörper dar, da dieser Begriff die Immungenese präjudiziert.

Aus den vorstehenden Betrachtungen geht hervor, daß als Autoantikörper wahrscheinlich Substanzen zusammengefaßt werden, die verschiedener Genese sind. Gemeinsam ist ihnen lediglich die mehr oder weniger spezifische Bindungsfähigkeit an bestimmte Gewebe oder Gewebsbestandteile.. Inwieweit eine solche Bindung zur Schädigung führt, läßt sich noch nicht übersehen. Allgemein kann nach H. Schmidt (563) die Bindung eines Antikörpers an eine gelöste Substanz pathogenetisch wahrscheinlich als bedeutungslos angesehen werden. Möglicherweise stellen die gegen gelöste Substanzen gerichteten Antikörper nur Transporteiweiße dar, die die bei massiver Zell- und Gewebsdestruktion auftretenden Abbauprodukte binden und transportieren (250, 562). In diesem Fall müßte man sie als einen Spezialfall eines allgemeinen physiologischen Mechanismus betrachten. Eine solche Auffassung ist besonders bei denjenigen Erkrankungen wahrscheinlich, bei denen im Rahmen eines Gewebszerfalls. Serumsubstanzen mit einer Affinität zu bestimmten Gewebssubstanzen beobachtet werden, immunologischen Prozessen aber keine pathogenetische Bedeutung zuerkannt werden kann, wie z.B. bei Herzinfarkten. Bei einer Bindung des Antikörpers an ein zellgebundenes Antigen kann dagegen in vivo mit einer Schädigung der Zellen gerechnet werden. Wenn im folgenden, dem allgemeinen Sprachgebrauch folgend, als Autoantikörper Substanzen bezeichnet werden, die lediglich eine Bindung an Gewebssubstrate und -extrakte aufweisen, ohne daß ihre immunogene Entstehung oder ihre autoaggressive Wirkung bewiesen sind, so sind wir uns der Problematik bewußt, die in diesem Begriff liegt. An Hand experimenteller und klinischer Untersuchungen soll im folgenden über die Eigenschaften, das Vorkommen und die mögliche pathogenetische Bedeutung solcher Autoantikörper bei der chronischen Polyarthritis berichtet werden. Hierbei wird auf den Rheumafaktor nicht mehr eingegangen, da dieser bereits ausführlich beschrieben wurde.

2. Verfahren zum Nachweis von Autoantikörpern bei der chronischen Polyarthritis

Der Nachweis von Autoantikörpern läßt sich nur dann exakt führen, wenn als Antigen ein autologes Gewebssubstrat verwandt wird. Dies ist in der Regel aber nur möglich, wenn die betreffenden Zellen und Gewebe ohne wesentliche Schwierigkeit gewonnen werden können, wie z.B. die zirkulierenden Zellelemente des Blutes. Beim Nachweis von Antikörpern gegen Gewebe, das dem Patienten nicht in genügender Menge entnommen werden kann — wie besonders Gelenkkapselgewebe —, müssen als Antigene Gewebe von Leichen herangezogen werden. Hiermit lassen sich nach strenger serologischer Terminologie aber keine Autoantikörper, sondern nur Isoantikörper nachweisen. Es ist zwar bekannt, daß sich solche Antikörper in der Regel auch gegen die entsprechenden Gewebssubstanzen des Kranken richten, dessen Serum eine positive Reaktion mit homologem Antigen ergibt. Es ist jedoch möglich, daß Autoantikörper nur mit körpereigenem, möglicherweise vorwiegend auch nur mit dem durch die Krankheit veränderten Gewebe bzw. -extrakt und nicht mit solchem anderer Individuen reagieren. Hierin liegt eine Fehlermöglichkeit bei Verwendung homologer Substrate als Antigene, die jedoch bei unseren Untersuchungen nicht zu umgehen war.

Nur in wenigen Fällen gelingt es, das für einen im Serum vorhandenen Antikörper spezifische Antigen exakt zu isolieren, wie dies beispielsweise beim Thyreoglobulin möglich ist. Die einwandfreie Isolierung der verschiedenen Bindegewebsantigene und ihre exakte chemische Analyse ist bisher noch nicht gelungen, so daß wir zum Nachweis von Autoantikörpern bei der chronischen Polyarthritis komplexe Antigene benutzen mußten. Dabei gaben uns folgende Überlegungen Anlaß, sowohl Gewebsextrakte wie auch Gewebssubstrate zum Antikörpernachweis heranzuziehen.

Nach H. SCHMIDT (563) sowie PRESSMAN et al. (505, 507, 508) sind zwei verschiedene Typen der Autoantikörper zu unterscheiden:

1. Solche, die sich gegen einen Zellbestandteil richten, der aus geschädigten Zellen freigesetzt wird und in das Blut übertritt und aus dem Gewebe extrahierbar ist.

2. Solche, die sich gegen die Zellen selbst bzw. gegen ein in oder an der Zellmembran gelegenes Antigen richten.

Die letzteren Antigene sind in Salzlösungen und organischen Lösungen nicht löslich, sondern verbleiben bei der Extraktion im unlöslichen Gewebsrückstand. Die gegen sie gerichteten Antikörper, die von PRESSMAN et al. (505, 507, 508) als „tissue localizing antibodies" bezeichnet wurden, lassen sich also nur unter Verwendung von Organhomogenisaten als Antigen erfassen, während die unter 1. genannten „non localizing antibodies" mit Gewebsextrakten als Antigen reagieren. Um die beiden verschiedenen Antikörpertypen bei der chronischen Polyarthritis zu erfassen, wurden von uns sowohl Gewebsextrakte wie Gewebssubstrate für die Autoantikörperuntersuchungen benutzt, wobei die Antigene aus den Geweben von Leichen hergestellt wurden, die diesen 4—12 Std nach dem Tode entnommen und bis zur Verwendung tiefgefroren worden waren[1].

---

[1] Herrn Prof. Dr. F. BÜCHNER, Direktor des pathologischen Instituts Freiburg i. Br., sind wir für die freundliche Überlassung der verschiedenen Gewebe zu großem Dank verpflichtet.

Um die Fehlerquellen beim Nachweis von Autoantikörpern zu erfassen, wurde die Reproduzierbarkeit der einzelnen Methoden mehrfach überprüft und ferner die erzielten Resultate z.T. durch Ausführung mehrerer Reaktionen unter Verwendung der gleichen Antigene gesichert. Ein exakter Vergleich der bei den einzelnen Reaktionen erzielten Ergebnisse ist allerdings nur dann möglich, wenn die als Antigene benutzten Substrate auch im gleichen Arbeitsgang hergestellt werden, da ihre Standardisierung nicht möglich ist. Bei der Untersuchung derselben Seren mit Antigenen, die auf gleiche Weise zu verschiedenen Zeiten hergestellt wurden, konnten wir jedoch innerhalb der Fehlergrenze gut reproduzierbare Resultate erhalten, so daß die Gesamtergebnisse ohne weiteres miteinander verglichen werden können.

a) Der Nachweis von Autoantikörpern gegen extrahierbare Gewebsantigene

Der Nachweis von Antikörpern gegen lösliche Gewebsantigene kann auf verschiedenen Wegen erfolgen. Die gebräuchlichsten Methoden waren früher die Kollodiumagglutinationsreaktion (84) und die Komplementbindungsreaktion. Es hat sich aber gezeigt, daß die Kollodiumagglutinationsreaktion keine reproduzierbaren Ergebnisse liefert. Der Titer schwankt von Bestimmung zu Bestimmung (379, 489), auch Kontrollen zeigen gelegentlich positive Reaktionen (379). Stark positive Reaktionen werden häufig mit syphilitischen Seren beobachtet, da die benutzten Antigene Beziehungen zum Wassermannschen Antigen haben (710).

Auch die Komplementbindungsreaktion ist nach SARRE und ROTHER (546), SPIELMANN et al. (602), VORLÄNDER (687) sowie OSLER et al. (474) mit erheblichen Fehlerquellen belastet und liefert wie die Kollodiumagglutinationsreaktion keine befriedigenden, reproduzierbaren Ergebnisse. OSLER et al. (474) fanden beispielsweise, daß annähernd 20% der Seren gesunder Personen in der Komplementbindungsreaktion mit alkoholischen Extrakten von menschlichem Herzgewebe positiv reagierten. Infolgedessen wurde diese Reaktion wie auch die Kollodiumagglutinationsreaktion bei unseren Untersuchungen nicht angewandt und statt dessen zum Nachweis von Antikörpern gegen lösliche Gewebsantigene die im folgenden besprochene passive Hämagglutinationsreaktion herangezogen.

α) Die passive Hämagglutinationsreaktion

Die passive oder indirekte Hämagglutinationsreaktion, wie sie erstmalig von LANDSTEINER (374), dann von KEOGH, NORTH und WARBURTON (345, 346) und später von MIDDLEBROOK und DUBOS (426) zum

Nachweis von Antikörpern gegen Bakterien und ihre Stoffwechselprodukte benutzt wurde, gilt in der Modifikation von BOYDEN (62) heute als die empfindlichste Methode zur Erfassung sowohl kompletter wie auch inkompletter (219) Antikörper gegen lösliche Gewebsantigene (251 u. a.).

Bei dieser Methode werden tanninvorbehandelte Hammelerythrocyten oder menschliche Erythrocyten der Blutgruppe 0 mit Extrakten von Organen, gegen die Antikörper im Serum vermutet werden, beladen und der Patientenserumverdünnungsreihe zugesetzt. Sind entsprechende Antikörper vorhanden, so tritt bei deren Reaktion mit den an den Erythrocyten fixierten Antigenen eine Agglutination der Erythrocyten ein. Durch die Tanninvorbehandlung der Erythrocyten wird deren Absorptionsfähigkeit für Antigene verbessert, zugleich aber auch die Erythrocytenagglutinabilität erhöht. Die hieraus resultierenden Fehlerquellen sind durch geeignete Kontrollen auszuschließen. Leider ist eine genaue quantitative Antikörperbestimmung nicht möglich, da die an die Erythrocyten gebundenen Antigenmengen nicht exakt zu berechnen sind. Auch Titerbestimmungen sind im Hinblick auf die Unmöglichkeit einer exakten Antigenstandardisierung problematisch. Durch Untersuchungen gleicher Seren unter Verwendung der zu verschiedenen Zeiten hergestellten Gewebsextrakte läßt sich die Brauchbarkeit der jeweiligen Extrakte beurteilen, und es sind bei Übereinstimmung der Ergebnisse auch in gewissem Umfang Titerbestimmungen möglich.

Bei RF-positiven chronischen Polyarthritiden ergeben sich für den Autoantikörpernachweis mit dieser Reaktion insofern methodische Schwierigkeiten, als die benützten Gewebsextrakte z.T. Gammaglobulin enthalten können. Eine Agglutination der antigenbeladenen Erythrocyten wird dann möglicherweise nicht durch die Reaktion eines gewebsspezifischen Organantikörpers mit dem entsprechenden Antigen, sondern durch die Bindung des Gammaglobulins mit dem Rheumafaktor hervorgerufen. Wie später noch auszuführen, konnten wir jedoch bei unseren Untersuchungen eine solche Fehlermöglichkeit ausschließen.

Methodik der passiven Hämagglutinationsreaktion

Menschliches Blut der Blutgruppe 0, Rh+ wurde durch Rühren mit einem Glasstab defibriniert und zentrifugiert. Anschließend erfolgte dreimalige Waschung der Erythrocyten in 1/15 mol Pufferlösung von 25%iger KH_2PO_4 und Na_2HPO_4 + 50%iger physiologischer Kochsalzlösung (p_H 7,2) und Herstellung einer 2,5%igen Erythrocytensuspension mit dem gleichen Puffer. Diese Suspension wurde mit der gleichen Menge einer Tanninsäurelösung in einer Verdünnung von 1:20000 versetzt, 20 min bei 37°C inkubiert, daraufhin die Erythrocyten in der genannten Pufferlösung wiederum dreimal gewaschen, erneut eine 2,5%ige Erythrocytensuspension hergestellt und in Portionen von 2,0 ml unterteilt, diese zentrifugiert und der Überstand abgehebert. Zu dem Erythrocytensediment wurden jeweils 2 ml verschiedener mit dem obengenannten Puffer hergestellter Antigenverdünnungen zugefügt und die Suspension wieder 10 min bei 37°C inkubiert, die beladenen Erythrocyten erneut gewaschen und schließlich durch Zufügung entsprechender Mengen Pufferlösung eine 2%ige Suspension hergestellt. Von dieser Suspension wurden jeweils 0,25 ml der gleichen Menge des Patientenserums zugefügt, die Mischung 10 min im Wasserbad bei 37°C und 2 Std im Brutschrank bei 37°C inkubiert und anschließend die Agglutination abgelesen. In positiven Fällen war eine deutliche Agglutination sichtbar. Für Titerbestimmungen wurden zur Sensibilisierung der Erythrocyten die Antigenverdünnungen herangezogen, die die stärksten Agglutinationen ergaben. Bei diesen Titerbestimmungen erfolgte die Ablesung der Resultate zunächst durch Beurteilung der Erythrocytensedimentation, dann durch makroskopische und mikroskopische Beurteilung der Agglutination der aufgeschüttelten Erythrocyten. Als Kontrollen dienten Ansätze mit sicher negativen und sicher positiven Seren, fernerhin ein Ansatz mit einer 2,5%igen Suspension unvorbehandelter Erythrocyten im Patientenserum und beladener Erythrocyten in Pufferlösung.

Die für die Antigenherstellung benötigten menschlichen Organe wurden Leichen nicht später als 8—12 Std nach dem Tode entnommen, mit der Schere und anschließend im Homogenisator zerkleinert und dann im Mörser mit geglühtem und gewaschenem Quarz zu Gewebsbrei verarbeitet. Dieser Brei wurde mit der zehnfachen Menge einer 1,8%igen Kochsalzlösung für 48 Std bei 37°C extrahiert, wobei der Lösung zur Vermeidung bakterieller Verunreinigungen Phenol in 0,25%iger Konzentration zugesetzt war. Nach Abzentrifugieren der Gewebsreste und Ausschluß einer bakteriellen Verunreinigung des Überstandes wurde diesem zur Ausfällung unspezifischer Begleiteiweiße Eisessig in einer Menge zugesetzt, die 3% des Volumens der verwandten Kochsalzlösung betrug. Nach erneuter Zentrifugation (15 min bei 3000 UpM) wurde der klare Überstand mit der gleichen Menge gesättigter steriler Ammoniumsulfatlösung versetzt und 25 Std bei 0°C belassen, anschließend das ausgefällte Eiweiß durch Abzentrifugieren und Abpipettieren des Überstandes gewonnen und in Aqua dest. aufgenommen. Die Lösung wurde zur Entfernung des Ammoniumsulfates 48 Std gegen fließendes Wasser dialysiert und dann durch Zusatz entsprechender Kochsalzmengen auf eine 0,9%ige NaCl-Konzentration eingestellt. Gemäß den Angaben von VORLÄNDER (691) wurden bei unseren Untersuchungen nur Extrakte verwandt, deren N-Gehalt mindestens 15—20 mg-% betrug. Die Aufbewahrung der Extrakte erfolgte bei —20°C. Ein mehrmaliges Auftauen der Extrakte wurde durch Unterteilung in kleine Portionen vermieden.

β) Der Nachweis von Autoantikörpern durch Schichtung von Seren mit Gewebsextrakten im Grenzschichtreaktiometer

Wie aus unseren früheren Untersuchungen (351, 353) und den angeführten Versuchen über den Nachweis des RF im Grenzschichtreaktiometer ersichtlich, ist das Überschichtungsverfahren mit photoelektrischer Messung der bei der Antigen-Antikörperreaktion auftretenden Präcipitation für den Nachweis von Antikörpern gegen lösliche Antigene gut geeignet. Nephelometrische Messungen ohne Schichtung der Reaktanten wurden auch von verschiedenen anderen Autoren zum Nachweis von Antikörpern angewandt. So konnte z.B. BOLLAG (55, 56) mit Hilfe des Trübungsmeßgerätes von HOIGNÉ, das nach unseren Untersuchungen (350) eine geringere Empfindlichkeit als das Grenzschichtreaktiometer aufweist, organspezifische und individualspezifische Antikörper nachweisen.

Wir verwendeten deshalb das Grenzschichtverfahren auch zum Nachweis von Autoantikörpern, wobei als Antigene Extrakte verschiedener Organe herangezogen wurden. Die Gewinnung der für die Grenzschichtreaktion benutzten Gewebsextrakte erfolgte in der gleichen Methode, wie sie bei der Beschreibung der passiven Hämagglutinationsreaktion erwähnt ist. In der Regel wurden diese Extrakte unverdünnt benutzt, während das verwandte Patientenserum 1:3 mit physiologischer Kochsalzlösung verdünnt wurde.

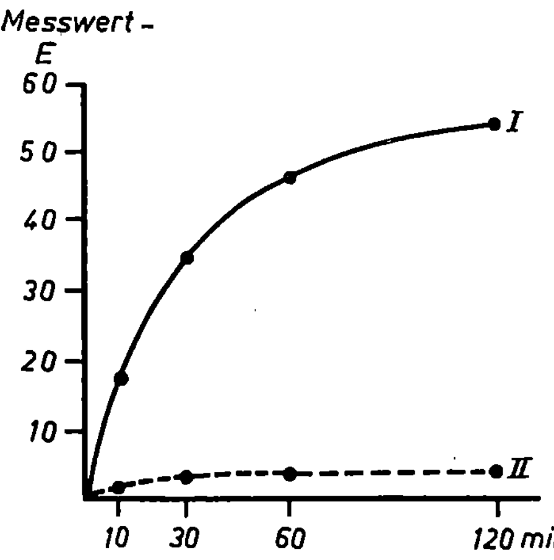

Abb. 38. Meßwertanstieg im Grenzschichtreaktiometer bei Schichtung eines Serums einer autoantikörperbedingten Thyreoiditis mit Thyreoglobulin. Kurve I: Vor Absorption des Patientenserums mit Thyreoglobulin. Kurve II: Nach Absorption des Serums mit Thyreoglobulin

Die Schichtung der Reaktanten und der weitere Untersuchungsgang wurden in gleicher Weise wie beim Nachweis des RF im Grenzschichtreaktiometer vorgenommen.

Die Möglichkeit, mit Hilfe der Grenzschichtreaktion Organantikörper nachzuweisen, wurde zunächst im Modellversuch geprüft, indem Extrakte aus Rattenleber und -niere und Antirattenleber- bzw. -nierenserum des Kaninchens als Reaktanten benutzt wurden. Die hierbei erzielten Meßwertanstiege gingen parallel dem Antikörpergehalt der benutzten Seren, wie Vergleiche mit anderen Methoden und Absorptionsversuche zeigten. In ähnlicher Weise waren auch Thyreoglobulinantikörper bei Patienten mit Thyreoiditis mit dem Grenzschichtverfahren erfaßbar. Eine vorherige Absorption des Patientenserums mit Thyreoglobulin verhinderte den Meßwertanstieg bei dieser Reaktion, so daß die Ergebnisse als spezifisch angesehen werden konnten (Abb. 38).

Ebenso konnten andere Autoantikörper bei Schichtung mit dem betreffenden Antigen bei der Grenzschichtreaktion nachgewiesen werden, wie beispielsweise der beim Lupus erythematosus disseminatus auftretende Antikörper gegen Desoxyribonucleinsäure bei Schichtung mit diesem Antigen. Nach diesen Versuchen war zu erwarten, daß auch bei der chronischen Polyarthritis eventuell auftretende Antikörper gegen extrahierbare Gewebsantigene mit dieser Methode erfaßt werden können.

γ) Die Agargeldiffusionstechnik zum Nachweis von Autoantikörpern

Sind präcipitierende Organantikörper in ausreichender Konzentration im Serum vorhanden, so kann man sie nicht nur mit der Grenzschichtreaktion, sondern analog dem Rheumafaktor auch im Capillarpräcipitationstest und ferner in Agargeldiffusionstesten nachweisen. Die letztgenannten Techniken wurden von uns durchgeführt, da sie eine

Antigenanalyse und die Bestimmung der Wanderungsgeschwindigkeit der Antikörper (Immunelektrophorese) erlauben. Zum routinemäßigen Nachweis von Autoantikörpern erwiesen sie sich als nicht geeignet, da bei unseren Untersuchungen nur wenige der erfaßten Autoantikörper makroskopisch sichtbare Präcipitationsreaktionen ergaben.

b) Der Nachweis von Autoantikörpern gegen Gewebssubstrate

Der Nachweis von Autoantikörpern gegen Gewebssubstrate ist im Prinzip sowohl mit der Komplementbindungsreaktion wie auch mit der von LANG (376—378) inaugurierten Überwanderungselektrophorese möglich. Auf die Durchführung der Komplementbindungsreaktion wurde aus den bereits genannten Gründen verzichtet. Die Überwanderungselektrophorese mit Gewebssubstraten als Antigene lieferte bei unseren Untersuchungen ebenfalls keine reproduzierbaren Ergebnisse. Es wurde deshalb der Antiglobulinkonsumptionstest nach STEFFEN (605) und zu Vergleichszwecken ein von uns ausgearbeiteter Antiglobulinbindungstest mit radiomarkiertem Antihumanglobulinserum für den Nachweis dieser Antikörper benutzt.

α) Der Antiglobulinkonsumptionstest

Bei dem von STEFFEN (605) und MOULINIER (442) entwickelten Antiglobulinkonsumptionstest wird versucht, homologe Gewebsantikörper nach ihrer Bindung an Gewebssubstrate nachzuweisen. Diese Reaktion, die im Prinzip der von WIENER (721) beschriebenen Methode zum Nachweis menschlicher Proteine gleicht, wurde von uns als Routineverfahren zum Nachweis von Antikörpern gegen Gewebssubstrate benutzt und soll deshalb hier eingehender dargestellt werden.

Das Prinzip der Methode besteht darin, die Bindung eines Antikörpers an ein Gewebssubstrat durch Bestimmung der Antiglobulinkonsumption des Gewebssubstrates nach dessen Reaktion mit Patientenserum festzustellen. Die Konsumption des Antihumanglobulinserums wird durch Vergleich seiner Titer gegenüber antikörperbeladenen Erythrocyten vor und nach Einwirkung auf das beladene Gewebssubstrat nachgewiesen. Sie tritt nach Reaktion des Antiglobulinserums mit dem Gewebssubstrat in Form eines Titerverlustes dann in Erscheinung, wenn Gammaglobuline an diesem Substrat haften, die einen Teil der im Antiglobulinserum vorhandenen Antigammaglobuline binden.

Vorbedingung bei der Durchführung des Antiglobulinkonsumptionstestes nach STEFFEN (605) ist die Arbeit in absolut einweißfreiem Milieu. Alle benutzten Glasgeräte wurden deshalb 24 Std in Chromschwefelsäure eingelegt und dann mit Aqua dest. gewaschen. Im einzelnen wurde der Test entsprechend den Angaben von STEFFEN et al. (604, 605, 610) folgendermaßen ausgeführt:

1. Herstellung der Gewebssubstrate. Die für die Untersuchungen benötigten Gewebe wurden einer Leiche (Blutgruppe 0) nicht später als 8—10 Std nach dem Tode entnommen. Das Gewebe wurde fein zerschnitten, zur Entfernung des Blutes in physiologischer Kochsalzlösung mehrfach gewaschen und anschließend im Homogenisator bei hoher Geschwindigkeit 3 min lang homogenisiert. Der Gewebsbrei wurde abgegossen und so lange mit physiologischer Kochsalzlösung gewaschen, bis die nach der Zentrifugation überstehende Flüssigkeit relativ klar war. Zur Entfernung größerer Partikel wurden alle Gewebe nach der Homogenisierung mit Ausnahme von Gelenkkapselgewebe, das auch nach der genannten Behandlung vorwiegend grobe Partikel enthielt, durch eine doppelte Lage chirurgischer Gaze filtriert. Das gewaschene Homogenisat des Gelenkkapselgewebes bzw. das filtrierte Homogenisat der anderen Gewebe wurde sodann lyophilisiert, anschließend erfolgte Spülung mit Äther, Abdampfen des Äthers und Nachtrocknen des Gewebes im Exsiccator. Das Gelenkkapselgewebe wurde vor Verwendung mit Quarzsand fein zerrieben, während die übrigen Gewebe nach der Nachtrocknung keiner weiteren Vorbehandlung bedurften. Vor Benutzung der Gewebe für Routineuntersuchungen wurde in einem Vorversuch von jedem der Gewebe diejenige Menge bestimmt, die groß genug war, um nach Behandlung mit antikörperhaltigen Seren eine gute Konsumption zu liefern, in der Kontrolle aber noch keine störenden Resultate verursachte.

2. Beladen der Gewebssubstrate. Die bei den Vorversuchen bestimmte optimale Menge des jeweils zur Verwendung gelangenden Zell- bzw. Gewebssubstrates (meist 7—10 mg) wurde in 2 cm³ Patientenserum suspendiert und die Suspension im Wasserbad unter mehrmaligem Aufschütteln 30 min bei 37°C inkubiert. Aus später zu erörternden Gründen wurde der p_H-Wert des Serums vor Zufügung des Gewebshomogenisates mit 10 Vol.-% n/10 HCl auf etwa 7,4 eingestellt. Nach der Inkubation wurde die Suspension mit eisgekühlter physiologischer Kochsalzlösung verdünnt, das Gewebssubstrat abzentrifugiert und anschließend mindestens sechsmal mit eisgekühlter physiologischer Kochsalzlösung gewaschen. Das letzte Waschwasser wurde gelegentlichen Kontrollen auf Eiweißfreiheit unterzogen. Das abzentrifugierte Gewebssubstrat wurde in 1 cm³ physiologischer Kochsalzlösung aufgenommen und durch vorsichtiges Schwenken fein verteilt.

3. Vorbehandlung der für die Titerbestimmung des Antiglobulinserums benötigten Erythrocyten. 0 Rh-positive Erythrocyten wurden nach dreimaliger Waschung in physiologischer Kochsalzlösung mit inkompletten Anti-D-Antikörpern beladen, indem 0,2 ml Erythrocytensediment mit 1,0 ml Anti-D-Serum (Titer 1:512—1024) und 3,0 ml physiologischer Kochsalzlösung vermischt und 30 min bei 37°C inkubiert wurden. Die sensibilisierten Erythrocyten wurden dreimal mit physiologischer Kochsalzlösung eiweißfrei gewaschen und mit der gleichen Lösung eine 20%ige Erythrocytensuspension hergestellt, die zur Titerbestimmung des Antiglobulinserums benutzt wurde.

4. Versuch. Je nach der Zahl der zur Untersuchung gelangenden Seren wurden mehrere Röhrchenreihen mit je sechs eiweißfreien Röhrchen aufgestellt. In alle Röhrchen wurden je zwei Tropfen Antiglobulinserum in geometrischer Verdünnung eingetropft, wobei als letzte Verdünnung die Titerstufe gewählt wurde, die unter dem ±-Endtiter lag. (Beispiel: Endtiter des Coombsserums 1:1024 ±, eingetropfte Verdünnung 1:16, 1:32, 1:64, 1:128, 1:256, 1:512.) Zusätzlich kamen in die erste als Kontrolle dienende Röhrchenreihe je zwei Tropfen eiweißfreier physiologischer Kochsalzlösung, in die zweite je zwei Tropfen einer mit Normalserum vorbehandelten Gewebszellsuspension, in die folgenden Reihen je zwei Tropfen der mit den verschiedenen Patientenseren vorbehandelten Gewebszellsuspensionen.

Nach der genannten Beschickung wurden die Röhrchen umgeschüttelt, nach 60—90 sec langer Reaktionszeit in die Zentrifuge verbracht und sodann derart lange bei 2500 UpM zentrifugiert, daß sie 3 min nach Zugabe der Gewebszellsuspension wieder in ursprünglicher Reihenfolge aufgestellt waren. Anschließend wurde sofort aus jedem Röhrchen die überstehende Antiglobulinverdünnung — beginnend mit der höchsten Verdünnung — ohne Aufschütteln der abzentrifugierten Gewebssuspension abpipettiert und auf eine vorbereitete eiweißfreie Glasplatte getropft. Sobald das Antiglobulinserum auf die Glasplatte verbracht ist, erfolgt keine Veränderung der Titer mehr. Es wurde jetzt zu je einem Tropfen der einzelnen Antiglobulinserumverdünnungen ein Tropfen einer 20%igen Suspension der antikörperbeladenen Erythrocyten zugefügt, kurz umgerührt und nach genau 5 min die eintretende Agglutination abgelesen. Durch Vergleich der Titer des mit Kochsalzlösung verdünnten Antiglobulinserums und des mit der Kontrollsuspension (mit Normalserum vorbehandelte Gewebssuspension) versetzten Antiglobulinserums mit den Titern des Antiglobulinserums der übrigen Reihen ließ sich die eingetretene Konsumption des Antiglobulinserums errechnen. Die Bewertung erfolgte derart, daß als Konsumptionsergebnis jeweils die Titerdifferenz zwischen Versuch mit Normalserum und Patientenserum angegeben wurde. Die Versuchsreihe wurde nur dann verwertet, wenn der Titerverlust des Antiglobulinserums im Kontrollversuch mit Normalserum (unter Berücksichtigung des Verdünnungseffektes) maximal eine Titerstufe betrug.

Auf die geschilderte Weise wurden jeweils fünf verschiedene Seren und ein Kontrollserum in einem Arbeitsgang untersucht. Hierbei erfolgten die Inkubation der Gewebszellsuspension mit Normal- bzw. Patientenserum und die Waschung der sechs Proben gemeinsam; die Konsumption wurde einzeln und nacheinander durchgeführt.

Als positiv wurde der Antiglobulinkonsumptionstest dann bezeichnet, wenn die Differenz der Konsumption zwischen den mit Normalserum behandelten Gewebssubstraten gegenüber den mit Patientenserum vorbehandelten $1^{1}/_{2}$ und mehr Titerstufen betrug. Der stärkere Titerverlust im Antiglobulinkonsumptionstest bei Verwendung von Patientenserum kann nur darauf zurückgeführt werden, daß an den Gewebssubstraten ein Globulin — wahrscheinlich ein Autoantikörper — des Patientenserums gebunden wird, da die Gammaglobulinfraktion des normalen Serums keine stärkere Affinität zu dem Gewebe zeigt, wie die praktisch unveränderte Aktivität des Antiglobulinserums nach Durchführung des Antiglobulinkonsumptionstestes zeigt.

Bei den Untersuchungen von Seren gesunder Personen im Antiglobulinkonsumptionstest mit verschiedenen Gewebssubstraten betrug die Konsumption meist $1/_{2}$ Titerstufe, gelegentlich auch $1/_{4}$ oder 1 Titerstufe (Basiskonsumption). Sie dürfte durch unspezifische Anlagerung geringster Mengen von Gammaglobulinen an das Gewebssubstrat bedingt sein.

Die im Antiglobulinkonsumptionstest gemessene Konsumption erlaubt gewisse Aussagen über die Quantität der im Serum vorhandenen Substanzen mit einer Affinität zu den benutzten Geweben, da von einer bestimmten Menge der an das Gewebssubstrat gebundenen Antikörper eine bestimmte Menge Antigammaglobulin gebunden wird, wie besonders aus den Untersuchungen von ROSAK (538a) hervorgeht. Bei gelöstem

Gammaglobulin beträgt die Konsumption des Antigammaglobulins für 0,1 mg-% etwa eine Titerstufe, für 0,2 mg-% 2 und für 0,3 mg-% 4 Titerstufen (538a). Diese Ergebnisse lassen sich allerdings nicht ohne weiteres auf die an Substrate gebundenen Gammaglobuline übertragen, da diese durch ihre Bindung an die corpusculäre Oberfläche für den Antikörper nicht immer gleich günstig erreichbar sind (538a). Die Konstanz der Ergebnisse im Antiglobulinkonsumptionstest wurde bei Benutzung von Gewebssubstraten, die zu verschiedenen Zeitpunkten hergestellt waren, durch Kontrollen mit jeweils den gleichen antikörperhaltigen Seren gesichert.

Wie STEFFEN und FESSL (609) zeigten, ist es möglich, den an Gewebssubstrate gebundenen Eiweißkörper wieder zu eluieren. In unseren Untersuchungen erfolgte die Elution folgendermaßen:

8,0 ml Serum und 30 mg des in 800 mg Quarzsand zerriebenen Gelenkkapselsubstrates oder 30 mg fein zerriebenes Herzgewebe — zur Gewinnung größerer Eluatmengen entsprechend größere Mengen der genannten Substanzen — wurden in gleicher Weise wie im Antiglobulinkonsumptionstest inkubiert und das beladene Substrat zehnmal mit gut eisgekühlter physiologischer Kochsalzlösung gewaschen. Nach der letzten Waschung wurde der abzentrifugierte Überstand in 1,0 ml einer 2%igen eiweißfreien Kochsalzlösung suspendiert und für 10 min in ein Wasserbad bei 4°C und weitere 20 min ins Wasserbad bei 56°C verbracht. Während der Inkubation im Wasserbad wurde alle 4—5 min aufgeschüttelt. Nach der Inkubation wurde scharf abzentrifugiert und das überstehende Eluat abpipettiert. Um die abgesprengten Eiweißkörper in hoher Konzentration zu gewinnen, erfolgte eine Einengung der Eluate, wobei zur Vermeidung einer Salzausfällung der abgesprengten Globuline vorher, eventuell auch zwischenzeitlich eine Dialyse gegen physiologische Kochsalzlösung vorgenommen wurde. Die Konsumption mit Eluat wurde in der Weise bestimmt, daß gleiche Mengen Eluat mit Antihumanglobulinserum auf einer Glasplatte vermischt und nach 3 min mit Anti-D-Antikörpern beladene Erythrocyten zugesetzt wurden. Nach 5minutigem vorsichtigem Schütteln erfolgte Ablesung der Agglutination.

β) Der Antiglobulinbindungstest

Um die Ergebnisse des Antiglobulinkonsumptionstestes zu überprüfen, wurde von uns in Zusammenarbeit mit Dr. H. E. A. SCHMIDT ein Antiglobulinbindungstest ausgearbeitet, bei dem die Bindung des Antihumanglobulinserums an das mit Patientenserum vorbehandelte Gewebssubstrat direkt durch Radiomarkierung des Antiglobulinserums und Aktivitätsmessungen der Gewebssubstrate nach Einwirkung des markierten Serums und mehrmaligen Waschungen nachgewiesen wurde.

Das markierte Antihumanglobulinserum wurde auf die Weise hergestellt, daß Kaninchen bereits während der Sensibilisierung mit Humanglobulin mehrmals ein C 14-markiertes Glycin injiziert wurde. Hierbei kommt es zu einem Einbau der radioaktiven Aminosäure in die sich bildenden Antikörper. Nachdem die Kaninchen einen genügend hohen Antikörperspiegel entwickelt hatten, wurden sie entblutet und das Antihumanglobulinserum nach Ausfällung mit 33%iger Ammoniumsulfatlösung und Lösung des Niederschlages in physiologischer Kochsalzlösung gegen

0,15 mol phosphat-gepufferte Kochsalzlösung (pH 7,2) dialysiert. Die Durchführung des Testes entsprach dem beim Antiglobulinkonsumptionstest geschilderten Verfahren. Das Gewebssubstrat wurde nach der Reaktion mit dem Patientenserum ebenfalls 3 min mit dem markierten Antiglobulinserum in Kontakt gebracht, anschließend wurde jedoch das Antiserum verworfen, das Gewebssubstrat dagegen nochmals sechsmal gewaschen und dann seine Radioaktivität bestimmt. Diese gab einen Hinweis auf die Quantität des an das Gewebssubstrat gebundenen Antiglobulinserums.

Bei diesem Test tritt im gewissen Umfang eine unspezifische Absorption des radiomarkierten Antiglobulinserums an das Substrat ein, die mit der Konsumption des Antiglobulinserums im Antiglobulinkonsumptionstest bei Verwendung von Kontrollseren (Basiskonsumption) vergleichbar ist. Diese unspezifische Absorption, die bei verschiedenen Organsubstanzen eine unterschiedliche Größe aufwies, wurde jeweils durch Kontrollen bestimmt und von dem mit Patientenserum erhaltenen Wert abgezogen. Um die Spezifität des Antiglobulinbindungstestes zu sichern, wurden entsprechende Kontrollen durchgeführt (Verhinderung der Reaktion durch vorherige Einwirkung eines nichtmarkierten Antihumanglobulinserums auf das Gewebssubstrat, Verwendung eines mit Humangammaglobulin absorbierten markierten Antihumanglobulinserums für den Antiglobulinbindungstest).

c) Die Konstanz der Ergebnisse beim Antiglobulinkonsumptionstest und der passiven Hämagglutinationsreaktion

Nachdem bei der Kollodiumagglutinations- und Komplementbindungsreaktion gezeigt werden konnte, daß bei der Fehlerbreite dieser Methoden mit exakten Ergebnissen nicht zu rechnen ist (379, 474, 489, 546, 602, 687 u. a.), war zunächst die Frage zu klären, ob die von uns benutzten Verfahren zum Autoantikörpernachweis zuverlässig genug sind, um sichere Aussagen über das Vorkommen von Autoantikörpern zu machen. Es wurde daher zunächst an Hand von Vergleichsuntersuchungen die Konstanz der Ergebnisse der für die Routineuntersuchungen benutzten Methoden überprüft, indem man dieselben Reaktionen zu verschie-

Tabelle 64. *Unterschiede in der Konsumption bei zweimaliger Durchführung des Antiglobulinkonsumptionstestes an gleichen Seren (Antigen: periartikuläres Gewebe)*

Zahl der untersuchten Seren	Unterschied in der Konsumption in Titerstufen			
	0	$^1/_2$	1	$1^1/_2$
41	24	12	3	2

denen Zeitpunkten an gleichen, zwischenzeitlich bei —20⁰ C aufbewahrten Seren durchführte. Die hierbei verwendeten Antigene stammten zum Teil von verschiedenen Menschen. Betrachtet man das Ergebnis des Antiglobulinkonsumptionstestes bei jeweils zwei Untersuchungen des gleichen Serums (Tabelle 64), so ist festzustellen, daß nur selten Unterschiede in der Konsumption vorhanden waren, die über einer Titerstufe lagen. Von den insgesamt 41 untersuchten Seren zeigten nur zwei bei zweifacher Bestimmung eine Differenz in der

Konsumption über eine Titerstufe, gleichgültig, ob das benutzte Antigen bei der zweiten Untersuchung vom gleichen oder von einem anderen Menschen stammte. Hierbei ist aber zu beachten, daß die Menge des beim Antiglobulinkonsumptionstest zugesetzten Gewebes auf Grund von Vergleichsuntersuchungen ermittelt wurde, da nicht alle benutzten Antigene bei gleicher Menge eine gleich starke Konsumption erkennen ließen. Infolgedessen variierte die für den Test verwendete Antigenmenge bei periartikulärem Gewebe geringfügig.

Die in zwei Fällen beobachtete stärkere Differenz im Konsumptionsergebnis ($1^1/_2$ Titerstufen) bei Doppelbestimmungen muß auf Fehlbestimmungen bei einer der Untersuchungen zurückgeführt werden, da bei zweimaliger Nachkontrolle beider Seren konstante Ergebnisse erzielt wurden, die mit den Resultaten jeweils einer der Untersuchungen übereinstimmten. Geringe Differenzen in dem Konsumptionsergebnis (selten 1 Titerstufe, meist < 1 Titerstufe) kommen häufiger vor. Sie können daher bei Verlaufsbeobachtungen nicht mit Sicherheit als Zeichen einer Änderung des Antikörpertiters angesehen werden.

Insgesamt gesehen, kann bei Durchführung des Antiglobulinkonsumptionstestes nach den genannten Untersuchungen mit relativ konstanten und damit auch gut verwertbaren Resultaten gerechnet werden.

Der Ausfall der Hämagglutinationsreaktion hängt in viel größerem Umfang als der des Antiglobulinkonsumptionstestes von den verwendeten Antigenen ab. Brauchbare Extrakte, besonders von periartikulärem Gewebe, sind nur schwer zu gewinnen. Unter den von uns hergestellten Extrakten aus Gelenkkapselgewebe waren weniger als die Hälfte für die Untersuchungen brauchbar. Kindliche und embryonale Gewebe oder Gewebe von chronischen Polyarthritiden, deren Extrakte wesentlich bessere serologische Resultate liefern sollen (690), standen nicht zur Verfügung. Extrakte aus autolytischen Geweben, wie sie von VORLÄNDER (687) für die Hämagglutinationsreaktion empfohlen wurden, fanden keine Anwendung.

Eine Standardisierung der Gewebsextrakte ist derzeit leider noch nicht möglich. Auch bei Einstellung auf den gleichen N-Gehalt war die antigene Wirksamkeit der aus dem gleichen Gewebe verschiedener Menschen hergestellten Gewebsextrakte unterschiedlich. Die Brauchbarkeit neu hergestellter Antigene konnte lediglich durch vergleichende Untersuchungen mit der passiven Hämagglutinationsreaktion beurteilt werden. Da den absoluten Titerwerten in der Hämagglutinationsreaktion infolge Fehlens quantitativ exakt standardisierter Extrakte für vergleichende Betrachtungen keine Bedeutung zukommt, beschränken wir uns hier darauf, wie VORLÄNDER (691) die Agglutination in dieser Reaktion unter Berücksichtigung des Agglutinationsgrades in jeder einzelnen Verdünnungsstufe und der Zahl der agglutinierenden Verdünnungsstufen nur mit (+) bis ++++ zu bewerten, nicht dagegen in Titerwerten anzugeben. Titerwerte werden im folgenden nur angegeben, wenn die Bestimmungen mit dem gleichen Antigen durchgeführt wurden. Um Titerveränderungen im Verlauf der Erkrankung zu erfassen, wurden in der Regel die verschiedenen, vorher bei —20°C gelagerten Seren im gleichen Versuchsansatz untersucht.

d) Vergleich der Ergebnisse der verschiedenen Methoden zum Nachweis von Autoantikörpern bei Verwendung von Substraten und Extrakten periartikulären Gewebes

Wie bereits erwähnt, sind nach H. SCHMIDT (563) sowie PRESSMAN et al. (508) zwei verschiedene Antikörpertypen zu unterscheiden, von denen der eine nur mit nichtextrahierbaren Zell- bzw. Gewebsantigenen reagiert. Es war daher zu erwarten, daß die Resultate beim Nachweis von Autoantikörpern von der Art des benutzten Antigens — Extrakt oder Substrat — abhängig waren. Wurde das gleiche Antigen (Gelenkbindegewebssubstrat) zur Durchführung zweier verschiedener Reaktionen — des Antiglobulinkonsumptionstestes und des Antiglobulinbindungstestes — angewandt, so fand sich beim Vergleich der Konsumption im Antiglobulinkonsumptionstest und der am Substrat gemessenen Radioaktivität im Antiglobulinbindungstest in den meisten Fällen eine deutliche Übereinstimmung

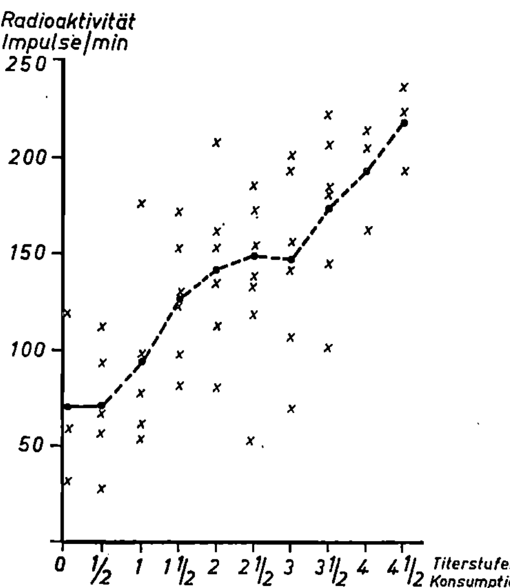

Abb. 39. Vergleich zwischen Radioaktivität im Antiglobulinbindungstest und Konsumption im Antiglobulinkonsumptionstest. ● = Durchschnittswerte der im Antiglobulinbindungstest verschiedener Seren gemessenen Radioaktivität ·in Beziehung zur Konsumption des Antiglobulinserums im Antiglobulinkonsumptionstest

(Abb. 39). Einzelne Fälle lassen allerdings diskordante Resultate erkennen, die durch die Fehlerbreite beider Methoden zu erklären sind.

Auch mit Extrakten aus periartikulärem Gewebe als Antigen wurden bei Anwendung verschiedener Methoden insofern konkordante Ergebnisse erzielt, als bei positivem Ausfall der Grenzschichtreaktion immer auch die passive Hämagglutinationsreaktion positiv war (Tabelle 65). Der negative Ausfall der Grenzschichtreaktion bei positiver Hämagglutinationsreaktion, wie wir ihn bei 23 Seren beobachteten, ist wahrscheinlich z.T. durch die größere Empfindlichkeit der letztgenannten Methode bedingt, z.T. werden aber möglicherweise hiermit auch Antikörper erfaßt,

Tabelle 65. *Vergleich der Ergebnisse der passiven Hämagglutinationsreaktion, der Grenzschichtreaktion und des Agargeldiffusionstestes nach* OUCHTERLONY *(476) unter Verwendung des gleichen Antigens (Extrakt aus periartikulärem Gewebe) bei chronischen Polyarthritiden*

Passive Häm-agglutinations-reaktion	Zahl der untersuchten Fälle	Grenzschicht-reaktion positiv	Agargel-diffusionstest nach OUCHTER-LONY (476) positiv
+	38	15	2
∅	290	0	0 (von 179)

die keine Präcipitationsreaktion ergeben. Der Agargeldiffusionstest nach OUCHTERLONY (476) war nur bei 2 der 15 Seren positiv, bei denen auch die passive Hämagglutinationsreaktion und die Grenzschichtreaktion positiv ausfielen. Dies muß mit der geringeren Empfindlichkeit des Ouchterlony-Testes gegenüber der Grenzschichtreaktion erklärt werden.

Demgegenüber waren keine sicheren Beziehungen zwischen den Ergebnissen solcher Reaktionen festzustellen, bei denen verschiedenartige Antigenzubereitungen (einmal Gewebsextrakt, das andere Mal Gewebssubstrat von Gelenkbindegewebe) als Antigene benutzt wurden. So konnte ein positiver Ausfall des Antiglobulinkonsumptionstestes nur bei 25 von 38 Patienten mit positiver Hämagglutinationsreaktion beobachtet werden. Dieses Resultat kann nicht durch eine geringere Empfindlichkeit des erstgenannten Testes erklärt werden, denn bei gleichzeitiger Durchführung beider Teste bei 328 Patienten mit chronischer Polyarthritis fiel der Antiglobulinkonsumptionstest in 178 Fällen mit negativer Hämagglutinationsreaktion positiv aus. Die Befunde sind am ehesten auf eine Verschiedenartigkeit der nachgewiesenen Antikörper zurückzuführen. Dies geht auch aus Untersuchungen hervor, bei denen der im Antiglobulinkonsumptionstest nachweisbare Antikörper aus zwei Seren mit positivem Antiglobulinkonsumptionstest und negativer Hämagglutinationsreaktion absorbiert und eluiert wurde. Mit dem Eluat fiel wiederum nur der Antiglobulinkonsumptionstest, nicht dagegen die Hämagglutinationsreaktion positiv aus.

3. Die serologischen Eigenschaften der mit Extrakten und Substraten von Gelenkbindegewebe nachweisbaren Autoantikörper bei der chronischen Polyarthritis

a) Die Spezifität der Autoantikörper bei der chronischen Polyarthritis

Bei der chronischen Polyarthritis wird vorwiegend das Gelenkbindegewebe — die Synovia, die Gelenkkapsel mit dem periartikulären Gewebe und der Knorpel — vom Krankheitsprozeß betroffen. Falls Autoantikörper bei dieser Erkrankung auftreten, ist zu erwarten, daß sie vorwiegend gegen die genannten Gewebsstrukturen gerichtet sind. Die Seren chronischer Polyarthritiden wurden daher von uns hauptsächlich auf solche gegen Gelenkbindegewebe gerichteten Antikörper untersucht, und die vorerwähnten Befunde zeigen bereits, daß diese Antikörper tatsächlich bei der chronischen Polyarthritis vorkommen. Bevor im einzelnen ihr Auftreten bei der genannten Erkrankung und ihre serologischen Eigenschaften behandelt werden, soll auf die Organspezifität dieser Antikörper — die Speciesspezifität wurde nicht untersucht — eingegangen werden.

Die Organspezifität heterologer Antikörper ist seit den Untersuchungen von METCHNIKOFF (421) und UHLENHUTH (657) bekannt und auch durch neuere Untersuchungen (542 u. a.) bestätigt worden. Nur wenige Antikörper lassen aber eine absolute Organspezifität erkennen, wie z.B. die gegen Linsenmaterial und Thyreoglobulin gerichteten Antikörper. Bei anderen ist die Spezifität nur begrenzt, da die korrespondierenden Antigene nicht auf ein bestimmtes Organ beschränkt sind, wie besonders PRESSMAN et al. (38, 39, 178, 507, 508) gezeigt haben. So bindet sich ein Antilungenantikörper zwar vorwiegend an Lungengewebe, aber auch an die Glomeruli der Niere, und ein Antinierenantikörper nicht nur an Nierengewebe, sondern z.T. auch an Lunge, Leber und Milzgewebe (507). Infolgedessen können auch in vivo beispielsweise Antiseren, die durch Sensibilisierung mit verschiedensten Organen gewonnen wurden, eine Glomerulonephritis induzieren [Lit. bei KRAKOWER und GREENSPON (363)]. Die genannten Kreuzreaktionen sind durch Antigenkomponenten der Organe zu erklären, die allen kreuzreagierenden Geweben gemeinsam sind. PRESSMAN glaubt, daß diese gemeinsamen Antigene vorwiegend in den Gefäßen lokalisiert sind. Durch besondere Isolierungsverfahren wie Absorption und Elution gelingt es häufig, die kreuzreagierenden Antikörper von den organspezifischen Antikörpern abzutrennen (18, 505).

Um festzustellen, inwieweit die bei der chronischen Polyarthritis nachweisbaren Antikörper gegen Gelenkbindegewebe eine Spezifität für dieses Gewebe besitzen, wurde der Antiglobulinkonsumptionstest mit verschiedenen Organsubstraten als Antigenen und den gleichen antikörperhaltigen Seren durchgeführt. Die hierbei erzielten Ergebnisse sind in Tabelle 66 dargestellt.

Nach den Ergebnissen des Antiglobulinkonsumptionstestes, bei dem Substrate verschiedener Organe als Antigene angewandt wurden, reagiert der bei der chronischen Polyarthritis unter Benutzung von periartikulärem Gewebe als Antigen erfaßbare Antikörper häufiger auch mit Herzmuskelgewebe und Skeletmuskelgewebe. Ähnliche Befunde wurden auch von STEFFEN (604, 606, 608) erhoben.

Fernerhin zeigten 3 der 10 untersuchten Seren positive Ergebnisse ($>$1 Titerstufe Konsumption) mit Lungengewebe und 2 mit Leber- und Nierengewebe. Mit einer Ausnahme war die Konsumption bei Verwendung periartikulären Gewebes als Antigen stärker als bei Benutzung von Antigenen anderer Organe. Es ist anzunehmen, daß sich der nachgewiesene Antikörper vorwiegend gegen bindegewebige Elemente richtet.

Tabelle 66. *Resultate bei Untersuchungen autoantikörperhaltiger Seren chronischer Polyarthritiden unter Verwendung von Gewebssubstraten verschiedener Organe als Antigene*

Untersuchtes Serum	Konsumption im Antiglobulinkonsumptionstest (in Titerstufen) bei Benutzung von Gewebssubstraten von					
	Gelenk-bindegewebe	Herz-muskel	Skelet-muskel	Lunge	Niere	Leber
34 a	$3^1/_2$	$1^1/_2$	1	$^1/_2$	$^1/_2$	0
41 a	3	$1^1/_2$	2	$1^1/_2$	$1^1/_2$	$1^1/_2$
45 d	4	2	$1^1/_2$	1	$^1/_2$	$^1/_2$
140 b	2	$2^1/_2$	1	$^1/_2$	0	$^1/_2$
187 a	3	$^1/_2$	1	$^1/_2$	$^1/_2$	$^1/_2$
260 d	$4^1/_2$	2	$1^1/_2$	2	$1^1/_2$	2
381 a	$3^1/_2$	1	1	$^1/_2$	$^1/_2$	$^1/_2$
434 b	3	2	2	$1^1/_2$	1	$^1/_2$
465 a	3	$1^1/_2$	$^1/_2$	1	$^1/_2$	1
469 a	2	1	1	1	$^1/_2$	0

Da diese ubiquitär vorkommen, tritt bei Verwendung verschiedenster Organsubstrate als Antigen in Abhängigkeit vom Bindegewebsgehalt der Organe eine Konsumption im Antiglobulinkonsumptionstest auf. Dieser Schluß ist auch nach Untersuchungen mit isolierten Antikörpern erlaubt. Die aus dem Serum mit Gelenkbindegewebe absorbierten und anschließend eluierten Antikörper zeigten keine selektive Bindung an das genannte Gewebe, sondern in geringerem Maße auch eine Bindung an andere Gewebe, wie Lungen-, Herzmuskel-, Skeletmuskel-, Leber- und Nierengewebe. Ähnliche Befunde wurden von SCOTT (577) sowie HELLER et al. (295b) bei Verwendung heterologer Antikörper gegen Bindegewebe mit immunhistologischen Methoden erhoben. Hierbei konnte eine Bindung der Antikörper an das interstitielle Gewebe und die Gefäßwände nachgewiesen werden. Wie wir bei Einzeluntersuchungen mit fluoresceinmarkierten Seren feststellen konnten, reagieren die gegen Gelenkbindegewebe gerichteten Antikörper z. T. auch mit den cytoplastischen Elementen der Leukocyten. Hierbei handelt es sich um Kreuzreaktionen, die HELLER et al. (295a) im Tierversuch auch mit experimentell erzeugten Bindegewebsantikörpern beobachteten. Die Spezifität der in der passiven Hämagglutinationsreaktion mit Gelenkgewebsextrakt als Antigen nachweisbaren Antikörper wurde von uns nicht bestimmt.

Die Frage, ob der Rheumafaktor den Ausfall der zum Autoantikörpernachweis herangezogenen Reaktionen beeinflussen kann, läßt sich für den Antiglobulinkonsumptionstest verneinen. Nach bereits erwähnten Befunden findet eine Bindung des RF an unbeladenes Bindegewebssubstrat nicht oder nur in geringem Maße statt, und zudem wird in der genannten Reaktion nicht die Konsumption der gegen die β_2M-Globuline, sondern der gegen Gammaglobuline gerichteten Antikörper gemessen. Hierdurch ist das Fehlen einer Konsumption durch den RF,

wie es von WIEDERMANN und REINHARDT (720) festgestellt wurde, zu
erklären. Eine Beeinflussung der Konsumption durch den RF könnte aber
evtl. durch Reaktion dieses Faktors mit den an den Gewebssubstraten
haftenden Autoantikörpern eintreten, die möglicherweise eine optimale
Bindung von Antigammaglobulinen an die Autoantikörper verhindert.
Gegen eine solche Vermutung sprechen Versuche, bei denen wir den Antiglobulinkonsumptionstest am gleichen Serum vor und nach Absorption
des RF durchführten. Eine Beeinflussung des Konsumptionsergebnisses
konnte hierbei nicht beobachtet werden. Zudem ist das Ergebnis des
Antiglobulinkonsumptionstestes in RF-positiven Seren sogar häufiger
positiv als in RF-negativen
(Tabelle 67).

Bei der passiven Häm-
agglutinationsreaktion ist
eine Beeinträchtigung der
Reaktion eher denkbar, da
nach VORLÄNDER (688) die
wirksamen Antigene z. T.
der Gammaglobulinfraktion
angehören sollen und da-
her eine Bindung des RF

Tabelle 67. *Vergleich zwischen Vorkommen des
RF und Ausfall des Antiglobulinkonsumptionstestes (mit Gelenkbindegewebe als Antigen)*

Rheuma- faktor im Serum	Zahl der Fälle	Konsumption im Antiglobulin- konsumptionstest (in % der Fälle)		
		$<1^1/_2$	$1^1/_2$	$>1^1/_2$
positiv	289	39,5	25,2	35,3
negativ	120	50,0	23,3	26,7

an diese Antigene und eine folgende Agglutination möglich erscheint.
Bei Versuchen mit Absorption des RF fand sich hierfür aber ebenfalls
kein Anhalt. Auch konnten zwischen den Ergebnissen dieser Reaktion
(Antigen: Gelenkbindegewebsextrakt) und dem Vorkommen des RF
keine Beziehungen nachgewiesen werden. Von den insgesamt 38 in der
passiven Hämagglutinationsreaktion positiven chronischen Polyarthritiden entfielen 26 auf die RF-positive und 12 auf die RF-negative
Gruppe. Prozentual war die Reaktion bei beiden Gruppen etwa gleich
häufig positiv.

Auf die Spezifität weiterer als Autoantikörper anzusehender Serumsubstanzen, die bei der chronischen Polyarthritis vorkommen können,
soll in diesem Rahmen nicht eingegangen werden. Soweit erforderlich,
wird später auf die Spezifität dieser Antikörper hingewiesen.

b) Die elektrophoretische Wanderungsgeschwindigkeit
der Autoantikörper und ihre Präcipitationsanalyse

Die bei den verschiedenen Verfahren nachgewiesenen Autoantikörper
sind in recht geringer Menge im Serum vorhanden, so daß signifikante
Veränderungen des Elektrophoresediagramms nach Absorption dieser
Antikörper nicht festzustellen sind. Nach Absorptions- und Elutions-
versuchen von STEFFEN (608) beträgt jedoch die Konzentration der
Autoantikörper im Serum von Patienten mit chronischer Polyarthritis

0,02—0,07 mg N pro ml Serum. Eine ähnliche Konzentration weist nach KABAT (336) auch der Wassermannsche Antikörper auf.

Um festzustellen, inwieweit es sich bei den an Gelenkkapselgewebe absorbierten Globulinen um eine einheitliche Fraktion handelt, wurden die aus dem Serum einer chronischen Polyarthritis mit stark positivem Antiglobulinkonsumptionstest an periartikuläres Gewebe gebundenen Globuline nach Elution und Einengung des Eluates auf die achtfache Konzentration des Serumausgangsvolumens einer Präcipitationsanalyse unterworfen. Unter Verwendung eines Antihumanglobulinserums vom Pferd wurde im Agargeldiffusionstest nach OUCHTERLONY (476) eine

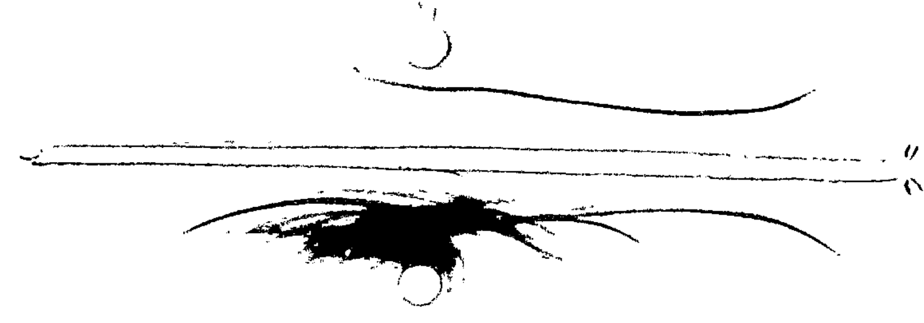

Abb. 40. Immunelektrophorese des isolierten Gewebsantikörpers. Durch Vergleich der Präcipitationslinie mit denen eines Normalserums (unten) läßt sich der Antikörper in die Gammaglobulinfraktion lokalisieren [im mittleren Kanal: Antihumanglobulinserum vom Pferd (Institut Pasteur)]

einzige Präcipitationslinie festgestellt. Immunelektrophoretisch konnte der eluierte Antikörper im Gegensatz zum Rheumafaktor als Gammaglobulin identifiziert werden (Abb. 40). Er verhält sich also wie die Mehrzahl der im menschlichen Serum vorhandenen Antikörper und auch der von GAJDUSEK (227) untersuchte komplementbindende Autoantikörper gegen Leber- und Nierengewebe. In anderen Proteinfraktionen konnten die im Antiglobulinkonsumptionstest erfaßbaren Antikörper mit einer Spezifität gegen Bindegewebe im Gegensatz zu den von SCHEIFFARTH et al. (552) erhobenen Befunden bei Autoantikörpern gegen Lebergewebe nicht nachgewiesen werden.

Die Wanderungsgeschwindigkeit der mit Extrakten periartikulären Gewebes reagierenden Antikörper konnte immunelektrophoretisch nicht eindeutig bestimmt werden. Die Seren, die im Agargeldiffusionstest nach OUCHTERLONY (476) eine positive Präcipitation mit Bindegewebsextrakt ergaben, zeigten immunelektrophoretisch nur eine sehr schwache Präcipitationslinie mit dem gleichen Antigen. Beim Vergleich dieser Präcipitationslinien mit den bei der Reaktion zwischen menschlichem Serum und Antihumanglobulinserum vom Pferd aufgetretenen Präcipitationslinien war jedoch auch dieser Antikörper am ehesten der Gammaglobulinfraktion zuzuordnen.

c) Die Geschwindigkeit der Bindung der Autoantikörper an Gewebssubstrate

Wie im methodischen Teil dargelegt, wurde für die Bindung der im Serum vorhandenen Antikörper an Gewebssubstrate entsprechend dem Vorgehen von STEFFEN (604, 605, 610) eine 30minutige Inkubation im Wasserbad bei 37°C angesetzt. Um die optimale Reaktionszeit festzustellen, wurde die Inkubationsdauer der Patientenserum-Gewebshomogenisat-Suspension bei konstanter Temperatur von 37°C variiert. Nach den in Abb. 41 dargestellten Befunden blieb die Konsumption im Anti-

globulinkonsumptions-test bei einer Inkubationsdauer der genannten Suspension von 20—60 min praktisch konstant. Wurde die Inkubationsdauer weiter verkürzt, so kam es zu einer geringeren Konsumption als Ausdruck einer unvollständigen Bindung der im Serum vorhandenen Antikörper an das Gewebssubstrat. Eine längere Inkubation hatte zwar einen Anstieg der Konsumption zur Folge, jedoch ergab sich auch bei

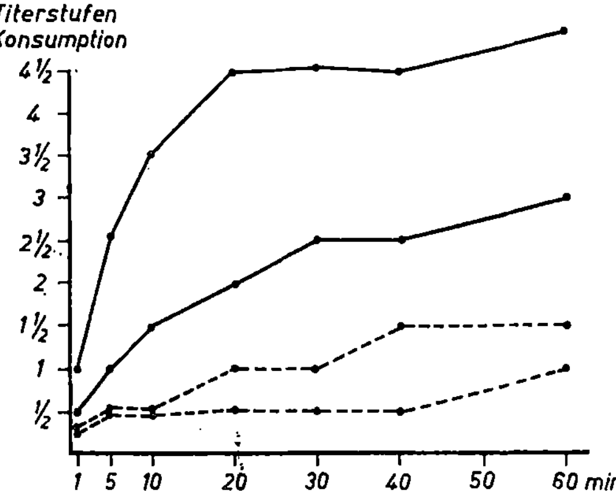

Abb. 41. Geschwindigkeit der Bindung von Gewebsantikörpern an periartikuläres Gewebe. Die Kurvenpunkte zeigen die Stärke der Konsumption im Antiglobulinkonsumptionstest nach verschieden langer Sensibilisierungsdauer des Gewebes bei 37°C. (Ausgezogene Kurven: Konsumption bei Verwendung von Seren chronischer Polyarthritiden, gestrichelte Kurven: Konsumption bei Verwendung von Normalseren)

Verwendung von Normalseren eine stärkere Konsumption, die auf eine unspezifische Bindung von Gammaglobulinen an das Gewebe bedingt sein dürfte. Infolgedessen kann die für Routineuntersuchungen gewählte Reaktionszeit von 30 min bei einer Temperatur von 37°C als optimal angesehen werden. Auch die genannte Temperatur erwies sich bei einer Reaktionsdauer von 30 min für die Bindung der Antikörper an die Gewebssubstrate günstiger als Temperaturen von 0°C und +20°C. Bei diesen Temperaturen war die Bindung an die Substrate quantitativ geringer als bei 37°C, wie die schwächere Konsumption im Antiglobulinkonsumptionstest erkennen ließ.

d) Die thermische Resistenz der Autoantikörper

Nach STEFFEN (608) verlieren die im Antiglobulinkonsumptionstest erfaßbaren Antikörper bei 30minutiger Inkubation des Serums auf 56°C ihre Aktivität nicht. Der von GAJDUSEK (227) im Komplementbindungstest nachgewiesene Antikörper gegen Leber- und Nierensubstrate zeigte aber bereits bei 30minutigem Erhitzen auf 60⁰C eine deutliche Wirkungseinbuße, und die antierythrocytären inkompletten

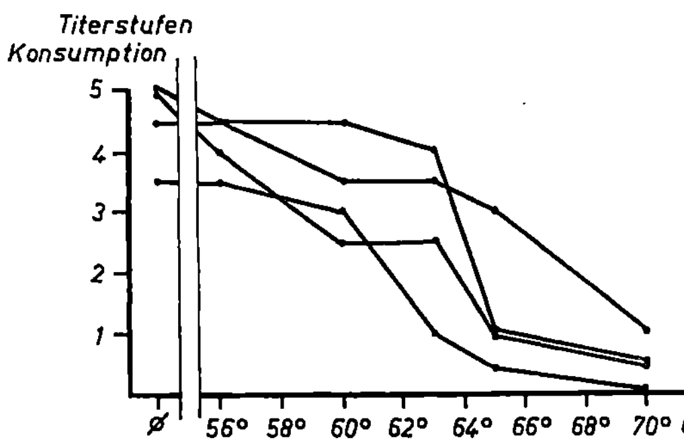

Abb. 42. Ausfall des Antiglobulinkonsumptionstestes bei Verwendung von Antikörpereluaten von vier verschiedenen Seren chronischer Polyarthritiden nach 30minutiger Erhitzung der Eluate bei verschiedenen Temperaturen. (Bei der Gewinnung der Antikörper wie bei Durchführung des Antiglobulinkonsumptionstestes wurde periartikuläres Gewebe als Antigen verwendet)

Wärmeautoantikörper lassen z. T. bereits bei 10 min langem Erhitzen auf 60⁰C, deutlicher allerdings bei gleich langer Inkubation auf 65⁰C eine Aktivitätsverminderung erkennen (569). Um die Hitzeempfindlichkeit der mit dem Antiglobulinkonsumptionstest nachweisbaren Antikörper gegen Gelenkkapselgewebe zu bestimmen, wurden Antikörpereluate je 30 min bei 56⁰, 60⁰, 63⁰, 65⁰ und 70⁰C im Wasserbad inkubiert und anschließend ihre Aktivität im Antiglobulinkonsumptionstest bestimmt. In Abb. 42 ist das Ergebnis dieser Untersuchungen bei

Verwendung von vier verschiedenen Antikörpereluaten, die jeweils auf die zweifache Konzentration des Serumausgangsvolumens eingeengt waren, registriert.

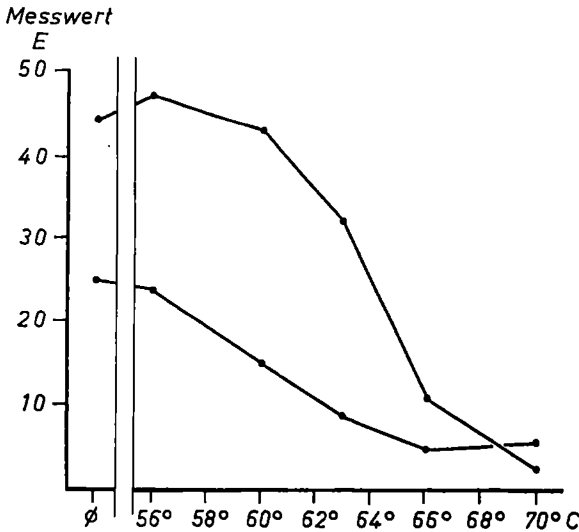

Abb. 43. Reaktionsfähigkeit von Antikörpern gegen Extrakte periartikulären Gewebes bei der Grenzschichtreaktion nach 30minutiger Erhitzung auf verschiedene Temperaturen. Die jeweiligen Meßwertanstiege (nach zweistündiger Reaktionszeit) zeigen die Stärke der Reaktion an

Wie die in Abb. 42 dargestellten Befunde zeigen, tritt bei 30minutiger Erhitzung der Eluate auf 56⁰C keine wesentliche Aktivitätsverminderung der Antikörper ein. Die hierbei zu beobachtenden Differenzen in der

Konsumption gegenüber den nativen Eluaten liegen noch in der Fehlerbreite der Methode. Bei höheren Temperaturen zeigt sich wie bei den von SCHUBOTHE (569) untersuchten antierythrocytären inkompletten Wärmeautoantikörpern ein gradueller Wirkungsverlust, bei 30minutiger Erhitzung auf 70°C haben die Antikörper sämtlicher Eluate ihre Bindungsfähigkeit an Gewebe verloren. Die Hitzedenaturierungstemperatur der im Antiglobulinkonsumptionstest nachgewiesenen Autoantikörper entspricht also in etwa derjenigen, wie sie auch bei anderen Antikörpern (569 u. a.) und beim RF anzutreffen ist. Auch die gegen Bindegewebsextrakte mit der Grenzschichtreaktion nachweisbaren Autoantikörper zeigen bei 30minutiger Inkubation auf verschiedene Temperaturen ein weitgehend analoges Verhalten, wie an Hand von zwei Untersuchungen in Abb. 43 dargestellt.

Die in Abb. 43 dargestellten Ergebnisse wurden dadurch gewonnen, daß jeweils eine bestimmte Menge der 1:2 mit physiologischer Kochsalzlösung verdünnten Patientenseren 30 min bei verschiedenen Temperaturen inkubiert und anschließend die Reaktionsfähigkeit im Grenzschichtreaktiometer nach Schichtung mit einem Extrakt aus periartikulärem Gewebe gemessen wurde. Auch bei dieser Untersuchung erkennt man eine zunehmende Aktivitätsminderung der Antikörper bei steigender Inkubationstemperatur. Bei 30minutiger Inkubation auf 66°C zeigte der eine der untersuchten Antikörper keine Aktivität mehr, der andere nur mehr eine ganz geringe. Durch 30minutige Inkubation auf 70°C wird auch dieser Antikörper inaktiviert.

e) Die Abhängigkeit der Bindung von Gewebsantikörpern im Antiglobulinkonsumptionstest vom p_H-Wert des Reaktionssystems

Beim Antiglobulinkonsumptionstest wird das Gewebssubstrat zur Beladung mit Antikörpern dem unverdünnten Patientenserum zugesetzt. Da unvorbehandeltes Serum schon wenige Stunden nach der Abnahme einen p_H-Wert von 8,0—8,5, maximal sogar 9,0 erreichen kann und andererseits der p_H-Wert des Reaktionsmilieus einen wesentlichen Einfluß auf die Bindung erythrocytärer Autoantikörper an ihr Substrat ausübt (569), erscheint es möglich, daß die Bindung der im Antiglobulinkonsumptionstest nachgewiesenen Autoantikörper unter den bei der Originalmethode gegebenen Versuchsbedingungen nicht optimal ist. Es wurde deshalb die p_H-Abhängigkeit der Bindung von Antikörpern an Gewebssubstrate studiert, indem antikörperhaltige Seren vor der Inkubation mit periartikulärem Gewebe durch Zusatz von 10 Vol.-% HCl oder NaOH unter Benutzung eines von SCHUBOTHE (569) angegebenen Schemas auf p_H-Äquivalente von 10,5; 9,7; 8,6; 7,7; 6,5 und 5,6 eingestellt wurden. Anschließend wurde der Antiglobulinkonsumptionstest in der geschilderten Methode vorgenommen. Die auf diese Weise mit antikörperhaltigen Seren ermittelten Ergebnisse sind in Abb. 44 dargestellt.

Wie die Abb. 44 zeigt, wird die Bindung der Antikörper an das Gewebe bei einem p_H-Wert von 10,5 bei allen drei untersuchten Seren annähernd völlig gehemmt. Da erst eine Konsumption über eine Titerstufe im Antiglobulinkonsumptionstest bei negativem Ausfall der Kontrolle als beweisend für die Bindung von Antikörpern an Gewebssubstrate anzusehen ist, kann erst bei einem p_H von 9,7 in einem Fall und einem p_H von 8,6 in den beiden weiteren Fällen eine Bindung der Antikörper an das Gewebe angenommen werden. Eine maximale Konsumption wurde erst bei Bindung der Antikörper in einem Reaktionsmilieu von p_H 7,7 bzw. 6,5 beobachtet. Routinemäßig erfolgte deshalb beim Antiglobulinkonsumptionstest vor der Inkubation der Patientenseren mit Gewebssubstraten eine Ansäuerung des Serums durch Zusatz von 10 Vol.-% n/10 HCl, wodurch ein p_H um 7,4 erreicht wird. Bei Antikörpereluaten erfolgte keine Ansäuerung, da hier der p_H-Wert bereits in der optimalen Größenordnung liegt.

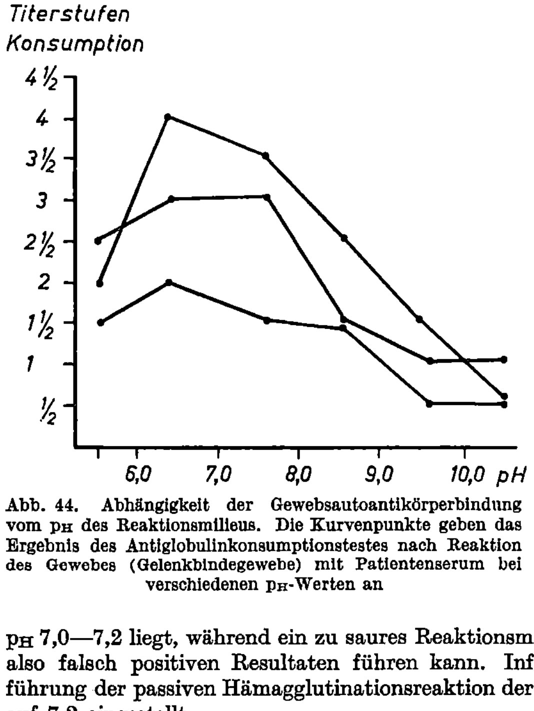

Untersuchungen über die p_H-Abhängigkeit der Bindung von Gewebsantikörpern an Organextrakte bei der passiven Hämagglutinationsreaktion wurden nicht vorgenommen, da bereits von VORLÄNDER (687) festgestellt worden ist, daß der optimale p_H-Wert bei dieser Reaktion bei p_H 7,0—7,2 liegt, während ein zu saures Reaktionsmilieu zu Säureagglutinationen, also falsch positiven Resultaten führen kann. Infolgedessen wurde bei Durchführung der passiven Hämagglutinationsreaktion der p_H-Wert mittels eines Puffers auf 7,2 eingestellt.

Abb. 44. Abhängigkeit der Gewebsautoantikörperbindung vom p_H des Reaktionsmilieus. Die Kurvenpunkte geben das Ergebnis des Antiglobulinkonsumptionstestes nach Reaktion des Gewebes (Gelenkbindegewebe) mit Patientenserum bei verschiedenen p_H-Werten an

4. Das Vorkommen von Autoantikörpern bei der chronischen Polyarthritis

a) Die Beziehungen zwischen Autoantikörpern und Krankheitsbild

1937 beobachteten BROKMAN, BRILL und FRENDZEL (71) erstmalig bei Rheumatikern mit Hilfe der Komplementbindungsreaktion unter Verwendung von wäßrigen Organextrakten, insbesondere von Leberextrakten rheumatischer Patienten, nicht dagegen bei Benutzung von Organextrakten nichtrheumatischer Patienten, immunologische Reaktionen, die möglicherweise durch Autoantikörper ausgelöst waren. Von 76 primär chronischen Polyarthritiden zeigten 50%, von 138 Patienten mit akuter und sekundär-chronischer Polyarthritis sogar 83,4% eine positive Komplementbindungsreaktion gegenüber nur 6,3% von 111 Kontrollfällen. Eaton et al. (167) erhielten bei gleicher Versuchsanordnung jedoch auch bei anderen Erkrankungen positive Ergebnisse, während Fischel und Pauli (202), die allerdings nur wenige Patienten untersuchten, mit der Komplementbindungsreaktion bei Verwendung von Kochsalzextrakten aus Herz, Lunge und Placenta als Antigen nur negative Reaktionen beobachten. Bakos et al. (17) erhielten dagegen neuerdings mit ähnlicher Technik — die Antigene wurden zur Herabsetzung der antikomplementären Wirkung mit Ultraschall vorbehandelt — bei Polyarthritiden wiederum häufig positive Resultate. Der Prozentsatz positiver Ergebnisse lag bei den chronischen Polyarthritiden wesentlich höher als bei anderen internen Erkrankungen. Mit der Kollodiumagglutinationsreaktion erzielten auch Fischel und Pauli (202) in einigen Fällen positive Resultate, meist sogar mit Extrakten verschiedener Organe als Antigene. Cavelti (94) hatte mit dieser Methode bereits 1945 unter Benutzung von Herzmuskelextrakt als Antigen bei 27 von 36 Fällen mit rheumatischem Fieber positive Resultate ermitteln können.

In der Folgezeit wurden von einer Reihe weiterer Autoren mit den verschiedenen Methoden Antikörper gegen Extrakte und später auch Substrate verschiedener Organe sowohl bei der akuten wie bei der chronischen Polyarthritis nachgewiesen. So stellten Osler et al. (474) mit der Komplementbindungsreaktion, Rejholec und Wagner (523, 699) mit der Kollodiumagglutinationsmethode, Lansbury et al. (380) mit der Präcipitationsreaktion, Vorländer (691) mit der Komplementbindungsreaktion und der passiven Hämagglutinationsreaktion und Steffen und Schindler (607, 611) sowie Polzer und Steffen (502) mit dem Antiglobulinkonsumptionstest und jüngst Hess und Ziff (298a) mit der Fluorescenzmethode bei Patienten mit polyarthritiden Serumfaktoren fest, die mit Extrakten bzw. Substraten aus Herzmuskel-, z.T. auch aus Bindegewebe als Antigene in hohem Prozentsatz eine positive Reaktion ergaben.

Im einzelnen wiesen Landsbury et al. (380) mit Extrakten aus rheumatisch veränderten Organen bei 5 von 6 Patienten mit chronischer Polyarthritis eine positive Präcipitationsreaktion nach. Vorländer (686) erzielte mit der Komplementbindungsreaktion — als Antigene dienten Kochsalzextrakte gesunder und rheumatisch veränderter Organe — bei 17 von 27 chronischen Polyarthritiden positive Resultate, wobei Extrakte rheumatisch veränderter Organe stärker positive Befunde ergaben. Mit der passiven Hämagglutinationsreaktion nach Boyden (48) und gereinigten Extrakten gesunder Organe beobachtete dieser Autor (692) bei 24 von 77 chronischen Polyarthritiden eine positive Agglutination. Steffen (604, 605, 608) untersuchte 125 Patienten mit primär chronischer Polyarthritis, von denen im Antiglobulinkonsumptionstest mit periartikulärem Bindegewebe als Substrat 82 (65,6%) positive Ergebnisse aufwiesen, gegenüber nur 13,3% einer Kontrollgruppe von 90 Fällen. In jüngster Zeit fand dieser Autor (610) unter

Anwendung der gleichen Methode bei 71 % von 104 Seren chronischer Polyarthritiden positive Ergebnisse. An einem kleinen Krankengut konnten BUTTLER und MOESCHLIN (79) die Befunde STEFFENs bestätigen; sie fanden bei 8 von 13 chronischen Polyarthritiden, dagegen bei keinem von 21 Kontrollfällen positive Resultate.

Die mit den verschiedenen Methoden erzielten Ergebnisse lassen die Existenz von Autoantikörpern insbesondere gegen bindegewebige Elemente bei einem Teil der chronischen Polyarthritiden annehmen. Inwieweit Beziehungen zwischen diesen Autoantikörpern und dem klinischen Befund bestehen, ist noch weitgehend unklar. VORLÄNDER (691) stellte lediglich fest, daß die passive Hämagglutinationsreaktion bei sechs inaktiven chronischen Polyarthritiden negativ ausfiel, während 6 von 11 aktiven Erkrankungen ein positives Ergebnis zeigten und damit eine Beziehung der in der Hämagglutinationsreaktion erfaßten Antikörper zum Aktivitätsgrad des Krankheitsprozesses anzunehmen wäre. Ferner fand er diese Reaktion vorwiegend 1—3 Monate nach einem akuten Schub einer chronischen Polyarthritis positiv. STEFFEN (608) betont, daß chronische Polyarthritiden mit mittleren und schweren Gelenkdeformierungen wesentlich häufiger einen positiven Antiglobulinkonsumptionstest (Antigen: periartikuläres Gewebe) aufweisen als solche mit nur leichten Gelenkveränderungen (76,6% gegenüber 45,5%). Die erfaßten Autoantikörper wären damit vorwiegend Symptom eines fortgeschrittenen Krankheitsstadiums.

Da den Autoantikörpern möglicherweise eine große Bedeutung bei der Entwicklung der chronischen Polyarthritis zukommt, war es notwendig, an einem großen Krankengut ihr Vorkommen mit verschiedenen Methoden zu untersuchen und festzustellen, inwieweit der Autoantikörperbefund Beziehungen zum klinischen Befund aufweist. Es wurden deshalb von uns bei 440 Patienten mit chronischen Polyarthritiden — darunter 12 Fälle mit Arthropathia psoriatica und 19 juvenilen Arthritiden — Untersuchungen über das Vorkommen von Autoantikörpern angestellt und die erhobenen Befunde zu den einzelnen Krankheitsfaktoren und Symptomen der chronischen Polyarthritis in Beziehung gesetzt. Fernerhin studierten wir bei einem Teil der Patienten durch Verlaufskontrollen die Korrelation zwischen Antikörperbefund und Entwicklung des klinischen Krankheitsbildes und die Beeinflussung der im Serum nachweisbaren Antikörper durch die Therapie. Bei all diesen Untersuchungen wurden, soweit nicht besonders erwähnt, Substrate und Extrakte von Gelenkbindegeweben als Antigene benutzt. Vergleichende Untersuchungen bei verschiedenen Erkrankungen des rheumatischen Formenkreises, nichtrheumatischen internen Erkrankungen und Gesunden gaben Auskunft über die Signifikanz der bei der chronischen Polyarthritis erhobenen Befunde. Hierauf und auf die diagnostische Bedeutung des Autoantikörpernachweises bei der chronischen Polyarthritis wird später eingegangen.

Tabelle 68. *Vorkommen von Autoantikörpern bei der chronischen Polyarthritis, der Arthropathia psoriatica und der juvenilen Arthritis*

Diagnose	Antiglobulinkonsumptions-test		Passive Hämagglutinations-reaktion	
	Zahl der Fälle	hiervon positiv %	Zahl der Fälle	hiervon positiv %
Chronische Polyarthritis .	409	57,5	328	11,0
Arthropathia psoriatica .	12	50,0	10	10,0
Juvenile Arthritis	19	52,6	17	11,8

Betrachten wir zunächst die Ergebnisse des Autoantikörpernachweises bei der chronischen Polyarthritis und ihren Sonderformen, der juvenilen Arthritis und der psoriatischen Arthritis, so ist festzustellen, daß das Vorkommen der Autoantikörper nicht auf eines dieser Krankheitsbilder beschränkt ist, wie dies beim Rheumafaktor der Fall ist. Der Antiglobulinkonsumptionstest fiel bei allen drei erwähnten Formen in etwa der Hälfte der Fälle positiv aus. Mit der passiven Hämagglutinationsreaktion, die wegen Mangel verwendungsfähiger Antigenextrakte nicht bei allen Patienten durchgeführt werden konnte, wurden bei den genannten Erkrankungen in 10,0—11,5% positive Ergebnisse erzielt. Auch im Ausfall dieses Testes waren keine stärkeren Differenzen zwischen den einzelnen Krankheitsformen nachzuweisen.

Setzt man das Auftreten von Autoantikörpern bei der chronischen Polyarthritis zu verschiedenen Krankheitsfaktoren in Beziehung, so läßt sich eine Korrelation zwischen Alter der Patienten und serologischem Befund nicht nachweisen. Sowohl bei den im Antiglobulinkonsumptionstest positiven wie den negativen Fällen betrug das Durchschnittsalter $47^1/_2$ Jahre. Auch zwischen dem Lebensalter zu Krankheitsbeginn und dem Autoantikörpernachweis waren keine sicheren Beziehungen festzustellen.

Die Krankheitsdauer zeigte insofern eine Beziehung zum Autoantikörperbefund, als im frühen Krankheitsstadium relativ selten Autoantikörper im Serum vorhanden waren. Von sechs im Frühstadium der chronischen Polyarthritis untersuchten Patienten wies keiner in den ersten 3 Monaten nach Krankheitsbeginn ein positives Ergebnis im Antiglobulinkonsumptionstest oder der passiven Hämagglutinationsreaktion auf. Auch bei halbjähriger Krankheitsdauer fiel der Antiglobulinkonsumptionstest nur bei 2 von 10 Fällen positiv aus. Von 11 Patienten mit einer Krankheitsdauer zwischen 7—12 Monaten wiesen dagegen 8 ein positives Ergebnis auf. Die Resultate des Antiglobulinkonsumptionstestes bei längerer Krankheitsdauer sind aus Tabelle 69 zu entnehmen. Wie Tabelle 69 zeigt, werden bei einer Krankheitsdauer von 1—2 Jahren am häufigsten (in 69,8%) positive Ergebnisse angetroffen. In der gleichen Gruppe finden sich auch die meisten Fälle mit einem stark positiven Antiglobulinkonsumptionstest. Mit zunehmender Krankheitsdauer sinkt der Prozentsatz der Patienten mit positivem Antiglobulinkonsumptionstest allmählich ab und erreicht bei 11—20jähriger Krankheitsdauer die niedrigsten Werte. Bei den Fällen mit einer Krankheitsdauer über 20 Jahren steigt die Zahl der im Antiglobulinkonsumptionstest positiven Patienten wieder an, doch ist der Unterschied nicht signifikant, da die Gesamtzahl der Fälle in dieser Gruppe zu klein ist.

Auch mit der passiven Hämagglutinationsreaktion wurden in den ersten 3 Monaten keine positiven Resultate erzielt. Im späteren Krankheitsverlauf konnten keine Beziehungen zwischen Ausfall der genannten Reaktion und der Krankheitsdauer festgestellt werden.

Tabelle 69. *Beziehung zwischen Krankheitsdauer und Konsumption im Antiglobulinkonsumptionstest*

Dauer der Erkrankung (Jahre)	Zahl der Fälle	Antiglobulinkonsumptionstest positiv	
		Zahl	%
< 1	27	10	37,1
1— 2	76	53	69,8
3— 5	84	51	60,7
6—10	83	48	57,8
11—20	107	53	49,6
> 20	32	20	62,5

Nach den mit beiden Reaktionen erzielten Ergebnissen treten bei der chronischen Polyarthritis Autoantikörper gegen Bindegewebssubstanzen erst bei einer mehrmonatigen Krankheitsdauer im Serum auf. Abb. 45 veranschaulicht das Auftreten der Antikörper bei einem Patienten mit chronischer Polyarthritis sehr gut. Bei diesem Fall, bei dem seit Jahren eine produktiv-cirrhotische Lungentuberkulose bestand, ließ sich der genaue Krankheitsbeginn der chronischen Polyarthritis nicht mehr feststellen. Gelenkbeschwerden traten erst einen Monat vor Klinikeinweisung auf, jedoch war nach dem Röntgenbefund der Gelenke (deutliche Verschmälerung der Gelenkspalten) und der hohen Konzentration des RF im Serum anzunehmen, daß die Erkrankung schon zu einem früheren Zeitpunkt eingesetzt hatte. Trotz intensiver Therapie nahmen die Gelenkveränderungen klinisch und röntgenologisch rasch zu, es traten schwere Gelenkdeformierungen auf, röntgenologisch wurden zunehmende, bald ausgedehnte Usurierungen an den gelenknahen Knochen nachgewiesen, und an einzelnen Gelenken zeigte sich eine beginnende Ankylosierung. Zu Beginn der Klinikbehandlung waren keine Autoantikörper im Serum nachweisbar, erst nach etwa $^1/_2$ Jahr wurden der Antiglobulinkonsumptionstest und die passive Hämagglutinationsreaktion allmählich positiv. Im weiteren Verlauf fielen die Teste zunehmend stärker positiv aus, wobei im Gegensatz zu mehreren anderen Fällen ein paralleles Verhalten der beiden Reaktionen zu beobachten war.

Die Tatsache, daß Antikörper erst nach längerer Krankheitsdauer im Serum nachweisbar werden, spricht nicht gegen ihre später zu diskutierende pathogenetische Bedeutung, da wir mit den genannten Methoden nur frei zirkulierende Antikörper erfassen können, die vorwiegend den Antikörperüberschuß darstellen, während der größte Teil wahrscheinlich im Gewebe gebunden wird. Der Nachweis dieser gebundenen Antikörper ist, wie bereits erwähnt, nur dann möglich, wenn entsprechendes Gewebe zur Verfügung steht. Solches konnten wir jedoch von keinem unserer Fälle in einem für die immunhistologische Untersuchung brauchbaren Zustand erhalten.

Beziehungen zwischen Ausfall der Reaktionen zum Nachweis von Autoantikörpern und der Zahl der bei den Patienten vorhandenen dia-

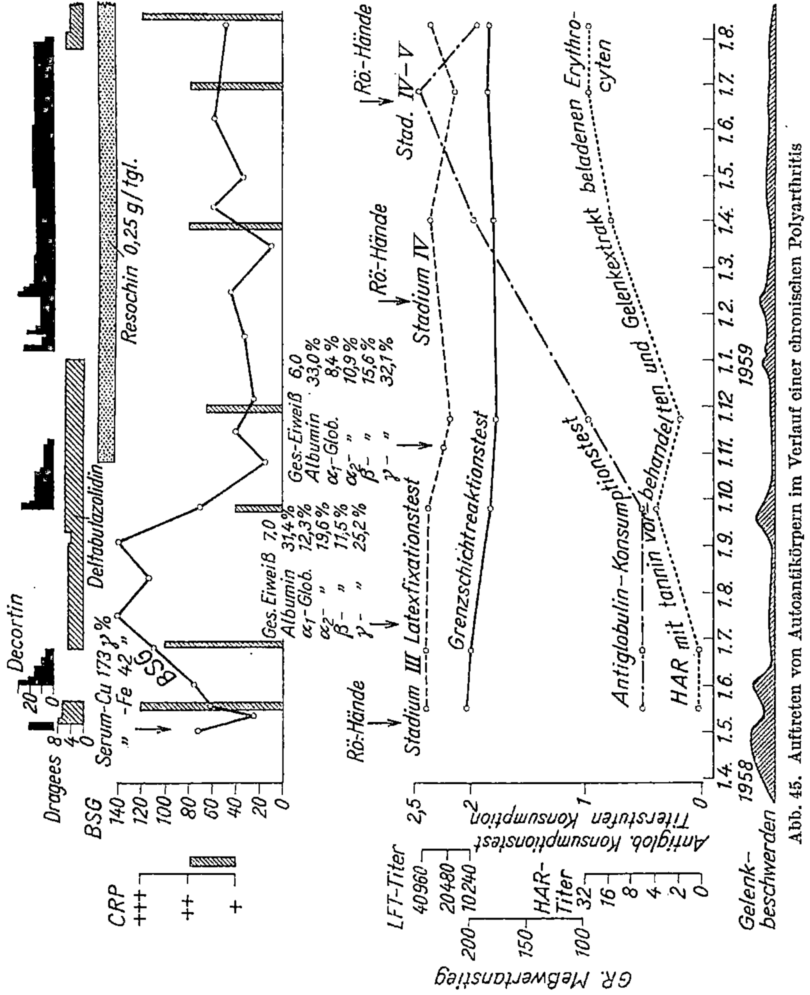

Abb. 45. Auftreten von Autoantikörpern im Verlauf einer chronischen Polyarthritis

gnostischen Kriterien, wie sie beim Rheumafaktor gegeben sind (Tabelle 50), waren nicht festzustellen (Tabelle 70). Wohl wurden bei den Patienten, bei denen nach der Zahl der vorhandenen Kriterien nur die Diagnose „mögliche" oder „wahrscheinliche" chronische Polyarthritis gestellt werden konnte, positive Autoantikörperbefunde relativ selten registriert; bei den sicheren chronischen Polyarthritiden ließen sich

Tabelle 70. *Beziehung zwischen der Anzahl der bei der chronischen Polyarthritis vorhandenen diagnostischen Kriterien und der Nachweisbarkeit von Autoantikörpern im Serum*

	Zahl der vorhandenen diagnostischen Kriterien	Zahl der Fälle	Prozentsatz positiver Resultate im AGKT	Zahl der Fälle	Prozentsatz positiver Resultate in der HAR
Mögliche chronische Polyarthritis	2	21	19,0	16	0
Wahrscheinliche chronische Polyarthritis	3	16	25,0	14	7,2
	4	15	33,3	14	14,4
Chronische Polyarthritis	5	164	59,8	126	11,0
	6	186	56,0	151	10,6
Klassische chronische Polyarthritis	7	49	55,1	41	7,3
	8	10	60,0	10	10,0

dagegen trotz unterschiedlicher Zahl der nachweisbaren diagnostischen Kriterien keine wesentlichen Unterschiede im Ausfall der Reaktionen feststellen. Die geringere Anzahl positiver Ergebnisse bei den „möglichen" und „wahrscheinlichen" chronischen Polyarthritiden ist einerseits auf Unsicherheitsfaktoren bei der Diagnose, andererseits auch auf die meist kurze Krankheitsdauer dieser Fälle zurückzuführen.

Im Gegensatz zu STEFFEN (608), der bei Patienten mit schweren Gelenkdeformierungen häufiger einen positiven Antiglobulinkonsumptionstest als bei solchen mit nur geringen Gelenkveränderungen fand, konnten wir auch keine sichere Abhängigkeit des Auftretens von Autoantikörpern von der Schwere der Gelenkveränderungen nachweisen, wie die folgenden Tabellen 71 und 72 zeigen. In diesen Tabellen sind die klinischen und röntgenologischen Stadien der Erkrankung [nach FÄHNDRICH (192) s. S. 149] dem Befund des Antiglobulinkonsumptionstestes gegenübergestellt.

Wie aus Tabelle 71 hervorgeht, findet sich ein positiver Antiglobulinkonsumptionstest im zweiten Stadium der chronischen Polyarthritis sogar häufiger als bei den Fällen mit hochgradigen Gelenkdeformierungen und Ankylosen (Stadium 5), doch sind die Differenzen jeweils nur gering. Nimmt man die röntgenologischen Gelenkveränderungen als Gradmesser der Ausprägung des Krankheitsbildes, so ist auch hier keine signifikante Abhängigkeit im Ausfall des Antiglobulinkonsumptionstestes von der Schwere der Gelenkveränderungen nachzuweisen (Tabelle 72). Auch der Grad der Funktionseinschränkung der Gelenke zeigte keine Korrelation zum Ausfall des Antiglobulinkonsumptionstestes.

Tabelle 71. *Ausfall des Antiglobulinkonsumptionstestes in Beziehung zum Krankheitsstadium der chronischen Polyarthritis*

Stadium	Zahl der Fälle	Antiglobulinkonsumptionstest positiv	
		Zahl	%
1	—	—	—
2	108	64	59,2
3	165	89	53,9
4	104	64	61,6
5	32	18	56,2

Tabelle 72. *Ausfall des Antiglobulinkonsumptionstestes in Beziehung zum Stadium der röntgenologischen Gelenkveränderungen*

Stadium der röntgenologischen Gelenkveränderungen	Zahl der Fälle	Antiglobulinkonsumptionstest positiv	
		Zahl	%
1	15	10	60,0
2	64	36	56,3
3	120	66	55,0
4	177	102	57,6
5	33	22	66,7

Auffallenderweise war der Antiglobulinkonsumptionstest häufig schon bei den Fällen positiv, bei denen noch keinerlei Funktionsstörungen der Gelenke vorhanden waren und auch die klinischen und röntgenologischen Gelenkveränderungen nur gering ausgeprägt waren. Die Autoantikörper können also bereits auftreten, bevor stärkere Gelenkveränderungen vorhanden sind. Der geringe Prozentsatz positiver Ergebnisse im Antiglobulinkonsumptionstest bei der Gruppe von Patienten mit mäßigen Gelenkveränderungen (Stadium 3) ist wahrscheinlich dadurch bedingt, daß sich in dieser Gruppe viele Fälle mit cyclischem Krankheitsverlauf befinden. Bei diesen Patienten treten Autoantikörper seltener auf, wie weiter unten angeführt.

Die passive Hämagglutinationsreaktion zeigte zu den eben genannten Krankheitsfaktoren ebenfalls keine Beziehungen, insbesondere war eine Häufung positiver Reaktionen bei Patienten mit schwersten Gelenkveränderungen nicht nachweisbar.

Die fehlende Korrelation zwischen Vorkommen von Autoantikörpern und RF, wie sie vor kurzem auch von STEFFEN et al. (610a) festgestellt wurde, ließ annehmen, daß das Auftreten der Autoantikörper nicht im gleichen Maße wie das des RF von dem Verlauf der Erkrankung abhängig ist. Betrachtet man jedoch das Vorkommen der Autoantikörper bei den verschiedenen Verlaufsformen der chronischen Polyarthritis (Tabelle 73), so fällt auf, daß die mit dem Antiglobulinkonsumptionstest nachweisbaren Antikörper bei den cyclischen Verlaufsformen signifikant seltener vorkommen als bei den typischen kontinuierlich progredienten Verlaufsformen. Die mit der passiven Hämagglutinationsreaktion nachweisbaren Antikörper lassen solche Unterschiede nicht erkennen.

Die genannten Differenzen sind z.T. mit Unterschieden in der Aktivität erklärbar, z.T. auch dadurch, daß die im Antiglobulinkonsumptionstest nachweisbaren Autoantikörper erst nach einer langen Krankheitsdauer auftreten, wie sie bei den Schüben der cyclischen

Tabelle 73. *Beziehung zwischen Verlauf der chronischen Polyarthritis und Ausfall des Antiglobulinkonsumptionstestes und der passiven Hämagglutinationsreaktion.* (Wegen lückenhafter anamnestischer Angaben konnten nur 387 Patienten berücksichtigt werden)

Verlauf	Zahl der Fälle	Antiglobulin-konsumptions-test positiv %	Zahl der Fälle	Passive Häm-agglutinations-reaktion positiv %
Cyclisch	136	50,7	111	8,1
Mit wechselhaften, aber ununter-brochenen Beschwerden	172	56,4	133	9,8
Progredient mit kontinuierlich zu-nehmenden Beschwerden	79	68,4	66	9,1

chronischen Polyarthritis nicht immer erreicht wird. Die wichtigste Rolle spielt hierbei u. E. aber die immunologische Reaktivität des Organismus.

Zwischen der Aktivität des Krankheitsprozesses, zu deren Beurteilung die auf S. 151 angegebenen Kriterien herangezogen wurden, und dem Ergebnis der Reaktionen zum Nachweis von Autoantikörpern finden sich eindeutige Korrelationen, wie aus Tabelle 74 und 75 ersichtlich. Ist die Erkrankung inaktiv, so wird nur selten ein positives Ergebnis im Antiglobulinkonsumptionstest beobachtet (Tabelle 74). Mit

Tabelle 74. *Beziehung zwischen Aktivität der chronischen Polyarthritis und Ausfall des Antiglobulinkonsumptionstestes*

Aktivität des Krankheits-prozesses	Zahl der Fälle	Titerstufen-Konsumption im Antiglobulinkonsumptionstest (in % der Fälle)		
		$<1^1/_2$	$1^1/_2$	$>1^1/_2$
∅	14	85,8	14,2	—
(+)	64	43,7	31,3	25,0
+	200	43,0	25,0	32,0
++	112	40,2	24,1	35,7
+++	19	21,0	10,5	68,5

zunehmender Aktivität steigt die Zahl der positiven Resultate an, wie jüngst auch von STEFFEN (608a) betont wurde; gleichzeitig wird auch die Konsumption in den einzelnen Fällen stärker. Auch die passive Hämagglutinationsreaktion wird um so häufiger positiv, je größer die Aktivität des Krankheitsprozesses ist (Tabelle 75). Bei inaktivem Prozeß zeigte keiner unserer Fälle in dieser Reaktion ein positives Resultat. Die drei Patienten, bei denen eine positive Hämagglutinationsreaktion bei nur geringer Aktivität der Erkrankung zu verzeichnen war, wurden zu einem Zeitpunkt untersucht, als der Krankheitsprozeß nach schubförmiger Verschlechterung spontan wieder eine Besserungstendenz erkennen ließ. Auch VORLÄNDER (692) betont, daß

Tabelle 75. *Beziehungen zwischen Aktivität der chronischen Polyarthritis und Ausfall der passiven Hämagglutinationsreaktion*

Aktivität des Krankheitsprozesses	Zahl der Fälle	Hämagglutinationsreaktion						Prozentsatz positiver Fälle
		∅	(+)	+	++	+++	++++	
∅	11	11	—	—	—	—	—	0
(+)	59	56	1	1	1	—	—	5,3
+	163	148	3	3	4	3	2	8,9
++	87	73	4	3	3	2	2	16,1
+++	18	12	1	2	—	2	1	33,3

die mit der passiven Hämagglutinationsreaktion erfaßbaren Autoantikörper vor allem bei fortschreitenden, also aktiven Prozessen auftreten. Er beobachtete sie vorwiegend 1—3 Monate nach einem akuten Schub (693).

Stellt man einzelne Zeichen der Aktivität des Krankheitsprozesses wie die Blutsenkungsbeschleunigung, den Haptoglobin- und Coeruloplasminspiegel, das Auftreten des C-reaktiven Proteins im Serum oder die Veränderungen im Elektrophoresediagramm den Resultaten des Antiglobulinkonsumptionstestes und der passiven Hämagglutinationsreaktion gegenüber, so findet man, wie aus den schon genannten Befunden zu erwarten ist, bei Patienten mit positivem Antikörperbefund häufiger Senkungserhöhungen, ein positives C-reaktives Protein, Erhöhung des Haptoglobin- und Coeruloplasminspiegels sowie Veränderungen im Elektrophoresediagramm als bei den Fällen mit negativem Antikörperbefund. Mit dem Antiglobulinkonsumptionstest können jedoch Autoantikörper nicht selten auch bei Patienten nachgewiesen werden, bei denen die genannten Teste zur Bestimmung der Aktivität des Prozesses negativ ausfallen. Selbst bei 2 von 14 Fällen, bei denen weder klinisch noch nach dem Ergebnis der übrigen Untersuchungen eine Aktivität des Krankheitsprozesses anzunehmen war, fand sich ein positives Resultat im Antiglobulinkonsumptionstest. Die Abhängigkeit dieser Reaktion von der Aktivität des Prozesses ist also beschränkt. Die mit der Hämagglutinationsreaktion nachweisbaren Antikörper zeigen dagegen eine engere Beziehung zur Aktivität des Krankheitsprozesses. Diese Antikörper waren bei unseren Untersuchungen nur dann nachweisbar, wenn auch die BSG und/oder das CRP, der Haptoglobinspiegel und das Elektrophoresediagramm pathologisch verändert waren. Bei der Besprechung über das Verhalten der Autoantikörper im Verlauf der chronischen Polyarthritis wird auf die Beziehungen zwischen Aktivität der Erkrankung und dem Autoantikörperbefund noch einmal eingegangen werden.

b) Der LE-Zellfaktor bei der chronischen Polyarthritis

Neben den bisher genannten, vorwiegend gegen Bindegewebsextrakte und -substrate gerichteten Autoantikörpern treten im Serum chronischer Polyarthritiden nicht selten auch andere Autoantikörper, wie z.B. muskelspezifische Antikörper (371) und insbesondere der LE-Zellfaktor, auf. Dieser Faktor ist als antinucleärer Antikörper anzusehen (85, 408, 433, 451 u. a.) und stellt bekanntlich ein Charakteristicum des Lupus erythematosus disseminatus dar. Wie die früher erwähnten Autoantikörper, gehört er der Gammaglobulinfraktion an und hat eine Sedimentationskonstante von 7 S (195, 398 u. a.).

Über das Vorkommen des LE-Zellfaktors bei der chronischen Polyarthritis liegen bereits umfangreiche Untersuchungen vor. Die Angaben über positive LE-Zellbefunde schwanken bei dieser Erkrankung allerdings in weiten Grenzen von 0% (722) bis zu 63% (480). Nach einer Literaturzusammenstellung von FALLET et al. (172) wurde dieser Faktor bei 307 Fällen (= 10,0%) von insgesamt 3072 chronischen Polyarthritiden nachgewiesen. Wir selbst beobachteten unter Anwendung der Methode von SHAPPER und NATHAN (598) den LE-Zellfaktor in typischer Ausprägung bei 11 von 134 Patienten (= 8,2%), während Tardzellen und/oder Rosetten, die nicht als beweisend für das LE-Zellphänomen angesehen werden können, bei weiteren 24,0% der Patienten zu finden waren.

Auch andere Antikörper, die beim Lupus erythematosus disseminatus meist gleichzeitig mit einem positivenLE-Zellphänomen nachweisbar sind, wie solche gegen Nucleoproteide (201, 386), Desoxyribonucleinsäure (64, 434, 485, 583) und gewisse cytoplasmatische Antigene (143), scheinen bei der chronischen Polyarthritis gelegentlich in geringen Quantitäten vorzukommen. Mit Hilfe der Fluorescenzmethode wurde der sog. antinucleäre Faktor bei dieser Erkrankung sogar häufiger gefunden als ein positiver LE-Zelltest. Ein Antikörper gegen Desoxyribonucleinsäure konnte dagegen bei der chronischen Polyarthritis bisher nur von GSELL und MIESCHER (266) in einzelnen Fällen mit positivem LE-Zellphänomen im Latexfixationstest nach Beladung der Latexpartikel mit Desoxyribonucleinsäure nachgewiesen werden. BOZICEVICH et al. (64) erzielten dagegen unter Verwendung von desoxyribonucleinsäurebeladenen Bentonitpartikeln bei solchen Fällen nur negative Resultate, ebenso SELIGMANN (583) mit der Präcipitationsreaktion, bei der Desoxyribonucleinsäure als Antigen benutzt wurde. Auch wir konnten diesen Antikörper, der keine sicheren Beziehungen zum LE-Zellphänomen aufweist (386, 531), im Agargeldiffusionstest nach OUCHTERLONY (476) nur bei einem der 134 untersuchten Patienten nachweisen[1,2]. Bei diesem Fall war gleichzeitig auch das LE-Zellphänomen positiv. Demgegenüber ergaben 2 von 4 Patienten mit Lupus erythematosus disseminatus eine positive Reaktion mit Desoxyribonucleinsäure. Ob sich der Desoxyribonucleinsäureantikörper bei den chronischen Polyarthritiden auch bei Vorhandensein des LE-Zellfaktors durch eine zu geringe Konzentration im Serum in der Regel dem Nachweis entzieht, läßt sich nicht eindeutig entscheiden. Die bei dieser Erkrankung gelegentlich zu beobachtenden Antikörper gegen cytoplasmatische Antigene der Leukocyten stellen möglicherweise Autoantikörper dar, die primär gegen Antigene des Bindegewebes gerichtet sind und nur Kreuzreaktionen mit den erstgenannten Antigenen ergeben (s. S. 57).

Der LE-Zellfaktor tritt bei der chronischen Polyarthritis meist gemeinsam mit dem RF auf, von dem er sich durch seine elektrophoretische Wanderungsgeschwindigkeit und seine Sedimentationskonstante (398) unterscheidet. Unter unseren 11 Fällen mit positivem LE-Zellphänomen wiesen 10 auch den RF im Serum auf.

---

[1] Die als Antigen verwandte Desoxyribonucleinsäure wurde entsprechend den Angaben von SELIGMANN (583) 10 min mit Ultraschall vorbehandelt, um ihre Diffusion im Agargel zu ermöglichen.

[2] Herrn Dr. SELIGMANN, Institut Pasteur, Paris, sind wir für die Überlassung von Desoxyribonucleinsäure und eines positiven Kontrollserums zu großem Dank verpflichtet.

Auch die im Antiglobulinkonsumptionstest erfaßbaren Autoantikörper kommen bei chronischen Polyarthritiden mit positivem LE-Zellfaktor in ähnlicher Weise wie der RF in höherem Prozentsatz (81,8%) als bei Patienten mit negativem LE-Zellphänomen vor (55,6%), doch erlaubt die kleine Zahl der Fälle mit positivem LE-Zellphänomen keine bindenden Aussagen.

Klinisch weisen die chronischen Polyarthritiden mit positivem LE-Zellphänomen nach den Untersuchungen von KIEVITS et al. (347), DUTHIE et al. (165), FRIEDMAN et al. (224), MARMONT (409), GOSLINGS et al. (248a) u. a. häufiger Erkrankungen der Respirationsorgane, Splenomegalien, Herzvergrößerungen, pathologische Urinbefunde, falsch positive Wassermann-Reaktionen, niedrige Hb-Werte, stärkere Blutsenkungsbeschleunigungen und höhere Gammaglobulinwerte als die chronischen Polyarthritiden auf, bei denen der LE-Zellfaktor nicht nachweisbar ist. Auch findet sich bei der erstgenannten Gruppe eine auffällige Resistenz gegen Goldtherapie. FRIEDMANN et al. (224) beobachteten bei dieser Gruppe ferner im Gegensatz zu anderen Autoren auch häufiger rheumatische Knoten.

Bei unseren Untersuchungen waren wesentliche Unterschiede im klinischen Bild bei den beiden Gruppen nicht nachweisbar. Die Patienten mit positivem LE-Zellfaktor wiesen lediglich ein schwereres Krankheitsbild als der Durchschnitt der übrigen Fälle auf, doch reicht die Zahl der Patienten mit positivem LE-Zellfaktor nicht aus, um hieraus sichere Rückschlüsse ziehen zu können. Mit einer Ausnahme war der Krankheitsverlauf bei den Patienten mit positivem LE-Zellfaktor progredient, wobei der Prozeß in drei Fällen ein sehr rasches Fortschreiten erkennen ließ. Alle Patienten befanden sich im 3. oder 4. Stadium der chronischen Polyarthritis, zeigten eine starke Blutsenkungsbeschleunigung und eine mäßige oder starke α_2- und Gammaglobulinvermehrung. Bei einem der Patienten war das klinische Bild eines Felty-Syndroms entwickelt. Klinische Symptome, die eine scharfe Abtrennung dieser Fälle von den übrigen chronischen Polyarthritiden erlauben würden, konnten wir wie andere Autoren nicht feststellen. Typische Veränderungen im Sinne eines Lupus erythematosus disseminatus waren bei keiner der chronischen Polyarthritiden mit positivem LE-Zellfaktor ausgebildet. Eine Häufung der Fälle mit positivem LE-Zellphänomen unter Steroidbehandlung, wie sie von anderen Autoren (180, 307 u. a.) beobachtet wurde, konnten wir bei unserem kleinen Krankengut nicht nachweisen.

Die vorgenannten Untersuchungen beweisen, daß bei der chronischen Polyarthritis neben Autoantikörpern gegen Bindegewebselemente auch solche gegen Zellkernmaterial auftreten. Häufig besteht bei den Patienten, bei denen diese Antikörper nachweisbar sind, ein progredient verlaufender Krankheitsprozeß, so daß ihr Auftreten als ungünstiges prognostisches Zeichen aufzufassen ist. Nach den Untersuchungen von GOSLINGS et al. (248a) scheint ein positives LE-Zellphänomen die Mortalität der Erkrankung aber nicht zu beeinflussen. Ob das Auftreten des LE-Zellfaktors als Symptom für die Systemmanifestation der Erkrankung zu werten ist, läßt sich heute noch nicht sicher entscheiden.

c) Das Verhalten der Autoantikörper im Verlauf der Erkrankung und ihre Beeinflussung durch die Therapie

Nach früher beschriebenen Untersuchungen bestehen bei der chronischen Polyarthritis gewisse Beziehungen zwischen der Aktivität des Krankheitsbildes und dem Auftreten von Autoantikörpern. Es waren deshalb auch Korrelationen zwischen dem Krankheitsverlauf und dem Autoantikörperbefund zu erwarten. Tatsächlich ergaben die Reaktionen zum Nachweis von Autoantikörpern, wie bereits erwähnt, bei den typischen kontinuierlich-progredienten Formen in höherem Prozentsatz positive Resultate als bei den cyclischen chronischen Polyarthritiden. Verfolgt man die mit dem Antiglobulinkonsumptionstest und der passiven Hämagglutinationsreaktion im Krankheitsverlauf erzielten Befunde, so erkennt man bei den progredienten Verlaufsformen und bei den mit längeren Schüben verlaufenden cyclischen Polyarthritiden besonders in den ersten Krankheitsmonaten und -jahren in der Regel eine ansteigende Tendenz des Antikörperspiegels, wie das in Abb. 45 dargestellte Beispiel zeigt.

Klingt der rheumatische Prozeß dagegen unter der Therapie oder spontan ab, so sinkt nach kürzerer oder längerer Zeit auch der Spiegel der mit der passiven Hämagglutinationsreaktion erfaßten Antikörper ab, wie wir es bei vier Patienten beobachteten. Bei erneuten Schüben können diese Antikörper wieder im Serum erscheinen. Die Hämagglutinationsreaktion kann also einen mit der Krankheitsaktivität annähernd parallelen Verlauf zeigen. In vielen Fällen bleibt sie allerdings trotz hochgradiger Aktivität negativ.

Beim Antiglobulinkonsumptionstest konnten wir ein gleichartiges Verhalten nicht nachweisen. Augenscheinlich verschwinden die mit diesem Test erfaßten Antikörper bei Remissionen der Erkrankung nur sehr langsam aus dem Serum, wie die in Abb. 46 dargestellten Befunde bei einer Patientin mit cyclisch verlaufender chronischer Polyarthritis erkennen lassen. Inwieweit bei diesem Fall eine über 14 Monate durchgeführte Resochintherapie einen Einfluß auf den Antikörperspiegel ausgeübt hat, muß dahingestellt bleiben. Gleiche Veränderungen im Resultat des Antiglobulinkonsumptionstestes beobachteten wir auch bei einem Patienten mit einer Spontanremission.

Unter der antirheumatischen Therapie können die Autoantikörper sogar erst im Serum erscheinen bzw. ihre Titer langsam ansteigen, wie der in Abb. 45 dargestellte Fall zeigt. Hierbei ist allerdings zu berücksichtigen, daß der Prozeß unter der Behandlung immer aktiv blieb. Dies ist besonders deutlich an den progredient fortschreitenden Gelenkveränderungen zu erkennen.

Bei einem Teil der Patienten erfolgte die erste serologische Untersuchung nach monate- oder jahrelanger Behandlung mit Corticosteroiden,

Phenylbutazon oder Resochin. Diese Patienten wiesen im Antikörperbefund gegenüber den nichtvorbehandelten Fällen keinen Unterschied
auf. So zeigten beispielsweise von 14 Patienten mit einer vorausgegangenen über 3monatigen Corticosteroidbehandlung 8 und von 24 Fällen
mit einer 4monatigen bis 2jährigen Chloroquinbehandlung 12 einen
positiven Antiglobulinkonsumptionstest. Der Prozentsatz positiver Ergebnisse liegt bei diesen Gruppen also in der gleichen Größenordnung
wie bei den unvorbehandelten Patienten. Auch bei einer vorausgegangenen kombinierten Behandlung mit Corticosteroiden und Chloroquin

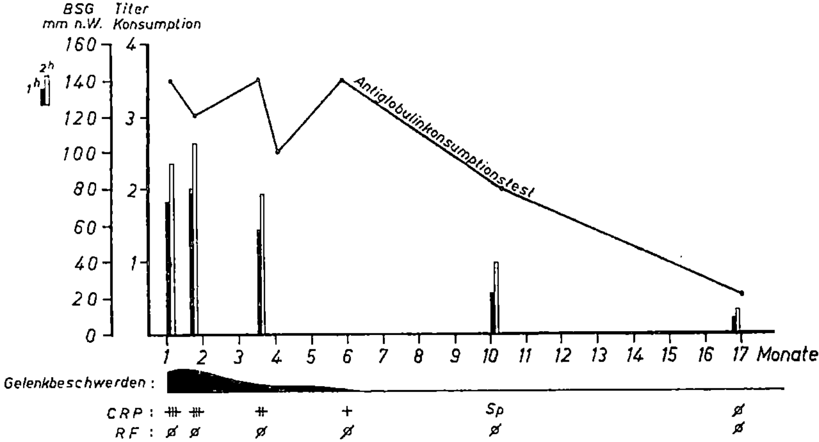

Abb. 46. Ausfall des Antiglobulinkonsumptionstestes im Verlauf einer cyclischen chronischen
Polyarthritis mit völliger Remission

oder Phenylbutazon wurden gleichartige Resultate erzielt. Bei diesen
Ergebnissen ist allerdings ebenfalls zu bedenken, daß der rheumatische
Prozeß in allen genannten Fällen durch die Therapie zumindest nicht
zum Abklingen gebracht werden konnte, die Patienten vielmehr wegen
der mangelhaften therapeutischen Beeinflussung des Prozesses erneut
zur Behandlung eingewiesen worden waren. Die erwähnten Beobachtungen lassen also lediglich den Schluß zu, daß bei den Fällen, bei denen
unter der Therapie keine völlige Remission des Krankheitsprozesses erreicht wird, der serologische Befund nicht beeinflußt wird. Beobachtungen bei vier weiteren Patienten sprechen aber dafür, daß auch eine
optimale Corticosteroidtherapie die mit dem Antiglobulinkonsumptionstest erfaßbaren Antikörper nicht wesentlich beeinflußt. Bei diesen
Patienten blieben die genannten Antikörper trotz monatelanger optimaler
Corticosteroidbehandlung, die zu einer völligen Schmerzfreiheit der
Patienten sowie einer Normalisierung der Blutsenkung und der Serum-
eiweißwerte geführt hatte, dauernd im Serum nachweisbar. Augenscheinlich verschwinden diese Antikörper ähnlich dem RF vorwiegend

dann aus dem Serum, wenn der Grundprozeß abgeklungen ist und nicht nur durch entzündungshemmende Medikamente unterdrückt wird.

Unter 4wöchiger balneologischer Therapie wurden in der Regel keine signifikanten Veränderungen des Antiglobulinkonsumptionstestes beobachtet. Nur bei 2 von 38 Patienten sank die Konsumption in diesem Test nach einer solchen Therapie um $1^1/_2$ Titerstufen ab, bei einem Patienten kam es zu einem leichten Anstieg des Antikörperspiegels.

Nach den dargelegten Befunden ist nur dann mit einem Rückgang der im Antiglobulinkonsumptionstest nachweisbaren Antikörper im Serum zu rechnen, wenn sich der Grundprozeß zurückbildet, sei es spontan oder unter der Therapie. Die mit der passiven Hämagglutinationsreaktion erfaßbaren Antikörper zeigen dagegen eine weitgehende Abhängigkeit von der Aktivität des Krankheitsprozesses und lassen sich nach unseren Beobachtungen an Einzelfällen durch eine optimale entzündungshemmende Behandlung zum Rückgang bringen. Über die Beeinflußbarkeit des LE-Zellphänomens bei der chronischen Polyarthritis durch die Therapie lassen sich noch keine Angaben machen, da wir die früher erwähnten 11 Fälle mit positivem LE-Zellphänomen nicht über eine genügend lange Zeit beobachten konnten. Nach den Erfahrungen beim Lupus erythematosus disseminatus ist nur in einer Mindestzahl von Fällen unter langdauernder Corticosteroid- und Chloroquinbehandlung mit einem Rückgang des LE-Zellfaktors zu rechnen. Damit verhält sich dieser Faktor ähnlich wie die oben genannten, im Antiglobulinkonsumptionstest nachweisbaren Antikörper. In einigen Fällen scheint der Faktor auch erst unter Corticosteroidtherapie (180, 307) oder nach Absetzen derselben im Rahmen des „withdrawal syndrom" (595) aufzutreten.

d) Die Bedeutung der Autoantikörper für die Prognose der chronischen Polyarthritis

Den mit der passiven Hämagglutinationsreaktion erfaßbaren Autoantikörpern kann eine prognostische Bedeutung kaum zuerkannt werden, da ihr Auftreten vorwiegend durch die Aktivität des Krankheitsprozesses bestimmt wird. Die Aktivität kann aber sowohl bei den cyclischen wie den progredienten chronischen Polyarthritiden starke Schwankungen aufweisen und gibt keinen Anhalt über die Tendenz der Erkrankung zur Remission. Hochakute Schübe der chronischen Polyarthritiden, bei denen diese Antikörper am ehesten auftreten, können innerhalb weniger Wochen abklingen, und umgekehrt können die nur wenig aktiven kontinuierlich-progredienten chronischen Polyarthritiden allmählich zur völligen Versteifung der Gelenke führen.

Die mit dem Antiglobulinkonsumptionstest erfaßbaren Antikörper scheinen dagegen in ähnlicher Weise wie der Rheumafaktor eine

Beziehung zu dem Grundprozeß zu haben, wie die Persistenz dieser Antikörper bei Unterdrückung der entzündlichen Reaktionen durch Corticosteroidtherapie zeigt. Sie lassen jedoch im Gegensatz zum Rheumafaktor ebenfalls keinen sicheren prognostischen Schluß zu, da sie bei den cyclischen chronischen Polyarthritiden in relativ hohem Prozentsatz vorkommen und damit eine Abgrenzung dieser Formen gegenüber den prognostisch ungünstigen kontinuierlich-progredienten chronischen Polyarthritiden nicht zulassen. Wichtiger scheint die prognostische Bedeutung des LE-Zellphänomens, das vorwiegend bei den progredienten Formen der chronischen Polyarthritis auftritt. Nach den Untersuchungen von KIEVITS et al. (347) kommt der LE-Zellfaktor augenscheinlich auch besonders häufig bei den chronischen Polyarthritiden vor, bei denen nicht nur die Gelenke, sondern auch die inneren Organe, wie das Herz, die Nieren, die Milz usw., vom Krankheitsprozeß befallen werden. Diese zusätzlichen visceralen Veränderungen lassen die Prognose der chronischen Polyarthritis natürlich ungünstiger erscheinen, doch wird die Mortalität dieser Erkrankung durch einen positiven LE-Zellbefund augenscheinlich nicht beeinflußt (248a).

e) Die diagnostische Bedeutung des Nachweises von Autoantikörpern bei der chronischen Polyarthritis

Der Nachweis von Autoantikörpern gegen Gelenkbindegewebe kann nur dann eine größere diagnostische Bedeutung bei der chronischen Polyarthritis gewinnen, wenn Reaktionen entwickelt werden, die ähnlich den neuen Nachweisverfahren des RF eine rasche und sichere Bestimmung dieser Antikörper zulassen. Die von uns angewandten Methoden einschließlich des Antiglobulinbindungstestes sind für die routinemäßigen Bestimmungen zu kompliziert. Zudem versprechen diese Methoden nur dann sichere und reproduzierbare Ergebnisse, wenn der Untersucher voll mit ihnen vertraut ist, wozu eine lange Einarbeitungszeit erforderlich ist.

Ist die exakte Durchführung der Teste gewährleistet, so können die Resultate ebenfalls nur gewisse diagnostische Anhaltspunkte ergeben. Der mit Gewebsextrakten nachweisbare Antikörper tritt nur in den akuteren Phasen der chronischen Polyarthritis auf. Bei solchen Krankheitsbildern stößt die Diagnose in der Regel nur dann auf Schwierigkeiten, wenn es sich um einen initialen Schub handelt. Dieser kann jedoch auch mit der Hämagglutinationsreaktion von dem differentialdiagnostisch in Erwägung zu ziehenden rheumatischen Fieber nicht sicher abgegrenzt werden, da das Auftreten entsprechender Antikörper sehr selten und langsam erfolgt. Ein negatives Ergebnis ist deshalb diagnostisch nicht verwertbar. Ein positiver Ausfall der Reaktion spricht für eine chronische Polyarthritis, doch kommt ein solches Resultat gelegentlich auch beim rheumatischen Fieber vor (Tabelle 76).

Der Nachweis der mit dem Antiglobulinkonsumptionstest erfaßbaren Antikörper mit einer Affinität zum Gelenkbindegewebe erlaubt ebenfalls keine Abgrenzung der chronischen Polyarthritis vom rheumatischen Fieber und weiterhin nicht vom Morbus Bechterew, da nicht selten auch bei den letztgenannten Erkrankungen gleichartige Antikörper vorkommen. Auch dem Nachweis des LE-Zellfaktors kann nach den bisherigen Beobachtungen noch keine diagnostische Bedeutung bei der chronischen Polyarthritis zuerkannt werden, vielmehr erschwert sein Auftreten die Abgrenzung dieser Erkrankung gegenüber dem Lupus erythematosus disseminatus, der viele Symptome mit der chronischen Polyarthritis gemeinsam hat. Die beiden Erkrankungen lassen sich oft nur durch Beurteilung des gesamten Bildes und des Krankheitsverlaufes voneinander trennen. Der Nachweis gewisser organspezifischer Antikörper, etwa gegen Parotisgewebe (330, 575 u. a.), kann dagegen bei der chronischen Polyarthritis evtl. Auskunft über rheumatische Veränderungen in bestimmten Organen geben.

5. Das Auftreten von Autoantikörpern gegen Antigene des periartikulären Gewebes bei anderen Erkrankungen des rheumatischen Formenkreises und nichtrheumatischen Erkrankungen

Im vorstehenden Abschnitt wurde bereits erwähnt, daß Antikörper gegen Gelenkbindegewebe nicht nur bei der chronischen Polyarthritis, sondern auch bei anderen rheumatischen Erkrankungen wie dem rheumatischen Fieber und dem Morbus Bechterew nachgewiesen werden können. In Tabelle 76 sind die mit dem Antiglobulinkonsumptionstest und der passiven Hämagglutinationsreaktion erhobenen Befunde bei diesen Erkrankungen sowie weiteren rheumatischen und nichtrheumatischen internen Erkrankungen und bei Gesunden zusammengefaßt.

Wie die Tabelle 76 zeigt, können mit dem Antiglobulinkonsumptionstest unter Verwendung von Gelenkbindegewebe als Antigen beim rheumatischen Fieber in relativ hohem Prozentsatz positive Resultate erzielt werden, wobei auch die Konsumptionsstärke etwa derjenigen entspricht, wie man sie bei der chronischen Polyarthritis beobachtet. Auch STEFFEN (608) erhielt mit diesem Test bei Benutzung des gleichen Antigens bei 2 von 3 Patienten mit rheumatischem Fieber und bei 2 von 7 Patienten mit rezidivierender rheumatischer Endokarditis ein positives Konsumptionsergebnis. Nach diesen Ergebnissen könnte angenommen werden, daß beim rheumatischen Fieber gleiche Autoantikörper wie bei der chronischen Polyarthritis auftreten. Für diese Ansicht lassen sich

Tabelle 76. *Ausfall des Antiglobulinkonsumptionstestes (Antigen: Gelenkbindegewebe) und der passiven Hämagglutinationsreaktion (Antigen: Extrakt aus Gelenkbindegewebe) bei rheumatischen und nichtrheumatischen Erkrankungen sowie bei Gesunden*

Erkrankungen	Zahl der Fälle	Antiglobulin-konsumptionstest positiv		Zahl der Fälle	Passive Hämaggluti-nationsreaktion positiv	
		Zahl	%		Zahl	%
Chronische Polyarthritis . .	409	235	57,5	328	38	11,6
Aktives rheumatisches Fieber	35	11	31,4	24	1	4,2
Zustand nach rheumatischem Fieber mit Herzvitien. . .	41	6	14,6	21	0	—
Morbus Bechterew	52	17	32,7	36	1	2,8
Lupus erythematosus disse- minatus	16	5	31,2	16	0	—
Dermatomyositis.	2	1	—	—	—	—
Progressive Sklerodermie . .	2	0	0	—	—	—
Weichteilrheumatismus . . .	22	3	13,6	14	0	—
Bakterielle Arthritis einschl. Gelenktuberkulose	12	0	0	10	0	—
Rheumatoide	23	4	17,5	19	1	5,3
Gicht.	4	0	0	2	0	—
Arthrosen und Spondylosen .	58	7	12,0	27	0	—
Nichtrheumatische interne Erkrankungen	77	7	9,1	29	0	—
Gesunde	100	8	8,0	20	0	—

klinische Daten heranziehen, nach denen bei den beiden Erkrankungen gleiche Organabschnitte befallen werden. Die Resultate können jedoch auch durch kreuzreagierende Antikörper erklärt werden, die sich spezifisch gegen andere Substrate als Herzmuskelgewebe richten. Diese Vermutung wird einmal durch die früher erwähnten Untersuchungen über die Spezifität der bei der chronischen Polyarthritis mit dem Antiglobulinkonsumptionstest nachweisbaren Antikörper und andererseits durch Absorptionsversuche gestützt. Bei diesen Versuchen war der beim rheumatischen Fieber nachweisbare Antikörper in einzelnen Fällen besser an Herzmuskelgewebe als an Gelenkbindegewebe absorbierbar, allerdings wurde der Antikörper auch von größeren Quantitäten des letztgenannten Gewebes völlig absorbiert. Die mit Extrakten von Herzmuskelgewebe beim rheumatischen Fieber nachweisbaren Antikörper scheinen zu solchen Kreuzreaktionen nicht oder nur in geringem Maße befähigt zu sein. REJHOLEC und WAGNER (523) konnten nämlich unter Benutzung von Herzmuskelgewebsextrakten als Antigen mit der Kollodiumagglutinationsreaktion bei 75% der aktiven Fälle von rheumatischem Fieber Antikörper feststellen, während die Titer bei der chronischen Polyarthritis immer niedrig (1:4 und weniger) oder negativ waren.

Die bei 6 Patienten mit rheumatischen Herzvitien erzielten positiven Ergebnisse im Antiglobulinkonsumptionstest sind auf die gleiche Ursache wie diejenigen beim rheumatischen Fieber zurückzuführen. Bei 3 der genannten Patienten waren noch Zeichen einer rheumatischen Aktivität vorhanden, bei den übrigen 3 war ein rheumatischer Prozeß 1—7 Jahre vor der serologischen Untersuchung abgelaufen. Sichere Symptome eines aktiven rheumatischen Geschehens waren nicht mehr vorhanden, lassen sich jedoch nach den histologischen Befunden an Herzohren von operierten Mitralstenosen mit klinischen Methoden nicht ausschließen. STEFFEN et al. (502, 607, 608) konnten mit Herzgewebe als Antigen im Antiglobulinkonsumptionstest häufiger blande verlaufende rheumatische Herzerkrankungen erfassen. In unseren Untersuchungen belief sich bei Benutzung dieses Antigens die Zahl der positiv reagierenden Fälle mit rheumatischen Vitien auf 11 der 41 untersuchten Patienten (= 36,4%), darunter auch die 6 Patienten, bei denen der Antiglobulinkonsumptionstest mit Gelenkbindegewebe als Antigen positiv ausfiel. Die bei diesen Patienten nachweisbaren Antikörper reagierten also gleichzeitig mit Herzgewebe und Gelenkbindegewebe, während die Antikörper bei den übrigen nur mit Herzgewebe einen positiven Antiglobulinkonsumptionstest ergaben.

Auch beim Morbus Bechterew wurden mit dem Antiglobulinkonsumptionstest unter Benutzung von Gelenkbindegewebe als Antigen in über 30% der Fälle Antikörper nachgewiesen. Die positiven Resultate können bei unseren Patienten nicht wie bei den Fällen von BÖNI et al. (52) als Folge einer Röntgentherapie angesehen werden, da nur 3 der 18 positiven Fällen vor der serologischen Untersuchung einer solchen Therapie unterzogen worden waren. Es muß vielmehr angenommen werden, daß beim Morbus Bechterew im Rahmen des entzündlichen Gelenkprozesses in gleicher Weise wie bei der chronischen Polyarthritis Autoantikörper vorkommen können, obwohl die beiden Erkrankungen pathologisch-anatomisch und auch serologisch (Rheumafaktor) voneinander abgetrennt werden können.

Auch Patienten mit Lupus erythematosus disseminatus wiesen in erhöhtem Maße positive Ergebnisse auf, allerdings ist die Zahl der untersuchten Fälle relativ gering. Verschiedene Autoren (227, 405, 699) beobachteten unter Verwendung anderer Teste mit Extrakten und Substraten verschiedener Organe ebenfalls häufiger positive Reaktionen. Die Ergebnisse fielen allerdings je nach dem Organ, das als Antigen benutzt wurde, sehr different aus. Es ist anzunehmen, daß die Menge der in den einzelnen Extrakten und Substraten vorhandenen Kernsubstanzen, mit denen der LE-Zellfaktor reagiert, von entscheidender Bedeutung für den Ausfall der Reaktionen ist. Es muß jedoch daran gedacht werden, daß beim Lupus erythematosus disseminatus auch Antikörper gegen cytoplasmatische Bestandteile der Leukocyten vorkommen können (143), die wahrscheinlich Kreuzreaktionen mit Antigenen des Bindegewebes ergeben.

Von weiteren rheumatischen Erkrankungen wies nur mehr die Gruppe der Patienten mit Rheumatoiden und mit Weichteilrheumatismus einen erhöhten Prozentsatz positiver Ergebnisse im Antiglobulinkonsumptionstest auf, wobei die Konsumption aber jeweils nur $1^1/_2$ bis maximal 2 Titerstufen betrug. Inwieweit bei den vier positiven Fällen der letztgenannten polyätiologischen Gruppe echte rheumatische Veränderungen vorlagen, läßt sich nicht sagen, da Muskelbiopsien nicht durchgeführt wurden.

Bei den übrigen rheumatischen Krankheitsbildern entsprach der Prozentsatz positiver Ergebnisse etwa demjenigen, wie er bei Patienten mit nichtrheumatischen Erkrankungen und Gesunden gefunden wurde. Die schwach positiven Ergebnisse (sechsmal $1^1/_2$, einmal 2 Titerstufen) bei etwa 9% der Patienten mit nichtrheumatischen Erkrankungen sind wohl ebenso wie die ebenfalls nur schwach positiven Resultate bei Gesunden der Fehlerbreite der Methode zur Last zu legen, wie nach Kontrolluntersuchungen bei einzelnen dieser Fälle anzunehmen war. Auch STEFFEN (608) fand bei Gesunden in 12% einen positiven Antiglobulinkonsumptionstest mit Gelenkbindegewebe als Antigen, SPEISER et al. (600) geben ähnliche Zahlen an, während BUTTLER und MOESCHLIN (79) bei 21 Kontrollflächen keine positiven Reaktionen erzielten.

Ein positiver Ausfall der passiven Hämagglutinationsreaktion unter Verwendung von Gelenkbindegewebsextrakt als Antigen wurde nur bei je einem Patienten mit rheumatischem Fieber, Morbus Bechterew und einem Rheumatoid beobachtet. Da diese Patienten sämtlich Gelenkveränderungen aufwiesen, ist anzunehmen, daß die Ergebnisse durch den gleichen Mechanismus wie bei der chronischen Polyarthritis hervorgerufen worden waren.

6. Die Entstehung der Autoantikörper bei der chronischen Polyarthritis

Bereits in der Einleitung dieses Kapitels wurden die verschiedenen Möglichkeiten diskutiert, die zum Auftreten von Autoantikörpern gegen Zellen oder Gewebe bzw. Zell- und Gewebsbestandteile führen können. Als Ursache für die bei der chronischen Polyarthritis nachweisbaren Antikörper sind zunächst bakterielle Infekte zu diskutieren. Es kann vermutet werden, daß es im Rahmen solcher Infekte zu Veränderungen von Gewebsstrukturen kommt. Diese verleihen dem Gewebe autoantigene Eigenschaften, wodurch die Bildung von Autoantikörpern induziert wird. Für diese Annahme sprechen insbesondere tierexperimentelle Untersuchungen von CAVELTI und CAVELTI (89, 91, 95), die durch Injektion von homologem, jeweils mit β-hämolytischen Streptokokken der Gruppe A inkubiertem Herzmuskel-, Bindegewebs- und Nierenbrei die Bildung von Autoantikörpern gegen die genannten Gewebe auslösen konnten. HUMPHERY (310) hat zwar die Caveltischen Befunde nicht bestätigt, doch gelang es einer Reihe weiterer Autoren (77, 222, 279, 576, 689) in ähnlicher Weise wie CAVELTI eine Autoantikörperproduktion beim Tier hervorzurufen, wobei z.T. statt Streptokokken Staphylokokken,

Tuberkelbacillen und verschiedene Bakterientoxine benutzt wurden. In neuerer Zeit konnten KISTNER und STEFANINI (349) auch Thrombocyten durch Inkubation mit Bakterienfiltraten in Autoantigene umwandeln. Nach CAVELTI soll besonders das Bindegewebe unter der Einwirkung von Streptokokken autoantigene Eigenschaften gewinnen. In diesem Zusammenhang sind auch die Untersuchungen von GLYNN und HOLBOROW (242) zu nennen, die durch Einwirkung von Streptokokken auf Chondroitinschwefelsäure Autoantigene erzeugen konnten, die beim Tier die Produktion von Antikörpern gegen Chondroitinschwefelsäure auslösten. Daß in vivo wahrscheinlich auch durch Streptokokken allein ohne die gleichzeitige Injektion homologen Gewebes die Bildung von Autoantikörpern hervorgerufen werden kann, zeigen Versuche von CAVELTI (93), der Ratten ein subcutanes Agardepot mit Streptokokken setzte und nach 8 Tagen Autoantikörper gegen mesenchymales Gewebe — allerdings in niedrigen Titerwerten — fand. PECK und THOMAS (487) sowie McKEE und SWINEFORT (414) erzielten allerdings bei gleicher Versuchsanordnung negative Befunde, doch beobachteten andererseits auch VORLÄNDER et al. (686, 688, 693) das Auftreten von Autoantikörpern gegen verschiedene Gewebe bei wiederholter Injektion lebender oder abgetöteter Streptokokken.

Die Bedeutung von Bakterien bei der Entstehung von Autoantikörpern geht auch aus zahlreichen Untersuchungen bei tierexperimentellen autoimmunologischen Erkrankungen hervor. Hierbei treten Autoantikörper vorwiegend dann auf, wenn die Sensibilisierung unter Zusatz von Adjuvantien — also abgetöteter Bakterien oder ihrer Toxine — erfolgt.

Der Mechanismus, der zur Autoantigenität von Geweben führt, ist noch nicht geklärt. Entweder lagern sich Bakterienproteine u. a. an die Gewebsbestandteile an und ergeben durch Kuppelung mit Gewebehaptenen Vollantigene, wie CAVELTI und CAVELTI (96) u. a. (75, 279 u. a.) vermuten, oder es kommt durch die Bakterientoxine zu Strukturveränderungen an Gewebsbestandteilen, die diese autoantigen werden lassen. Zusätzlich können augenscheinlich bei einer bakteriellen Entzündung durch die Zellschädigung und den Zellzerfall auch antigene Stoffe aus dem Zellinneren frei werden, die als Autoantigene wirken und die Bildung von Autoantikörpern induzieren. Solche Autoantigene können auch bei einem abakteriellen Gewebszerfall, etwa einem Herzinfarkt, freigesetzt werden. Zu ihrer Entstehung sind also offensichtlich keine spezifischen, durch Bakterien bzw. ihre Stoffwechselprodukte bedingten Strukturveränderungen des Gewebes erforderlich. Die gegen diese Autoantigene gebildeten Antikörper sind meist nicht organspezifisch, richten sich aber vorwiegend gegen Extrakte aus solchen Organen, die vom Krankheitsprozeß befallen sind (693). Eine pathogenetische Bedeutung kommt diesen Antikörpern wahrscheinlich nicht zu.

In allen bisher genannten Fällen stellt die Autoantikörperbildung ein sekundäres Phänomen dar, das als Folge einer Schädigung des Gewebes auftritt. Sie wird nach den klassischen Gesetzen der Immunbiologie auf den Plan gerufen, indem durch bestimmte Faktoren, insbesondere Bakterien, im Organismus Autoantigene entstehen, die das RES stimulieren.

Für die Entstehung von Autoantikörpern genügen die bisher genannten Mechanismen wahrscheinlich allein nicht, denn trotz des so häufigen Vorkommens verschiedenster Infekte wird das Auftreten dieser Antikörper sehr selten beobachtet. Wir möchten annehmen, daß bei der chronischen Polyarthritis für die Bildung von Autoantikörpern als entscheidendes Moment noch eine abnorme Reaktionsbereitschaft des antikörperproduzierenden Gewebes hinzutritt. Als Beweis für diese These kann die Bildung des Rheumafaktors bei der chronischen Polyarthritis dienen. Wie im einzelnen schon erwähnt, sehen wir in diesem Faktor einen Antikörper gegen das durch Bindung an ein Antigen strukturell veränderte Gammaglobulin. Obwohl Antigen-Antikörperkomplexe sicher sehr häufig im Laufe des Lebens im Organismus auftreten, bilden nur bestimmte Personen einen Antikörper gegen das in diesem Komplex gebundene Gammaglobulin in nachweisbarem Maße. Eine geringfügige Änderung der Struktur des Eiweißkörpers genügt bei solchen Personen also schon, um eine Antikörperproduktion gegen das Gammaglobulin zu induzieren, während für die meisten Menschen das durch seine Bindung an ein Antigen veränderte Gammaglobulin offensichtlich kein wirksames Antigen darstellt. Das Auftreten des Rheumafaktors muß also als Zeichen einer immunologischen Hyperreaktivität gewertet werden. Eine solche konnte bei der chronischen Polyarthritis auch experimentell durch Injektion von Tetanustoxin (258) oder Brucella-Vaccine (386a) und Verfolgung der Antikörperspiegel nachgewiesen werden. Hierbei ergab sich ein stärkerer Anstieg der Antikörperspiegel als bei Normalpersonen. Die Antikörperproduktion zeigte bei diesen Untersuchungen eine Beziehung zur Aktivität der Erkrankung. Auch beim Sjögren-Syndrom konnte eine immunologische Hyperreaktivität wahrscheinlich gemacht werden (43), ebenso beim Lupus erythematosus disseminatus (386a).

Nach Beobachtungen über das Auftreten des Rheumafaktors bei Familienmitgliedern von Patienten mit chronischer Polyarthritis kann angenommen werden, daß die abnorme Reaktionsbereitschaft des antikörperproduzierenden Gewebes die Folge eines genetischen Defektes im antikörperproduzierenden Gewebe ist. Durch einen solchen Defekt könnten auch die Beziehungen zwischen chronischer Polyarthritis und Agammaglobulinämie (239b) ihre Erklärung finden.

Bei Vorhandensein einer genetisch determinierten Abnormalität des antikörperproduzierenden Gewebes wäre die Entstehung von Autoantikörpern auch dadurch zu erklären, daß die Immuntoleranz gegen normale Gewebsbestandteile des Organismus, die sich normalerweise während der Embryonalphase einstellt, nur schlecht entwickelt ist oder sogar fehlt, so daß auch körpereigene Gewebe und Gewebsbestandteile vom Organismus als Antigene angesehen werden und damit eine Autoantikörperbildung induziert wird. Ob dieser Mechanismus möglich ist, läßt sich heute noch nicht entscheiden. Weiterhin wäre eine durch Mutation bedingte abnorme Funktion von antikörperproduzierenden Zellen als Ursache der Autoantikörperbildung zu diskutieren (77 a).

Wenn die Bildung der Autoantikörper auf der Basis bakterieller Infekte erfolgt, durch die körpereigenes Gewebe in Autoantigene umgewandelt wird, so bleibt unklar, warum die Gewebsantikörper nach Abheilung des Infektes weiter gebildet werden. Am ehesten könnte dieser Befund damit erklärt werden, daß die Bindung der Autoantikörper an normales Gewebe wiederum Veränderungen an den Gewebsstrukturen hervorruft, die zur Entstehung neuer Autoantigene führen. Diese Antigene könnten aber besonders bei einer abnormen immunologischen Reaktionsweise des Organismus Anlaß zur weiteren Autoantikörperbildung geben. Es würde also ein Circulus vitiosus entstehen, bei dem der Organismus immer wieder erneut zur Autoantikörperproduktion angeregt wird. Der Unterschied zwischen cyclischer und kontinuierlich-progredienter chronischer Polyarthritis wäre dann darin zu sehen, daß dieser Circulus vitiosus nur bei der letztgenannten Verlaufsform der chronischen Polyarthritis entwickelt wird, wofür ursächlich die immunologische Hyperreaktivität angeschuldigt werden könnte, die bei den cyclisch verlaufenden Fällen nicht in gleicher Weise ausgeprägt ist. Einen Anhalt für diese Hypothese gibt das Auftreten des RF vorwiegend bei den kontinuierlich-progredienten Verlaufsformen.

7. Die pathogenetische Bedeutung von Autoantikörpern bei der chronischen Polyarthritis

Wie in einem der vorstehenden Abschnitte gezeigt wurde, lassen sich Antikörper gegen Bindegewebssubstanzen bei der chronischen Polyarthritis nur in 50—60% der Fälle nachweisen. Es stellt sich damit die Frage, ob solche Antikörper, die nur bei einem Teil der Patienten vorhanden sind, den Verlauf der chronischen Polyarthritis entscheidend bestimmen können, vor allem, wenn zwischen den serologisch negativen und positiven Fällen klinisch keine sicheren Unterschiede bestehen. Bei anderen autoimmunologischen Erkrankungen, z.B. bei den immunhämolytischen Anämien, lassen sich Antikörper gegen die betroffenen Zellen

in einem viel höheren Prozentsatz nachweisen. Es ist jedoch festzustellen, daß z.B. bei der durch inkomplette Wärmeautoantikörper hervorgerufenen hämolytischen Anämie die für das Krankheitsbild verantwortlichen Hämantikörper vorwiegend an den Erythrocyten, dagegen
nur relativ selten im Serum nachweisbar werden. Frei zirkulierende
Antikörper werden in der Regel bei dieser Erkrankung nur angetroffen,
wenn die antigenhaltigen Zellen bereits mit Antikörpern besetzt sind.
Die an den Zellgrenzflächen liegenden Antigene binden also die Antikörper zunächst ab, und im Serum wird nur der Antikörperüberschuß
nachweisbar. Da bei der Sensibilisierung mit homologem Gewebe ebenfalls an Gewebsstrukturen gebundene Antikörper bei Fehlen zirkulierender Antikörper nachgewiesen werden können (322) und zudem Untersuchungen von PRESSMAN et al. (38, 39, 508) sowie SARRE und WIRTZ
(547) gezeigt haben, daß die Bindung heterologer Antikörper an ihr
Substrat in vivo sehr rasch vonstatten geht — es besteht hierbei allerdings eine Abhängigkeit von bestimmten Faktoren, wie dem Injektions-
modus, der Zirkulation in den antigenhaltigen Organen, der Permeabili-
tät der Proteine und der Organspezifität der Antikörper (19, 505) —,
ist anzunehmen, daß auch bei der chronischen Polyarthritis die gegen
Bindegewebe gerichteten Antikörper vorwiegend an die entsprechenden
Gewebsstrukturen gebunden sind und im Serum nur dann nachweisbar
werden, wenn sie frisch gebildet sind oder das antigenhaltige Gewebe
mit Antikörpern abgesättigt ist. Selbstverständlich wird eine solche
Bindung nur eintreten, wenn die Gewebsantigene für die Antikörper
erreichbar sind, wie es bei pathogenetisch wirksamen Antikörpern vor-
auszusetzen ist.

Für das Vorliegen substratgebundener Antikörper sprechen die Befunde von VAZQUEZ und DIXON (680, 681), KAPLAN und VAUGHAN
(342a) sowie MELLORS et al. (416), denen bei der chronischen Polyarthritis und einzelnen anderen rheumatischen Erkrankungen der Nachweis von Gammaglobulinen am pathologisch veränderten Gewebe
(Synovia und Rheumaknoten) gelang. Das Fehlen zirkulierender Autoantikörper bei einem Teil der chronischen Polyarthritiden kann also nicht
als Beweis gegen ihr Vorhandensein und ihre pathogenetische Wirksamkeit gewertet werden. Unter Berücksichtigung der raschen Bindung
von Antikörpern an ihr Substrat erscheint der Prozentsatz, in dem
zirkulierende Antikörper bei der chronischen Polyarthritis gefunden
werden, sogar ziemlich hoch.

Es erhebt sich nun die Frage, ob die Bindung von zirkulierenden
Autoantikörpern an ihr Substrat Ursache von Gewebsveränderungen
ist und den Verlauf von Erkrankungen maßgeblich beeinflussen kann.
Bei einzelnen autoimmunologischen Erkrankungen, insbesondere den
autoantikörperbedingten hämolytischen Anämien, aber auch den

Immunleukopenien und -thrombopenien, kann den zirkulierenden Autoantikörpern auf Grund ihrer in vivo und in vitro nachweisbaren zell-
schädigenden Wirkung bei der Manifestation und Unterhaltung der
Krankheitsbilder ein entscheidendes Gewicht zugemessen werden. Voraussetzung für eine zellschädigende Wirkung ist bei diesen wie auch bei
anderen Antikörpern deren Reaktion mit dem zellgebundenen Antigen,
die sich bei Gegenwart von Komplement in Form einer Cytolyse aus-
wirken kann. Liegt das Antigen im Zellinneren und ist damit für den
Antikörper nicht erreichbar, so kann eine Antigen-Antikörperreaktion
nicht stattfinden. Hiermit ist auch eine Zellschädigung durch den Antikörper ausgeschlossen (563).

Bei der chronischen Polyarthritis sind zwei Antikörpertypen nachweisbar, von denen der eine mit Gewebsextrakten, der andere mit
Gewebssubstraten reagiert. Die gegen Antigene aus Gewebsextrakten
gerichteten, mit der passiven Hämagglutinationsreaktion erfaßbaren
Antikörper treten in der Regel nur im hochaktiven Stadium der Erkrankung oder im Anschluß an einen akuten Schub auf. Sie stellen
also augenscheinlich Reaktionsprodukte auf Substanzen — vielleicht
bindegewebsspezifische Proteine — dar, die durch Zellzerfall aus dem
durch den Krankheitsprozeß geschädigten Gewebe freigesetzt werden,
und dürften dem Antikörpertyp II von Schmidt (563) bzw. den „non
localizing antibodies“ von Pressman und Sherman (508) entsprechen.
Eine pathogenetische Bedeutung ist ihnen nicht zuzumessen, da sie
gegen lösliche Bestandteile des Zellinnern gerichtet sind und damit
eine Bindung an das Substrat nur bei einer Zellschädigung mit Austritt
der Antigene zu erwarten ist. Ob es bei einer solchen extracellulären
Antigen-Antikörperreaktion sekundär zu Zell- und Gewebsschädigungen
kommen kann, muß dahingestellt bleiben.

Da nur selten Gelegenheit zu einer Bindung der genannten Antikörper an das Antigen besteht, ist zu erwarten, daß sie häufig im Blut
nachweisbar sind. Dies scheint nach unseren Untersuchungen jedoch
nicht der Fall zu sein, da augenscheinlich die Freisetzung der entsprechenden Antigene mit Rückgang der Zellstörung rasch vermindert wird,
der antigene Stimulus also fortfällt und die Antikörperbildung sistiert.
Hierdurch kommt es schon wenige Wochen bis Monate nach dem akuten
Krankheitsschub zu einem Absinken des Antikörperspiegels, soweit
überhaupt Antikörper auftreten, die mit der passiven Hämagglutinationsreaktion zu erfassen sind. Diese Antikörper kennzeichnen also vorwiegend das exsudativ-exacerbierende Stadium der Gelenkentzündung
und die anschließende Krankheitsperiode.

Die bei der chronischen Polyarthritis mit dem Antiglobulinkonsumptionstest und dem Antiglobulinbindungstest erfaßbaren Antikörper
zeigen keine engeren Beziehungen zu den oben genannten Antikörpern.

Im Gegensatz zu diesen binden sie sich an das Gewebe, wie auch bei immunhistologischen Untersuchungen mit der Methode von COONS und KAPLAN (122) nachgewiesen werden konnte. Sie gehören damit also augenscheinlich einem anderen Antikörpertyp, und zwar dem Typ I von SCHMIDT (563) bzw. den „lokalizing antibodies" von PRESSMAN und SHERMAN (508) an. Im Serum chronischer Polyarthritiden können folglich zwei verschiedene, augenscheinlich voneinander unabhängige Antikörpertypen vorkommen. In ähnlicher Weise können nach SCHMIDT (563) und SMADEL (596) auch in heterologen Organantiseren zwei verschiedene Antikörpertypen beobachtet werden, die keine quantitativen Beziehungen zueinander aufweisen.

Die Bindung der mit Gewebssubstraten reagierenden Antikörper an zell- bzw. gewebsständige Antigene läßt erwarten, daß sie im Gegensatz zu den mit Gewebsextrakten reagierenden Antikörpern eine Gewebsschädigung hervorrufen können und damit eine pathogenetische Bedeutung haben. Für diese Annahme spricht der Nachweis von Gammaglobulinen am Ort pathologischer Gewebsveränderungen, wie er verschiedenen Autoren (342a, 416, 680, 681) bei der chronischen Polyarthritis gelang. Als Beispiel für die Anlagerung von Antikörpern an Zellstrukturen mit folgendem Zelluntergang kann bei den rheumatischen Erkrankungen die Bindung des LE-Zellfaktors an Zellkerne beim Lupus erythematosus disseminatus gelten, die sekundär zum Kernuntergang und den charakteristischen Veränderungen des LE-Zellphänomens führt.

Der Nachweis von Gammaglobulinen an pathologisch verändertem Gewebe stellt aber keinen absoluten Beweis für die Antikörpernatur dieser Globuline und vor allem keinen Beweis für ihre pathogenetische Wirksamkeit dar. Da Gammaglobuline bereits normalerweise eine Affinität zu bestimmten Gewebsbestandteilen haben, könnte die nachgewiesene Bindung an das veränderte Gewebe unspezifisch sein. Eine solche unspezifische Bindung läßt sich nicht ausschließen, da eine nähere Differenzierung der am Gewebe gebundenen Gammaglobuline bisher nicht möglich war. Selbst wenn die spezifische Bindung der Antikörper bewiesen wäre, ließe sich noch nicht entscheiden, ob die im Bereich der Bindung nachweisbaren pathologischen Gewebsveränderungen primär durch die Antikörper bedingt sind. Diese Annahme hat aber eine gewisse Wahrscheinlichkeit, da bestimmte Phänomene auch experimentell durch Antikörper hervorgerufen werden können. So erscheint es möglich, daß die fibrinoide Verquellung bei der chronischen Polyarthritis (356) durch zirkulierende Antikörper hervorgerufen wird, möglicherweise durch die Wirkung dieser Antikörper auf die Mucopolysaccharide der Grundsubstanz. ALTSHULER und ANGEVINE (6) stellten nämlich fest, daß Seren von Polyarthritikern eine Zunahme der Viscosität von Mucopolysacchariden bewirken, und glauben, daß die Fibrinoid-

bildung durch Ausfällung dieser Substanzen zustande kommt. Nach
SCHALLOK und SCHMIDT-MATTHIESEN (549) führt auch Antirinderkaninchenserum eine Viscositätszunahme von Rindermucopolysacchariden herbei, und umgekehrt kann durch die gleichen Mucopolysaccharide bei sensibilisierten Kaninchen das Arthus-Phänomen ausgelöst werden. Histologisch ergeben die Reaktionsprodukte hierbei das Bild des Fibrinoids. Auch bestimmte Krankheitsphänomene, wie die Veränderungen an Tränen- und Speicheldrüse beim Sjögrenschen Syndrom, werden möglicherweise durch zirkulierende Antikörper hervorgerufen, da bei dieser Erkrankung Antikörper gefunden wurden, die sich gegen Gewebsbestandteile der erkrankten Drüsen richten (330, 575).

Wenn auch den mit dem Antiglobulinkonsumptionstest nachweisbaren Antikörpern im Hinblick auf die erwähnten, bisher allerdings nur spärlichen Befunde eine pathogenetische Bedeutung zuerkannt werden kann, so sind sie aller Wahrscheinlichkeit nach nicht allein für das Auftreten der chronischen Polyarthritis oder die Progredienz der Erkrankung verantwortlich. Bei der Diskussion über die pathogenetische Bedeutung zirkulierender Antikörper muß berücksichtigt werden, daß verschiedene autoantikörperbedingte Erkrankungen, insbesondere die tierexperimentellen autoimmunologischen Erkrankungen, wie beispielsweise die allergische Encephalomyelitis (299, 337), die Thyreoiditis (157), die Orchitis (221) u. a. durch die passive Übertragung selbst großer Mengen zirkulierender Antikörper nicht ausgelöst werden können. Auch die Übertragung experimentell erzeugter Autoantikörper gegen Herzgewebe führt zu keinen histologisch faßbaren Veränderungen am Herzen des Empfängertieres, obwohl die Antikörper sich wahrscheinlich z. T. an das homologe Gewebe anlagerten (688). Zudem wurde beispielsweise bei der Thyreoiditis in vielen Fällen klinisch keine exakte Korrelation zwischen Antikörperbefund und Progression des Krankheitsbildes festgestellt (539). Infolgedessen müssen bei der Entstehung der genannten autoimmunologischen Erkrankungen noch andere pathogenetische Mechanismen in Betracht gezogen werden. Dies gilt für die chronische Polyarthritis im besonderen Maße, da diese auch bei agammaglobulinämischen Patienten auftreten kann, also bei Patienten, die keine zirkulierenden Antikörper zu bilden vermögen.

Zahlreiche tierexperimentelle Untersuchungen (Lit. s. WAKSMAN 700) und auch Untersuchungen bei einzelnen autoimmunologischen menschlichen Erkrankungen, beispielsweise der Immunthyreoiditis [Lit. s. bei HEILMEYER und MÜLLER (286)] und der sympathischen Ophthalmie [Lit. s. bei MIESCHER und MIESCHER (431)], haben gezeigt, daß bei einer Gruppe autoimmunologischer Erkrankungen offensichtlich eine Allergie vom verzögerten Reaktionstyp pathogenetisch weit wichtiger ist als das Auftreten zirkulierender Antikörper. WAKSMAN (700) führt folgende Gründe an, nach denen die tierexperimentellen autoimmunologischen Erkrankungen pathogenetisch am ehesten auf eine solche Allergie vom verzögerten Reaktionstyp zurückzuführen sind:

1. Gleichen die histologischen Befunde dieser Erkrankungen denen der Tuberkulinreaktion und anderer Reaktionen vom verzögerten Typ.

2. Können bei diesen Erkrankungen mit homologem Gewebe verzögerte Haut- und Cornealreaktionen erhalten werden, die Beziehungen zum Krankheitsverlauf aufweisen.

3. Haben intradermale Sensibilisierung und Anwesenheit von Tuberkelbacillen in den Adjuvantien bei der Auslösung tierexperimenteller autoimmunologischer Erkrankungen die gleiche Bedeutung, die ihnen bei der Erzeugung einer Allergie vom verzögerten Reaktionstyp zugemessen wird.

4. Gelang bei einigen tierexperimentellen autoimmunologischen Erkrankungen die passive Übertragung der Erkrankung mit lebenden Zellen (482, 700), und zwar dann, wenn der Empfänger die Zellen toleriert, wie es bei neugeborenen Tieren möglich ist. Eine Übertragung der Erkrankung mit Serum ist dagegen nicht möglich.

Ziehen wir die tierexperimentellen autoimmunologischen Erkrankungen zum Vergleich mit der chronischen Polyarthritis heran, so ist es durchaus möglich, daß auch bei der Entwicklung der letztgenannten Erkrankung die zellständige Immunität gegen Gewebsbestandteile eine größere Bedeutung als die zirkulierenden Antikörper besitzt. Dieser Schluß erscheint nach den ähnlichen histologischen Befunden wie auch auf Grund tierexperimenteller Untersuchungen gerechtfertigt. Histologisch sind allerdings zwischen den Veränderungen bei den tierexperimentellen autoimmunologischen Erkrankungen und denen der Polyarthritis gewisse Unterschiede vorhanden. So ist beispielsweise das rheumatische Granulom nach LETTERER (389) primär der sog. Frühreaktion und somit dem vasculären oder anaphylaktischen Typ der Entzündung zuzuordnen. Wie bereits diskutiert, entstehen diese Veränderungen möglicherweise durch eine Reaktion von Gewebsantigenen mit den zirkulierenden Antikörpern, während andere auf eine Allergie vom verzögerten Reaktionstyp gegen körpereigene Gewebe zurückgeführt werden könnten. Im Tierversuch ergaben sich Analogien zu den klassischen autoimmunologischen Erkrankungen, die durch Sensibilisierung mit verschiedenen Organen bzw. Organextrakten unter Zugabe von Adjuvantien ausgelöst werden. Durch Injektion bestimmter Antigene zusammen mit Adjuvantien gelang es, Gelenkveränderungen zu erzeugen, die denen der chronischen Polyarthritis weitgehend ähneln. Hierauf wird im nächsten Abschnitt eingegangen.

8. Die experimentelle Auslösung der chronischen Polyarthritis

Trotz mannigfaltiger Versuche ist es bisher noch nicht gelungen, beim Tier ein der chronischen Polyarthritis des Menschen völlig analoges Krankheitsbild hervorzurufen. Im einzelnen soll auf diese Untersuchungen nicht eingegangen werden, sondern nur einige tierexperimentelle Beobachtungen erwähnt werden, die möglicherweise Licht in die Ätiologie und Pathogenese der menschlichen chronischen Polyarthritis werfen können. Hierbei handelt es sich vorwiegend um Immunisierungsversuche mit homologem Gewebe — in einem Großteil unter Zufügung von Adjuvantien —, bei denen Gelenkläsionen beobachtet wurden. So stellten CAVELTI und CAVELTI (89, 92, 96) bei Sensibilisierung von Tieren mit Bindegewebsbrei, der mit β-hämolytischen Streptokokken der Gruppe A inkubiert war, nicht nur das Auftreten von Autoantikörpern gegen mesenchymales Gewebe fest, sondern gleichzeitig auch Gewebsveränderungen, die denen der rheumatischen Synovitis ähnlich sahen. Während PECK und THOMAS (487) sowie McKEE und SWINEFORT (414) bei gleicher Versuchsanordnung keine analogen Ergebnisse erhalten konnten, gelang es PEARSON (484), durch Injektion von macerierter quergestreifter Muskulatur zusammen mit Freundschem Adjuvans eine generalisierte Arthritis, Synovitis und Tendinitis zu erzeugen. Auch STÖRK et al. (616) erzielten bei Injektionen homologer und heterologer Milzsuspensionen zusammen mit Freundschem Adjuvans bei der Ratte das Bild einer unspezifischen chronischen Polyarthritis. Fernerhin beobachteten GLYNN und HOLBOROW (242) bei Immunisierung von Kaninchen mit einer Vaccine aus β-hämolytischen Streptokokken zusammen mit Chondroitinschwefelsäure Gelenkläsionen neben dem Auftreten von Antikörpern gegen Chondroitinschwefelsäure. Allerdings sind diese Versuche noch problematisch, da BOAKE und MUIER (46) die Reproduktion nicht gelang. DUBOIS und KATZ (162) konnten auch durch Immunisierung von Kaninchen mit Knochen- und Gelenkgeweben mit oder ohne Zugabe von Freundschem Adjuvans keine Gelenkläsionen erzeugen. An Herzen fand MUTH (460) bei Sensibilisierung von Kaninchen mit homologem Herzmuskelgewebe bei einem Drittel der Tiere herdförmige Myokarditiden, die er auf eine Sensibilisierung durch abgebaute Herzmuskelsubstanz zurückführte.

Bei der Mehrzahl der erwähnten Immunisierungsversuche wurden neben homologem Gewebe Bakterien oder einzelne ihrer Bestandteile gleichzeitig injiziert. Die Bedeutung dieser Bakterien bzw. der Bakterienbestandteile bei der Entstehung der jeweiligen Krankheitsbilder geht aus Untersuchungen hervor, bei denen diese allein ohne homologe Gewebe zur Sensibilisierung benutzt wurden. Hierbei konnten gleichartige Krankheitsphänomene wie bei Einhaltung der oben genannten Versuchsanordnung beobachtet werden. So gelang es VACIRCA (663) und CECIL et al. (98), durch wiederholte i.v. Injektionen verschiedener Erreger (Streptokokken, Staphylokokken, Pneumokokken, Bakt. Paratyphus A) Gelenk- und Synovialveränderungen zu erzeugen, die eine große Ähnlichkeit mit denen der menschlichen chronischen Polyarthritis hatten. RASKA et al. (517) konnten ebenfalls mit Streptokokken bei Kaninchen, die 3—4 Wochen vorher eine generalisierte Shwartzman-

Reaktion überlebt hatten — diese wurde mit einem Extrakt von streptokokkeninfizierter Haut und Streptolysin-O ausgelöst — Veränderungen an den Extremitätengelenken und zusätzlich am Herzen auslösen, die gewisse Beziehungen zum rheumatischen Geschehen des Menschen hatten. Von FRIEDLANDER et al. (223) wurden bei Ratten durch corynebakterienähnliche Mikroorganismen Arthritiden hervorgerufen. Weiterhin beobachtete BIELING (35) bei längerer Immunisierung mit lebenden und abgetöteten Rotlaufbakterien schwere chronische Arthritiden neben rheumatischen Veränderungen am Herzen. Auch bei Schweinen und Schafen rufen Rotlaufbakterien (Erysipelothrix rhusiopathiae) Arthritiden hervor (119, 589 u. a.), die klinisch und pathologisch-anatomisch große Ähnlichkeit mit der menschlichen Arthritis haben, jedoch wahrscheinlich vorwiegend auf eine Bakteriämie zurückzuführen sind, da vom Gelenkmaterial Bakterien kultiviert werden können. Immerhin werden bei den in Schüben verlaufenden fortgeschrittenen Fällen von langer Dauer oft keine Bakterien in schwerst arthritisch veränderten Gelenken gefunden. Besonders interessant erscheint die Tatsache, daß fortgeschrittene Fälle dieser Erkrankung zu einem Teil einen positiven Hämagglutinationstest nach WAALER und ROSE ergeben (589).

Auch mit Freundschem Adjuvans, das bekanntlich abgetötete Tuberkelbacillen enthält, kann eine chronische Polyarthritis hervorgerufen werden (484, 486). PEARSON und WOOD (486) haben in neuerer Zeit hierüber ausführliche Experimente veröffentlicht, die zeigen, daß das histologische Bild der auf diesem Wege hervorgerufenen chronischen Polyarthritis weitgehend mit dem der menschlichen Polyarthritis übereinstimmt. Interessanterweise treten hierbei außer den Gelenkveränderungen auch andere Befunde auf, die bei der menschlichen chronischen Polyarthritis gefunden werden, wie Augenveränderungen (Iritis) und subcutane Knötchen. Für die immunologische Genese der von PEARSON experimentell ausgelösten Arthritiden sprechen mehrere Befunde. So bestand zwischen der Erstinjektion des Adjuvans und dem Auftreten der Arthritis immer ein Intervall von 10 oder mehr Tagen, bei einer zweiten Injektion war dieses Intervall jedoch verkürzt. Bei Jungtieren konnten die Veränderungen vor der Ausreifung des antikörperproduzierenden Gewebes nicht ausgelöst werden; auch Ganzkörperbestrahlungen zeigten einen inhibitorischen Effekt. Fernerhin wurden die Läsionen durch unspezifische Reize am 7. Tag nach den Injektionen oder zu einem späteren Zeitpunkt verstärkt. Diese letztgenannten Befunde sind mit Beobachtungen von BURKY (77) vergleichbar, der eine starke Reaktion im Muskelgewebe durch die Wirkung von Autoantikörpern dann feststellte, wenn dieses Gewebe vorher exogen geschädigt worden war.

Sehr bedeutsam für die Klärung der Ätiologie der Arthritis scheinen auch Untersuchungen von JONES und CARTER (331), die durch tägliche i.v. Injektionen extrahierter Polysaccharide der Klebsiella pneumoniae Typ B eine Arthritis erzeugen konnten und fernerhin nachwiesen, daß die genannte Substanz in der poliferativ veränderten Synovia der befallenen Gelenke konzentriert wird.

Bei einer Analyse der genannten Befunde kann man zu dem Schluß kommen, daß bei der Entstehung der tierexperimentellen Arthritis primär der Sensibilisierung mit Bakterien entscheidende Bedeutung zukommt, die dann die Autoantikörperproduktion auslöst. VORLÄNDER et al. (693) vermuten, daß die Bakterien auch ursächlich für die Gewebsveränderungen verantwortlich zu machen sind, da eine Übertragung homologer Organantiseren auf gesunde Tiere der gleichen Art ohne jede histologisch faßbare Auswirkung bleibt. Es muß jedoch daran erinnert werden, daß sicher immunologisch bedingte tierexperimentelle Erkrankungen, wie z.B. die Thyreoiditis, ebenfalls nicht mit dem Serum übertragen werden können, obwohl im Serum Autoantikörper nachweisbar sind. Wahrscheinlich liegt die Bedeutung der Bakterien und ihrer Toxine bei der Entstehung der tierexperimentellen Arthritiden z.T. darin, daß sie eine Autoantigenität des Gewebes und wie bei den klassischen tierexperimentellen autoimmunologischen Erkrankungen die Bildung einer Allergie vom verzögerten Reaktionstyp gegen Gewebsbestandteile bedingen. Gerade die in den Versuchen meist benutzten Streptokokken und Tuberkelbakterien vermögen eine solche Allergie hervorzurufen. Möglicherweise können auch nur diese Bakterien dem mesenchymalen Gewebe wie dem Nierengewebe (546) autoantigene Eigenschaften verleihen.

Gelenkläsionen können auch ohne Mitwirkung von Bakterien allein durch Sensibilisierung mit artfremdem Eiweiß auftreten (12, 354 u.a.). In ähnlicher Weise wie beim rheumatischen Fieber und der chronischen Polyarthritis, aber auch verschiedensten anderen Erkrankungen (172, 424) entstehen hierbei fibrinoide Degenerationen, ferner entwickeln sich Granulome, die nach ASCHOFF (14) allerdings nicht mit den typischen rheumatischen Granulomen identisch sind. Nach mehreren intraartikulären Reinjektionen kommt es zu einer noch Monate nach der letzten Injektion anhaltenden Progredienz des Krankheitsbildes mit schweren Zerstörungen der Gelenkstrukturen. Die Veränderungen weisen dann eine große Ähnlichkeit mit der menschlichen chronischen Polyarthritis auf. Die Ätiologie dieser Gelenkentzündung ist mit derjenigen der anaphylaktischen Rheumatoide des Menschen identisch, denen allerdings in der Regel der progrediente Charakter fehlt. Vielleicht ist die Progredienz der Erkrankung bei den oben erwähnten Tierversuchen pathogenetisch ebenfalls durch die Entwicklung einer Allergie vom verzögerten Reaktionstyp bedingt. Nach den Untersuchungen von

DIENES und SIMON (151), UHR et al. (659, 660) sowie GELL und BENACERRAF (233) kann angenommen werden, daß der im Organismus entstehende Antigen-Antikörperkomplex aus Fremdeiweiß und autologem Gammaglobulin zu einer Allergie vom verzögerten Reaktionstyp gegen das zugeführte Fremdeiweiß führt. Da nach intraartikulärer Injektion von Fremdeiweiß lange mit einem Verbleiben desselben im Organismus gerechnet werden kann, erklärt sich der progrediente Verlauf vielleicht durch eine Reaktion zwischen dem Antigen und dem zellständigen Immunsystem. Die Wirkung zirkulierender Antikörper bei diesem Prozeß ist aber nicht auszuschließen.

Zusammenfassend ist hervorzuheben, daß die tierexperimentellen Untersuchungen wichtige Anhaltspunkte für die Pathogenese der chronischen Polyarthritis ergeben. Die Genese der durch Sensibilisierung mit Bakterien bzw. Bakterien und Gewebsbestandteilen erzeugten Gelenkentzündungen ist mit derjenigen anderer tierexperimenteller Erkrankungen in Parallele zu setzen, bei denen die Entstehung auf immunologischer Basis wahrscheinlich gemacht oder gesichert werden konnte. In ihrem morphologischen Substrat bieten die genannten tierexperimentellen Gelenkläsionen weitgehende Ähnlichkeiten mit denen der menschlichen chronischen Polyarthritis, so daß hierin eine weitere Stütze für die autoimmunologische Genese dieser Erkrankung gesehen werden könnte. Es muß allerdings daran festgehalten werden, daß es auch heute noch zweifelhaft ist, ob eine der Formen der experimentellen Arthritiden, die durch Stimulation eines immunologischen Mechanismus hervorgerufen werden, eindeutige Beziehungen zu der spontan auftretenden chronischen Polyarthritis des Menschen hat.

9. Ätiologie und Pathogenese der chronischen Polyarthritis unter besonderer Berücksichtigung der serologischen Befunde

Nach den bereits eingehend behandelten Untersuchungen über das Auftreten bakterieller Antikörper bei der chronischen Polyarthritis und die Entstehung des Rheumafaktors und auch nach den erwähnten tierexperimentellen Befunden kann angenommen werden, daß in der Ätiologie der chronischen Polyarthritis bakterielle Infekte eine wesentliche Rolle spielen, unter denen nach den serologischen Befunden vor allem Infekte mit β-hämolytischen Streptokokken und Staphylokokken in Frage kommen. Für eine Streptokokkenätiologie eines Teiles der chronischen Polyarthritiden spricht neben dem vermehrten Vorkommen von Antikörpern gegen diese Bakterien bzw. ihre Stoffwechselprodukte auch eine positive Gewebsreaktion nach intracutaner Injektion hitzegetöteter Streptokokken (311) sowie eine zellständige Immunität gegen Streptolysin (243a), wie sie auch beim rheumatischen Fieber beobachtet wird.

Möglicherweise sind ätiologisch auch Viren von Bedeutung, wie
v. Neergaard (466) sowie Lawrence und Bennett (385) u. a. vermuten. Ein Anhaltspunkt hierfür ist das Auftreten von Gelenkveränderungen bei Röteln, wobei auch im Rahmen der Polyarthritis
der RF im Serum nachweisbar wird (329a). Auch die Häufung von
Virusinfekten vor Beginn der chronischen Polyarthritis spricht in dieser Richtung. Nach den ausgedehnten Untersuchungen von Albertini
und Grumbach (2, 265) u. a. scheinen bakterielle Infekte besonders
als Fokalinfekte bei der Auslösung der chronischen Polyarthritis bedeutsam zu sein. Von diesen chronischen, klinisch oft symptomlosen In-
fektionsherden aus können intermittierend Bakterientoxine oder Abbauprodukte hämatogen oder lymphogen gestreut werden, die den Organismus sensibilisieren und augenscheinlich auch ein weiteres Eindringen
und Persistieren von Bakterien im Organismus fördern (518). Sie wirken
damit wie wiederholte bakterielle und virale Infekte. Die Wirkungs-
losigkeit der antibiotischen Therapie und meist auch einer Fokalsanie-
rung nach Ausbruch der chronischen Polyarthritis weist jedoch ebenso
wie das Auftreten von Antikörpern mit einer Affinität zu bestimmten
Geweben darauf hin, daß dem Infekt bei der chronischen Polyarthritis
wie beim rheumatischen Fieber nur eine auslösende Rolle zuerkannt
werden kann. Während aber bei der letztgenannten Erkrankung als
pathogenetisches Moment eine Allergie vom verzögerten Reaktionstyp
gegen Streptokokken und ihre Stoffwechselprodukte angenommen wird
(104 u. a.), müssen bei der chronischen Polyarthritis mit ihrem sich über
Jahre und Jahrzehnte erstreckenden Verlauf andere Momente in Betracht gezogen werden. In erster Linie ist hierbei nach den vorausgegangenen Ausführungen an die Wirkung von Autoantikörpern zu denken,
die die Progredienz des Leidens verursachen. Hiermit erklärt sich auch
das Fehlen bakterieller Antikörper bei einem Teil der chronischen Polyarthritiden. Der das immunologische Geschehen auslösende Infekt liegt
bei vielen Patienten wahrscheinlich schon lange zurück, und das Krankheitsbild wird erst durch die allmähliche Bildung der pathogenetisch
wirksamen Antikörper manifest. In ähnlicher Weise können Thyreoidi-
tiden erst lange nach dem primären Infekt auf der Basis einer allmählich einsetzenden, durch einen Infekt ausgelösten Autoantikörperbildung klinisch in Erscheinung treten (286 u. a.).

Um einen autoantikörperbedingten Krankheitsprozeß anzunehmen,
müssen nach Witebsky (737) folgende Kriterien erfüllt sein:

1. Sollte es möglich sein, zirkulierende, bei Körpertemperatur wirksame Antikörper oder mit indirekten Methoden zellgebundene Antikörper nachzuweisen.

2. Sollte das Antigen, gegen welches der Antikörper gerichtet ist, charakterisiert
oder auch isoliert werden.

3. Sollten Antikörper bei Laboratoriumstieren gegen das gleiche Antigen erzeugt
werden können.

4. Sollten bei aktiv immunisierten Tieren im korrespondierenden Gewebe ähnliche oder identische pathologische Veränderungen wie bei der menschlichen Erkrankung auftreten.

Betrachten wir die chronische Polyarthritis unter diesen Gesichtspunkten, so ist festzustellen, daß unter den genannten Kriterien das erste als erfüllt angesehen werden kann. Gegen das betroffene Gewebe gerichtete Antikörper können bei dieser Erkrankung im Serum nachgewiesen werden, die sich bei Körpertemperatur an das Gewebe binden. Ein autoaggressiver Charakter dieser Serumsubstanzen kann dagegen nicht bewiesen werden, doch gilt dies im gleichen Maße für andere, insbesondere für die bei tierexperimentellen autoimmunologischen Erkrankungen vorhandenen zirkulierenden Antikörper. Das zweite Postulat konnte trotz eingehender Versuche noch nicht erfüllt werden, doch ist eine Isolierung des Antigens auch bei der Mehrzahl der experimentellen autoimmunologischen Erkrankungen noch nicht gelungen. Bei experimentell ausgelösten Gelenkerkrankungen geben jedoch die Befunde von GLYNN und HOLBOROW (242) bereits einen Anhalt, daß definierbare chemische Substanzen als Antigene in Frage kommen. Zudem hat SELIGMANN (583) gezeigt, daß bei dem der chronischen Polyarthritis klinisch und serologisch nahestehenden Lupus erythematosus disseminatus eine bestimmte Substanz, die Desoxyribonucleinsäure, als Antigen für einen im Serum der Patienten nachweisbaren Antikörper angesehen werden kann. Auch bei der chronischen Polyarthritis sind solche Antikörper gelegentlich anzutreffen, können jedoch nicht für den gelenkzerstörenden Prozeß verantwortlich gemacht werden. Da es noch nicht gelungen ist, bei der chronischen Polyarthritis Antikörper gegen ein spezifisches Antigen nachzuweisen — wahrscheinlich kommen ähnlich wie beim Lupus erythematosus disseminatus eine ganze Reihe von Antigenen in Betracht —, ist auch das dritte der Witebskyschen Postulate bei der chronischen Polyarthritis noch nicht erfüllt. Immerhin ist es möglich, heterologe Antikörper gegen Bindegewebssubstanzen im Tierversuch zu erzeugen (295a, 295b, 577), ohne daß bisher die chemischen Charakteristika der Antigenkomponenten des Bindegewebes näher geklärt werden konnten. HELLER und YAKULIS (295b) konnten bei Immunisierung mit heterologen Antigenen aus dem Bindegewebe beim Tier auch in vivo die Bindung von Gammaglobulinen an die autologen Bindegewebsstrukturen nachweisen. Diese Globuline sind aber wahrscheinlich nicht als echte Autoantikörper, sondern als heterologe Antikörper anzusehen, die Kreuzreaktionen mit dem Gewebe der mit heterologen Antigenen immunisierten Tiere ergeben. Das vierte Kriterium WITEBSKYS — die grundsätzliche Ähnlichkeit der histologischen Veränderungen der chronischen Polyarthritis mit denen der experimentellen immunologischen Arthritis — kann ebenfalls nur z. T. als gegeben angesehen werden. Die bei Immunisierung mit bestimmten Geweben unter Zufügung von Adjuvantien oder mit Adjuvantien allein hervorgerufenen Arthritiden ähneln zwar der chronischen Polyarthritis sehr, doch sind die Krankheitsbilder nicht völlig identisch. Von anderen autoimmunologischen Erkrankungen unterscheidet sich die chronische Polyarthritis durch das Vorkommen einer fibrinoiden Degeneration, die bisher bei den klassischen experimentellen autoallergischen Erkrankungen nicht beobachtet wurde. Immerhin zeigen die Untersuchungen beim Lupus erythematosus disseminatus, daß solche Veränderungen autoantikörperbedingt sein können. Sie entstehen bei dieser Erkrankung durch die Wirkung des LE-Zellfaktors auf Zellkerne. Bei der chronischen Polyarthritis handelt es sich nicht um einen gleichartigen Vorgang, da hier die fibrinoiden Substanzen keine Kernabbauprodukte erkennen lassen, doch sind u. E. auch bei dieser Erkrankung die fibrinoiden Verquellungen am ehesten auf eine Antigen-Antikörperreaktion zurückzuführen.

Insgesamt gesehen, kann also bei der chronischen Polyarthritis nur ein Teil der Witebskyschen Kriterien bereits als erfüllt angesehen werden. Dies spricht jedoch nicht gegen die Auffassung einer autoimmunologischen Genese der chronischen Polyarthritis, denn auch bei verschiedensten anderen Erkrankungen immunologischen Ursprungs, z. B. der autoimmunhämolytischen Anämie, konnten die einzelnen Postulate bisher noch nicht verwirklicht werden.

Welche Autoantikörper bei der chronischen Polyarthritis pathogenetisch wirksam werden können, läßt sich noch nicht sicher entscheiden. Unter den im Serum nachweisbaren Autoantikörpern sind die mit Gewebsextrakten reagierenden Antikörper wahrscheinlich nur als Begleiterscheinung eines mit Gewebszerfall einhergehenden Krankheitsprozesses aufzufassen. Diejenigen Antikörper, die sich an Gewebssubstrate binden, können dagegen durch ihre Reaktion mit dem gewebsständigen Antigen in vivo für das histologische Bild des rheumatischen Prozesses, wie etwa die fibrinoide Degeneration, mitbestimmend sein. Weiterhin kommt aber als Ursache des chronisch-rheumatischen Gewebsschadens u. E. vor allem eine Allergie vom verzögerten Reaktionstyp gegen Bestandteile des Bindegewebes in Frage, indem das antigenhaltige Gewebe durch Zellen, die dieses Immunsystem enthalten, infiltriert und zerstört wird. Diese Ansicht findet ihre Begründung darin, daß dieses Immunsystem auch für die Auslösung der tierexperimentellen autoallergischen Erkrankungen von entscheidender Bedeutung ist und zudem die chronische Polyarthritis auch bei Agammaglobulinämien auftreten kann (244, 245 u. a.). Bei dieser Eiweißbildungsstörung werden keine oder nur geringe Mengen zirkulierender Antikörper gebildet, dagegen kann eine Allergie vom verzögerten Reaktionstyp entwickelt werden (239a, 244, 246, 247, 305, 668). Nach vorläufigen Ergebnissen von HOLMAN (307) sowie FRIEDMAN et al. (223a) finden sich bei dem der chronischen Polyarthritis nahestehenden Lupus erythematosus disseminatus und bei chronischen Polyarthritiden mit positivem LE-Zellphänomen Hautreaktionen vom verzögerten Typ gegen patienteneigene Leukocytenextrakte, die auf das Vorkommen zellständiger „Antikörper" hinweisen. Sie können allerdings auch durch eine Reaktion des zirkulierenden Antikörpers mit den nach der Inoculation freigesetzten Leukocytenantigenen erklärt werden.

Ist eine Allergie vom zellständigen Reaktionstyp für die Entwicklung der chronischen Polyarthritis von ausschlaggebender Bedeutung, so muß Infekten mit bestimmten Bakterien, insbesondere mit Streptokokken, ein besonderes Gewicht beigemessen werden, da diese Reaktionsform des Organismus offensichtlich vorwiegend unter der Einwirkung bestimmter Bakterien, vor allem der Tuberkelbacillen und Streptokokken, entwickelt wird (150, 220, 391). Im Tierexperiment kann aber auch die Zuführung von Antigen-Antikörperkomplexen die Entwicklung einer Allergie vom verzögerten Reaktionstyp bedingen (151, 233, 659, 660). Inwieweit diese Komplexe auch bei der chronischen Polyarthritis zu einer solchen Immunreaktion führen, kann noch nicht entschieden werden.

Bei der chronischen Polyarthritis besteht, wie schon ausgeführt, wahrscheinlich eine abnorme Potenz des Organismus sowohl zur Bildung der zirkulierenden Antikörper wie auch zur Entwicklung der Allergie vom verzögerten Reaktionstyp gegen Autoantigene, die als Basis für die Entstehung dieser Erkrankung angesehen werden kann. Für diese abnorme Potenz kommen in erster Linie genetische Defekte des antikörperproduzierenden Gewebes in Betracht, durch die auch körpereigene Antigene schon bei geringen Strukturveränderungen, wie sie bei Infekten, vielleicht aber auch auf anderer Basis (Trauma usw.) auftreten, nicht mehr als autolog empfunden werden. Ob in solchen Fällen sogar unveränderte autologe Gewebsbestandteile eine Antikörperbildung induzieren können, läßt sich noch nicht beurteilen.

Welche Bedeutung dem genetischen Defekt, dem nach STECHER (603) sowie DE BLECOURT et al. (138a) ein geschlechtsgebundener dominanter Erbgang zugrunde liegt, für die Entwicklung der chronischen Polyarthritis zukommt, zeigt die Beobachtung, daß in der Aszendenz von Patienten mit einer chronischen Polyarthritis diese Erkrankung etwa 2,8—6mal häufiger als bei der Durchschnittsbevölkerung angetroffen wird (68, 138a, 603 u. a.). Die wiederholt erwähnten Befunde, nach denen das serologische Charakteristikum der chronischen Polyarthritis, der Rheumafaktor, bei gesunden Familienmitgliedern chronischer Polyarthritiker mit positivem serologischem Befund gehäuft vorkommt (21a, 58, 138a, 366, 384, 751), spricht bei der beschriebenen

Entstehungsweise des RF dafür, daß sich der genetische Defekt in einer abnormen Reaktionsbereitschaft des antikörperproduzierenden Gewebes auswirkt. Gesunde Personen, bei denen der Rheumafaktor im Blut auftritt, können daher vielleicht als „potentielle Arthritiker" bezeichnet werden, denn auch sie vermögen wahrscheinlich auf der Basis eines genetisch determinierten Defektes gegen körpereigene, nur gering strukturell veränderte Antigene Autoantikörper zu bilden, die bei anderen Menschen unter den gleichen Bedingungen nicht auftreten. Wahrscheinlich kann der RF schon lange vor Manifestation einer chronischen Polyarthritis im Serum erscheinen, wenn sich eine solche überhaupt ausbildet. Diese These wird durch Beobachtungen von BALL und LAWRENCE (21a) gestützt, die bei 2 von 7 anscheinend gesunden Personen mit positiver Hämagglutinationsreaktion nach WAALER-ROSE in einem Zeitraum von 5 Jahren das Auftreten einer chronischen Polyarthritis feststellen konnten. Hier drängt sich die Parallele mit anderen genetischen Defekten auf, die sich erst im späteren Leben manifestieren. So weist beispielsweise die charakteristische Erniedrigung des Coeruloplasminspiegels bei der Wilsonschen Erkrankung schon lange vor deren Ausbruch auf den Gendefekt hin.

Es ist noch erforderlich, auf das Vorkommen der chronischen Polyarthritis bei der Agammaglobulinämie näher einzugehen. Diese beiden Erkrankungen treten häufiger bei den gleichen Patienten zusammen auf. Augenscheinlich handelt es sich hierbei um kein zufälliges Zusammentreffen, da auch bei Familienmitgliedern von Patienten mit erworbener Agammaglobulinämie sowohl der Rheumafaktor (224a) wie auch die chronische Polyarthritis selbst und der Lupus erythematosus (239b) gehäuft vorkommen. Die letztgenannten Beobachtungen legen den Schluß nahe, daß ein Gendefekt einmal eine verminderte Antikörperbildung zur Folge hat, ein anderes Mal zu einer erhöhten immunologischen Reaktionsbereitschaft des antikörperproduzierenden Gewebes führt, bei der körpereigene Substanzen mit geringen Strukturveränderungen, die von einem immunologisch normergischen Organismus nicht als Antigen angesprochen werden, nicht mehr als autolog empfunden werden und deshalb eine Antikörperproduktion bedingen. ZIFF (748a) diskutiert sogar, ob die Agammaglobulinämie nicht Ausdruck einer Autoaggressionskrankheit sein kann, bei der Autoantikörper gegen Zellbestandteile gebildet werden, die bei Erreichen der erforderlichen Konzentration den Untergang der Plasmazellen und damit die Agammaglobulinämie verursachen.

Da bei der Agammaglobulinämie eine Allergie vom verzögerten Reaktionstyp entwickelt werden kann (239a, 244, 246, 247, 305, 668), erscheint unter Voraussetzung der pathogenetischen Bedeutung einer solchen Immunreaktion für die chronische Polyarthritis auch die Entwicklung dieser Erkrankung bei agammaglobulinämischen Patienten durchaus möglich.

Das Zusammentreffen von Agammaglobulinämien und chronischer Polyarthritis kann also nicht als Beweis gegen die immunologische Genese der letztgenannten Erkrankung gewertet werden.

Gerade agammaglobulinämische Patienten sind sehr häufig Infekten ausgesetzt, die eine Antigenität des Gewebes hervorrufen und nachfolgend zur Entwicklung einer Allergie vom verzögerten Reaktionstyp gegen dieses Gewebe führen können. Vielleicht sind die häufigen Infekte der Grund, warum die chronische Polyarthritis bei agammaglobulinämischen Patienten relativ oft beobachtet wird.

Wenn auch auf Grund der genannten Befunde immunologische Mechanismen in der Pathogenese der chronischen Polyarthritis vielleicht in den Vordergrund zu rücken sind, so gibt es doch eine ganze Reihe zusätzlicher Faktoren, die eine sicher nicht unbedeutende Rolle spielen und das immunologische Geschehen weitgehend zu beeinflussen vermögen. Allgemein und sicher auch bei der chronischen Polyarthritis wird das Entzündungsgeschehen wie die Antikörperproduktion von nervösen Regulationen erheblich beeinflußt (304, 389 u. a.). Die Bildung von Antikörpern wie die Ansprechbarkeit auf Entzündungsreize ist bei den einzelnen Individuen unterschiedlich und selbst im Laufe des Lebens starken Schwankungen unterworfen, die z.T. von nervösen Faktoren abhängig sind, wie die Untersuchungen von METALNIKOFF (420), KosLOWSKI (362), BOGENDÖRFER (54) u. a. zeigen. Nach METALNIKOFF (420) und KOSLOWSKI (362) soll z.B. eine Exsudation in die Bauchhöhle, die durch intraperitoneale Injektion von Choleravaccine ausgelöst wird, bei Einleitung bedingter Reflexe späterhin auch allein durch nichtantigene Reize auftreten. STEFFEN (722) hält es deshalb für möglich, daß dem Nervensystem eine entscheidende Bedeutung im Verlauf der chronischen Polyarthritis zukommt, indem über bedingte Reflexe ein Autoaggressionsschub ausgelöst werden kann, entweder direkt über die Beeinflussung eines „Empfindlichkeitssystems" oder indirekt über eine Einwirkung auf das Hypophysennebennierenrindensystem.

Sicher spielen neurale Faktoren auch bei der Lokalisation der Erkrankung eine bedeutende Rolle, wie der symmetrische Gelenkbefall und trophische Störungen beweisen. Ob allerdings eine neurale Reaktionskette, die durch exogene Reizfaktoren ausgelöst oder unterhalten wird, allein Art und Verlauf des peripheren Krankheitsgeschehens steuern kann und damit „das neurale Störungsfeld die Führung des Krankheitsgeschehens übernimmt und eigenrhythmisch auch nach Wegfall des auslösenden ätiologischen Moments weiter unterhält" (601, 683 u. a.), muß in Frage gestellt werden.

In enger Wechselwirkung mit dem vegetativen Nervensystem stehen die endokrinen Regulationen unter Dominanz des Hypophysenzwischenhirnsystems und der Nebennierenrinde. Es ist jedoch noch fraglich, ob die Antikörperbildung wie die Antigen-Antikörperreaktionen durch das

Hypophysennebennierenrindensystem gehemmt werden. Nach ausgedehnten Untersuchungen (196 u. a.) wird durch dieses System aber die Wirkung sekundärer Reizstoffe [MENKIN (418)] unterdrückt, woraus eine allgemein entzündungshemmende Wirkung resultiert. Auf diesem Wege kann das Hypophysennebennierenrindensystem auch auf den rheumatischen Prozeß einwirken. Ob daneben noch andere Wege möglich sind — die Hypophyse beeinflußt möglicherweise auch die Trophik des mesenchymalen Gewebes, an dem sich der rheumatische Krankheitsprozeß manifestiert (370) — muß noch offenbleiben. Die Theorie von SELYE (584), nach der rheumatische Erkrankungen durch einen chronischen Stress mit ständiger Überproduktion von Desoxycorticosteron zustande kommen, ist wohl nicht zutreffend, da eine Unter- oder Überproduktion bekannter Nebennierenhormone bei der chronischen Polyarthritis nicht nachzuweisen ist und diese These auch tierexperimentell nicht untermauert werden kann (618).

Neben dem Hypophysennebennierenrindensystem üben vermutlich auch die Ovarien einen Einfluß auf die Entstehung und den Verlauf der chronischen Polyarthritis aus, denn diese Erkrankung tritt bei Frauen wesentlich häufiger als bei Männern auf, und zwar besonders oft in der Menopause oder nach Entfernung der Ovarien. Auch bestehen cyclusabhängige Schwankungen im Krankheitsbild. Inwieweit andere Hormone bei der chronischen Polyarthritis eine Rolle spielen, muß offenbleiben.

Wenn das innersekretorische System auch für die Entwicklung der chronischen Polyarthritis bedeutungsvoll erscheint, so muß doch festgestellt werden, daß bisher jeder Beweis dafür fehlt, daß diese Erkrankung durch eine Fehlsteuerung innerhalb des innersekretorischen Apparates ausgelöst wird. Den endokrinen Faktoren kann somit nur eine prädisponierende oder modifizierende Rolle zuerkannt werden.

Nach HEILMEYER und HIEMEYER (285) besteht bei der chronischen Polyarthritis eine gegenüber Gesunden veränderte Entzündungslage [Allophlogistie (HEILMEYER)], die sich in einer Verlängerung des Entzündungsablaufes manifestiert, während die Entzündungsreaktion selbst hinsichtlich ihrer Stärke normal ist. Wie die Autoren nachweisen konnten, ist diese Allophlogistie von hormonalen, wahrscheinlich auch neuralen Faktoren abhängig und zeigt damit deren Bedeutung für das Krankheitsgeschehen an.

Auch Umweltfaktoren können bei der Auslösung der chronischen Polyarthritis eine Bedeutung erlangen. Diese fördern oder hemmen das Auftreten von Infekten mit allen ihren Folgen und vermögen vielleicht auch über andere Wege (Traumen usw.) Veränderungen am mesenchymalem Gewebe und damit Autoantigene hervorzurufen. Gleichzeitig üben sie einen Einfluß auf nervöse und endokrine Funktionen aus.

10. Schlußfolgerungen

Auf Grund aller hier besprochenen Befunde kann eine Arbeitshypothese aufgestellt werden, nach der sich die Entstehung und Entwicklung

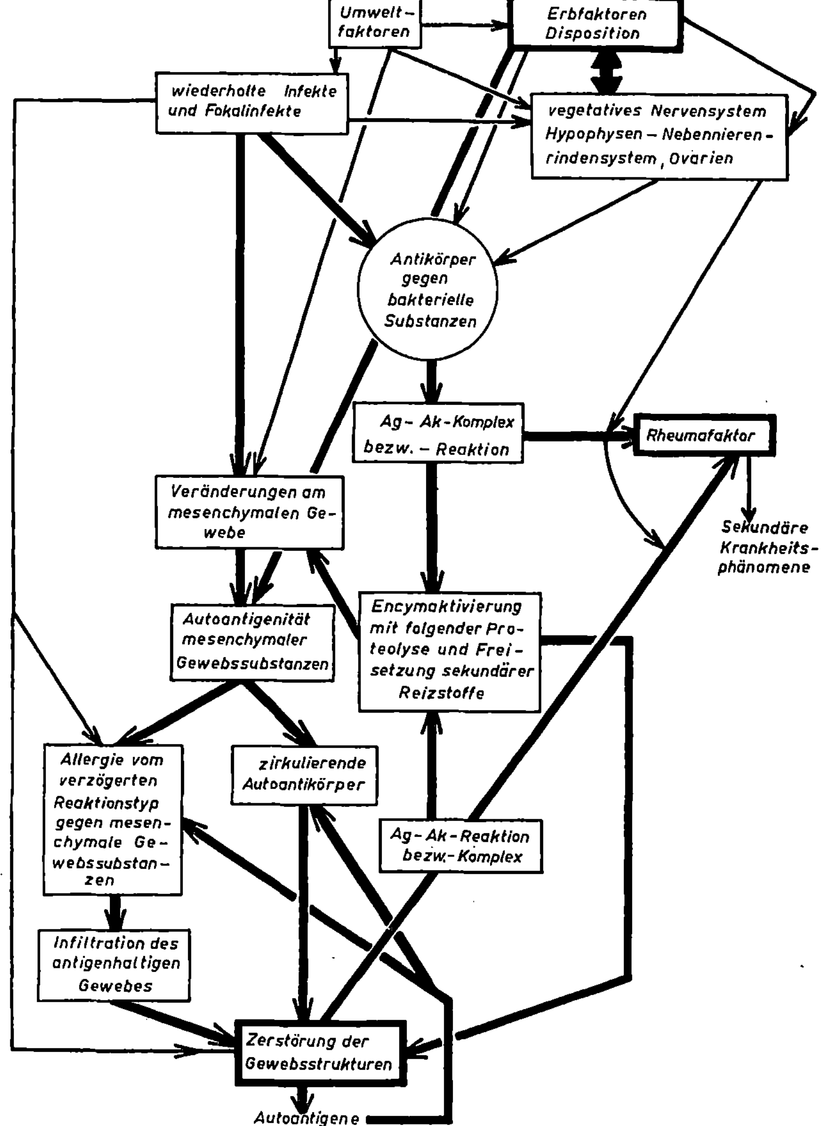

Abb. 47. Versuch einer schematischen Darstellung der Entwicklung der chronischen Polyarthritis

der chronischen Polyarthritis, wie in Abb. 47 schematisch dargestellt, in verschiedene Phasen unterteilen läßt.

In der 1. Phase treten in Abhängigkeit von Umweltfaktoren wiederholte Infekte oder Fokalinfekte auf, die den Organismus einerseits zur Bildung bakterieller, evtl. auch viraler Antikörper anregen und andererseits auch Veränderungen am mesenchymalen Gewebe hervorrufen, die dieses Gewebe autoantigen werden lassen. Möglicherweise führen auch andere exogene Momente, wie Traumen usw., sowie die im Rahmen der Reaktion zwischen bakteriellem Antigen und dem korrespondierenden Antikörper freigesetzten Substanzen (H-Substanzen: Histamin, Acetylcholin, Hyaluronidase) und die sekundären Entzündungsprodukte (Menkinstoffe) zum Gewebsschaden und zur Autoantigenität des Gewebes. Wie Tierversuche vermuten lassen, kann der im Rahmen bakterieller Infekte gebildete Antigen-Antikörperkomplex auch zur Bildung des Rheumafaktors Anlaß geben. Sowohl in der ersten Krankheitsphase wie auch bei der späteren Entwicklung des Krankheitsbildes spielen nervös-endokrine, besonders aber hereditäre Faktoren eine Rolle. Nach den angeführten Untersuchungen muß angenommen werden, daß bei der chronischen Polyarthritis ein Gendefekt mit abnormer Reaktionsbereitschaft des antikörperproduzierenden Gewebes vorliegt, der für die Bildung des Rheumafaktors und der gegen das Gelenkbindegewebe gerichteten Autoantikörper und damit für die Krankheitsentstehung und ihren Ablauf von hervorragender Bedeutung ist. Daß hereditäre Faktoren aber nicht allein für die Entstehung der chronischen Polyarthritis entscheidend sind, zeigen Untersuchungen an eineiigen Zwillingen (438 u. a.). Von den bisher beobachteten 50 eineiigen Zwillingspaaren waren nur 18 konkordant erkrankt.

In der 2. Phase treten bei der genetisch bedingten abnormen Reaktionsbereitschaft des antikörperproduzierenden Gewebes neben dem RF Antikörper gegen die körperfremd gewordenen Substanzen des mesenchymalen Gewebes auf. Wahrscheinlich werden nicht nur zirkulierende Antikörper gebildet, sondern auch eine Allergie vom verzögerten Reaktionstyp gegen diese Substanzen entwickelt. Ist die Immunisierung stark genug, und reagieren die Antikörper nicht nur mit pathologisch verändertem Gewebe, sondern infolge einer geringen Spezifität auch mit unveränderten Zellen und Geweben, so wird die 3. Phase eingeleitet, in der das Krankheitsgeschehen manifest wird. Ob die 2. Phase bereits durch den Nachweis zirkulierender, mit Gewebssubstraten reagierender Antikörper erfaßt werden kann, muß noch dahingestellt bleiben. Wie bereits betont, ist zu erwarten, daß Antikörper mit einer Affinität zu bestimmten Geweben nur dann im Serum nachweisbar werden, wenn sie im Überschuß vorhanden sind, die antigenen Gewebsstrukturen also bereits abgesättigt sind. Mit dem Auftreten zirkulierender Antikörper im Serum ist daher in der Regel erst nach klinischer Manifestation des Krankheitsbildes zu rechnen, wie auch unsere Befunde erkennen lassen. Der Nachweis einer Allergie vom verzögerten Reaktionstyp müßte dagegen schon in dieser Phase gelingen, wenn man die entsprechenden Antigene in der Hand hat.

Die **3. Phase** ist durch den Gewebsschaden gekennzeichnet, der sich unter Einwirkung der Autoantikörper, wahrscheinlich auch der im Rahmen der Antigen-Antikörperreaktion auftretenden sekundären Entzündungsstoffe (418) und proteolytischen Fermente (661), entwickelt. Soweit keine primäre Erregerwirkung vorliegt, können die fibrinoiden Verquellungen in der Synovia und den oberflächlichen Knorpelschichten sowie die ödematöse Aufquellung des Knorpels (356) am ehesten durch die Aktion zirkulierender Antikörper erklärt werden. Die Infiltrationen der Synovia mit Rundzellen sind dagegen bei Berücksichtigung ähnlicher histologischer Befunde bei den tierexperimentellen autoantikörperbedingten Erkrankungen wahrscheinlich Ausdruck einer immunologischen Reaktion vom verzögerten Typ mit den im Gelenkbindegewebe vorhandenen Antigenen. Im Rahmen dieser Reaktion kommt es zur Zerstörung des Gelenkknorpels wohl durch Enzyme, die durch den Untergang der in den entzündeten Synovialmembranen vorhandenen Zellen freigesetzt werden (749), und zur Usurierung der gelenknahen Knochenpartien. Aus welchem Grunde sich der Prozeß überwiegend an bestimmten Gelenken manifestiert, andere Gelenke und bindegewebshaltige Organe dagegen nicht betrifft, muß offenbleiben. Lokalisationseffekte scheinen z. T. durch neurovegetative Einflüsse, in seltenen Fällen auch Traumen usw. entfaltet zu werden.

In der 3. Phase und im späteren Krankheitsverlauf kann es im Rahmen der Gewebszerstörung sekundär zum Auftreten von pathogenetisch wahrscheinlich unwirksamen Autoantikörpern kommen, die eine Affinität zu extrahierbaren Gewebsbestandteilen haben. Auch der Rheumafaktor tritt oft erst zu diesem Zeitpunkt auf. Es ist deshalb zu vermuten, daß die Bildung dieses Faktors auch durch Antigen-Antikörperkomplexe ausgelöst werden kann, die bei der Reaktion von Autoantikörpern mit organismuseigenen Substraten entstehen.

In der **4. Phase** entwickelt sich ein Circulus vitiosus, der den Krankheitsprozeß unterhält und zur Autonomie des Krankheitsgeschehens führt. Dieser ist so vorstellbar, daß mesenchymale Gewebsbestandteile durch die Antigen-Antikörperreaktion in Autoantigene umgewandelt werden, die ihrerseits wiederum bei der abnormen Reaktionsbereitschaft des antikörperproduzierenden Gewebes die Bildung zirkulierender und „zellständiger" Antikörper induzieren. Diese Antikörper unterhalten den Krankheitsprozeß und führen die Chronizität des Leidens herbei, wobei auch den im Rahmen der Antigen-Antikörperreaktion auftretenden sekundären Entzündungsstoffen eine Bedeutung zuzumessen ist. Bei den cyclisch verlaufenden Erkrankungen kann ein solcher Circulus vitiosus offensichtlich nicht entwickelt werden. Wahrscheinlich ist bei dieser Verlaufsform zur Entwicklung eines neuen Krankheitsschubes jeweils erst ein neuer, primär exogen bedingter Antigenstimulus erforderlich. Am ehesten wird dieser durch erneute bakterielle Infekte hervorgerufen, die das Gewebe wieder autoantigen werden lassen. Gerade die Tatsache, daß bei den cyclischen Formen der chronischen Polyarthritiden der Rheumafaktor meist nicht bzw. nur in sehr geringer Konzentration im Serum nachweisbar ist, spricht u. E. dafür, daß bei diesen Formen die genetisch bedingte immunologische Hyperreaktivität nicht im gleichen Maße entwickelt ist wie bei der kontinuierlich-progredient verlaufenden chronischen Polyarthritis, so daß sich der oben genannte Circulus vitiosus hierbei nicht ausbilden kann. In dieser Richtung sind wohl auch Beobachtungen (384, 751) zu deuten, nach denen der Rheumafaktor bei Familienmitgliedern von Patienten mit RF-negativer chronischer Polyarthritis ebenfalls nicht gehäuft vorkommt.

Neben den bisher genannten Mechanismen müssen auch andere Faktoren bei der Entwicklung der chronischen Polyarthritis diskutiert werden. So vermutet THULIN, daß bei der Entstehung dieser Erkrankung primäre Störungen der Enzymsysteme, die den normalen Auf- und Abbau des Mesenchyms regulieren, eine Rolle spielen (648). Anhaltspunkte für diese Anschauung ergeben sich aus Untersuchungen, nach denen im Gewebe chronischer Polyarthritiker Enzyme, die die Mucopolysaccharide des Knorpels spezifisch abbauen, in erhöhter Konzentration gefunden werden. Es ist möglich, daß eine solche gesteigerte Enzymwirksamkeit — vielleicht durch bakterielle Infekte, hormonale Faktoren, Traumen usw. herbeigeführt — Anlaß zum Auftreten organismusfremder Abbauprodukte des Bindegewebes gibt, die dann ihrerseits die Autoantikörperbildung und damit den Circulus vitiosus des chronisch-rheumatischen Geschehens einleiten.

Die hier entwickelte Anschauung über Ätiologie und Pathogenese der chronischen Polyarthritis kann vorerst in vielen ihrer Schlußfolgerungen nur als Arbeitshypothese gelten. Die hier beschriebenen serologischen Untersuchungen haben zwar zusammen mit Tierexperimenten manchen Anhaltspunkt für diese Auffassung erbracht, doch ist ein exakter Beweis der immunologischen Genese der Gewebsveränderungen bei der chronischen Polyarthritis noch nicht möglich, da die pathogenetische Wirksamkeit der nachgewiesenen Antikörper noch nicht einwandfrei bewiesen werden konnte und der Nachweis einer Allergie vom verzögerten Reaktionstyp gegen die vom Krankheitsprozeß befallenen Gewebe noch nicht möglich ist. Mit einer weiteren Klärung der pathogenetischen Mechanismen kann erst gerechnet werden, wenn die Autoantigene exakt definierbar sind und tiefere Erkenntnisse über alle Faktoren gewonnen worden sind, die bei der Entwicklung der chronischen Polyarthritis eine Rolle spielen.

Literatur

1. ADLER, F. L.: Antibody formation after injection of heterologous immune globulin. J. Immunol. **76**, 217 (1956).
2. ALBERTINI, A. v., u. A. GRUMBACH: Ergebnisse experimenteller Forschung zur Frage der Herdinfektion. Schweiz. med. Wschr. **68**, 1309 (1938).
3. ALEXANDER, W. R. M.: Further studies of the nature of the agglutinating factor in rheumatoid arthritis. Heberden Society Edinburg, 16. 5. 57.
4. ALEXANDER, W. R. M., and G. K. DE FOREST: The sensitized sheep cell agglutination reaction in rheumatoid arthritis. Amer. J. Med. **16**, 191 (1954).
5. ALLISON, A. C., and B. S. BLUMBERG: The genetically determined serum haptoglobulins in rheumatoid arthritis. Arthritis Rheumatism **1**, 239 (1958).
6. ALTSHULER, C. H., and D. M. ANGEVINE: Histochemical studies on the pathogenesis of fibrinoid. Amer. J. Path. **25**, 1061 (1949).
7. AMIRA, A., e A. VISCONTI: Valutazione comparativa della reazione al lattice e del test de emoagglutinatione nello studio sierologico di 659 casi di malattie a varia eziologia. Reumatismo **11**, 315 (1959).
8. ANDERSON, H. C., H. G. KUNKEL and M. McCARTY: Quantitative antistreptokinase studies in patients infected with group A hemolytic streptococci: A comparison with serum antistreptolysin and gamma globulin levels with special reference to the occurrence of rheumatic fever. J. clin. Invest. **27**, 425 (1948).
9. ANDERSON, H. C., and M. McCARTY: Determination of C-reactive protein in the blood as a measure of the activity of the disease process in acute rheumatic fever. Amer. J. Med. **8**, 445 (1950).
10. ANGEVINE, D. M.: A comparison of cutaneous sensitization and antibody formation in rabbits immunized by intravenous or intradermal injections of indifferent or hemolytic streptococci and pneumococci. J. exp. Med. **73**, 57 (1941).
11. ANTONACI, B. L., P. RAVAIOLI, M. BRACONI, L. DEL GIOVANE e G. RAVENNI: Localizzazione del fattore reumatoide nelle sieroproteine e sua composizione in aminoacidi. Reumatismo **11**, 346 (1959).
12. APITZ, K.: Über anaphylaktische Organveränderungen bei Kaninchen. Virchows Arch. path. Anat. **289**, 46 (1933).
13. ARMSTRONG jr., S. H., M. J. E. BUDKA and K. C. MORRISON: Preparation and properties of serum and plasma proteins. XI. Quantitative interpretation of electrophoretic Schlieren diagrams of normal human plasma proteins. J. Amer. chem. Soc. **69**, 416 (1947).
14. ASCHOFF, L.: Über den Begriff der allergischen Krankheiten. Med. Klin. **31**, 1 (1935).
15. BACCARINI, V., e M. VOLPICELLI: La reazione di WAALER-ROSE nelle malattie reumatiche. Policlinico **63**, 1159 (1956).
16. BADIN, J., et H. FLEURY: Propriétés agglutinantes spézifiques de l'euglobulin des rhumatisant chroniques. I. Agglutination des hématies sensibilisées de mouton. II. Précipitation des benjoin colloidal en presence de gamma-globulines normales. Acta med. scand. **162**, Suppl. **341**, 255 (1958).
16 a. BADIN, J., et H. LEVESQUE: Précipitation rapid du facteur rhumatoide dans une solution d'acide borique et titrage par l'agglutination des hématies humaines sensibilisées. Rev. Rhum. **28**, 101 (1961).

17. BAKOS, L., Ö. SCHULOF, J. SZILÁRD u. G. VAJDA: Untersuchung der Komplementbindung mit Gewebsantigenen bei Rheumakranken. Z. Rheumaforsch. 18, 144 (1959).
18. BALE, W. F., and I. L. SPAR: Studies directed toward the use of antibodies as carriers of radioactivity for therapy. Advanc. biol. med. Phys. 5, 285 (1957).
19. BALE, W. F., I. L. SPAR, R. L. GOODLAND and D. E. WOLFE: In vivo and in vitro studies of labeled antibodies against rat kidney and Walker carcinoma. Proc. Soc. exp. Biol. (N.Y.) 89, 564 (1955).
20. BALL, J.: Serum factor in rheumatoid arthritis agglutinating sensitized sheep cells. Lancet 1950 II, 520.
21. BALL, J.: Sheep cell agglutination test for rheumatoid arthritis. A clinico-pathological study. Amer. rheum. Dis. 11, 97 (1952).
21a. BALL, J., and J. S. LAWRENCE: Epidemiology of the sheep cell agglutination test. Ann. rheum. Dis. 20, 235 (1961).
22. BARANDUN, S., H. C. HUSER u. A. HÄSSIG: Klinische Erscheinungen des Antikörpermangelsyndroms. Schweiz. med. Wschr. 88, 78 (1958).
23. BARCELÓ, P.: Evaluation clinique de quelques essais serologiques pour le diagnostic différentiel de la polyarthrite chronique, de la spondylarthrite ankylosante et de la fièvre rhumatismale. J. belge Méd. phys. Rhum. 13, 149 (1958).
24. BARCELÓ, P.: La nostra esperienza sul valore delle prove sierologiche per la diagnostica differenziale dell'artrite reumatoide e della spondiloartite anchilopoetica. Reumatismo 10, 7 (1958).
25. BARTFELD, H.: Incidence and significance of seropositive tests for rheumatoid factor in nonrheumatoid diseases. Ann. intern. Med. 52, 1059 (1960).
26. BARTFELD, H.: Immunologic and biologic similarities of seropositive rheumatoid and nonrheumatoid disease sera: Gel diffusion studies. J. Lab. clin. Med. 56, 303 (1960).
26a. BARTFELD, H.: Macroglobulinemia: immunological and biological parallelism of rheumatoid and nonrheumatoid, non collagen disease sera. Atti del X. Congr. della lega internat. contro il reumatismo, Rom 3.—7. 9. 1961. Minerva med. (Torino) II, 789 (1961).
27. BARTFELD, H., E. MAHOOD and E. F. HARTUNG: Evaluation of haemagglutination tests in the diagnosis of rheumatoid arthritis. Ann. rheum. Dis. 17, 83 (1958).
28. BEDER, R.: Untersuchungen über die Antistreptokinase im Patientenserum. Diss. Frankfurt 1953.
29. BEHREND, T., u. H. CLEVE: Immuno-elektrophoretische Untersuchungen von Ultrazentrifugenpräparationen bei primär chronischer Polyarthritis. Z. Rheumaforsch. 19, 121, 217 (1960).
30. BEEUWKES, H., A. BIJLSMA and D. E. MENDES DE LEON: Streptokokkenagglutination in rheumatoid arthritis. Acta med. scand. 157, 119 (1957).
31. BEEUWKES, H., A. BIJLSMA and D. E. MENDES DE LEON: An investigation of the presence of a common antigenic factor in certain cocci and the relationship with rheumatoid arthritis. Acta rheum. scand. 5, 101 (1959).
32. BERNHEIMER, A. W., and G. L. CANTONI: The toxic action of preparations containing the oxygen-labile hemolysin of streptococcus pyogenes. J. exp. Med. 86, 193 (1947).
33. BERNSTOCK, L., H. S. BEDSON and J. H. GLYN: Assessment of an new hemagglutination test for rheumatoid arthritis. Brit. med. J. 1956 I, 1151.
34. BICHEL, K., C. HOLTEN, K. B. JENSEN and A. S. CHRISTENSEN: The ROSE-WAALER Test with special reference to cancer. Acta med. scand. 158, 351 (1957).
35. BIELING, R.: Zit. nach H. SCHMIDT, Fortschritte der Serologie, S. 763. Darmstadt: Steinhoff 1953.

36. BLACK, A., M. GOLDIN, R. M. POSKE and L. MALMED: Differentiation between rheumatoid arthritis and systemic lupus erythematosus by sheep-cell agglutination tests. Arthritis Rheumatism 2, 99 (1959).
37. BLAIR, J. E., and F. A. HALLMAN: Streptococcal agglutinins and antistreptolysins. J. clin. Invest. 14, 505 (1935).
38. BLAU, M., E. D. DAY, J. PLANINSEK and D. PRESSMAN: Spezifity and cross-localization of anti-kidney antibodies. J. Immunol. 79, 334 (1957).
39. BLAU, M., E. D. DAY and D. PRESSMAN: The rate of localization of antirat kidney antibodies. J. Immunol. 79, 330 (1957).
40. BLOOH, E. H.: Microscopic observation of circulating blood in bulbar conjunctiva in man in health and disease. Ergebn. Anat. Entwickl.-Gesch. 35, 1 (1956).
41. BLOCH, K. J.: Recent modification in serological tests for rheumatoid arthritis. Bull. rheum. Dis. 9, 185 (1959).
42. BLOOH, K. J., and J. J. BUNIM: Simple, rapid diagnostic test for rheumatoid arthritis — Bentonite flocculation test. J. Amer. med. Ass. 169, 307 (1959).
43. BLOCH, K. J., M. J. WOHL, J. J. SHIP, B. B. OGLESBY and J. J. BUNIM: Sjögren's syndrome. I. Serologic reaction in patients with Sjögren syndrome with and without rheumatoid arthritis. Arthritis Rheumatism 3, 287 (1960).
44. BLOOMFIELD, N.: Reactions in the latex-fixation test for rheumatoid arthritis with serum of syphilitic individuals. J. Lab. clin. Med. 55, 73 (1960).
45. BLUMBERG, B., and C. RAGAN: The natural history of rheumatoid spondylitis. Medicine (Baltimore) 35, 1 (1956).
46. BOAKE, W. C., and H. MUIR: The non-antigenicity of chondroitin sulfate. Lancet 1955 II, 1222.
47. BÖHM, P., ST. DAUBER u. L. BAUMEISTER: Über Neuraminsäure, ihr Vorkommen und ihre Bestimmung im Serum. Klin. Wschr. 32, 289 (1954).
48. BÖHMIG, R.: Die Pathologie der Endokarditis. Verh. dtsch. Ges. Kreisl.-Forsch. 20, 159 (1954).
49. BÖHN, D.: Über Antikörper gegen Streptokokken-Hyaluronidase im menschlichen Plasma. Diss. Frankfurt 1953.
50. BÖNI, A.: Zur Ätiologie der primär chronischen Polyarthritis. Z. Rheumaforsch. 8, 49 (1949).
51. BÖNI, A.: Klinik der primär chronischen Polyarthritis und ihrer Grenzfälle unter besonderer Berücksichtigung der serologischen Probleme. Schweiz. med. Wschr. 90, 755 (1960).
52. BÖNI, A., D. GROSS, M. ENDERLIN u. N. FELLMANN: Serologische Aspekte der Spondylitis ankylopoetica und der primär chronischen Polyarthritis. 4. Europ. Rheumatologen-Kongr. 28.—30. 9. 59, Istanbul.
53. BÖNI, A., and S. WINBLAD: Study of streptococcal agglutination with special reference to the specifity and its relation to the erythrocyte sedimentation rate. Acta med. scand. 132, 466 (1949).
54. BOGENDÖRFER, L.: Über den Einfluß des Zentralnervensystems auf Immunitätsvorgänge. 1. Mitteilung. Naunyn-Schmiedeberg's Arch. exp. Path. Pharmak. 124, 65 (1927).
55. BOLLAG, W.: Nachweis von organspezifischen Antikörpern. Experientia (Basel) 12, 210 (1956).
56. BOLLAG, W.: Serologischer Nachweis von individualspezifischen Gewebsantikörpern. Beziehungen zum Problem der Organtransplantation. Schweiz. med. Wschr. 86, 687 (1956).
57. BONCOMPAGNI u. TURCHINI: Zit. nach K. FELLINGER u. J. SCHMID, Klinik und Therapie des chronischen Gelenkrheumatismus. Wien: Wilhelm Maudrich 1954.

58. BONOMO, L.: Problemi patogenetici relativi al fattore reumatoide. Reumatismo 11, 159 (1959).
59. BONOMO, L., L. MARCUCCIO e L. PINTO: Alcune sieroreazioni in patologia reumatoide ed extrareumatoide. Reumatismo 11, 209 (1959).
60. BOORMAN, K. E., B. E. DODD and J. F. LOUTIT: Haemolytic icterus (acholuric jaudice), congenital and acquired. Lancet 1946 I, 812.
61. BOOTS, R. H., M. O. LIPMAN, J. A. COSS and C. RAGAN: Immunologic reactions in rheumatoid arthritis. Proc. VII. Intern. Congr. Rheum. Diseases, Philadelphia, 1952, S. 336. Philadelphia: W. B. Saunders Company.
62. BOYDEN, S. V.: The adsorption of proteins on erythrocytes treated with tannic acid and subsequent hemagglutination by antiprotein sera. J. exp. Med. 93, 107 (1951).
63. BOZICEVICH, J., J. J. BUNIM, J. FREUND and ST. B. WARD: Bentonite flocculation test for rheumatoid arthritis. Proc. Soc. exp. Biol. (N.Y.) 97, 180 (1958).
64. BOZICEVICH, J., J. P. NASOU and E. D. KAYHOE: Desoxyribonucleic acid (DNA) — bentonite flocculation test for lupus erythematosus. Proc. Soc. exp. Biol. (N.Y.) 103, 636 (1960).
65. BRAND, E., B. KASSEL and L. J. SAIDEL: Chemical, clinical and immunological studies on the products of human plasma fraction. III. Amino acid composition of plasma proteins. J. clin. Invest. 23, 437 (1944).
66. BRAUNSTEINER, H., F. EGGHART, H. PUXKANDL, F. REINHARDT u. G. WIEDERMANN: Untersuchungen zur Charakterisierung des „Rheumafaktors". Wien. Z. inn. Med. 39, 97 (1958).
67. BRAUNSTEINER, H., F. EGGHART, F. REINHARDT u. G. WIEDERMANN: Der Latex-Fixationstest und der Lupus erythematosus-Zelltest. (Untersuchungen über ihre diagnostische und ätiologische Bedeutung bei der chronischen Polyarthritis). Dtsch. med. Wschr. 83, 2168 (1958).
68. BREMNER, J. M., W. R. M. ALEXANDER and J. J. DUTHIE: Familial incidence of rheumatoid arthritis. Ann. rheum. Dis. 18, 279 (1959).
69. BRINE, K. L., R. J. WEDGWOOD and W. S. CLARK: The effects of serum complement and its components on the rheumatoid latex fixation test. Arthritis Rheumatism 1, 230 (1958).
70. BRÖNNESTAM, R., and S. B. NILSSON: Gammaglobulin groups (Gm) of mothers and their new-born infants. Vox. Sang. (Basel), N.F. 2, 316 (1957).
71. BROKMAN, H., J. BRILL u. J. FRENDZEL: Komplementablenkung mit Organextrakten von Rheumatikern — BBF-Reaktion — bei sogenanntem akutem Gelenkrheumatismus. Klin. Wschr. 16, 502 (1937).
72. BROWN, R., J. J. BUNIM and C. McEWEN: Differential sheep cell agglutination test in rheumatoid arthritis. Ann. rheum. Dis. 8, 299 (1949).
73. BRUGSCH, TH.: Wesen und Behandlung von chronischem Gelenkrheumatismus. Z. ges. inn. Med. 8, 765 (1953).
74. BURBY, G., and G. BEHR: The latex fixation test in rheumatoid arthritis. Lancet 1958 I, 1157.
75. BURKY, E. L.: Studies on cultures and broth filtrates of staphylococci. J. Immunol. 25, 419 (1933).
76. BURKY, E. L.: Experimental endophthalmitis phaco-anaphylactica in rabbits. Arch. Ophthal. (Chicago) 12, 536 (1934).
77. BURKY, E. L.: Production in rabbit of hypersensitive reactions to lens, rabbit muscle and low ragweed extracts by action of staphylococcus aureus. J. Allergy 5, 466 (1934).
77a. BURNET, F. M.: The clonal selection theory of acquired immunity. Cambridge: University press 1959.

78. BURNET, F. M., and F. FENNER: The production of antibodies, Monographie des Walter und Elize Hall Instituts, 2. Aufl. Melbourne (Australia): Macmillan & Co. 1949.

78a. BUTLER jr., V. P., and J. H. VAUGHAN: Studies on the specifity of the rheumatoid factor for various gamma-globulins. Atti del X. Congr. della lega internat. contro il reumatismo, Rom 3.—7. 9. 1961. Minerva med. (Torino) I, 293 (1961).

79. BUTTLER, K. R., u. S. MOESCHLIN: Antikörper gegen verschiedene Gewebszellen bei rheumatischen und anderen Erkrankungen. Helv. med. Acta 23, 592 (1956).

80. BYWATERS, E. G. L., M. E. CARTER and F. E. T. SCOTT: Differential agglutination titre (DAT) in juvenile rheumatoid arthritis. Ann. rheum. Dis. 18, 225 (1959).

81. BYWATERS, E. G. L., M. E. CARTER and F. E. T. SCOTT: Comparison of differential agglutination titre (DAT) in juvenile and adult rheumatoid arthritis. Ann. rheum. Dis. 18, 233 (1959).

82. CABAU, N.: Recherche et étude bactériologique systematique des streptocoques dans la gorge de rhumatisants chroniques. Path. Biol. 7, 839 (1959).

83. CAMPBELL, D. H., P. STURGEON and J. R. VINOGRAD: Separation of complete and incomplete Rh antibodies by centrifugation. Science 122, 1091 (1955).

84. CANNON, P. R., and C. E. MARSHALL: An improved serological method for the determination of precipitative titers of antisera. J. Immunol. 38, 365 (1940).

85. CAPELLI, E.: Basi teoriche e realizzazione sperimentale "in vitro" del "fenomeno del lupus erythematose" nel sangue di individui normali mediante un siero anti-reticolo-endotelio umano. Minerva derm. (Torino) 27, Nr 10 (1952).

86. CAPLAN, H. J.: Evaluation of the eosin slide latex fixation test for rheumatoid arthritis. Bull. Tufts New Engl. med. Cent. 6, 136 (1960).

87. CASTELLI, D., e V. DANEO: Sul comportamento del complemento e delle sue frazioni nell'artrite reumatoide e sui suoi rapporti col fattore emoagglutinante. Reumatismo 6, 346 (1954).

88. CATANZARO, F. J., CH. A. STETSON, A. J. MORRIS, R. CHAMOVITZ, CH. H. RAMMELKAMP, B. L. STOLZER and W. D. PERRY: The role of the streptococcus in the pathogenesis of rheumatic fever. Amer. J. Med. 17, 749 (1954).

89. CAVELTI, PH. A.: Studies on the pathogenesis of rheumatic fever. I. Experimental production of autoantibodies of heart, skeletal muscle and connective tissue. Arch. Path. (Chicago) 44, 1 (1947).

90. CAVELTI, PH. A.: Experimentelle Studien über die Pathogenese des fieberhaften Rheumatismus (Polyarthritis acuta rheumatica). Schweiz. med. Wschr. 78, 83 (1948).

91. CAVELTI, PH. A., and E. S. CAVELTI: Studies on the pathogenesis of rheumatic fever. Arch. Path. (Chicago) 44, 13 (1947).

92. CAVELTI, PH. A.: Studies on the technic of collodion agglutination (Influence of certain qualities of the collodion particles and of the proportions of antigen and collodion on the sensitivity of the reaction). J. Immunol. 49, 365 (1944).

93. CAVELTI, PH. A.: Pathogenesis of glomerulonephritis and rheumatic fever. In vivo activation of tissue antigens as a result of streptococci infection and consecutive formation of autoantibodies. Arch. Path. (Chicago) 44, 119 (1947).

94. CAVELTI, PH. A.: Autoantibodies in rheumatic fever. Proc. Soc. exp. Biol. (N.Y.) 60, 379 (1945).

95. CAVELTI, PH. A., and E. S. CAVELTI: Studies of the pathogenesis of glomerulonephritis. I. Production of autoantibodies to kidney in experimental animals. Arch. Path. (Chicago) 39, 148 (1945).

96. CAVELTI, PH. A., u. E. S. CAVELTI: Über die Bedeutung von Gewebsantikörpern bei der Glomerulonephritis. Internat. Allergie-Kongr., Zürich, 23. bis 28. 9. 51.

97. CECCHI, E., and F. FERRARIS: Serological reactions in the diagnosis of rheumatoid arthritis (Evaluation of S.S.C., F II L.P. and B.F.T. systems). Acta rheum. scand. 5, 136 (1959).

98. CECIL, R. L., D. M. ANGEVINE and S. ROTHBARD: Experimental arthritis in rabbits produced with streptococci and other organisms. Amer. J. med. Sci. 198, 463 (1939).

99. CECIL, R. L., E. E. NICHOLLS and W. J. STAINSBY: Characteristics of streptococci isolated from patient with rheumatic fever and chronic infectious arthritis. Amer. J. Path. 6, 619 (1930).

100. CECIL, R. L., E. E. NICOLLS and W. J. STAINSBY: The etiology of rheumtoid arthritis. Amer. J. med. Sci. 181, 12 (1931).

101. CHARCOT, J. M.: Leçon clinique sur les maladies des vieillards et les maladies chroniques, 2. Aufl. Paris: Delahaye 1874.

102. CHASIS, H., and C. McEWEN: Precipitin reactions between hemolytic streptococci of various groups and immune and rheumatoid arthritis sera. J. Immunol. 31, 439 (1936).

103. CHRIST, P.: Serologische Untersuchungen bei Streptokokkeninfektionen. Arbeiten aus dem Paul-Ehrlich-Institut, dem Georg-Speyer-Haus und dem Ferdinand-Blum-Institut Frankfurt, H. 51, S. 124—166. Stuttgart: Gustav Fischer 1954.

104. CHRIST, P.: Über die Bedeutung von Streptokokkeninfektionen in der Pathogenese der akuten Polyarthritis und der akuten Nephritis. Ergebn. inn. Med. Kinderheilk., N.F. 11, 379 (1959).

105. CHRISTENSEN, L. R.: Methods for measuring the activity of components of the streptococcal fibrinolytic system and streptococcal desoxyribonuclease. J. clin. Invest. 28, 163 (1949).

106. CHRISTIAN, C. L.: Characterization of the "reactant" (gamma globulin factor) in the F II precipitin reaction and the F II tanned sheep cell agglutination test. J. exp. Med. 108, 139 (1958).

106 a. CHRISTIAN, C. L.: A study of rheumatoid arthritis sera: Comparison of spontaneous precipitates and gamma-globulin induced precipitates. Arthritis Rheumatism 2, 289 (1959).

107. CLARK, W. S.: Conference on serological reactions on rheumatoid arthritis, herausgeg. von R. W. LAMONT-HAVERS. New York: Arthritis and Rheumatism Foundation 1957.

108. CLAWSON, B. J., M. WETHERBY, E. A. HILBERT and H. E. HILLBOE: Streptococci agglutination on chronic arthritis and acute rheumatic fever. Amer. J. med. Sci. 184, 758 (1932).

109. CLEVE, H., u. F. HARTMANN: Immunelektrophoretische Untersuchungen im Serum Rheumakranker. Klin. Wschr. 35, 334 (1957).

110. COBB, S., T. A. LINCOLN and P. F. LINCOLN: Latex tests positive in hypertension and peptic ulcer. Pan-American Congr. on rheumatic Diseases, Washington 1959.

111. COBURN, A. F.: The factor of infection in the rheumatic state. Baltimore: Williams & Wilkins Company 1931.

112. COBURN, A. F., and R. H. PAULI: Studies with immune response of the rheumatic subject and its relationship to activity of the rheumatic process. J. clin. Invest. 14, 769 (1935).

113. CÖSTER, C.: Streptococcus agglutination in cases of chronic polyarthritis. Acta med. scand. 136, 430 (1950).

114. COHEN, E.: Detection of rheumatoid factor (s) by alligator erythrocyte hemagglutination. Amer. J. med. Technol. 26, 211 (1960).

115. COHEN, E., E. NETER, I. MINK and B. M. NORCROSS: Use of alligator erythrocytes for demonstrating agglutination activating factor in rheumatoid arthritis. Amer. J. clin. Path. 30, 32 (1958).
116. COHEN, E., E. NETER and B. M. NORCROSS: Detection of rheumatoid factor (s) by means of photoelectric measurement without hemagglutination. Amer. J. clin. Path. 31, 507 (1959).
117. COKE, H.: Experience with British latex suspension for agglutination tests in rheumatoid arthritis. Ann. rheum. Dis. 18, 301 (1959).
118. COLLINS, R. C.: Experimental studies in sympathetic ophthalmia. Amer. J. Ophthal. 32, 1687 (1949).
119. COLLINS, D. H., and W. GOLDIE: Observations on polyarthritis and on experimental erysipelothrix infection of swine. J. Path. Bact. 50, 323 (1940).
120. Comitee of the American Rheumatism Association: Diagnostic criteria for rheumatoid arthritis. 1958 Revision. Ann. rheum. Dis. 18, 49 (1959).
121. COOMBS, A. M., and R. R. A. COOMBS: The conglutination phenomenon. IX. The production of immuno-conglutinin in rabbits. J. Hyg. (Lond.) 51, 509 (1953).
122. COONS, A. H., and M. H. KAPLAN: Localization of antigen in tissue cells: II. Improvements in a method for the detection of antigen by means of fluorescent antibody. J. exp. Med. 91, 1 (1950).
123. CORBELLI, G., C. MAGLIETTA e G. TUCCI: Contributo allo studio della reazione di WAALER-ROSE. G. Clin. med. 40, 248 (1959).
124. COSTE, F., R. DEMANCHE et M. BOUREL: Réactions d'agglutination au cours de la polyarthrite chronique évolutive. Rev. Rhum. 19, 589 (1952).
125. CRAIG, H. W., G. P. KERBY and E. L. PERSONS: Results of a modified rheumatoid hemagglutination test: Correlation of results with occurrence of C-reactive protein. J. Lab. clin. Med. 43, 635 (1957).
126. CURTAIN, C. C.: Possible sites of macroglobulin synthesis. Aust. Ann. Med. 8, 143 (1959).
127. DAHL, M.: Über die Waaler-, Rose-, Bentonit- und Latexreaktionen bei der Polyarthritis chronica im Kindesalter. Kinderärztl. Prax. 28, 289 (1960).
128. DAIKOS, G. K., E. J. KLONTZAS u. M. H. ATHANASIADOU: Der diagnostische Wert des Latex-Fixationstestes bei der rheumatischen Arthritis. Münch. med. Wschr. 101, 1281 (1959).
129. DAMESHEK, W., and S. O. SCHWARTZ: The presence of hemolysins in acute hemolytic anemia. New Engl. J. Med. 218, 75 (1938).
130. DANEO, V., e. G. EINAUDI: Richerche e osservazioni sull importanze e sul significato della reazione di WAALER-ROSE in reumatologia. Minerva med. (Torino) 45, 714 (1954).
131. DANEO, V., G. MARRAZZI e G. SECONDO: Mallattie reumatiche e titolo serico di antistreptolisine-O. Reumatismo 8, 82 (1956).
132. DAUSSET, J., A. NENNA, H. TSEVRENIS et J. BERNARD: La pancytopénie chronique idiopathique avec leuco-agglutinine sérique. Rev. Hemat. 8, 316 (1953).
133. DAWSON, M. H., and M. OLMSTEAD: Antistreptolysin titers in rheumatoid arthritis. Proc. Soc. exp. Biol. (N.Y.) 34, 82 (1936).
134. DAWSON, M. H., M. OLMSTEAD and R. H. BOOTS: Agglutination reaction with streptococcus hemolyticus. J. Immunol. 23, 187 (1932).
135. DAWSON, M. H., M. OLMSTEAD and R. H. BOOTS: Agglutination reaction in rheumatoid arthritis. II. Nature and significance of agglutination reactions with streptococcus hemolyticus. J. Immunol. 23, 205 (1932).

136. Dawson, M. H., M. Olmstead and E. L. Jost: Agglutination reaction in rheumatoid arthritis. III. Comparison of agglutinins and precipitins for streptococcus hemolyticus in rheumatoid arthritis sera. J. Immunol. **27**, 355 (1934).
137. Dean, H. R.: On the factor concerned in agglutination. Proc. roy. Soc. B **84**, 416 (1912).
138. De Blécourt, J. J., A. Pondman u. F. Westendorp Boerma: Een vergelijkend onderzoek naar de betekenis van enige serologische reacties bij chronisch gewrichsreuma. Ned. T. Geneesk. **103**, 2302 (1959).
138a. De Blécourt, J. J., A. Polman and T. de Blécourt-Meindersma: Hereditary factors in rheumatoid arthritis and spondylosis. Ann. rheum. Dis. **20**, 215 (1961).
139. De Forest, G. K., and J. J. Barboriak: Heparin-latex test in rheumatoid and non-rheumatoid serums. Proc. Soc. exp. Biol. (N.Y.) **103**, 115 (1960).
140. De Forest, G. K., M. B. Mucci and P. L. Boisvert: The clinical behavior of the hemagglutination test for rheumatoid arthritis. Amer. J. Med. **21**, 897 (1956).
141. De Forest, G. K., M. B. Mucci and P. L. Boisvert: Two-year comparative study of serial hemagglutination tests done on groups of rheumatoid arthritis patients. Arthritis Rheumatism **1**, 387 (1958).
142. Deicher, H.: Über die Erzeugung heterospezifischer Hämagglutinine durch Injektion artfremden Serums. Z. Hyg. Infekt.-Kr. **106**, 561 (1926).
142a. Deicher, H., u. T. Behrend: Das Gammaglobulin „Antigen" des Latexfixationstests. Z. Rheumaforsch. **20**, 119 (1961).
143. Deicher, H. R. G., H. R. Holman and H. G. Kunkel: Anticytoplasmic factors in the sera of patients with systemic lupus erythematosus and certain other diseases. Arthritis Rheumatism **3**, 1 (1960).
144. del Toro, R. A., R. T. Smith, K. M. Kron, I. F. Hermann and M. H. Clappier: Bentonite flocculation test in rheumatoid arthritis. J. Amer. med. Ass. **169**, 315 (1959).
145. de Sèze, S., J. Badin, D. Hioco et N. Debeyre: La specificité de la réaction de Waaler-Rose en pratique rhumatologique. Rev. Rhum. **24**, 364 (1957).
145a. de Sèze, S., A. Ryckewaert, M. F. Kahn, J. Badin et N. Debeyre: Etudes sur les polyarthrites chroniques rhumatismales avec réaction de Waaler-Rose négative. Rev. franç. Ét. clin. biol. **5**, 901 (1960).
146. Deutsch, H. F., R. A. Alberty and L. J. Gosting: Biophysical studies of blood plasma proteins. I. Separation and purification of a new globulin from normal human plasma, J. biol. Chem. **165**, 21 (1946).
147. Deutsch, H. F., and J. I. Morton: Human serum macroglobulins and dissociation units. J. biol. Chem. **231**, 1107 (1958).
148. Dickgiesser, F., u. F. Harter: Klinische und serologische Beobachtungen über die Agglutinationsreaktion sensibilisierter Hammelblutkörperchen. Dtsch. med. Wschr. **78**, 1679 (1953).
149. Dickmans, H., u. E. Fritze: Das Caplan-Syndrom (Arthritis bei Silikose). Verh. dtsch. Ges. inn. Med. **65**, 411 (1959).
150. Dienes, L.: Further observations concerning the sensitization of tuberculous guinea pigs. J. Immunol. **15**, 153 (1928).
151. Dienes, L., and F. A. Simon: Flaring up of injection sites in allergic guinea pigs. J. Immunol. **28**, 321 (1935).
152. Dische, Z., and E. Borenfreund: A spectrophotometric method for the microdetermination of hexosamines. J. biol. Chem. **184**, 517 (1950).
153. Dixon, A. St. J.: "Rheumatoid arthritis" with negative serological reaction. Ann. rheum. Dis. **19**, 209 (1960).

154. DIXON, F. J.: The metabolism of antigen and antibody. J. Allergy **25**, 487 (1954).
155. DOMEIJ: Zit. nach N. SVARTZ, Serological changes in rheumatoid arthritis. Rheumatism 1956.
156. DONATH, J., u. K. LANDSTEINER: Über paroxysmale Hämoglobinurie. Münch. med. Wschr. **51**, 1590 (1904).
157. DONIACH, D., and J. M. ROITT: The prevalence of auto-immune thyroiditis and its relation to other thyroid diseases, Immunpathologie. I. Intern. Symposion Basel/Seelisberg 1958, herausgeg. von P. GRABAR u. P. MIESCHER, S. 168. Basel u. Stuttgart: Benno Schwabe 1959.
158. DORDICK, J. R., and M. M. WASSERMAN: The differential sheep cell agglutination test in arthritis. Amer. J. clin. Path. **20**, 526 (1950).
159. DORFMAN, A., M. OTT and E. T. REIMERS: Relationship of hyaluronidase to rheumatic fever. Amer. J. Dis. Child. **77**, 106 (1949).
160. DRESNER, E., and P. TROMBLY: The latex-fixation reaction on nonrheumatic diseases. New Engl. J. Med. **261**, 981 (1959).
161. DRESNER, E., P. TROMBLY and G. F. O'BRIEN: Latex fixation reaction in non-rheumatic diseases. Clin. Res. **7**, 49 (1959).
161a. DUBINSKI, S.: Studies on antigenicity of immune globulins. I. Immune globulins as iso-antigens and autoantigens. Folia biol. (Kraków) **6**, 47 (1958).
162. DUBOIS, E. L., and Y. J. KATZ: An attempt to produce systemic lupus erythematosus and rheumatoid arthritis by crude desoxyribonucleic acid and joint antigens. Arthritis Rheumatism **3**, 403 (1960).
163. DULONG DE ROSNAY, CH., P. DU PASQUIER et G. MOUSTARDIER: Nouvelle méthode de recherche du » facteur agglutinant « de la polyarthrite chronique évolutive. Ann. Inst. Pasteur **95**, 23 (1958).
164. DUTHIE, J. J.: Possible significance of the sensitized sheep cell test in rheumatoid arthritis. Heberden Society Edinburg, 16. 5. 1957.
165. DUTHIE, J. J., J. M. BREMNER and W. R. M. ALEXANDER: The incidence of anti-nuclear factor in the serum of patients with rheumatoid arthritis. 4. Europ. Rheumatologen-Kongr. 28.—30. 9. 1959, Instanbul.
166. DUTHIE, J. J., P. BROWN, J. D. E. KNOX and M. THOMPSON: Course and prognosis in rheumatoid arthritis. Ann. rheum. Dis. **16**, 411 (1957).
167. EATON, M. D., W. D. MURPHY and V. L. HANFORD: Heterogenetic antibodies in acute hepatitis. J. exp. Med. **79**, 539 (1944).
168. EDELMAN, M., H. G. KUNKEL and E. C. FRANKLIN: Interaction of the rheumatoid factor with antigen-antibody complexes and aggregated gammaglobulin. J. exp. Med. **108**, 105 (1958).
169. EDSTRÖM, G.: Rheumatoid arthritis and Still's disease in children. A survey of 161 cases   Arthritis Rheumatism 1, 497 (1958).
170. EGGHART, F., u. G. WIEDERMANN: Der „Rheumatoid Arthritis Test" zur Diagnose der primär chronischen Polyarthritis. Wien. med. Wschr. **109**, 384 (1959).
171. EGGHART, F., G. WIEDERMANN u. H. BRAUNSTEINER: Der Latexfixationstest bei der primär chronischen Polyarthritis. Wien. Z. inn. Med. **38**, 364 (1957).
172. EHRICH, W. E.: Die Entzündung. In Handbuch der allgemeinen Pathologie, Bd. VII, 1, herausgeg. von F. BÜCHNER, E. LETTERER u. F. ROULET, S. 1 bis 324. Berlin-Göttingen-Heidelberg: Springer 1956.
173. EHRMANN, G., A. FERSTL, A. NEUMAYR u. J. SCHMID: Die Bedeutung der Hämagglutination sensibilisierter Schafserythrocyten bei chronischer Polyarthritis. Wien. Z. inn. Med. **33**, 81 (1952).
174. EINAUDI, G., e R. GARELLI: Sul comportamente del test al lattica a goccia nel liquido siniviale di malati affetti da artride reumatoide. Reumatismo **11**, 148 (1959).

175. EINAUDI, G., e R. GARELLI: Ricerche sul comportamento delle antistrepto-lysine-O del siero nell'artrite reumatoide. (Con particolare riferimento alle caratteristiche cliniche della malattia e alla presenza del fattore reumatoide.) Reumatismo 11, 325 (1959).

176. EINAUDI, G., R. GARELLI e G. MARRAZZI: Ricerche sulla presenza del fattore reumatoide nell'omogenato di capsula articolare e nel liquido di bolla. Reumatismo 11, 156 (1959).

177. EISEN, H., and F. KARUSH: The interaction of purified antibody with homologous hapten. Antibody valence and binding constant. J. Amer. chem. Soc. 71, 363 (1949).

178. EISEN, H., B. SHERMAN and D. PRESSMAN: The zone of localization of antibodies. IX. The properties of antirat-lung serum. J. Immunol. 65, 543 (1950).

179. ELLIS, H. A., and D. FELIX-DAVIES: Serum complement, rheumatoid factor and other serum proteins in rheumatoid disease and systemic lupus erythematosus. Ann. rheum. Dis. 18, 215 (1959).

180. ENDERLIN, M.: Die serologischen Aspekte der diffusen mesenchymalen Reaktionen. Schweiz. med. Wschr. 90, 1017 (1960).

181. ENGESET, A.: Treatment of rheumatoid arthritis with quinacrine and chloroquine. Acta rheum. scand. 4, 28 (1958).

182. EPSTEIN, W. V., and E. P. ENGLEMAN: The relation of the rheumatoid factor content of serum to clinical neurovascular manifestations of rheumatoid arthritis. Proc. of the Annual Meeting of the American Rheumatism Association, San Francisco, Juni 1958, und Arthritis Rheumatism 2, 250 (1959).

183. EPSTEIN, W. V.: Inhibition tests in the diagnosis of rheumatoid arthritis. Arthritis Rheumatism 2, 347 (1959).

184. EPSTEIN, W. V., E. P. ENGLEMAN and M. ROSS: Evaluation of a qualitative precipitation reaction for the detection of rheumatoid factor. Ann. rheum. Dis. 16, 448 (1957).

185. EPSTEIN, W. V., E. P. ENGLEMAN and M. ROSS: Quantitative studies of the precipitation and agglutination reactions between serum of patients with "connective tissue" diseases and a preparation (Cohn fraction II) of human gammaglobulin. J. Immunol. 79, 441 (1957).

186. EPSTEIN, W. V., A. M. JOHNSON and C. RAGAN: Observation of a precipitin reaction between serum of patients with rheumatoid arthritis and a preparation (Cohn fraction II) of human gamma globulin. Proc. Soc. exp. Biol. (N.Y.) 91, 235 (1956).

187. ERICKSON, J. O., E. VOLKIN, H. W. CRAIG, C. R. COOPER and H. NEURATH: Biologic false positive reactions in serologic test for syphilis. II. Preparation and properties of serologically active serum euglobulin fractions. Amer. J. Syph. 31, 374 (1947).

188. EYQUEM, A., N. GUYOT-JEANNIN et L. PODLIACHOUK: Présence dans les immunserums anti-bacteriens de facteurs anti-globulinique analogues a ceux de la polyarthrite chronique evolutive. Ann. Inst. Pasteur 96, 295 (1959).

189. EYQUEM, A., F. JACQUELINE et E. JOCHEM: Etude de la réaction d'agglutination des globules rouges sensibilisés par un immunserum, au cours des rhumatismes inflammatoires chroniques. Ann. Inst. Pasteur 90, 697 (1956).

190. EYQUEM, A., F. JACQUELINE, L. PODLIACHOUK et J. C. FRANCQ: Problèmes immunologiques de la polyarthrite chronique évolutive. Rev. franç. Ét. clin. biol. 5, 58 (1960).

191. FABER, V.: Anti-Streptococcal-Hyaluronidase. IV. Comparison of anti-streptococcal-hyaluronidase and antistreptolysin-O in sera from patients with rheumatic fever, glomerulonephritis, tonsillitis and rheumatoid arthritis. Acta med. scand. 147, 299 (1953).

192. Fähndrich, W. H.: Zur Methodik der Beurteilung und Auswertung des Behandlungserfolges bei rheumatischen Erkrankungen. Z. Rheumaforsch. 11, 1 (1952).
193. Fahr, Th.: Zur Frage des chronischen Gelenkrheumatismus. Dtsch. med. Wschr. 63, 1645 (1937).
194. Fallet, G. H., H. Vasey, E. Meyer et J. Spahr: Les polyarthrites chroniques evolutives a cellules L.E. Etude clinique et serologique. Rev. Rhum. 26, 553 (1959).
195. Fallet, G. H., J. Lospalluto et M. Ziff: Etudes chromatographiques et electrophoretiques du facteur L.E. In: Immunpathologie. I. Internat. Symposion Basel/Seelisberg, herausgeg. von P. Grabar u. P. Miescher, S. 438 bis 454. Basel u. Stuttgart: Benno Schwabe 1959.
195a. Fallet, G. H., E. Meyer et J. J. Scheidegger: La réaction de fixation au Latex (F II LP) dans les affections rhumatismales et non rhumatismales. Rev. Rhum. 28, 159 (1961).
196. Fassbender, H. G.: Nebennierenrinde und Rheumatismus. Z. Rheumaforsch. 16, 76 (1957).
197. Feldman, H. A., T. W. Mou and H. Wadsworth: The epidemiology and serology of rheumatoid arthritis. Arch. intern. Med. 101, 425 (1958).
198. Fellinger, K., u. H. Braunsteiner: Der Rheumafaktor in seiner klinischen und pathogenetischen Bedeutung. In: Immunpathologie. I. Intern. Symposion Basel/Seelisberg 1958, herausgeg. von P. Grabar u. P. Miescher, S. 353—358. Basel u. Stuttgart: Benno Schwabe 1959.
199. Fellinger, K., u. J. Schmid: Klinik und Therapie des chronischen Gelenkrheumatismus. Wien: Wilhelm Maudrich 1954.
200. Fellmann, N., u. F. Wagenhäuser: Morbus Bechterew, Sonderform der primär chronischen Polyarthritis. Schweiz. med. Wschr. 90, 153 (1960).
201. Fessel, W. J.: Nucleoprotein-latex agglutination test in connective tissue diseases. Ann. rheum. Dis. 18, 255 (1959).
201a. Finkelstein, A. E., G. Kwok, A. P. Hall and T. B. Bayles: The erythrocyte in rheumatoid arthritis. I. A method for detection of an abnormal globulin coating. New Engl. J. Med. 264, 270 (1961).
201b. Finkelstein, A. E., G. Kwok, A. P. Hall and T. B. Bayles: Intravascular phenomena in rheumatoid arthritis. Atti del Congr. della lega internat. contro il rheumatismo, Rom 3.—7. 9. 1961. Minerva med. (Torino) II, 147 (1961).
202. Fischel, E. E., and R. H. Pauli: Serological studies in rheumatic fever. I. The "phase" reaction and the detection of autoantibodies in the rheumatic state. J. exp. Med. 89, 669 (1949).
203. Fonnesu, V.: La reazione latice-gamma-globulina nella diagnosi di arthrite reumatoide. Progr. med. (Napoli) 16, 305 (1960).
204. Foz, A., P. Barceló and E. Batalla: Serological tests in rheumatoid arthritis. In: Contemporary Rheumatology, herausgeg. von J. Goslings u. H. van Swaay, S. 178—182. Amsterdam: Elsivier publishing Comp. 1956.
205. Foz, A., y E. Batalla: Autoanticuerpos en le poliartritis cronica progresiva. Rev. esp. Reum. 6, 142 (1955).
206. Foz, A., and E. Batalla: "Autoantibodies" against human globulin in rheumatoid arthritis patients. In: Contemporary Rheumatology, herausgeg. von J. Goslings u. H. van Swaay, S. 166—169. Amsterdam: Elsevier publishing Comp. 1956.
207. Foz, A., E. Batalla and P. Barceló: The agglutination of sensitized erythrocytes by the serum from patients with rheumatoid arthritis. Rev. esp. Reum., Sondernummer des II. Europ. Rheumatol. Kongr. Barcelona, 1951.
208. Francq, J. C., A. Eyquem et P. Grabar: L'analyse immuno-electrophorétique en fluorescence. Rev. franç. Ét clin. biol. 4, 821 (1959).

209. FRANCQ, J. C., A. EYQUEM, L. PODLIACHOUK et F. JACQUELINE: Etude immuno-electrophorétique des rhumatismes inflammatoires chroniques. Ann. Inst. Pasteur **96**, 413 (1959).

210. FRANCQ, J. C., A. EYQUEM, L. PODLIACHOUK et F. JACQUELINE: Etude immuno-electrophorétique du facteur rhumatoide. Ann. Inst. Pasteur **98**, 96 (1960).

211. FRANK, A., u. J. SCHIMANSKI: Untersuchungen über die Agglutination sensibilisierter Hammelerythrocyten durch menschliche Blutseren bei primär chronischer Arthritis. Z. Rheumaforsch. **12**, 80 (1953).

212. FRANK, A., u. J. SCHIMANSKI: Vergleichende Untersuchungen über die Agglutinationsreaktion sensibilisierter Hammelblutkörperchen und die Anti-Streptolysinreaktion. Z. Rheumaforsch. **14**, 238 (1955).

213. FRANKLIN, E. C.: Precipitation reaction between rheumatoid factors and gamma-globulin. Arthritis Rheumatism **3**, 16 (1960).

213a. FRANKLIN, E. C.: The interactions of rheumatoid factors and gamma-globulins. Atti del X. Congr. della lega internat. contro il reumatismo, Rom 3.—7. 9. 1961. Minerva med. (Torino) II, 804 (1961).

213b. FRANKLIN, E. C.: Stabilizer and inhibitors in the sensitized sheep-cell agglutination reaction. Arthritis Rheumatism **3**, 314 (1960).

214. FRANKLIN, E. C., H. R. HOLMAN, H. J. MÜLLER-EBERHARD and H. G. KUNKEL: An unusual protein component of high molecular weight in the serum of certain patients with rheumatoid arthritis. J. exp. Med. **105**, 425 (1957).

215. FRANKLIN, E. C., and H. G. KUNKEL: Immunologic differences between the 19 S and 7 S components of normal human globulin. J. Immunol. **78**, 11 (1957).

216. FRANKLIN, E. C., H. G. KUNKEL, H. J. MÜLLER-EBERHARD and H. R. HOLMAN: Relation of high molecular weight proteins to the serological reaction in rheumatoid arthritis. Ann. rheum. Dis. **16**, 315 (1957).

217. FRANKLIN, E. C., H. G. KUNKEL and J. R. WARD: Clinical studies of seven patients with rheumatoid arthritis and uniquely large amounts of rheumatoid factor. Arthritis Rheumatism 1, 400 (1958).

218. FRENGER, W., u. F. SCHEIFFARTH: Elektrophoretisches Verhalten des Hämagglutinationsfaktors der primär chronischen Polyarthritis. Acta rheum. scand. **3**, 322 (1957).

219. FRENGER, W., L. R. TRABUSI u. F. SCHEIFFARTH: Studien zur Absorption kompletter und inkompletter Antikörper durch Präcipitation und passive Hämagglutination. Z. Immun-Forsch. **115**, 85 (1958).

220. FREUND, J.: Sensitization with organ spezific antigens and the mechanism of enhancement of the immune responses. J. Allergy **28**, 18 (1957).

221. FREUND, J., M. M. LIPTON and G. E. THOMSON: Aspermatogenesis in the guinea pig induced by testicular tissue and adjuvants. J. exp. Med. **97**, 711 (1953).

222. FRICK, E.: Nephritis durch Nierenautoantikörper. Z. Immun-Forsch. **107**, 411 (1950).

223. FRIEDLANDER, H., R. T. HABERMANN and L. W. PARR: Experimental arthritis in albino rats produced by a strain of corynebacterium. J. infect. Dis. **88**, 290 (1951).

223a. FRIEDMAN, J. A., W. A. BARDAWIL, J. P. MERRILL and C. HANAU: "Delayed" cutaneous hypersensitivity to leucocytes in disseminated lupus erythematosus. New Engl. J. Med. **262**, 486 (1960).

224. FRIEDMAN, J. A., J. F. SICKLEY, R. M. POSKE, A. BLACK, D. BRONSKY, W. H. HARTZ jr., CH. FELDHAKE, P. S. REEDER and E. M. KATZ: The LE-phenomenon in rheumatoid arthritis. Ann. intern. Med. **46**, 1113 (1957).

224a. FUDENBERG, H. H., J. L. GERMAN and H. G. KUNKEL: Occurrence of rheumatoid factor and other gamma globulin abnormalities in the families of patients with agammaglobulinemia. Programm of the Fifty-second Annual Meeting, Amer. Soc. of Clinical Invest., Atlantic City 23. 5. 1960.

225. FUDENBERG, H. H., and H. G. KUNKEL: Physical properties of the red cell agglutinins in acquired hemolytic anemia. J. exp. Med. 106, 689 (1957).

226. FUSSILO, M. H., and D. L. WEIS: Consideration of false positive reactions in the globulin titration technique as applied to tuberculosis. Amer. Rev. Tuberc. 76, 507 (1957).

227. GAJDUSEK, D. C.: An "autoimmune" reaction against human tissue antigens in certain acute and chronic diseases. Arch. intern. Med. 101, 9 (1958).

228. GAMP, A., and G. GILLESSEN: Der Agglutinationstest mit sensibilisierten Hammelblutkörperchen in der Differentialdiagnose rheumatischer Erkrankungen. Z. Rheumaforsch. 12, 129 (1953).

229. GARELLI, R.: Il test al lattice a goccia nelle malattie reumatice con particolare riguardo all'artrite reumatoide, confronto con al reazione di WAALER-ROSE. Reumatismo 11, 82 (1959).

230. GARRIC, P., J. PUTOIS et R. RUFFIE: Étude de la réaction de WAALER-ROSE-HELLER. Rev. Rhum. 22, 678 (1955).

231. GARROD, A. B.: The nature and treatment of gout and rheumatic gout. London: Walton & Maberly 1859.

232. GEAR, J.: Autoantibodies and the hyper-reactive state in the pathogenesis of disease. Acta med. scand. Suppl. 306, 39 (1955).

233. GELL, P. G. H., and B. BENACERRAF: Delayed hypersensitivity reactions to conjugated and denatured antigens. In: Immunpathologie. I. Internat. Symposion Basel/Seelisberg 1958, herausgeg. von P. GRABAR u. P. MIESCHER, S. 277. Basel u. Stuttgart: Benno Schwabe 1959.

234. GERMER, W. D., P. GÖBEL u. H. P. MISSMAHL: Modellversuche zum chronisch rheumatischen Geschehen. Verh. dtsch. Ges. inn. Med. 64, 349 (1958).

235. GERNAND, K.: Ein ökonomischer Latex-Schnelltest zum Nachweis des Rheumafaktors. Acta biol. med. germ. 4, 501 (1960).

236. GERNAND, K.: Serologische Möglichkeiten zur Diagnose rheumatischer Krankheitsbilder. Dtsch. Gesundh.-Wes. 15, 337 (1960).

237. GERY, J., A. M. DAVIES and E. N. EHRENFELD: Heart-specific autoantibodies. Lancet 1960 I, 471.

238. GHIRINGHELLI, L., e B. PERNIS: Aumento delle produzione de anticorpi nei conigli trattati con tridimite per via endovenosa. Med. d. Lavoro 49, Nr 11 (1958).

239. GIBSON, H. J., and N. R. LING: Modified Waaler-Rose reaction employing sensitized human cells. Ann. rheum. Dis. 15, 246 (1956).

239a. GITLIN, D., C. A. JANEWAY, L. APT and J. M. CRAIG: Agammaglobulinemia. In: Cellular and humoral aspects of the hypersensitivity states, herausgeg. von H. S. LAWRENCE, S. 428. New York: Hoeber-Harper 1959.

239b. GOOD, R. A., and J. ROTSTEIN: Rheumatoid arthritis and agammaglobulinemia. Bull. rheum. Dis. 10, 203 (1960).

240. GIEDEON, A., u. J. J. SCHEIDEGGER: Kongenitale Immunparese bei Fehlen spezifischer β_2-Globuline und quantitativ normalen γ-Globulinen. Helv. paediat. Acta 12, 241 (1957).

241. GIORDANO, M., M. ARA e E. DRAMMIS: Ricerche cliniche sul' "fattore reumatoid". Rif. med. 73, 783 (1959).

242. GLYNN, E. L., and E. J. HOLBOROW: Conversion of tissue polysaccharides to auto-antigens by group-A beta-hemolytic streptococci. Lancet 1952 II, 449.

242a. GLYNN, L. E., and E. J. HOLBOROW: Immunological aspects of rheumatoid diseases: A review. Ann. rheum. Dis. **19**, 197 (1960).

243. GOFTON, J. P., J. W. THOMAS and H. S. ROBINSON: Serological reactions by polysaccharides in rheumatoid arthritis. Canad. med. Ass. J. **77**, 1098 (1957).

243a. GOLDSTEIN, J., et A. KAHAN: Transfert passif hétérologue d'hypersensibilité streptococcique dans la maladie rhumatismale. Atti del X. Congr. della lega internat. contro il reumatismo, Rom 3.—7. 9. 1961. Minerva med. (Torino) II, 12 (1961).

244. GOOD, R. A.: Studies on agammaglobulinemia and hypogammaglobulinemia. In: Immunopathologie. I. Intern. Symposion Basel/Seelisberg 1958, herausgeg. von P. GRABAR u. P. MIESCHER, S. 41. Basel u. Stuttgart: Benno Schwabe 1959.

245. GOOD, R. A., J. ROTSTEIN and W. F. MAZZITELLO: The simultaneous occurrence of rheumatoid arthritis and agammaglobulinemia. J. Lab. clin. Med. **49**, 343 (1957).

246. GOOD, R. A., and H. L. VARCO: A clinical and experimental study of agammaglobulinemia. J. Lancet **75**, 245 (1955).

247. GOOD, R. A., and H. L. VARCO: Agammaglobulinemia: An approach to homovital transplantation. Ann. Surg. **142**, 334 (1955).

248. GORLITZER VON MUNDY, V.: Über den Zusammenhang von Tuberkulose und Gelenkrheumatismus. Münch. med. Wschr. **102**, 215 (1960).

248a. GOSLINGS, J., J. H. KIEVITS, H. M. HAZEVOET, W. HIJMANS and A. CATS: The significance of the L. E. cell phenomenon for the symptomatology and the prognosis of rheumatoid arthritris. Atti del X. Congr. della lega internat. contro il reumatismo, Rom 3.—7.9.1961. Minerva med. (Torino) I, 328 (1961).

249. GRABAR, P.: Untersuchungen von Serum-Eiweißstoffen mit Hilfe immunchemischer Methoden. Zbl. Bakt. **164**, 15 (1955).

250. GRABAR, P.: The problem of auto-antibodies. An approach to a theory. Tex. Rep. Biol. Med. **15**, 1 (1957).

251. GRABAR, P., et C. A. M. WILLIAMS: Hémagglutination passiv. J. Méd. Bordeaux **130**, 323 (1953).

252. GRABAR, P., et C. A. M. WILLIAMS: Méthode permettant l'étude conjugée des propriétés électrophorétique et immunochimique d'un mélage de proteins. Application au serum sanguin. Biochim. biophys. Acta **10**, 193 (1953).

253. GRABER-DUVERNAY, J.: Rhumatismes inflammatoires chroniques secondaires au rhumatisme articulaire aigu. Acta med. scand. **162**, Suppl. 341, 51 (1958).

254. GRÄFF, S.: Rheumatismus und rheumatische Erkrankungen. Berlin: Urban & Schwarzenberg 1936.

255. GRASSMANN, W., u. K. HANNIG: Ein quantitatives Verfahren zur Analyse der Serumproteine durch Papierelektrophorese. Hoppe-Seylers Z. physiol. Chem. **290**, 1 (1952).

256. GREENBURY, C. L.: Elution of the rheumatoid arthritis factor from red-cell agglutinates. Lancet **1956 II**, 644.

257. GREENBURY, C. L., and J. KENINGALE: A comparison of the Rose-Waaler, latex fixation, "RA-test" and bentonite flocculation tests. J. clin. Path. **13**, 325 (1960).

258. GREENWOOD, R., and M. BARR: Circulating antibody production in rheumatoid arthritis. Ann. phys. Med. **5**, 258 (1960).

259. GRIFFITS, G. J.: Antihemolysin titres in chronic rheumatic and allied diseases. Lancet **1934 II**, 251.

260. GRUBB, R.: Agglutination of erythrocytes coated with "incomplete" anti-Rh by certain rheumatoid arthritis sera and some other sera. The existence of human serum groups. Acta path. microbiol. scand. **39**, 195 (1956).

261. GRUBB, R.: Reaction of rheumatoid arthritis sera with a human antibody gamma-globulin. Acta rheum. scand. **3**, 55 (1957).
262. GRUBB, R.: Interactions between rheumatoid arthritis sera and human gamma-globulin. Acta haemat. (Basel) **20**, 246 (1958).
263. GRUBB, R.: The relationship between the Gm serum groups and the rheumatoid arthritis serum factor. In: Immunpathologie. I. Internat. Symposion Basel/Seelisberg 1958, herausgeg. von P. GRABAR u. P. MIESCHER, S. 359. Basel u. Stuttgart: Benno Schwabe 1959.
264. GRUBB, R., and A. B. LAURELL: Hereditary serological human serum groups. Acta path. microbiol. scand. **39**, 390 (1956).
265. GRUMBACH, A.: Die Ätiologie des Rheumatismus. Schweiz. med. Wschr. **14**, 1182 (1933).
266. GSELL, O., u. P. MIESCHER: Primär chronische Polyarthritis und visceraler Erythematodes in ihren Beziehungen. In: Immunpathologie. I. Internat. Symposion Basel/Seelisberg 1958, herausgeg. von P. GRABAR u. P. MIESCHER, S. 468. Basel u. Stuttgart: Benno Schwabe 1959.
266a. HALL, A. P., W. A. BARDAWIL, T. B. BAYLES, A. D. MEDNIS and N. GALINS: The relations between the antinuclear rheumatoid and L.E.-cell factors in systematic rheumatic diseases. New Engl. J. Med. **263**, 769 (1960).
267. HALL, A. P., A. D. MEDNIS and T. B. BAYLES: The latex agglutination and inhibition reactions. New Engl. J. Med. **258**, 731 (1958).
268. HALSE, TH.: Streptokinase, Wirkungsmechanismus und Möglichkeiten einer klinischen Anwendung. Klin. Wschr. **29**, 406 (1951).
269. HANGANATZIU, M.: Hémagglutines hétérogénétiques après injection de sérum de cheval. C. R. Soc. Biol. (Paris) **91**, 1457 (1924).
270. HARBOE, M.: A new haemagglutinating substance in the Gm system, Anti Gm. Nature (Lond.) **183**, 1468 (1959).
271. HARBOE, M.: Simultaneous occurrence of hemagglutinating substances of different specifities in rheumatoid sera. Acta path. microbiol. scand. **49**, 381 (1960).
271a. HARBOE, M.: Heterogeneity of the "rheumatoid factor." Atti del X. Congr. della lega internazionale contro il reumatimo, Rom 3.—7. 9. 1961. Minerva med. (Torino) I, 282 (1961).
272. HARBOE, M., and J. LUNDEVALL: A new type in the Gm system. Acta path. microbiol. Scand. **45**, 357 (1959).
273. HARTER, F.: Der Latex-Test und die Agglutination mit sensibilisierten Schafserythrocyten am Kältepräcipitat im Rahmen der für die primär-chronische Polyarthritis charakteristischen Serumveränderungen. Z. Rheumaforsch. **18**, 150 (1959).
274. HARTER, F., u. G. BACH: Beurteilung der Agglutination beim Latextest mit einer hierfür konstruierten Ableseapparatur. Klin. Wschr. **38**, 66 (1960).
275. HARTER, F., u. F. DICKGIESSER: Die Agglutinationsreaktion mit sensibilisierten Hammelblutkörperchen bei chronischer Polyarthritis und weiteren Erkrankungen. Dtsch. Arch. klin. Med. **200**, 202 (1953).
276. HARTMANN, F.: Serologische Reaktionen beim Rheumatismus. Z. Rheumaforsch. **16**, 151 (1956).
277. HASERICK, J. R., L. A. LEWIS and D. W. BORTZ: Blood factor in acute disseminated lupus erythematosus. I. Determination of gamma globulin as specific plasma fraction. Amer. J. med. Sci. **219**, 660 (1950).
278. HAUROWITZ, F.: The nature of the protein molecule: problems of protein structure. J. cell. comp. Physiol. (Suppl. 1) **47**, 1 (1956).
279. HECHT, R., M. B. SULZBERGER and H. WEIL: Studies in sensitazion to skin. J. exp. Med. **78**, 59 (1943).

280. HEDBERG, H.: Studies on the latex-fixation test. Acta rheum. scand. 4, 257 (1958).

280a. HEDBERG, H.: The latex fixation titer in remission of rheumatoid arthritis. Acta rheum. scand. 7, 43 (1961).

281. HEDBERG, H., and U. MORITZ: The antistreptolysin activity of serum and subfractions of γ-globulin preparations. Acta rheum. scand. 6, 179 (1960).

282. HEDLUND, P., and H. LÖFSTRÖM: Serologic studies in experimental produced polyarthritis. Acta med. scand. 124, 535 (1946).

283. HEIDELBERGER, M., and F. E. KENDALL: Quantitative studies on antibody purification. Dissociation of precipitates formed by pneumococcus specific polysaccharides and homologous antibodies. J. exp. Med. 64, 161 (1936).

284. HEILMEYER, L., F. HAHN u. H. SCHUBOTHE: Hämolytische Anämien auf der Basis abnormer serologischer Reaktionen. Klin. Wschr. 24/25, 193 (1947).

285. HEILMEYER, L., u. V. HIEMEYER: Die Entzündung der Haut im Pyrexaltest unter dem Einfluß entzündungshemmender Steroide sowie bei akuten und chronisch-entzündlichen Erkrankungen. Dtsch. med. Wschr. 85, 102 (1960).

286. HEILMEYER, L., u. W. MÜLLER: Die autoantikörperbedingte Thyreoiditis. Dtsch. med. Wschr. 85, 701 (1960).

287. HEIMER, R.: The macroglobulins and connective tissue disease. Arthritis Rheumatism 2, 266 (1959).

288. HEIMER, R., and O. FREDERICO: Depolymerization of the 19 S antibodies and the 22 S rheumatoid factor. Clin. chim. Acta 3, 496 (1958).

289. HEIMER, R., O. FREDERICO and R. H. FREYBERG: The pH dependence of the sensitized sheep cell reaction of sera from patients with rheumatoid arthritis. Arthritis Rheumatism 1, 62 (1958).

290. HEIMER, R., O. FREDERICO and R. H. FREYBERG: Purification of a rheumatoid factor. Proc. Soc. exp. Biol. (N.Y.) 99, 381 (1958).

290a. HEIMER, R., O. FREDERICO, E. R. SCHWARTZ and R. H. FREYBERG: Studies with macroglobulins of rheumatoid arthritis. Fifth Interim Scientific Session of the Amer. Rheumatism Assoc. 6. 12. 1958.

291. HEIMER, R., and R. H. FREYBERG: Examination of the latex fixation test using sulfated mucopolysaccharides. Arthritis Rheumatism 3, 158 (1960).

292. HELLER, G., A. S. JACOBSON and M. H. KOLODNY: A modification of the hemagglutination test for rheumatoid arthritis. Proc. Soc. exp. Biol. (N.Y.) 72, 316 (1949).

293. HELLER, G., A. S. JACOBSON, M. H. KOLODNY and W. H. KAMMERER: The hemagglutination test for rheumatoid arthritis. II. The influence of human plasma fraction II (Gammaglobulin) on the reaction. J. Immunol. 72, 66 (1954).

294. HELLER, G., A. S. JACOBSON, M. H. KOLODNY and R. L. SCHUMAN: The hemagglutination test for rheumatoid arthritis. I. An immunological analysis of the factor involved in the reaction. J. Immunol. 69, 27 (1952).

295. HELLER, G., M. H. KOLODNY, I. H. LEPOW, A. S. JACOBSON, M. E. RIVERA and G. H. MARKS: The hemagglutination test for rheumatoid arthritis. IV. Characterization of the rheumatoid agglutinating factor by analysis of serum fractions prepared by ethanol fractionation. J. Immunol. 74, 340 (1955).

295a. HELLER, P., V. J. YAKULIS and H. ZIMMERMAN: Antigenicity of connective tissue extracts. Proc. Soc. exp. Biol. (N.Y.) 101, 509 (1959).

295b. HELLER, P., and V. J. YAKULIS: Antigenicity of connective tissue extracts. II. Stimulation of auto- and iso-antibodies by heterologous antigen. Proc. Soc. exp. Biol. (N.Y.) 104, 590 (1960).

296. HERMANN, W., u. A. MASSENBERG: Die Tbc.-Serologie in der Kinderheilkunde. Ein Beitrag zum Tuberkulose-Problem. Z. Kinderheilk. 67, 192 (1949).

297. Hess, E.: Tests for rheumatoid arthritis. Brit. med. J. **1956** I, 1426.
298. Hess, E., and M. Ziff: Reaction of leucocytes with fluorescent aggregated gamma-globulin. Ann. Meeting of Amer. Rheum. Assoc. Hollywood-by-the-Sea, Florida, 9.—11. 6. 1960.
298a. Hess, E., and M. Ziff: Immunofluorescent studies in rheumatic fever, rheumatoid arthritis and ulcerative colitis. Atti del X. Congr. della lega internat. contro il reumatismo, Rom 3.—7. 9. 1961. Minerva med. (Torino) I, 279 (1961).
299. Hill, K. R.: An investigation into the presence of antibodies and hypersensitivity in the encephalitis produced experimentally by the injection of homologous brain suspensions. Bull. Johns Hopk. Hosp. 84, 302 (1949).
300. Hinton, N. A., M. E. Benians and H. G. Kelly: The significance of the sensitized sheep cell test in rheumatoid arthritis. Canad. med. Ass. J. 83, 13 (1960).
301. Hinton, N. A., H. G. Kelly and W. Taylor: The sheep erythrocyte agglutination tests in rheumatoid arthritis. Canad. med. Ass. J. 79, 643 (1958).
302. Hobson, D., and R. H. Gorill: Agglutination test for rheumatoid arthritis. Lancet **1952** I, 389.
303. Hodge, B. E., and H. F. Swift: Varying haemolytic and constant combining capacity of streptolysins, influence of testing for antistreptolysins. J. exp. Med. 58, 277 (1933).
304. Hoff, F.: Klinische Physiologie und Pathologie. Stuttgart: Georg Thieme 1952.
305. Hollander, J. L., E. M. Brown jr., R. A. Jessar, K. Hummeler and W. Henle: Studies on relationship of virus infections to early or acute rheumatoid arthritis. 9. Internat. Rheumatologenkongr. Toronto 25. 6. 1957.
305a. Holley, H. L., and R. S. Hogan: Experiences with rheumatoid factor. Atti del X. Congr. della lega internat. contro il reumatismo, Rom 3.—7. 9. 1961. Minerva med. (Torino) II, 839 (1961).
306. Holley, H. L., A. Ulloa, M. Henry, S. Griffin and M. L. Johston: Comparison of the latex fixation-whole serum, latex fixation-euglobulin fraction and bentonite flocculation tests in the laboratory diagnosis of rheumatoid arthritis. Amer. J. med. Sci. 237, 345 (1959).
307. Holman, H. R.: Zit. nach H. G. Kunkel, Immunologic aspects of rheumatoid arthritis. J. chron. Dis. 10, 418 (1959).
308. Holzman, G., R. V. MacAllister and C. Niemann: The colorimetric determination of hexosis with carbazole. J. biol. Chem. 171, 27 (1947).
309. Howell, D. S., J. M. Malcolm and R. Pike: The F II agglutination factors in serum of patients with non-rheumatic diseases. Amer. J. Med. 29, 662 (1960).
310. Humphrey, J. H.: The pathogenesis of glomerulo-nephritis: A reinvestigation of the auto-immunisation hypothesis. J. Path. Bact. 60, 211 (1948).
311. Humphrey, J. H., and W. Pagel: The tissue response heat-killed streptococci in the skin of normal subjects, and in persons with rheumatic fever, rheumatoid arthritis, subacute bacterial endocarditis and erythema nodosum. Brit. J. exp. Path. 30, 282 (1949).
312. Ishizaka, T., and K. Ishizaka: Biological activities of aggregated gammaglobulin. I. Skin reactive and complement-fixing properties of heat denatured gammaglobulin. Proc. Soc. exp. Biol. (N.Y.) 101, 845 (1959).
313. Ishmael, W. K.: Diskussionsbemerkung bei: American Rheumatism Association. Proceedings of the annual meeting 1955 zu: F. W. McCoy, M. Patterson and R. H. Freyberg, A study of disseminated lupus erythematosus diagnosed in patients formerly considered to have rheumatoid arthritis. Ann. rheum. Dis. 14, 415 (1955).

314. JACOB, W., u. G. B. ROEMER: Erfahrungen mit dem Differential-Agglutinationstest bei rheumatischen Erkrankungen. Z. Immun.-Forsch. 111, 32 (1954).
315. JACOBSON, A. S., W. H. KAMMERER, J. WOLF, W. V. EPSTEIN and G. HELLER: The hemagglutination test for rheumatoid arthritis. III. Clinical evaluation of the sheep erythrocyte agglutination (S.E.A.) test and the gamma globulin (F II) tests. Amer. J. Med. 20, 490 (1956).
316. JACQUELINE, F., A. EYQUEM et E. JOCHEM: Recherches sérologiques dans les rhumatismes chroniques inflammatoires. Rev. Rhum. 19, 928 (1952).
317. JACQUELINE, F., A. EYQUEM et E. JOCHEM: Recherches serologiques dans les rhumatismes inflammatoires chroniques. Etude de antistreptolysine O. Rev. Rhum. 21, 399 (1954).
318. JACQUELINE, F., A. EYQUEM et E. JOCHEM: Valeur de réactions d'agglutination des globules rouges sensibilisés par un immunsérum au cours des rhumatismes inflammatoires chroniques. Rev. Rhum. 23, 115 (1956).
319. JACQUELINE, F., A. EYQUEM et L. PODLIACHOUK: Hémagglutinations au cours des rhumatismes inflammatoires chroniques. Rev. Rhum. 24, 385 (1957).
320. JACQUELINE, F., A. EYQUEM et M. REBEYROTTE: Recherches sérologiques dans les rhumatismes chroniques inflammatoires. Réaction d'agglutination de globules rouges de mouton sensibilisés. Rev. Rhum. 19, 928 (1952).
321. JACQUELINE, F., L. PODLIACHOUK et A. EYQUEM: Réactions d'agglutination des globules rouges de mouton sensibilisés par un immunserum. Leur intérêt pour la classification des rhumatismes inflammatoires chroniques. Rev. franç. d'Ét. clin. biol. 1, 1092 (1956).
322. JAHN, B.: Über den Nachweis von homologen und herologen Cytotoxinen an Gewebskulturen. Virchows Arch. path. Anat. 324, 65 (1954).
323. JAHNKE, K. H.: Zur Diagnostik und Therapie rheumatischer Erkrankungen. Ärztl. Wschr. 6, 1153 (1951).
324. JAKUBEIT, M., P. BRÜNGER u. M. KNEDEL: Untersuchungen über den Gehalt an Fucose im Serum und in Proteinfraktionen. I. Mitteilung. Methodik der Bestimmung und Normalwerte im Serum. Klin. Wschr. 37, 460 (1959).
325. JANDL, J. H., and W. B. CASTLE: Agglutination of sensitized red cells by large anisometric molecules. J. Lab. clin. Med. 47, 669 (1956).
326. JAWETZ, E., and E. V. HOOK: Differential sheep cell agglutination test in rheumatoid arthritis. Proc. Soc. exp. Biol. (N.Y.) 70, 650 (1949).
327. JAYLE, M. F.: Méthode de dosage de l'haptoglobuline sérique. Bull. Soc. Chim. biol. (Paris) 33, 876 (1951).
328. JEFFREY, M. R.: An appraisal of the latex test for rheumatoid arthritis. J. Lab. clin. Med. 54, 525 (1959).
329. JOCHEM, E., A. EYQUEM et F. JACQUELINE: Contribution a l'étude sérologique de la réaction d'agglutination des globules rouges sensibilisées par un immunsérum. Ann. Inst. Pasteur 88, 625 (1955).
329a. JOHNSON, R. E., and A. P. HALL: Rubella arthritis. Report of cases studied by latex tests. New Engl. J. Med. 258, 743 (1958).
330. JONES, B. R.: Lacrimal and salivary precipitating antibodies in Sjögren syndrome. Lancet 1958 II, 773.
331. JONES, R. S., and Y. CARTER: Experimental arthritis. Amer. Arch. Path. 63, 484 (1957).
332. JULKUNEN, H., V. LAINE, H. M. KOSKINEN and A. TIILIKAINEN: Incidence of the agglutination activating factor in rheumatoid arthritis. Ann. Med. exp. Fenn. 36, 403 (1958).
333. JULKUNEN, H., and A. TIILIKAINEN: Importance of an increased gamma globulin level in the determination of Gm groups in collagen diseases. Ann. rheum. Dis. 18, 318 (1959).

334. KABAT, E. A.: Blood group substances: Their chemistry and immunochemistry, S. 273. New York: Academic Press Inc. 1955.
335. KABAT, E. A.: Size and heterogeneity of the combining sites on an antibody molecule. J. cell comp. Physiol. (Suppl. 1) 50, 79 (1957).
336. KABAT, E. A., and M. M. MAYER: Experimental Immunochemistry, S. 135. Springfield, Ill.: Thomas 1948.
337. KABAT, E. A., A. WOLF and A. E. BEZER: Experimental studies on acute disseminated encephalomyelitis in the rhesus monkey. Ann. Allergy 6, 109 (1948).
338. KALBAK, K.: Agglutinationsundersøgelser hos Patienter mit chronisk Polyarthritis med haemolytiske Streptokokker som Antigen. Nord. Med. 31, 1997 (1946).
339. KALBAK, K.: The antistreptolysin reaction (ASR). I. Technic. State Serum Institut, Denmark. Copenhagen 1947.
340. KALBAK, K.: Seroreaktionen bei rheumatischen Krankheiten. Dtsch. med. J. 5, 315 (1954).
341. KALLIOMÄKI, J. L., u. E. RUBINSTEIN: Kokemuksia lateks ifiksaatiokokkeesta reumatoidi artriitissa. Duodecim (Helsinski) 75, 310 (1959).
342. KAPLAN, M. H.: Studies on streptococcal fibrinolysis. III. A quantitative method for the estimation of serum antifibrinolysin. J. clin. Invest. 25, 347 (1946).
342a. KAPLAN, M. H., and J. H. VAUGHAN: Reaction of rheumatoid sera with synovial tissue as revealed by fluorescent antibody studies. Bull. rheum. Dis. 9, 180 (1959).
343. KELLGREN, J. H., and J. BALL: Clinical significance of the rheumatoid serum factor. Brit. med. J. 1959 I, 523.
344. KELLNER, A., and T. ROBERTSON: Selective necrosis of cardiac and skeletal muscle induced experimentally by means of proteolytic encyme solutions given intravenously. J. exp. Med. 99, 387 (1954).
345. KEOGH, E. V., E. A. NORTH and M. F. WARBURTON: Haemagglutinins of the haemophilus group. Nature (Lond.) 160, 63 (1947).
346. KEOGH, E. V., E. A. NORTH and M. F. WARBURTON: Absorption of bacterial polysaccharides to erythrocytes. Nature (Lond.) 161, 687 (1948).
347. KIEVITS, J. H., J. GOSLINGS, H. R. E. SCHUIT and W. HIJMANS: Rheumatoid arthritis and the positive L.E.-cell phenomenon. Ann. rheum. Dis. 15, 211 (1956).
348. KIRBY, W. M. M.: Hemagglutination reaction in streptococcal infections and acute rheumatic fever. Proc. Soc. exp. Biol. (N.Y.) 78, 519 (1951).
349. KISTNER, S., and M. STEFANINI: An experimental study of the development of platelets antibodies. J. Lab. clin. Med. 48, 847 (1956).
350. KLEINE, N., M. MATTHES u. W. MÜLLER: Untersuchungen über die Trübungsreaktion nach HOIGNÉ zum Nachweis einer Allergensensibilisierung. Klin. Wschr. 35, 132 (1957).
351. KLEINE, N., M. MATTHES u. W. MÜLLER: Untersuchungen über Antigen-Antikörperreaktionen in vitro mit Hilfe von Streulichtmessungen im Überschichtungsverfahren. Versuch zur mathematischen Formulierung ihrer Kinetik. Acta haemat. (Basel) 18, 377 (1957).
352. KLEINE, N., W. MÜLLER u. M. MATTHES: Ein neues Verfahren zum Nachweis des Rheumafaktors mittels Streulichtmessung der Grenzschicht zwischen Patientenserum und Gammaglobulin. Z. Rheumaforsch. 17, 206 (1958).
353. KLEINE, N., W. MÜLLER u. M. MATTHES: Über einige Nachweisverfahren von Antigen-Antikörperreaktionen bei kolloiddispers gelöstem Antigen. Z. Immun-Forsch. 115, 380 (1958).

354. KLINGE, F.: Die Eiweißüberempfindlichkeit (Gewebsanaphylaxie) der Gelenke. Experimentelle pathologisch-anatomische Studie zur Pathogenese des Gelenkrheumatismus. Beitr. path. Anat. 83, 185 (1930).

355. KLINGE, F.: Der Rheumatismus: Pathologisch-anatomische und experimentell-pathologische Tatsachen und ihre Auswertung für das ärztliche Rheumaproblem. Ergebn. allg. Path. Bd. 27 (als Monographie). München: J. F. Bergmann 1933.

356. KLINGE, F.: Die rheumatischen Erkrankungen der Knochen und Gelenke und der Rheumatismus. In: Handbuch der speziellen pathologischen Anatomie und Histologie, herausgeg. von O. LUBARSCH u. F. HENKE, Bd. IX/2, S. 100 bis 247. Berlin: Springer 1934.

357. KLINGE, F., u. N. GRZIMEK: Das Gewebsbild des fieberhaften Rheumatismus. 6. Mitteilung. Der chronische Gelenkrheumatismus (Infektarthritis, Polyarthritis lenta) und über „rheumatische Stigmata". Virchows Arch. path. Anat. 284, 646 (1932).

358. KLOSTERKÖTTER, W., u. D. NOLTE: Quarzflockungstest bei primär-chronischer Polyarthritis und anderen Erkrankungen. Klin. Wschr. 38, 179 (1960).

359. KLUTHE, R., u. W. MÜLLER: Veränderungen der α_2-Globulin-Unterfraktionen bei chronischer Polyarthritis. Atti del X. Congr. della lega internazionale contro il reumatismo, Rom 3.—7. 9. 1961. Minerva med. (Torino) II, 185 (1961).

359a. KOCH, D., u. H. ODENTHAL: Der Nachweis des Rheumafaktors durch den Latex-Schnelltest und durch Ultrazentrifugenuntersuchungen bei der primär-chronischen Polyarthritis. Dtsch. med. Wschr. 86, 1767 (1961).

360. KOCH, FR., H. E. SCHULTZE u. G. SCHWICK: Makroglobulinbestimmungen im Serum gesunder Kinder während der ersten Lebensjahre. Arch. Kinderheilk. 159, 3 (1959).

361. KÖHLER, W.: Streptolysine und Antistreptolysinreaktion. Theorie und Praxis. Beitr. Hyg. Epidem. H. 9 (1957).

362. KOSLOWSKI, M.: Die Bedeutung der bedingten Reflexe für die Immunitätslehre. Frankfurt. Z. Path. 54, 104 (1940).

362a. KOVÁCS, L., u. A. BOZSÓKY: Veränderungen des Rheumafaktors während der Erkrankung. Z. Rheumaforsch. 20, 32 (1961).

363. KRAKOWER, C. A., and S. A. GREENSPON: The localization of the nephrotoxic antigen(s) in extraglomerular tissue. Arch. Path. (Chicago) 66, 364 (1958).

364. KRESS, H. v.: Über das rheumatische Fieber und die chronischen Polyarthritiden. Münch. med. Wschr. 100, 1522 (1958).

365. KRITZMAN, J.: Studies of rheumatoid serum employing a modified Coombs slide test. J. Lab. clin. Med. 52, 328 (1958).

366. KUNKEL, H. G.: Immunologic aspects of rheumatoid arthritis. J. chron. Dis. 10, 418 (1959).

367. KUNKEL, H. G., E. C. FRANKLIN and H. J. MÜLLER-EBERHARD: Studies on the isolation and characterization of the "rheumatoid factor". J. clin. Invest. 38, 424 (1959).

367a. KUNKEL, H. G., H. J. MÜLLER-EBERHARD, H. H. FUDENBERG and T. B. TOMASI: Gamma globulin complexes in rheumatoid arthritis and certain other conditions. J. clin. Invest. 40, 117 (1961).

367b. KUNKEL, H. G., and H. H. FUDENBERG: Auto- and iso-specificity of rheumatoid factors for gamma-globulin. Atti del X. Congr. della lega internat. contro il reumatismo, Rom 3.—7. 9. 1961. Minerva med. (Torino) I, 292 (1961).

368. KUNKEL, H. G., H. J. SIMON and H. FUDENBERG: Observations concerning positive serologic reactions for rheumatoid factor in certain patients with sarcoidosis and other hyperglobulinemic states. Arthritis Rheumatism 1, 289 (1958).

369. Laine, V., and H. Zilliacus: Intravascular aggregation of erythrocytes in rheumatoid arthritis. Acta med. scand. **137**, 87 (1950).
370. Lamache, A., P. Delande, H. Davost et R. Guerin: Emphysème, dystrophie du tissue conjonctiv et hypophyse. Bull. Acad. Nat. Méd. **22**, 44 (1952).
371. Lamedica, G. M., G. Lamedica, F. Astengo e G. Ghigliotti: Sulla pesenza di autoanticorpi antimuscolo scheletico in soggetti reumatici. Arch. E. Maragliano Pat. Clin. **15**, 1167 (1959).
372. Lamont-Havers, R. W.: Nature of serum factors causing agglutination of sensitized sheep cells and group A hemolytic streptococci. Proc. Soc. exp. Biol. (N.Y.) **88**, 35 (1955).
373. Lancefield, R. C.: A serological differentiation of human and other groups of hemolytic streptococci. J. exp. Med. **57**, 571 (1933).
374. Landsteiner, K.: The specifity of serological reactions, S. 144. New York: Harvard Univ. Press. 1945.
375. Lane jr., J. J., and J. L. Decker: Latex particle slide tests in rheumatoid arthritis, Comparative study. J. Amer. med. Ass. **173**, 982 (1960).
376. Lang, N.: Ein Verfahren zum Nachweis von Reaktionen vom Typ der Antigen-Antikörperbindung. Klin. Wschr. **33**, 29 (1955).
377. Lang, N.: Quantitative Untersuchungen mit Überwandungselektrophorese über die Bindungskapazität von Plasmaproteinen, Protides of the Biological Fluids. Amsterdam: Elsevier Publishing Company 1959.
378. Lang, N., J. G. H. Schmidt u. H. Jahrmärker: Über neue Verfahren zum Antikörpernachweis. Zbl. Bakt., I. Abt. Orig. **164**, 41 (1955).
379. Lange, K., M. Gold, D. Weiner and V. Simon: Autoantibodies in human glomerulonephritis. J. clin. Invest. **28**, 50 (1949).
380. Lansbury, J., W. R. Crosby and C. T. Bello: Precipitin reaction of serum of cases of rheumatoid arthritis with homologous connective tissue extracts. Amer. J. med. Sci. **220**, 414 (1950).
381. Laurell, A. B., and R. Grubb: Complement, complement components, properdin and agglutination promoting factors in rheumatoid arthritis. Acta path. microbiol. scand. **43**, 310 (1958).
382. Lawler, S. O.: The Gm groups of human serum. Spring meeting Brit. Soc. Immunol. London 1958.
383. Lawrence, J. S.: The delayed type of allergic inflammatory response. Amer. J. Med. **20**, 428 (1956).
384. Lawrence, J. S., and J. Ball: Genetic studies on rheumatoid arthritis. Ann. rheum. Dis. **17**, 160 (1958).
385. Lawrence, J. S., and P. H. Bennett: Benign Polyarthritis. Ann. rheum. Dis. **19**, 20 (1960).
386. Lee, R. C., and W. V. Epstein: Hemagglutination study of serum factors related to L.E. cell formation. Arthritis Rheumatism **3**, 41 (1960).
386a. Lee, S. L., S. B. Zingale and L. E. Meiselas: Studies of the immune response in systemic lupus erythematosus. Atti del X. Congr. della lega internat. contro il reumatismo, Rom 3.—7. 9. 1961. Minerva med. (Torino) II, 771 (1961).
387. Leneman, F.: Clinical evaluation of the latex fixation test. A preliminary study. N.Y. St. J. Med. **60**, 2551 (1960).
388. Lerner, E. M., K. J. Bloch and R. R. Williams: "Rheumatoid" serologic reactions in experimental animals. II. Bentonite flocculation test in rats with experimental arthritis. Arthritis Rheumatism **3**, 26 (1960).
388a. Lerner, E. M., R. R. Williams and J. C. Jenkins: The sensitized sheep cell hemagglutination reaction in rats with an experimental infection of bone and joint. Proc. Soc. exp. Biol. (N.Y.) **99**, 249 (1958).

389. Letterer, E.: Die allergisch-hyperergische Entzündung. In Handbuch der allgemeinen Pathologie, Bd. VII, 1, herausgeg. von F. Büchner, E. Letterer u. F. Roulet, S. 496—600. Berlin-Göttingen-Heidelberg: Springer 1956.

390. Levy, A., and D. Chung: Two-dimensional chromatography of aminoacids on buffered papers. Analyt. Chem. 25, 396 (1953).

391. Lewis, P., and D. Loomis: Allergic irritability; the formation of anti-sheep hemolytic amboceptor in normal tuberculous guinea pig. J. exp. Med. 40, 503 (1924).

392. Liao, S. J.: Specificity of agglutination-reaction autoclaved hemolytic streptococci and role of group-specific polysaccharide in reaction. J. Immunol. 61, 243 (1949).

393. Liao, S. J.: The agglutination of autoclaved hemolytic streptococci by serum from patients with rheumatic fever and other conditions. J. clin. Invest. 28, 331 (1949).

394. Ling, N. R., and H. J. Gibson: Augmenting effect of rheumatoid sera in a streptococcal haemagglutination test. Ann. rheum. Dis. 16, 111 (1957).

395. Linnet-Jepsen, P., F. Galatius-Jensen and M. Hauge: On the inheritance of the Gm serum groups. Acta genet. scand. 8, 164 (1958).

396. Loeb, J.: Stability of suspension of solid particles of protein and protective action of colloids. J. gen. Physiol. 5, 479 (1922/23).

397. Loiseleur, J., J. Badin et M. Petit: Augmentation spécifique de la viscosité de la globuline rhumatoide par l'addition de gamma-globuline normale. Ann. Inst. Pasteur 99, 350 (1960).

398. Lospalluto, J.: Characterization of rheumatoid and L.E.-factors. Symposion in Rheumatoid Arthritis, Stockholm 1957.

399. Lospalluto, J., A. Lewis and M. Ziff: Isolation of the rheumatoid factor. J. clin. Invest. 37, 913 (1958).

400. Lospalluto, J., and M. Ziff: Purification of the accessory agglutinating factor of the serum in rheumatoid arthritis. Ann. rheum. Dis. 15, 382 (1956).

401. Lospalluto, J., and M. Ziff: Chromatographic studies on the rheumatoid factor. J. exp. Med. 110, 169 (1959).

402. Lucentini, L., et G. Joli: Policlinico, Sez. prat. 57, 1325 (1949). Zit. nach F. Marcolongo, Sierologia della artrite rheumatoide. Rom: Emes 1960.

403. Lundblad, J. L., J. H. Hink, W. E. Ward, R. B. Houlihan and P. L. Murphy: The antigenic nature of heat-treated human plasma protein fractions. Vox Sang. (Basel) N.F. 5, 122 (1960).

404. Lyttle, J. D., D. Seegal, E. N. Loeb and E. L. Jost: The serum anti-streptolysin titer in acute glomerulonephritis. J. clin. Invest. 17, 631 (1938).

405. Mackay, I. R., and D. C. Gajdusek: An "autoimmune" reaction against human tissue antigens in certain acute and chronic diaseases. Arch. intern. Med. 101, 30 (1958).

405a. Mackiewicz, St., and W. Fenrych: Immunoelectrophoretic analysis of proteins in serum and synovial fluid in rheumatoid arthritis and ankylosing spondylitis. Ann. rheum. Dis. 20, 265 (1961).

406. Mannik, M., K. L. Brine and W. S. Clark: Observations concerning the reactivity of normal and rheumatoid gamma globulins in rheumatoid serologic reactions. Arthritis Rheumatism 1, 410 (1958).

407. Marcolongo, F.: Sierologia della artrite rheumatoide. Clinica a Patogenesi. Rom: Emes 1960.

408. Marmont, A.: Beobachtungen über das sogenannte L.E.-Phänomen. Schweiz. med. Wschr. 82, 1111 (1952).

409. MARMONT, A.: Nucleolytic phagocytosis (LE-cell phenomenon) in systemic lupus erythematosus, rheumatoid arthritis and systemic scleroderma. In: Immunopathologie. I. Intern. Symposion Basel/Seelisberg, herausgeg. von P. GRABAR u. P. MIESCHER, S. 479—500. Basel u. Stuttgart: Benno Schwabe 1959.

410. MATSUBARA, H., A. MAYEDA, S. TANABE et K. SHICHIKAWA: Étude immunologique de la polyarthrite chronique évolutive. Sur la production expérimentale du facteur activateur d'agglutination. Ann. Inst. Pasteur 97, 218 (1959).

411. MAURER, P. H., and D. W. TALMAGE: Cross reactions between albumins of different species and gamma globulins of different species. J. Immunol. 72, 119 (1954).

412. McCARTY, M.: Nature of rheumatic fever. Circulation 14, 1138 (1956).

413. McEVEN, D., M. ZIFF, P. CARMEL, D. DI TARA and M. TANNER: The relationship to rheumatoid arthritis of its so-called variants. Arthritis Rheumatism 1, 481 (1958).

414. McKEE, K. T., and O. SWINEFORD: Homologous tissue sensitization. Failure to produce joint and kidney lesions or precipitin with homologous tissue plus streptococci. Ann. rheum. Dis. 10, 116 (1951).

415. MELLORS, R. C., R. HEIMER, J. CORCOS and L. KORNGOLD: Cellular origin of rheumatoid factor. J. exp. Med. 110, 875 (1959).

416. MELLORS, R. C., L. G. ORTEGA and H. R. HOLMAN: Role of gamma globulins in pathogenesis of renal lesions in systemic lupus erythematosus and chronic membranous glomerulonephritis with an observation on the lupus erythematosus cell reaction. J. exp. Med. 106, 191 (1957).

417. MENDES DE LEON, CH., en D. E. MENDES DE LEON: De prognostische betekenis van de serologische reumareacties. Ned. T. Geneesk. 103, 984 (1959).

418. MENKIN, V.: Newer concept of inflammation. Springfield, USA: Thomas 1950.

419. METALNIKOFF, S.: Études sur la spermatoxine. Ann. Inst. Pasteur 14, 577 (1900).

420. METALNIKOFF, J.: Die Rolle des Nervensystems und der psychischen Faktoren bei der Immunität. Z. ges. exp. Med. 84, 89 (1932).

421. METCHNIKOFF, E.: Sur les cytotoxines. Ann. Inst. Pasteur 14, 369 (1900).

422. MEYER, K.: Über Hämagglutininvermehrung und hämagglutinationsfördernde Wirkung bei menschlichen Seren. Z. Immun-Forsch. 34, 229 (1922).

423. MEYER, K., J. W. PALMER and E. M. SMYTH: On glycoproteins. V. Protein complexes of chondroitinsulfuric acid. J. biol. Chem. 119, 501 (1937).

424. MEYER, W. W.: Intestitielle fibrinöse Entzündung im Formenkreis dysorischer Vorgänge. Klin. Wschr. 28, 697 (1950).

425. MICHOTTE, L., et J. VANSLYPE: Influence de la chrysothérapie sur le «Facteur Agglutinant» dans la polyarthrite chronique evolutive. Rev. Rhum. 25, 656 (1958).

426. MIDDLEBROOK, G., and R. J. DUBOS: Specific serum agglutination of erythrocytes sensitized with extracts of tubercle bacilli. J. exp. Med. 88, 521 (1948).

427. MIEHLKE, K., H. DICKMANS u. E. FRITZE: Serologische Beziehungen zwischen chronischer Polyarthritis und Silikose. Z. Rheumaforsch. 19, 176 (1960).

428. MIEHLKE, K., K. H. KRUPPA u. J. SCHIMANSKI: Die serologischen Reaktionen zum Nachweis des Rheumafaktors. Münch. med. Wschr. 102, 382 (1960).

429. MIEHLKE, K., u. T. PUTTNINS: Der serologische Nachweis des Rheumafaktors durch den Inhibitionstest. Z. Rheumaforsch. 18, 372 (1959).

430. MIEHLKE, K., u. J. SCHIMANSKI: Die Agglutinationsreaktion zur Bestimmung des Rheumafaktors und ihr Wert für die Diagnose der chronischen rheumatoiden Arthritis. Verh. dtsch. Ges. inn. Med. 65, 368 (1959).

431. Miescher, A., u. P. Miescher: Sympathische Ophthalmie und Endophthalmitis phacoanaphylactica. In: Immunpathologie in Klinik und Forschung, herausgeg. von P. Miescher u. K. O. Vorländer, S. 552—568. Stuttgart: Georg Thieme 1957.

432. Miescher, P., A. Vannotti, S. Cruchaud u. G. Hemmeler: Die Pathogenese der essentiellen Thrombocytopenie. J. exp. Med. 10, 265 (1952).

433. Miescher, P., et M. Fauconnet: Les constituants antigéniques du leucocyte polynucléaire et leur importance clinique. Schweiz. med. Wschr. 84, 1036 (1954).

434. Miescher, P., and R. Strässle: New serological methods for the detection of the L.E. factor. Vox Sang. (Basel), N.F. 2, 283 (1957).

435. Mikkelsen, W. M., I. F. Duff, L. Goodson, W. H. Coulter and C. Hertz: A comparative study of some recent serologic tests for rheumatoid arthritis. Ann. intern. Med. 52, 1051 (1960).

436. Milgrom, F., S. Dubinski and G. Wozniczko: Human sera with "antibody". Vox Sang. (Basel) N.F. 1, 172 (1956).

436a. Milgrom, F., and S. Dubinski: Antigenicity of antibodies of the same species. Nature (Lond.) 179, 1351 (1957).

436b. Milgrom, F., and E. Witebsky: Studies on the rheumatoid and related serum factors. I. Autoimmunisation of rabbits with gamma globulin. J. Amer. med. Ass. 174, 56 (1960).

437. Miller, J. E., E. R. Lynch and J. Lansbury: Failure of sensitized sheep cell agglutination to clarity the diagnosis of rheumatic disease. J. Lab. clin. Med. 34, 1216 (1949).

438. Moesmann, G.: Factors precipitating and predisposing to R.A. as illustrated by studies on monozygotic twins. Acta rheum. scand. 5, 291 (1959).

439. Moll, W.: Klinische Rheumatologie. Basel u. New York: Karger 1958.

440. Moore, S., u. W. H. Stein: Photometric ninhydrin method for use in the chromatography of amino acids. J. biol. Chem. 176, 367 (1948).

441. Morgan, G.: Comparative study of the haemagglutination test and a simple latex-fixation test for the detection of the rheumatoid factor. Ann. rheum. Dis. 18, 322 (1959).

442. Moulinier, J.: Le test de consommation d'antiglobuline appliqué à la recherche des anticorps antithrombocytes. Sang. 26, 811 (1955).

443. Moullec, J., R. Kherumian, E. Sutton et P. Espagnon: Contribution à l'étude du facteur de groupe Gm^a du plasma humain. Rev. Hémat. 11, 512 (1956).

444. Müller, F. v.: Über den Rheumatismus. Münch. med. Wschr. 80, 1, 49 (1933).

445. Müller, W.: Über die Bedeutung des C-reaktiven Proteins bei der Beurteilung der Aktivität akuter rheumatischer Erkrankungen. Z. Rheumaforsch. 15, 31 (1956).

446. Müller, W.: Eine einfache Präzipitationsreaktion zum qualitativen Nachweis des „Rheumafaktors". Klin. Wschr. 37, 86 (1959).

447. Müller, W.: Chlorochinbehandlung der chronischen Polyarthritis. Dtsch. med. Wschr. 84, 1072 (1959).

448. Müller, W., u. F. Haftstein: Die quantitative Erfassung des „Rheumafaktors" durch Präzipitation des Serums mit Gammaglobulin im „Grenzschichtreaktiometer". Z. klin. Med. 156, 154 (1959).

449. Müller, W., u. H. J. Kähler: Das Auftreten des C-reaktiven Proteins im Serum verglichen mit der Blutsenkung, dem Serumkupfer- und -eisenspiegel, verschiedenen Serumlabilitätsreaktionen und dem weißen Blutbild. Dtsch. med. Wschr. 81, 1410 (1956).

450. Müller, W., u. R. Marquardt: Serologische Reaktionen bei rheumatischen Erkrankungen und ihre Beeinflussung durch die Therapie. Contemporary Rheumatology, S. 183. Amsterdam: Elsivier publishing Comp. 1956.

451. Müller, W., u. B. Radojičić: Vorkommen leukocytenagglutinierender und thrombocytärer Antikörper bei einem akuten Fall von Lupus erythematosus disseminatus. Klin. Wschr. 34, 577 (1956).

452. Müller, W., u. H. Schubothe: Eine einfache Methode zur Durchführung des Antiglobulintestes an Leukocyten. Klin. Wschr. 38, 403 (1960).

453. Müller, W., u. E. Schupp: Vergleichende Untersuchungen zwischen der Hämagglutinationsreaktion nach Waaler-Rose und dem Latexfixationstest bei rheumatischen Erkrankungen. Z. Rheumaforsch. 18, 97 (1959).

454. Müller, W., u. E. Schupp: Der Latex-Tropfentest (Rheumatoid-Arthritis-test) und seine Bedeutung für die Diagnose und Differentialdiagnose chronisch rheumatischer Erkrankungen. Z. Rheumaforsch. 18, 378 (1959).

455. Müller, W., K. Wurm u. G. Franz: Das Vorkommen einer dem „Rheumafaktor" analogen Serumsubstanz bei Sarkoidose (Morbus Boeck). Beitr. Klin. Tuberk. 124, 462 (1961).

456. Müller-Eberhard, H. J.: Persönliche Mitteilung.

457. Müller-Eberhard, H. J.: Der Rheumafaktor. Dtsch. med. Wschr. 84, 719 (1959).

457a. Müller-Eberhard, H. J.: Serum factors which interact with aggregated gamma-globulin. Atti del X. Congr. della lega internat. contro il reumatismo, Rom 3.—7. 9. 1961. Minerva med. (Torino) II, 791 (1961).

458. Müller-Eberhard, H. J., H. G. Kunkel and E. C. Franklin: Two types of γ-Globulin differing in carbohydrate content. Proc. Soc. exp. Biol. (N.Y.) 93, 146 (1956).

459. Müller-Eberhard, H. J., H. G. Kunkel u. E. C. Franklin: Das Vorkommen eines ungewöhnlichen Gammaglobulinkomplexes im Serum Rheumakranker. Verh. dtsch. Ges. inn. Med. 63, 642 (1957).

460. Muth, S.: Experimentelle Myokarditis am Kaninchen durch homologen Herzmuskelextrakt. Frankfurt. Z. Path. 64, 235 (1953).

461. Myers, W. K., and Ch. S. Keefer: Antistreptolysin content of the blood serum in rheumatic fever and rheumatoid arthritis. J. clin. Invest. 13, 155 (1934).

462. Najjar, V. A., and J. Fisher: Mechanism of antibody-antigen reaction. Science 122, 1272 (1955).

463. Najjar, V. A., and J. Fisher: The mechanism of antibody-antigen reaction. Biochim. biophys. Acta 20, 158 (1956).

464. Najjar, V. A., and J. P. Robinson: The mechanism of antibody-antigen reaction and its implication in allergic and immunologic states. J. Pediat. 55, 777 (1959).

465. Najjar, V. A., J. B. Sidbury jr. and J. Fisher: Further studies on the mechanism of antibody-antigen interaction. Biochim. biophys. Acta 26, 114 (1957).

466. Neergaard, K. v.: Die Katarrhinfektion als chronische Allgemeinerkrankung. Dresden u. Leipzig: Theodor Steinkopff 1939.

467. Neisser, M., u. F. Wechsberg: Über das Staphylotoxin. Z. Hyg. Infekt.-Kr. 36, 299 (1901).

468. Nicholls, E. E., and W. J. Stainsby: Streptococcal agglutinins in chronic infectious arthritis. J. clin. Invest. 10, 331 (1931).

469. Oates, J. K., and G. W. Csonka: Reiter's disease in the female. Ann. rheum. Dis. 18, 37 (1959).

470. Oker-Blom, N.: Serological studies in rheumatoid arthritis. I. A comparison between the agglutination of hemolytic streptococci and certain other bacteria by sera from patients with rheumatoid arthritis. Ann. Med. exp. Fenn. **26**, 77 (1948).
471. Oker-Blom, N.: Om agglutination av Staphylococcus aureus vid kroniks polyarthrit. Nord. Med. **41**, 74 (1949).
472. Oker-Blom, N., and O. Widholm: Serological studies in rheumatoid arthritis. III. Comparison between the agglutination of Streptococcus haemolyticus and Staphylococcus aureus and antistreptolysin and antistaphylolysin titers in sera of patients with rheumatoid arthritis. Ann. Med. exp. Fenn. **30**, 144 (1952).
473. Olsen, R., and L. A. Rantz: The latex fixation test using whole serum and an euglobulin fraction in various arthritis disorders. Arthritis Rheumatism **1**, 54 (1958).
474. Osler, A. G., P. H. Hardy and J. T. Sharp: The fixation of complement by human sera and alcoholic extracts of human cardiac tissue. Amer. J. Syph. **38**, 554 (1954).
475. Otten, H. A., and F. Westendorp Boerma: Significance of the Waaler-Rose test, streptococcal agglutination and antistreptolysin titre in the prognosis of rheumatoid arthritis. Ann. rheum. Dis. **18**, 24 (1959).
476. Ouchterlony, O.: Antigen-antibody reaction in gel. Ark. Kem. Mineral. Geol. B **26**, 14 (1949).
477. Packalén, Th.: Non-specific antistreptolysin reactions and serum (or pleural exsudate) cholesterol. Acta path. microbiol. scand. **25**, 259 (1948).
478. Packalén, Th., and S. Bergquist: Staphylococci in throat and nose and antistaphylolysin titre. Acta med. scand. **127**, 291 (1947).
479. Pappenheimer jr., A. M.: In: The nature and significance of the antibody response. Symposia of Section of Microbiology, N. Y., Acad. of Med. Nr 5, New York 1953.
480. Parr, L. J. A., E. A. Shipton, P. Benjamin and P. H. H. White: The LE phenomenon in rheumatoid arthritis. Med. J. Aust. **44**, 900 (1957).
481. Paul, J. R., and W. W. Bunnel: Presence of heterophile antibodies in infectious mononucleosis. Amer. J. med. Sci. **183**, 90 (1932).
482. Paterson, P. Y.: Transfer of allergic encephalomyelitis in rats by means of immune lymph cells. Fed. Proc. **18**, 591 (1959), und J. exp. Med. **85**, 117 (1960).
483. Pearsall, H. R., H. Tesluk, D. W. Anderson and D. Beggs: Clinical application of the bentonite flocculation test in rheumatoid diseases: results in 1005 cases. Bull. Mason Clin. **14**, 16 (1960).
484. Pearson, C. M.: Development of arthritis, periarthritis and periostitis in rats given adjuvants. Proc. Soc. exp. Biol. (N.Y.) **91**, 95 (1956).
485. Pearson, C. M., C. G. Craddock and N. S. Simmons: Complement fixation reactions with DNA and leukocyte material in systemic lupus erythematosus. J. Lab. clin. Med. **52**, 580 (1958).
486. Pearson, C. M., and F. D. Wood: Studies of polyarthritis and other lesions induced in rats by injection of mycobacterial adjuvant. I. General clinical and pathologic characteristics and some modifying factors. Arthritis Rheumatism **2**, 440 (1959).
487. Peck, J. L., and L. Thomas: Failure to produce lesions or autoantibodies in rabbits by injecting tissue extracts, streptococci and adjuvants. Proc. Soc. exp. Biol. (N.Y.) **69**, 451 (1948).
488. Peltier, A., and C. L. Christian: The presence of the "rheumatoid factor" in sera from patients with syphilis. Arthritis Rheumatism **2**, 1 (1959).

489. Pfeiffer, E. F., u. H. E. Bruch: Über den Nachweis von Autoantikörpern gegen menschliches Nierengewebe bei Nieren- und Hochdruckkranken mit der Kollodium-Partikelreaktion. Dtsch. Arch. klin. Med. **199**, 613 (1952).

490. Pike, R. M., and M. L. Schulze: Agglutination in rheumatoid arthritis serum of sheep cells sensitized with hemolysin and infectious mononucleosis agglutinins. J. Immunol. **85**, 523 (1960).

491. Pike, R. M., S. E. Sulkin and R. I. Burdette: Serological reactions in rheumatoid arthritis. The agglutination of sensitized human group 0 erythrocytes by rheumatoid arthritis serum. Tex. Rep. Biol. Med. **12**, 138 (1954).

492. Pike, R. M., S. E. Sulkin and H. C. Coggeshall: Serological reactions in rheumatoid arthritis. I. Factors affecting the agglutination of sensitized sheep erythrocytes in rheumatoid arthritis serum. J. Immunol. **63**, 441 (1949).

493. Pike, R. M., S. E. Sulkin and H. C. Coggeshall: Serological reactions in rheumatoid arthritis. II. Concerning the nature of the factor in rheumatoid arthritis serum responsible for increased agglutination of sensitized sheep erythrocytes. J. Immunol. **63**, 447 (1949).

494. Pike, R. M., S. E. Sulkin and H. C. Coggeshall: The hemagglutination test for rheumatoid arthritis. Med. Clin. N. Amer. **39**, 379 (1955).

495. Pike, R. M., S. E. Sulkin, H. C. Coggeshall and R. I. Burdette: I. Serological reactions in rheumatoid arthritis. J. Lab. clin. Med. **41**, 880 (1953).

496. Pike, R. M., S. E. Sulkin, H. C. Coggeshall and M. L. Schulze: A trial of the latex fixation test for rheumatoid arthritis. Amer. J. clin. Path. **30**, 28 (1958).

497. Pit, A. A.: De mastix-fixatierreactie bij reumatoide arthritis. Een gewijzigde en vereenvoudigde latex-fixatieproef. Ned. T. Geneesk. **103**, 2310 (1959).

498. Plotz, C. M., and J. M. Singer: The latex fixation test. II. Results in rheumatoid arthritis. Amer. J. Med. **21**, 893 (1956).

498a. Plotz, C. M., and J. M. Singer: The latex fixation test: mechanism of action and analysis of results in 13,000 patients with rheumatic and non-rheumatic disease. Atti del X. Congr. della lega internat. contro il reumatismo. Rom 3.—7. 9. 1961. Minerva med. (Torino) II, 810 (1961).

499. Podliachouk, L., A. Eyquem et F. Jacqueline: Le diagnostic de la polyarthrite chronique évolutive par agglutination des globules rouges humains sensibilisés. Ann. Inst. Pasteur **94**, 659 (1958).

500. Podliachouk, L., F. Jacqueline et A. Eyquem: Le facteur sérique Gm^a au cours des rhumatismes inflammatoires chroniques. Ann. Inst. Pasteur **94**, 590 (1958).

501. Poetschke, G., L. Killisch u. H. Uehleke: Untersuchungen mit fluoresceinmarkierten Antikörpern. I. Allgemeines und Methodisches. Z. Immunforsch. **114**, 393 (1957).

502. Polzer, K., u. C. Steffen: Weitere Untersuchungen über die klinische Verwertbarkeit des Antiglobulinkonsumptionstests bei rheumatischen Herzerkrankungen und Vergleich der Konsumptionsergebnisse mit den Resultaten anderer Laboratoriumsmethoden. Klin. Wschr. **36**, 211 (1958).

503. Porter, H. M.: The demonstration of delayed-type reactivity in congenital agammaglobulinemia. Ann. N.Y. Acad. Sci. **64**, 932 (1957).

504. Porusch, J. G., and L. E. Meiselas: Clinical and serological observations in rheumatoid arthritis. The patterns of whole serum negative and euglobulin positive in the latex-fixation test. Acta med. scand. **6**, 38 (1960).

505. Pressman, D.: Current status of the tissue localization of J^{131}-labeled anti-tissue antibodies. Ann. N.Y. Acad. Sci. **70**, 72 (1957).

506. PRESSMAN, D., A. W. JAMES, Y. YAGI, R. HIRAMOTO, D. WOERNLEY and W. T. MAXWELL: Rapidly sedimenting properties of specifically precipitating component of a Hashimoto's disease serum. Proc. Soc. exp. Biol. (N.Y.) 96, 773 (1957).

507. PRESSMAN, D., and G. KEIGHLEY: The zone of activity of antibodies as determined by use of radioactive tracers; the zone of activity of nephritoxic anti-kidney serum. J. Immunol. 59, 141 (1948).

508. PRESSMAN, D., and B. SHERMAN: Zone of localization of antibodies, immunological specifities and cross reactions in the vascular beds of liver, kidney and lung. J. Immunol. 67, 21 (1951).

509. PRESSMAN, D., and L. A. STERNBERGER: The relative rates of iodination of serum components and the effect of antibody activity. J. Amer. chem. Soc. 72, 2226 (1950).

510. PULFERTAFT, R. J. K., L. WEISS, J. D. DAVIES and J. H. WILKINSON: Zit. nach ROITT, J. M., and D. DONIACH: Human autoimmune thyroiditis: Serological studies. Lancet 1958 II, 1027.

511. QUINN, R. W.: Antihyaluronidase studies of sera from patients with rheumatic fever, streptococcal infectious and miscellaneous nonstreptococcal diseases. J. clin. Invest. 27, 471 (1948).

512. QUINN, R. W.: The response of rheumatic and nonrheumatic children to streptolysin 0 concentrate. J. clin. Invest. 36, 793 (1957).

513. QUINN, R. W., and S. J. LIAO: A comparative study of antihyaluronidase, antistreptolysin 0, antistreptokinase and streptococcal agglutination titers in patients with rheumatic fever, acute hemolytic streptococcal infections, rheumatoid arthritis and nonrheumatoid forms of arthritis. J. clin. Invest. 29, 1156 (1950).

514. RANTZ, L. A., J. M. DI CAPRIO and E. RANDALL: Antistreptolysin-0 and antihyaluronidase titers in health and in various diseases. Amer. J. med. Sci. 224, 194 (1952).

515. RANTZ, L. A., and E. RANDALL: A modification of the technique for the determination of the antistreptolysin titer. Proc. Soc. exp. Biol. (N.Y.) 59, 22 (1945).

516. RANTZ, L. A., E. RANDALL and D. KETTNER: Electrophoretical study of serum factors responsible for serological reaction in rheumatoid arthritis with demonstration of two inhibitors. Arthritis Rheumatism 2, 104 (1959).

517. RAŠKA, K., B. BEDNÁR u. J. ROTTA: Gelenkveränderungen nach experimentellen Streptokokkeninfektionen bei Kaninchen, welche eine generalisierte Shwartzman-Reaktion überlebt haben. II. Mitteilung. Beitrag zu der experimentellen Forschung über Streptokokkeninfektionen und ihre Folgen. Schweiz. Z. Path. 19, 205 (1956).

518. RAŠKA, K., u. J. ROTTA: Die Persistenz von Streptokokken der Gruppe A nach intranasaler Infektion. Schweiz. Z. Path. 19, 356 (1956).

519. RAVAULT, P. P., P. RUITTON, J. MAITREPIERRE et H. THOMME: La reaction au latex. Rev. Rhum. 26, 536 (1959).

520. RAVAULT, P. P., G. VIGNON et J. VIAL: Les anticorps streptococciques dans les maladies rhumatismales. Rev. Rhum. 24, 127 (1957).

521. REINLEIN, J. M. A.: Valore practico de la reaccion de aglutinacion de los globulos rojos de carnero sensibilizados en el diagnostico de la arthritis reumatoide. Rev. clín. esp. 46, 376 (1952).

522. REJHOLEC, V., and L. KADLECOVA: Agglutination of sensitized sheep erythrocytes in ankylosing spondyloarthritis (Morbus Strümpell-Marie-Bechterew). Acta med. scand. 153, 407 (1956).

523. REJHOLEC, V., and V. WAGNER: Antimyocardial antibodies in rheumatic fever. Experientia (Basel) 11, 278 (1955).
524. Report by the Joint Committee of the medical research council and Nunfield foundation on clinical trials of cortiosone, ACTH and other therapeutic measure in chronic rheumatic diseases: A comparison of prednisolone with aspirine or other analgesics on the treatment of rheumatic arthritis. Ann. rheum. Dis. 18, 173 (1959).
525. RHEINS, M. S., F. W. McCOY, E. V. BUEHLER and R. G. BURRELL: Effects of animal sera and serum albumin on latex fixation test for rheumatoid arthritis. Proc. Soc. exp. Biol. (N.Y.) 96, 67 (1957).
526. RHEINS, M. S., F. W. McCOY, R. G. BURRELL and E. V. BUEHLER: A modification of the latex-fixation test for the study of rheumatoid arthritis. J. Lab. clin. Med. 50, 113 (1957).
527. RHEINS, M. S., F. W. McCOY and R. L. WALL: Reactivity of globulins from rheumatoid sera in the latex-fixation test. Proc. Soc. exp. Biol. (N.Y.) 97, 632 (1958).
528. RICHTERICH, R.: Persönliche Mitteilung.
529. RIVA, G.: Das Serumeiweißbild. Bern u. Stuttgart: Huber 1957.
530. RIVERS, T. M., D. H. SPRUNT and G. P. BERRY: Observation on attempts to produce acute disseminated encephalomyelitis in monkeys. J. exp. Med. 58, 39 (1933).
531. ROBBINS, W. C., H. R. HOLMAN, H. DEICHER and H. G. KUNKEL: Complement fixation with cell nuclei and DNA in lupus erythematosus. Proc. Soc. exp. Biol. (N.Y.) 96, 575 (1957).
532. ROBECCHI, A., and V. DANEO: Research on the behaviour, nature and meaning of the rheumatoid factor. Acta rheum. scand. 5, 245 (1959).
533. ROBECCHI, A., V. DANEO e G. EINAUDI: Studi sul comportamento della reazione di Waaler-Rose nelle malattie reumatiche. Minerva med. (Torino) 49, 774 (1958).
534. ROBECCHI, A., V. DANEO, G. EINAUDI e R. GARELLI: Richerche sulla famigliarità del fattore reumatoide. Reumatismo 11, 66 (1959).
535. ROBERTSON, W. B., M. W. ROPES and W. BAUER: Mucinase: A bacterial encyme which hydrolyzes synovial fluid mucin and other mucins. J. biol. Chem. 133, 261 (1940).
536. ROBINSON, A. R., C. S. STULBERG and A. C. KUYPER: Identification of the substance active in sheep cell agglutination test for rheumatoid arthritis. Proc. Soc. exp. Biol. (N.Y.) 85, 4 (1954).
537. ROBINSON, J. J.: Rheumatic fever; pathogenesis and therapy in relation to streptococcic toxin injury. Arch. Pediat. 61, 6 (1944).
538. RÖSSLE, R.: Zum Formenkreis der rheumatischen Gewebsveränderungen mit besonderer Berücksichtigung der rheumatischen Gefäßentzündung. Virchows Arch. path. Anat. 288, 780 (1933).
538a. ROSAK, M.: Untersuchungen über die Empfindlichkeit des Antiglobulin-Konsumptionstestes bei Verwendung verschiedener Proteinlösungen als Antigen. Wien. klin. Wschr. 72, 781 (1960).
539. ROITT, J. M., and D. DONIACH: Human autoimmune thyroiditis: Serological studies. Lancet 1958 II, 1027.
540. ROPES, M. W., G. A. BENNET, S. COBB, R. JACOX and R. A. JESSAR: Proposed diagnostic criteria for rheumatoid arthritis. Ann. rheum. Dis. 16, 118 (1957).
541. ROSE, H. M., C. RAGAN, E. PEARCE and M. O. LIPMAN: Differential agglutination of normal and sensitized sheep erythrocytes by sera of patients with rheumatoid arthritis. Proc. Soc. exp. Biol. (N.Y.) 68, 1 (1948).

542. Rose, N. R., and E. Witebsky: Studies in organ specifity. II. Serological interrelationship among thyroid extracts of various species. J. Immunol. 75, 282 (1955).

543. Rothbard, S., R. F. Watson, H. F. Swift and A. T. Wilson: Bacteriologic and immunologic studies on patients with hemolytic streptococcic infections as related to rheumatic fever. Arch. intern. Med. 82, 229 (1948).

544. Rothermich, N. O., and V. K. Philips: The serologic diagnosis of rheumatoid arthritis. J. Amer. med. Ass. 164, 1999 (1954).

544a. Ruikka, J., M. Kulonen and O. Wager: Correlation between clinic and serology of rheumatoid arthritis. Acta rheum. scand. 7, 123 (1961).

545. Ryle, A. P., and F. Sanger: Disulphide interchange reactions. Biochem. J. 60, 535 (1955).

546. Sarre, H., u. K. Rother: Gegen Niere gerichtete Antikörper. In: Immunpathologie in Klinik und Forschung, herausgeg. von P. Miescher u. K. O. Vorländer. Stuttgart: Georg Thieme 1957.

547. Sarre, H., u. H. Wirtz: Geschwindigkeit und Ort der „Nephrotoxin"-Bindung bei der experimentellen Glomerulonephritis. Klin. Wschr. 18, 1548 (1939).

548. Saout, J., et G. Demaret: Fausse positivé de la réaction de Waaler-Rose dans la mononucléose infectieuse. Ann. Inst. Pasteur 97, 428 (1959).

549. Schallock, G., u. H. Schmidt-Matthiesen: Experimentelle Untersuchungen über Viscositätsveränderungen der Grundsubstanz. In: Contemporary rheumatology, S. 121. Amsterdam: Elsevier publishing Comp. 1956.

550. Scheidegger, J. J.: Un micro-méthode de l'immuno-électrophorèse. Int. Arch. Allergy 7, 103 (1955).

551. Scheiffarth, F.: Experimentelle und klinische Studien zur Antistreptolysinreaktion und zur Waaler-Rose-Reaktion. Z. Rheumaforsch. 18, 122 (1959).

552. Scheiffarth, F., G. Berg, W. Frenger u. H. Götz: Die Lokalisation von Organ-Autoantikörpern in präparativ aufgetrennten Serumproteinfraktionen. Klin. Wschr. 33, 711 (1955).

553. Scheiffarth, F., u. W. Frenger: Serologische Probleme der rheumatischen Krankheiten. Allergie u. Asthma 2, 133 (1956).

554. Scheiffarth, F., u. L. Legler: Serologische und klinische Erfahrungen mit der Antistreptolysinreaktion bei akutem und chronischem Gelenkrheumatismus. Ärztl. Wschr. 6, 660 (1951).

555. Schlegel, B.: Résultats d'un traitement de la polyarthrite chronique primaire par la résochine durant un an. Maroc. méd. 38, 1434 (1959).

556. Schlesinger, B.: The relationship of throat infection to acute rheumatism in childhood. Arch. Dis. Childh. 5, 411 (1930).

556a. Schmid, F. R., and H. Slatis: Clinical and serological abnormalities in the families of patients with rheumatoid arthritis. Atti del X. Congr. della lega internat. contro il reumatismo, Rom 3.—7. 9. 1961. Minerva med. (Torino) II, 739 (1961).

557. Schmid, J., A. Neumayr u. A. Ferstl: Über die Hämagglutination in Gelenkpunktaten. Wien. Z. inn. Med. 34, 74 (1953).

558. Schmid, J., K. Portele, A. Ferstl u. K. Rummelhardt: Ein Beitrag zur Frage der L-Agglutination hämolytischer Streptokokken mit Rheumatikerserum. Z. Rheumaforsch. 11, 286 (1952).

559. Schmidt, H.: Beiträge zur Kenntnis der hämolytischen Streptokokken und der Eigenschaften des Antistreptokokkenserums; die Hemmung der Fibrinolyse durch Antistreptokokkenserum. Z. Immun-Forsch. 87, 9 (1936).

560. Schmidt, H.: Die immunbiologische Bedeutung der Streptokokken für den Rheumatismus. Z. Rheumaforsch. 11, 1 (1952).
561. Schmidt, H.: Autoantikörper, Vorkommen, Entstehung, Nachweis und pathogenetische Bedeutung. Medizinische 1954, 353.
562. Schmidt, H.: Autoantikörper. Verh. dtsch. Ges. inn. Med. 60, 232 (1954).
563. Schmidt, H.: Fortschritte der Serologie. Darmstadt: Steinkopff 1955.
564. Schoen, R.: Das Problem des sekundär-chronischen Gelenkrheumatismus. Med. Klin. 54, 625 (1959).
565. Schoen, R.: Die primär chronische Polyarthritis. Verh. dtsch. Ges. inn. Med. 65, 54 (1959).
566. Schubart, A. F.: Latex-fixation test in rheumatoid arthritis. II. Characterization of the thermolabile inhibitor by a serologic study. New Engl. J. Med. 261, 579 (1959).
567. Schubart, A. F., and E. Calkins: Clinical experience with latex agglutination and inhibition reactions, lupus preparation and nuclear bending technic in diagnosis of connective tissue diseases. Arthritis Rheumatism 2, 61 (1959).
568. Schubart, A. F., A. Cohen and E. Calkins: Latex-fixations test in rheumatoid arthritis. I. Clinical significance of a thermolabile inhibitor. New Engl. J. Med. 261, 363 (1959).
569. Schubothe, H.: Serologie und klinische Bedeutung der Autohämantikörper. Basel u. New York: Karger 1959.
570. Schultze, H. E.: Persönliche Mitteilung.
571. Schultze, H. E.: Über klinisch interessante körpereigene Polysaccharidverbindungen. Scand. J. clin. Lab. Invest. 10, 135 (1957).
572. Schultze, H. E., R. Schmidtberger und H. Haupt: Untersuchungen über die gebundenen Kohlenhydrate in isolierten Plasmaproteinen. Biochem. Z. 329, 490 (1958).
573. Schultze, H. E., u. G. Schwick: Immunchemischer Nachweis von Proteinveränderungen unter besonderer Berücksichtigung fermentativer Einwirkungen auf Glyko- und Lipoproteine, Immunelektrophoretische Studien. Behring-Werk-Mitt. H. 33, 11 (1957).
574. Schultze, H. E., u. G. Schwick: Quantitative immunologische Bestimmung der Plasmaproteine. Behring-Werk-Mitt. H. 35, 57 (1958).
575. Schulze, G., u. K. Miehlke: Die rheumatische Speicheldrüsenentzündung. Z. Rheumaforsch. 19, 166 (1960).
576. Schwendtker, F. F., and F. C. Comploier: The production of kidney antibodies by injection of homologous kidney plus bacterial toxins. J. exp. Med. 70, 223 (1939).
577. Scott, D. G.: An immuno-histological study of connective tissue. Ann. rheum. Dis. 18, 207 (1959).
578. Scott, F. E. T.: The differential sheep-cell agglutination test in rheumatoid arthritis. Lancet 1952 I, 392.
579. Seifert, A.: Die Agglutinationssenkungsreaktion, eine neue Methode zum Nachweis des rheumatischen Arthritis-Faktors im Serum. Z. ges. inn. Med. 15, 699 (1960).
579a. Seifert, H.: Studien über den Latex-Fixationstest. Z. Rheumaforsch. 20, 26 (1961).
579b. Seifert, H.: Beziehungen zwischen den Ergebnissen der Hämagglutinationsreaktion nach Waaler-Rose, der L-Agglutinationsreaktion und der Antistreptolysinreaktion sowie deren Beeinflussung durch das Lebensalter. Z. Rheumaforsch. 20, 327 (1961).

18*

580. SEIFERT, H., u. H. TICHY: Zur serologischen Differentialdiagnostik einzelner Formen des chronischen Gelenkrheumatismus. Z. Rheumaforsch. **13**, 133 (1954).
581. SEIFERT, H., u. H. TICHY: Die Antistreptolysinreaktion in der Differentialdiagnose rheumatischer Erkrankungen. Z. ges. inn. Med. **8**, 794 (1953).
582. SEIFERT, H., u. H. TICHY: Die Anti-Staphylolysinreaktion bei chronischen Rheumatikern. Z. Rheumaforsch. **18**, 257 (1959).
583. SELIGMANN, M.: Études immunologiques sur le lupus érythémateux disséminé. Rev. franç. Et. clin. biol. **3**, 558 (1958).
584. SELYE, H.: Textbook of Endocrinology. Acta Endocrin. Univ. de Montréal, Montréal 1947.
585. SHETLAR, M. R., R. W. PAYNE, J. PADRON, F. FELTON and W. K. ISHMAEL: Objective evaluation of patients with rheumatic diseases. I. Comparison of serum glycoprotein, cold haemagglutination, C-reactive protein and other tests with clinical evaluation. J. Lab. clin. Med. **48**, 194 (1956).
586. SHETLAR, M. R., J. V. FOSTER and M. R. EVERETT: Determination of serum polysaccharides by the tryptophane reaction. Proc. Soc. exp. Biol. (N.Y.) **67**, 125 (1948).
586a. SHICHIKAWA, K., T. YAMAMOTO et M. FUJIOKA: Sur la production experimentale du facteur rhumatoide. Atti del X. Congr. della lega internat. contro il reumatismo, Rom 3.—7. 9 1961. Minerva med. (Torino) I, 288 (1961).
587. SHIMIZU, G. J., K. SHICHIKAWA and S. TANABE: Serological studies of rheumatoid arthritis. Acta rheum. scand. **4**, 145 (1958).
588. SHORT, C. L., and W. BAUER: The course of rheumatoid arthritis in patients receiving simple medical and orthopedic measures. New Engl. J. Med. **238**, 142 (1948).
589. SIKES, D.: Arthritis of swine. Rheumatism **17**, 19 (1961).
590. SINGER, J. M.: In: Serological reactions of rheumatoid arthritis. Summary of first conference, herausgeg. von R. W. LAMONT-HAVERS, S. 58. New York: Arthritis and Rheumatism Foundation 1957.
591. SINGER, J. M., G. ALTMANN, A. GOLDENBERG and C. M. PLOTZ: The mechanism of particulate carrier reactions with rheumatoid sera. II. Sensitizing capacity of various human gamma globulins for latex particles. Arthritis Rheumatism **3**, 515 (1960).
592. SINGER, J. M., and C. M. PLOTZ: The latex fixation test. I. Application to the serologic diagnosis of rheumatoid arthritis. Amer. J. Med. **21**, 888 (1956).
593. SINGER, J. M., and C. M. PLOTZ: The latex fixation test for rheumatoid arthritis using patients own gamma globulin. Arthritis Rheumatism 1, 142 (1958).
594. SINGER, J. M., and C. M. PLOTZ: Slide latex fixation test. A simple screening method for the diagnosis of rheumatoid arthritis. J. Amer. med. Ass. **168**, 180 (1958).
594a. SINGER, J. M., C. M. PLOTZ and E. EASON: The latex fixation test. IV. The serological application of 0,2 micron diameter latex particle coated with gamma-globulin. Atti del X. Congr. della lega internat. contro il reumatismo, Rom 3.—7. 9. 1961, Minerva med. (Torino) I, 304 (1961).
595. SLOCUMB, C. H.: Rheumatic complaints during chronic hypercortisonism and syndromes during withdrawal of cortisone in rheumatic patients. Proc. Mayo Clin. **28**, 655 (1953).
596. SMADEL, J. E.: Experimental nephritis in rats induced by injection of antikidney serum. I. Preparation and immunological studies of nephrotoxin. J. exp. Med. **64**, 921 (1936).

597. SMYTH, C. J., and G. M. CLARK: The relationship of the polysaccharide content of the euglobulin fraction in rheumatoid arthritis serum to the agglutination of sensitized sheep erythrocytes. Bull. Dis. 6, 103 (1956).

598. SNAPPER, J., and O. J. NATHAN: The mechanics of the "LE" phenomenon, studied with a simplified test. Blood 10, 718 (1955).

599. SOLOHAGA CALDERÓN, A.: Prueba de Coombs modificada en porta para el diagnostico de la artritis reumatoide. Rev. Diagn. biol. (Madr.) 8, 227 (1959).

600. SPEISER, P., G. WIEDERMANN, D. MICKERTS u. W. OSSADNIK: Zur Frage der Verwertbarkeit des von STEFFEN beschriebenen serologischen Testes zum Nachweis rheumatischer Erkrankungen (AHG-Ablenkungstest). Wien. Z. inn. Med. 38, 72 (1957).

601. SPERANSKY, A. D.: A basis for the theory of medicine. New York: International Publisher 1943.

602. SPIELMANN, W., E. F. PFEIFFER u. H. E. BRUCH: Zur Problematik des Nachweises von Autoantikörpern gegen gesundes und krankes Nierengewebe bei Nierenkranken mittels Komplementbindungsreaktionen. Z. ges. exp. Med. 123, 236 (1954).

603. STECHER, R. M.: Heredity of rheumatoid arthritis. J. belge Méd. phys. Rhum. 13, 103 (1958).

604. STEFFEN, C.: Untersuchungen über das Vorkommen eines in Polyarthritikerseren und in Seren von Endokarditiskranken aufscheinenden und an Bindegewebszellen sessil werdenden Antikörpers. Wien. Z. inn. Med. 35, 422 (1954).

605. STEFFEN, C.: Bericht über den Nachweis sessiler Antikörper an Gewebs- und Blutzellen durch Antihumanglobulinablenkung. Klin. Wschr. 33, 134 (1955).

606. STEFFEN, C.: Untersuchung und Betrachtung der rheumatischen Erkrankung als Autoaggressionskrankheit im Zusammenhang mit dysreguliertem Abwehrsystem. Acta neuroveg. (Wien) 15, 154 (1956).

607. STEFFEN, C.: 3 Jahre Erfahrungen in der Anwendung des AHG-Konsumptionstestes bei rheumatischen Herzerkrankungen. Wien. Z. inn. Med. 38, 287 (1957).

608. STEFFEN, C.: Nachweis und Wirkung von Gewebs-Autoantikörpern bei primär-chronischer Polyarthritis im Vergleich mit anderweitig auftretenden Gewebs-Autoantikörpern. Immunpathologie. I. Internat. Symposion Basel/Seelisberg 1958, herausgeg. von P. GRABAR u. P. MIESCHER, S. 376. Basel: Schwabe 1959.

608a. STEFFEN, C.: Demonstration and comparative investigation of connective tissue autoantibodies in rheumatoid arthritis. Atti del X. Congr. della lega internat. contro il reumatismo, Rom 3.—7. 9. 1961. Minerva med. (Torino) I, 278 (1961).

609. STEFFEN, C., u. F. FESSL: Bericht über eine Absprengungsmethodik für Gewebsautoantikörper in Verbindung mit dem Antihumanglobulin-Konsumptionstest. Vox Sang. (Basel), N. F. 2, 43 (1957).

610. STEFFEN, C., u. M. ROSAK: Untersuchungen über die optimalen Bedingungen einer künstlichen Beladung von Erythrocyten mit inkompletten Antikörpern. Wien. Z. inn. Med. 36, 40 (1954).

610a. STEFFEN, C., M. ROSAK u. H. TATZREITHER: Vergleichende Untersuchungen von Rheumafaktor und Gewebsautoantikörpern bei primär-chronischer Polyarthritis. Schweiz. med. Wschr. 91, 178 (1961).

611. STEFFEN, C., u. H. SCHINDLER: Untersuchungen über die Eigenschaften einer im Serum von Polyarthritikern und von Patienten mit rheumatischer Endocarditis vorkommenden Substanz mit den Merkmalen eines gewebsspezifischen Antikörpers. Schweiz. Z. allg. Path. 18, 287 (1955).

612. STEIGER, U., u. L. SUTTER: Serologische Rheumateste bei Spondylitis ankylopoetica. Z. Rheumaforsch. 19, 92 (1960).

612a. STEINBERG, A. G., R. STAUFER and H. H. FUDENBERG: Distribution of Gm^a and Gm-like among Javanese, Djuka Negroes, and Oyana and Carib Indians. Nature (Lond.) **185**, 324 (1960).

613. STEINBERG, V. L., P. D. ROBERTS and S. P. LOCK: A comparison of the sheep cell and latex agglutination tests in rheumatoid arthritis. J. clin. Path. **12**, 448 (1959).

614. STEINBROCKER, O.: Therapeutic results in rheumatoid arthritis. J. Amer. med. Ass. **131**, 189 (1946).

615. STEINBROCKER, O., C. H. TRAEGER and R. C. BATTERMAN: Therapeutic criteria in rheumatoid arthritis. J. Amer. med. Ass. **140**, 659 (1949).

616. STOERK, H. C., T. C. BIELINSKI and T. BUDZILOVICH: Chronic polyarthritis in rats with spleen in adjuvants. Amer. Assoc. Pathol. and Bacteriologists. Meeting in Philadelphia/Pennsylvania 8.—10. 4. 1954.

617. STRÄSSLE, R., H. ALPSTÄG and P. MIESCHER: γ-Globulin turnover in patients suffering from rheumatoid arthritis. In: Immunopathologie. I. Intern. Symposion Basel/Seelisberg 1958, herausgeg. von P. GRABAR u. P. MIESCHER, S. 373. Basel u. Stuttgart: Benno Schwabe 1959.

618. STUDER, A., u. K. REBER: Rheumatismus als Problem der experimentellen Medizin. In: Der Rheumatismus, Bd. 33, S. 63. Darmstadt: Steinkopff 1959.

619. SUGIHARA, C. Y., and T. L. SQUIER: Absence of nonspecific anamnestic stimmulation of antistreptolysin in pneumococcus pneumonia. J. Allergy **22**, 264 (1951).

620. SULKIN, S. E., R. M. PIKE and H. C. COGGESHALL: Specificity of differential sheeps cell agglutination test in rheumatoid arthritis. Proc. Soc. exp. Biol. (N.Y.) **70**, 475 (1949).

621. SVARTZ, N.: Agglutination with sensitized sheep erythrocytes in rheumatoid arthritis. Acta med. scand. **139**, 18 (1951).

622. SVARTZ, N.: Experimental investigations into the haemagglutinating factor in blood and joint fluid in rheumatoid arthritis. Ann. rheum. Dis. **16**, 441 (1957).

623. SVARTZ, N.: Serologische Teste für die Differentialdiagnose rheumatischer Erkrankungen. Triangel 4, 23 (1959).

624. SVARTZ, N.: Serologische Diagnostik bei Kollagenkrankheiten. Verh. dtsch. Ges. inn. Med. **65**, 147 (1959).

625. SVARTZ, N.: The rheumatoid factor, its origin and nature. Acta med. scand. **168**, 285 (1960).

626. SVARTZ, N.: Studies of the haemagglutinating macroglobulin in the blood in rheumatoid arthritis. Schweiz. med. Wschr. **90**, 907 (1960).

627. SVARTZ, N., L. A. CARLSON, K. SCHLOSSMANN and A. EHRENBERG: Isolation of the rheumatoid factor. Acta med. scand. **160**, 87 (1958).

628. SVARTZ, N., and K. SCHLOSSMANN: En ny serologisk reaction vid kronisk polyartrit. Nord. Med. **42**, 1390 (1949).

629. SVARTZ, N., u. K. SCHLOSSMANN: The agglutinating factor for sensitized sheep erythrocytes in serum and joint fluid from rheumatoid arthritis patients. Ann. rheum. Dis. **9**, 377 (1950).

630. SVARTZ, N., and K. SCHLOSSMANN: The hemagglutination test with sensitized sheep cells in rheumatoid arthritis and some other diseases. Acta med. scand. **142**, 420 (1952).

631. SVARTZ, N., et K. SCHLOSSMANN: Le facteur hémagglutinant dans le sang des malades souffrant d'arthrite rheumatoide. Schweiz. med. Wschr. **83**, 782 (1953).

632. SVARTZ, N., and K. SCHLOSSMANN: Substances agglutinating sensitized sheep erythrocytes obtained by fractionation of blood serum with carbon dioxide. Acta med. scand. **145**, 216 (1953).

633. SVARTZ, N., and K. SCHLOSSMANN: A serum cold precipitable hemagglutinating factor in rheumatoid arthritis. Acta med. scand. 149, 83 (1954).
634. SVARTZ, N., and K. SCHLOSSMANN: Cold precipitable hemagglutinating factor in serum from patients with rheumatoid arthritis. Ann. rheum. Dis. 14, 191 (1955).
635. SVARTZ, N., and K. SCHLOSSMANN: Inhibition of the hemagglutination reaction in rheumatoid arthritis by means of sulfa compounds. Acta med. scand. 155, 131 (1956).
636. SVARTZ, N., and K. SCHLOSSMANN: Agglutination of sensitized sheep erythrocytes in disseminated lupus erythematosus. Ann. rheum. Dis. 16, 73 (1957).
637. TALMAGE, D. W., G. G. FRETER and W. H. TALIAFERRO: Two antibodies of related specificity, by different hemolytic efficience separated by centrifugation. J. infect. Dis. 98, 300 (1956).
638. TANNER, M., and M. ZIFF: A capillary tube latex fixation test. Arthritis Rheumatism 1, 376 (1958).
638a. TARANTA, A., H. S. WEISS and E. C. FRANKLIN: Precipitating factor for aggregated γ-Globulins in normal human sera. Nature (Lond.) 189, 239 (1961).
639. TAWIL, G. S., and A. WAHAB: Sensitization of sheep erythrocytes by abnormal human serums; clinical value and significance of agglutination reaction. Amer. J. clin. Path. 25, 166 (1955).
640. TAYLOR, H. E., and W. E. SHEPHERD: The immunohistochemical interaction of autologous rheumatoid serum with subcutaneous rheumatoid nodules. Lab. Invest. 9, 603 (1960).
641. THOMAS, A. E.: Chronic arthritis after recurrent rheumatic fever. Ann. rheum. Dis. 14, 259 (1955).
641a. THOMAS, K., u. G. KAMPF: Die vererbbaren Gm-Serumeiweißgruppen, ein neuer Faktor Gm Dresden, in diesem System. Dtsch. Gesundh.-Wes. 16, 1185 (1961).
642. THOMAS, J. W., H. S. ROBINSON, J. P. GOFTON, M. STUCKEY and R. LAMONT-HAVERS: The latex fixation test in rheumatoid arthritis. Canad. med. Ass. J. 76, 621 (1957).
643. THULIN, K. E.: Proceedings of Svenska foreningens for invartes medicin. Nord. Med. 33, 508 (1947).
644. THULIN, K. E.: Serological aspects of haemolytic streptococci with special reference of the occurrence of O, K and L antigens and some clinical applications. Diss. Lund. 1948.
645. THULIN, K. E.: On the occurrence of antistreptococcal O-agglutinins in the serum of patients with acute or chronic polyarthritis. Acta path. microbiol. scand. 25, 264 (1948).
646. THULIN, K. E.: The reaction of streptococcal agglutination relative to the RAS factor in rheumatoid arthritis. I. Acta rheum. scand. 1, 22 (1955).
647. THULIN, K. E.: The reaction of streptococcal agglutination relative to the RAS factor in rheumatoid arthritis. II. Acta rheum. scand. 1, 31 (1955).
648. THULIN, K. E.: Serological reaction and the etiology of rheumatoid arthritis. Acta rheum. scand. 3, 40 (1957).
649. THULIN, K. E., and G. VAHLNE: Investigation into the serology of beta-hemolytic streptococci. (Preliminary report.) Acta path. microbiol. scand. 23, 484 (1946).
650. TICHY, H.: Streptokokken-Status, Antistreptolysin- und Waaler-Rose-Reaktion als Grundlage einer systematischen Ordnung rheumatischer Krankheiten. Z. Rheumaforsch. 17, 51 (1958).

650a. TICHY, H.: Die Trennung spezifischer und unspezifischer Antistreptolysin-
      O-Titer mit der Albuminmethode des Institut Pasteur. Z. Rheumaforsch.
      20, 21 (1961).
651. TIILIKAINEN, A.: Incidence of the Gm serum groups in collagen diseases.
      Ann. Med. exp. Fenn. 38, 51 (1960).
651a. TIILIKAINEN, A.: Studies on the sensitizing capacity of normal animal sera
      in Waaler-Rose phenomenon. Acta rheum. scand. 7, 31 (1961).
651b. TIILIKAINEN, A., and O. MÄKELÄ: Agglutination by rheumatoid arthritis
      sera of sheep red cells sensitized with normal cattle sera. Ann. Med. exp.
      Fenn. 38, 296 (1960).
652. TILLETT, W. S., and R. L. GARNER: The fibrinolytic activity of hemolytic
      streptococci. J. exp. Med. 58, 485 (1933).
653. TILLETT, W. S., L. B. EDWARDS and R. L. GARNER: Fibrinolytic activity of
      hemolytic streptococci. The development of resistance of fibrinolysis, follow-
      ing acute hemolytic streptococcal infections. J. clin. Invest. 13, 47 (1934).
654. TODD, E. W.: Antigenic streptococcal hemolysin. J. exp. Med. 55, 267 (1932).
655. TODD, E. W.: Antihaemolysin titers in haemolytic streptococcal infections
      and their significance in rheumatic fever. Brit. J. exp. Path. 13, 248 (1932).
655a. TOUMBIS, A., C. McEWEN, E. C. FRANKLIN and A. G. KUTTNER: Clinical
      and serological observations in Still's disease. Atti del X. Congr. della lega
      internat. contro il reumatismo, Rom 3.—7. 9. 1961. Minerva med. (Torino)
      I, 314 (1961).
656. TUSCH, E.: Allergie und Rheumatismus. Acta allerg. (Kbh.) 14, 203 (1959).
657. UHLENHUTH, P.: Zur Lehre von der Unterscheidung verschiedener Eiweiß-
      arten mit Hilfe spezifischer Sera. Festschrift f. Robert Koch, S. 49—74.
      Jena: Gustav Fischer 1903.
658. UHLENHUTH, P., u. L. HAENDEL: Untersuchungen über die praktische Ver-
      wertbarkeit der Anaphylaxie zur Erkennung und Unterscheidung verschie-
      dener Eiweißarten. Z. Immun-Forsch. 4, 761 (1909/10).
658a. ULSTRUP, J. C.: The sensitizing factor in the Waaler-Rose test. Acta path.
      microbiol. scand. 50, 447 (1960).
659. UHR, J. W., A. M. PAPPENHEIMER and M. YONEDA: Delayed hypersensitivity.
      J. exp. Med. 105, 1 (1957).
660. UHR, J. W., S. B. SALVIN and A. M. PAPPENHEIMER: Delayed hypersensi-
      tivity. II. Induction of hypersensitivity in guinea pigs by means of antigen-
      antibody complexes. J. exp. Med. 105, 11 (1957).
661. UNGAR, G.: Biochemische Mechanismen der allergischen Reaktion. Int. Arch.
      Allergy 4, 258 (1953).
662. UNGER, L. J., A. S. WIENER and L. KATZ: Studies on antibody-like substance
      on certain human serums, causing agglutination of red cells coated with Rh_0
      antibody. J. clin. Path. 29, 113 (1958).
663. VACIRCA, F.: Researches on the possibility of reproducing experimentally in
      animals the picture of the acute primary rheumatic polyarthritis in man.
      Acta rheum. (Amst.) 8, 8 (1936).
664. VALKENBURG, H. A., and C. A. DE MOS: Latex fixation test as diagnostic
      aid. Ann. rheum. Dis. 17, 338 (1958).
665. VAN DER SPEK, L. A. M., and M. T. VERVAAT: Rheumatoid arthritis. Results
      of the hemagglutination test for rheumatoid arthritis with cold-precipitated
      sera. Acta med. scand. 162, Suppl. 341, 121 (1958).
666. VAN DE WIEL, TH. W. M., u. H. DORFMEIJER: Reumatoide arthritis en
      erfelijke serum-groepen. Ned. T. Geneesk. 103, 2314 (1959).
667. VAN LOGHEM-LANGEREIS, E.: Serologische Reacties bij rheumatische ziekten.
      Thèse, Amsterdam 1950.

668. VAN KULNEFF, N., K. O. PEDERSON u. J. WALDENSTRÖM: Drei Fälle von Agammaglobulinämie. Ein klinischer, genetischer und physikalisch-chemischer Beitrag zur Kenntnis des Proteinstoffwechsels. Schweiz. med. Wschr. 85, 363 (1955).

669. VANSLYPE, J.: De biologische reactie in de PCE en hun beinloeding door de terapie. J. belge Med. phys. Rhum. 2, 65 (1957).

670. VANSLYPE, J., E. TRITSMANS and J. VERSTRAETE: Simplified „threestep" test in rheumatoid arthritis. Acta rheum. scand. 6, 202 (1960).

671. VAUGHAN, J. H.: Behavior of the rheumatoid arthritis agglutinating factor with immune precipitates. J. Immunol. 77, 181 (1956).

672. VAUGHAN, J. H.: Serum responses in rheumatoid arthritis. Amer. J. Med. 26, 596 (1959).

673. VAUGHAN, J. H., A. ARMATO, J. C. GOLDTHWAIT, P. BRACHMAN, C. B. FAVOUR and T. B. BAYLES: A study of gamma globulin in rheumatoid arthritis. J. clin. Invest. 34, 75 (1955).

674. VAUGHAN, J. H., T. B. BAYLES and B. C. CUTTING: Serum complement in rheumatoid arthritis. Amer. J. med. Sci. 222, 186 (1951).

675. VAUGHAN, J. H., P. J. ELLIS and H. MARSHALL: Quantitative considerations of the rheumatoid factor. J. Immunol. 81, 261 (1958).

676. VAUGHAN, J. H., and R. A. GOOD: Relation of „agammaglobulinemia" sera to rheumatoid agglutination reactions. Arthritis Rheumatism 1, 99 (1958).

677. VAUGHAN, J. H., and J. HARRIS: Transfusion of rheumatoid plasma and cells. Proceedings of the Anual Meeting of the American Rheumatism Association, San Francisco, Juni 1958, und Arthritis Rheumatism 2, 51 (1959).

678. VAUGHAN, J. H., and M. V. WALLER: Specificity of the rheumatoid factor. Arthritis Rheumatism 1, 262 (1958).

679. VAUGHN, P. P., B. L. BROOME and D. S. HOWELL: Improved methods for detection of F II latex agglutinating factors in early rheumatoid arthritis. Interim. Scientific Session of American Rheumatism Association, Rochester 1958, und Arthritis Rheumatism 2, 362 (1959).

680. VAZQUEZ, J. J., and F. J. DIXON: Immunochemical study of lesions in rheumatic fever, systemic lupus erythematosus and rheumatoid arthritis. Lab. Invest. 6, 205 (1957).

681. VAZQUEZ, J. J., and F. J. DIXON: Immunhistochemical analysis of lesions associated with „fibrinoid change". Arch. Path. (Chicago) 66, 504 (1958).

682. VEIL, W. H.: Der Rheumatismus und die streptomykotische Symbiose, Pathologie und Therapie. Stuttgart: Ferdinand Enke 1939.

683. VEIL, W. H., u. A. STURM: Pathologie des Stammhirn, 2. Aufl. Jena: Gustav Fischer 1946.

684. VILLA, L., A. FASOLI, F. SALTERI and C. B. BALLABIO: Observations on the ultracentrifugal pattern of serum proteins in rheumatoid arthritis. Ann. rheum. Dis. 19, 239 (1960).

685. VORLAENDER, K. O.: Persönliche Mitteilung.

686. VORLAENDER, K. O.: Weitere Untersuchungen zur Frage der klinischen Bedeutung von Autoantikörpernachweisen beim Rheumatismus und bei entzündlichen Organerkrankungen. Z. ges. exp. Med. 120, 9 (1952).

687. VORLAENDER, K. O.: Die Bewertung von Auto-Immunisierungsnachweisen bei klinischen Erkrankungen und ihre Abhängigkeit von der Methodik. Klin. Wschr. 31, 748 (1953).

688. VORLAENDER, K. O.: Die immunologischen Grundlagen rheumatischer Gewebsreaktionen. (Gegen Endomyocard und Gelenk gerichtete Antikörper.) In: Immunpathologie in Klinik und Forschung, herausgeg. von P. MIESCHER u. K. O. VORLAENDER, S. 148—164. Stuttgart: Georg Thieme 1957.

689. VORLAENDER, K. O.: Über den Nachweis komplementbindender Auto-Antikörper bei Nieren- und Lebererkrankungen. Z. ges. exp. Med. **118**, 352 (1952).

690. VORLAENDER, K. O.: Immunologische Vorgänge bei Nierenerkrankungen. In: Immunopathologie in Klinik und Forschung, herausgeg. von P. MIESCHER u. K. O. VORLAENDER, S. 376—416. Stuttgart: Georg Thieme 1957.

691. VORLAENDER, K. O.: Immunologische Vorgänge bei rheumatischen Erkrankungen. In: Immunopathologie in Klinik und Forschung, herausgeg. von P. MIESCHER u. K. O. VORLAENDER, S. 433. Stuttgart: Georg Thieme 1957.

692. VORLAENDER, K. O.: Die Bedeutung immunologischer Vorgänge für die entzündlichen rheumatischen Erkrankungen und für die entzündlichen Nierenerkrankungen des Kindesalters. Mod. Probl. Pädiatr. **3**, 97 (1957).

693. VORLAENDER, K. O., W. FITTING u. H. BLANKENHEIM: Auto-Allergie und Rheumatismus. Z. Rheumaforsch. **13**, 276 (1954).

694. WAALER, E.: On the occurrence of a factor in human serum activating the specific agglutination of sheep blood corpuscles. Acta path. microbiol. scand. **17**, 172 (1940).

695. WAGENHÄUSER, F., u. N. FELLMANN: Morbus Bechterew, Sonderform der primär chronischen Polyarthritis? Tagg der Schweiz. Ges. für physikalische Medizin und Rheumatologie, Solothurn 20.—22. 11. 1959.

696. WAGER, O.: On the factor producing agglutination of sensitized red cells and its relation to the agglutination of hemolytic streptococci in rheumatoid arthritis sera. Ann. Med. exp. Fenn. **28**, (Suppl. 8) 1 (1950).

697. WAGER, O., and E. ALAMERI: Studies of agglutination in rheumatoid arthritis. I. Atempts to purify the factor causing agglutination of sensitizing erythrocytes. Ann. Med. exp. Fenn. **31**, 361 (1953).

698. WAGER, O., P. PALJAKKA and E. ALAMERI: Studies of agglutination in rheumatoid arthritis. II. An immunological study of the factor in rheumatoid sera causing agglutination of sensitized erythrocytes. Ann. Med. exp. Fenn. **34**, 78 (1956).

699. WAGNER, V., and V. REJHOLEC: Response by antibodies to tissue antigens in the course of rheumatic fever. Ann. rheum. Dis. **15**, 364 (1956).

700. WAKSMAN, B. H.: Experimental allergic encephalomyelitis and the „autoallergic" diseases. Int. Arch. Allergy Suppl. ad vol. **14** (1959).

701. WAKSMAN, B. H.: Evidence favoring delayed sensitization as the mechanism underlying experimental allergic encephalomyelitis. In: Experimental „allergic" encephalomyelitis and its relation to other diseases of man and animals. Symposion veranstaltet durch Advisory Counsil, Nat. Inst. Neurol Dis. Blind., Bethesda, 19.—20. 10. 1957. Springfield: Thomas 1959.

702. WAKSMAN, B. H., and R. D. ADAMS: Allergic neuritis; an experimental disease of rabbits induced by the injection of peripheral nervous tissue and adjuvants. J. exp. Med. **100**, 451 (1955).

703. WALDENSTRÖM, J., and S. WINBLAD: Some observations on the relationship of certain serological reactions in various diseases with hypergammaglobulinemia. Acta rheum. scand. **4**, 3 (1958).

704. WALLER, M. V., and J. H. VAUGHAN: Use of anti-Rh sera for demonstrating agglutination activating factor in rheumatoid arthritis. Proc. Soc. exp. Biol. (N.Y.) **92**, 198 (1956).

705. WALLIS, A. D.: Rheumatoid arthritis. II. Non-specific serologic reactions. Amer. J. med. Sci. **212**, 716 (1946).

706. WALLIS, A. D.: Rheumatoid arthritis. V. The agglutination of hemolytic streptococci. Amer. J. med. Sci. **213**, 94 (1947).

707. WANNAMAKER, L. W.: The epidemiology of streptococcal infections. In: Streptococcal infections, herausgeg. von M. McCARTY, S. 157—175. New York: Columbia University Press 1954.
708. WANNAMAKER, L. W.: The paradox of the antibody response to streptodornase. The usefulness of antidesoxyribonuclease B as an indication of streptococcal infection in patients with acute rheumatic fever. Amer. J. Med. 27, 567 (1959).
709. WANNAMAKER, L. W., and E. M. AYOUB: Antibody titers in acute rheumatic fever. Circulation 21, 598 (1960).
710. WEIL, A. J.: The Wassermann antigen and related „alcohol soluble" antigens. Bact. Rev. 5, 293 (1941).
711. WEINSTEIN, L.: Antigenic dissimilarity of streptokinases. Proc. Soc. exp. Biol. (N.Y.) 83, 689 (1953).
712. WEINTRAUD, W.: Über die Pathogenese des akuten Gelenkrheumatismus. Berl. klin. Wschr. 50, 1381 (1913).
713. WESTENDORP BOERMA, F.: Human O erythrocytes in the hemagglutination for rheumatoid arthritis. Antonie v. Leeuwenhoek 21, 277 (1955).
714. WESTERGREN, A.: On serumtiters, multiple infections and complexe aetiology in chronic polyarthritis. Acta med. scand. 140, 387 (1954).
715. WESTERGREN, A.: Zur Bedeutung von Infektionen bei rheumatischen Gelenkkrankheiten. Wien. Z. inn. Med. 36, 377 (1955).
716. WESTERGREN, A.: Antistreptolysin- and antistaphylolysintitres in polyarthritis, in pleurisy and pulmonary tuberculosis as compared with peptic ulcer and asthma. Proc. 21st Scand. Congr. f. Int. Med., Copenhague 1948.
717. WESTERGREN, A., and S. STAVENOW: Observations on anti-streptolysin and anti-staphylolysin titers in 855 internal medical cases. Acta med. scand. Suppl. 196, 546 (1947).
718. WHILLIANS, D., and A. FISCHMAN: Rose-Waaler-test using a rapidly prepared serum fraction. Ann. rheum. Dis. 17, 383 (1958).
719. WIEDERMANN, G., F. EGGHART u. H. BRAUNSTEINER: Der „Periston-Latextest" zur Diagnose rheumatischer Erkrankungen. Z. Rheumaforsch. 17, 314 (1958).
720. WIEDERMANN, G., u. F. REINHARDT: Zur Serologie des Rheumaaglutinationsfaktors. Wien. Z. inn. Med. 40, 303 (1959).
721. WIENER, A. S., M. A. HYMAN and L. HANDMAN: A new serological test (inhibition test) for human serum globulin. Proc. Soc. exp. Biol. (N.Y.) 71, 96 (1949).
722. WILKINSON, M., and L. S. SACKER: The lupus erythematosus cell and its significance. Brit. med. J. 1957 II, 661.
723. WILLIAMS, C. A. M., and P. GRABAR: Immunelectrophoretic studies on serum protein. I. The antigens of human serum. J. Immunol. 74, 158 (1955); II. Immun sera: antibody distribution. J. Immunol. 74, 397 (1955); III. Human gamma globulin. J. Immunol. 74, 404 (1955).
724. WILLIAMS, R. R., S. S. STONE, J. C. JENKINS, R. L. EVANS and J. J. BUNIM: Some characteristics of the inhibitor system for the sensitized sheep cell agglutination reaction. Ann. rheum. Dis. 15, 61 (1956).
725. WILSON, J. V., R. A. H. MORISON and V. WRIGHT: The latex slide test in rheumatic disorders. J. clin. Path. 13, 453 (1960).
726. WINBLAD, S.: Studies in haemolytic streptococcus fibrinolysin, antifibrinolysin and antistreptolysin with particular reference to rheumatic fever. Acta path. microbiol. scand. Suppl. 44, 1—229 (1941).
727. WINBLAD, S.: Studies in haemolytic streptococcus fibrinolysin, antifibrinolysin and antistreptolysin. Lund: Ohlsson 1941.

728. WINBLAD, S.: Studies on agglutination of sensitized cells in rheumatic diseases. I. Agglutination titer after preliminary absorption of serum by sheep cells. Acta med. scand. **142**, 450 (1952).

729. WINBLAD, S.: Studies on agglutination of sensitized sheep cells in rheumatic diseases. II. On the nature of the agglutinating serum factor. Acta med. scand. **142**, 458 (1952).

730. WINBLAD, S.: Studies on different laboratory tests for the rheumatoid arthritis serum factor. I. Evaluation of different agglutination methods for whole serum, cold precipitable and euglobulin serum fractions. Acta path. microbiol. scand. **49**, 499 (1960).

731. WINBLAD, S.: Studies in the laboratory estimation of the rheumatoid arthritis serum factor. II. Gamma globulin precipitation test in relation to haemagglutination test with sensitized sheep cells and acrylplast fixation test. Acta path. microbiol. scand. **49**, 515 (1960).

732. WINBLAD, S.: Studies on the laboratory estimation of the rheumatoid arthritis serum factor. III. Slide agglutination methods with and without sensitizing gamma globulin. Acta path. microbiol. scand. **49**, 523 (1960).

732a. WINBLAD, S.: The dependence of gamma-globulin as reactant for demonstration of rheumatoid arthritis serum factor. Atti del X. Congr. della lega internat. contro il reumatismo, Rom 3.—7. 9. 1961. Minerva med. (Torino) I, 298 (1961).

733. WINBLAD, S., and G. EDSTRÖM: Studies on the agglutinins against hemolytic streptococci in rheumatic diseases. Acta path. microbiol. scand. **25**, 715 (1948).

734. WINZLER, R. J.: Determination of serum glycoproteins. Meth. biochem. Anal. **2**, 279 (1955).

735. WISSLER, H.: Die chronische Polyarthritis des Kindes. In: Der Rheumatismus, Bd. 24. Darmstadt: Steinkopff 1943.

736. WISSLER, W. R., K. SMULL and J. B. LESH: The effects of various horse serum fractions in producting cardiovascular and renal lesions in rabbits. J. exp. Med. **90**, 577 (1949).

737. WITEBSKY, E.: Diskussionsbemerkung in: Symposium on immunology and cancer. Ann. N.Y. Acad. Sci. **69**, 766 (1957).

738. WITEBSKY, E.: Historical roots of present concepts of immunopathology. In: Immunpathologie. I. Intern. Symposium, Basel/Seelisberg 1958, herausgeg. von P. GRABAR u. P. MIESCHER, S. 1—13. Basel u. Stuttgart: Benno Schwabe 1959.

739. WITEBSKY, E., N. R. ROSE, K. TERPLAN, J. R. PAINE and R. W. EGAN: Chronic thyroiditis and autoimmunzation. J. Amer. med. Ass. **164**, 1439 (1957).

740. WÖHLER, F., W. MÜLLER u. A. HOFMAN: Über die Natur des Rheumafaktors. Vortrag auf dem 4. Europ. Rheumatologen-Kongr. 28.—30. 9. 1959, Istanbul, und Z. Rheumaforsch. **19**, 85 (1960).

741. WÖLLNER, E., u. W. FUCHS: Erfahrungen mit dem Waaler-Rose-Test bei rheumatischen Erkrankungen. Dtsch. Arch. klin. Med. **205**, 611 (1959).

742. WRIGHT, V.: Rheumatism and psoriasis. Amer. J. Med. **27**, 454 (1959).

743. WRIGHT, V.: Psoriasis and arthritis. Ann. phys. Med. **5**, 17 (1959).

744. WUHRMANN, F., u. CH. WUNDERLY: Die Bluteiweißkörper der Menschen, 3. Aufl. Basel u. Stuttgart: Benno Schwabe 1957.

745. ZAHN, H.: Morphologische und chemische Untersuchungen an Wolle. II. Textilpraxis **9**, 663 (1954).

746. ZALESSLY, G. D., and N. N. VOROBYEVA: The role of the filtrable virus isolated from rheumatic patients in the etiology of this disease. Vortrag auf dem 4. Europ. Rheumatologen-Kongr. 28.—30. 9. 1959, Istanbul.

747. ZAVÁZAL, V.: Agglutination der mit Gamma-Globulin sensibilisierten Kollodiumteilchen bei der chronischen Polyarthritis. Z. Rheumaforsch. 17, 41 (1958).

748. ZIFF, M.: The agglutination reaction in rheumatoid arthritis. J. chron. Dis. 5, 644 (1957).

748a. ZIFF, M.: Genetics, hypersensitivity and the connective tissue diseases. Amer. J. Med. 30, 1 (1961).

749. ZIFF, M., H. J. GRIBETZ and J. LOSPALLUTO: Effect of leucocyte and synovial membran extract on cartilage mucoprotein. J. clin. Invest. 39, 405 (1960).

750. ZIFF, M., P. BROWN, J. LOSPALLUTO, J. BADIN and C. MCEWEN: Agglutination and inhibition by serum globulin in the sensitized sheep cell agglutination reaction in rheumatoid arthritis. Amer. J. Med. 20, 500 (1956).

751. ZIFF, M., F. R. SCHMID, A. LEWIS and M. TANNER: Familial occurrence of the rheumatoid factor. Arthritis Rheumatism 1, 392 (1958).

Namenverzeichnis

Die *kursiven* Seitenzahlen beziehen sich auf das Literaturverzeichnis.
Die *kursiven* Ziffern in Klammern auf die Nummern der einzelnen Literaturzitate.

Adams, R. D. s. Waksman, B. H. (*702*), 179, *282*

Adler, F. L. (*1*), 132, 234, *245*

Alameri, E. s. Wager, O. (*697*), 113, *282*; (*698*), 129, *282*

Albertini, A. v., u. A. Grumbach (*2*), 22, *245*

Alberty, R. A. s. Deutsch, H. F. (*146*), 114, *252*

Alexander, W. R. M. (*3*), *245*
— u. G. K. de Forest (*4*), 138, 141, 143, 147, 151, 160, 170, *245*
— s. Bremner, J. M. (*68*), 173, 237, *248*
— s. Duthie, J. J. (*165*), 213, *253*

Allison, A. C., u. B. S. Blumberg (*5*), 153, *245*

Alpstäg, H. s. Strässle, R. (*617*), 134, *278*

Altmann, G. s. Singer, J. M. (*591*), 42, *276*

Altshuler, C. H., u. D. M. Angevine (*6*), 227, *245*

Amira, A., u. A. Visconti (*7*), 104, 108, 138, 140, 165, 166, *245*

Anderson, D. W. s. Pearsall, H. R. (*483*), 33, *270*

Anderson, H. C., H. G. Kunkel u. M. McCarty (*8*), *245*
— u. M. McCarty (*9*), 152, *245*

Angevine, D. M. (*10*), *245*
— s. Altshuler, C. H. (*6*), 227, *245*
— s. Cecil, R. L. (*98*), 230, *250*

Antonaci, B. L., P. Ravaioli, M. Braconi, L. del Giovane u. G. Ravenni (*11*), 114, 126, *245*

Apitz, K. (*12*), 232, *245*

Apt, L. s. Gitlin, D. (*239a*), 133, 237, 238, *257*

Ara, M. s. Giordano, M. (*241*), 32, 108, *257*

Armato, A. s. Vaughan, J. H. (*673*), 134, *281*

Armstrong jr., S. H., M. J. E. Budka u. K. C. Morrison (*13*), 114, *245*

Aschoff, L. (*14*), 232, *245*

Astengo, F. s. Lamedica, G. M. (*371*), 211, *265*

Athanasiadou, M. H. s. Daikos, G. K. (*128*), 139, *251*

Ayoub, E. M. s. Wannamaker, L. W. (*709*), 7, *283*

Baccarini, V., u. M. Volpicelli (*15*), *245*

Bach, G. s. Harter, F. (*274*), 31, *259*

Badin, J., u. H. Fleury (*16*), 112, *245*
— u. H. Levesque (*16a*), 27, 109, *245*
— s. Loiseleur, J. (*397*), 36, *266*
— s. Sèze, S. de (*145*), 138, 170, *252*; (*145a*), 139, 147, 148, *252*
— s. Ziff, M. (*750*), 25, 27, 36, 37, 47, 58, 67, 68, 101, 111, 112, 113, 114, 138, 139, 141, 151, 170, *285*

Bakos, L., Ö. Schulof, J. Szilárd u. G. Vajda (*17*), 203, *246*

Bale, W. F., u. I. L. Spar (*18*), 195, *246*
— — R. L. Goodland u. D. E. Wolfe (*19*), 225, *246*

Ball, J. (*20*), 25, 26, 96, 138, 143, 151, *246*; (*21*), 138, 147, 148, 151, 160, 170, *246*
— u. J. S. Lawrence (*21a*), 135, 166, 172, 173, 237, 238, *246*
— s. Kellgren, J. H. (*343*), 112, 141, 147, 148, 170, 171, *263*
— s. Lawrence, J. S. (*384*), 135, 172, 237, 244, *265*

Ballabio, C. B. s. Villa, L. (*684*), 119, 121, *281*

Barandun, S., H. C. Huser u. A. Hässig (*22*), 130, *246*

Sachverzeichnis

Kursive Seitenzahlen bedeuten Haupthinweise